E-Book inside

Mit dem Kauf dieses Buchs erhalten Sie das zugehörige E-Book gratis. Sie können dabei aus zwei Dateiformaten wählen: EPUB (gängiges Format für E-Reader und Tablets) und PDF (für PC und Laptop). So kommen Sie an Ihr kostenloses E-Book:

Rufen Sie im Internet diese Website auf:
↗ http://www.junfermann.de/ebook-inside

Geben Sie den unten stehenden Code in das dafür vorgesehene Feld ein und klicken Sie → Code einlösen. Nach Eingabe Ihrer E-Mail-Adresse und Auswahl des E-Book-Formats erhalten Sie sofort einen Download-Link für das gewünschte E-Book an Ihre E-Mail-Adresse.

Bitte beachten Sie, dass der Code für Sie personalisiert wird und nur einmal gültig ist. Die Datei müssen Sie zunächst auf Ihrem Computer speichern, bevor Sie sie auf ein mobiles Endgerät überspielen können.

NAC8BEYF

Suzette Boon

Die Diagnostik traumabedingter Dissoziation

Mit dem Trauma and Dissociation Symptoms Interview (TADS-I) arbeiten

www.junfermann.de

planetpsy.de

blogweise.junfermann.de

www.facebook.com/junfermann

www.youtube.com/user/junfermann

www.instagram.com/junfermannverlag

SUZETTE BOON

DIE DIAGNOSTIK TRAUMABEDINGTER DISSOZIATION

MIT DEM TRAUMA AND DISSOCIATION SYMPTOMS INTERVIEW (TADS-I) ARBEITEN

Aus dem Englischen von
Christoph Trunk

Junfermann Verlag
Paderborn
2025

Copyright © der deutschen Ausgabe:
Junfermann Verlag, Paderborn 2025

Originaltitel Diagnostiek van traumagerelateerde dissociatie /
Assessing Trauma-Related Dissociation

Copyright © 2022 by Uitgeverij Mens!, The Netherlands

Übersetzung Christoph Trunk

Coverbild © Jerome Mettling, generiert mit KI (AdobeStock)

Fachliche Begleitung der Übersetzung Arbeitsgruppe Jan Gysi, Susanne Nick,
Bettina Overkamp

Die Übersetzung dieses Buches wurde mit Mitteln des Ministeriums für Wissenschaft, Forschung und Kunst Baden-Württemberg gefördert, vergeben durch den Freundeskreis zur Förderung literarischer und wissenschaftlicher Übersetzungen.

Covergestaltung / Reihenentwurf JUNFERMANN Druck & Service GmbH & Co. KG,
Paderborn

Satz & Layout JUNFERMANN Druck & Service GmbH & Co. KG,
Paderborn

Junfermann Verlag GmbH, Driburger Straße 24d,
D-33100 Paderborn, Tel.: +49 5251 1344-0,
E-Mail: infoteam@junfermann.de

Bibliografische Information der Deutschen Nationalbibliothek

Die Deutsche Nationalbibliothek verzeichnet diese Publikation in der Deutschen Nationalbibliografie; detaillierte bibliografische Daten sind im Internet über http://dnb.d-nb.de abrufbar.

ISBN 978-3-7495-0604-0
Dieses Buch erscheint parallel als E-Book.
ISBN 978-3-7495-0605-7 (EPUB), 978-3-7495-0606-4 (PDF).

PEFC
Förderung nachhaltiger Waldbewirtschaftung
PEFC/04-31-0810 www.pefc.co.uk

Inhalt

Vorwort

Vorgeschichte

Traumabedingte dissoziative Störungen erfahren in der therapeutischen Praxis und in der klinischen Literatur mehr und mehr Aufmerksamkeit. Dabei treten zwei gegenläufige Probleme zutage, was die beiden komplexesten dissoziativen Störungen angeht – die Dissoziative Identitätsstörung (DIS) und den ersten Typ der Anderen näher bezeichneten dissoziativen Störungen (im Englischen als Other Specified Dissociative Disorders, type 1, kurz OSDD-1 bezeichnet; APA, 2013, 2022), der ebenfalls eine Form der DIS beschreibt: Einerseits werden diese Störungen nach wie vor zu oft übersehen, und andererseits ist eine zunehmende Tendenz zu erkennen, sie zu diagnostizieren, wenn gar keine entsprechende Störung vorliegt. Beide Probleme rühren großenteils daher, dass viele Klinikerinnen und Kliniker nur über unzureichende diagnostische Kenntnisse zu dissoziativen Störungen verfügen. Meine Hoffnung ist, dass dieses Buch, das auf 40 Jahren praktischer und wissenschaftlicher Erfahrung gründet, Klinikerinnen und Kliniker dabei unterstützen wird, dissoziative Störungen zu erkennen und sie von anderen psychischen Störungen zu unterscheiden.

Im vorliegenden Buch wird mit dem Trauma- und Dissoziationssymptome-Interview (Trauma and Dissociation Symptoms Interview, kurz TADS-I) ein neues diagnostisches Interview vorgestellt, das bei der Einschätzung dissoziativer Störungen helfen kann. Es reicht aber nicht aus, über das diagnostische Vorgehen nur zu lesen: Auch eine Schulung in der praktischen Durchführung des Interviews ist erforderlich.

Als ich ab Mitte der 1980er-Jahre in einer psychiatrischen Ambulanz zusammen mit meinem Kollegen Onno van der Hart begann, Patientinnen und Patienten mit DIS zu behandeln, entwickelte ich ein zunehmendes Interesse an der Diagnostik und Behandlung dieser damals viel zu wenig beachteten und geradezu „übersehenen" Gruppe von Patientinnen und Patienten. In den späten 1980er-Jahren stiegen Nel Draijer und ich dann in die systematische Erforschung der Diagnostik dissoziativer Störungen ein. Wir führten eine Studie durch, in der wir das *Structured Clinical Interview for DSM-III-R Dissociative Disorders* (SCID-D: Steinberg, 1994a, 1994b; Steinberg et al., 1990) einsetzten. Unser Ziel war, ein besseres Verständnis der Validität von dissoziativen Störungen, wie sie im DSM-III-R definiert waren, zu gewinnen, insbesondere mit Blick auf die Dissoziative Identitätsstörung (DIS), die zuvor als multiple Persönlichkeitsstörung (MPS) bezeichnet worden war. Wir führten für das SCID-D eine Validitäts- und Reliabilitätsprüfung in den Niederlanden durch

(Boon & Draijer, 1991, 1993a, 1993b, 1993c, 1995a, 1995b; Draijer & Boon, 1999). Es zeigte sich, dass das SCID-D valide war und ein hohes Maß an Interrater-Reliabilität aufwies. Es eignete sich sehr gut zur Unterscheidung dissoziativer Störungen gemäß DSM-III-R (APA, 1987) von anderen psychischen Störungsbildern, zu denen verwandte Störungen wie die Borderline-Persönlichkeitsstörung zählten (Boon & Draijer, 1993a, 1993c, 1995a). Unsere Studie (ibid.) ergab, dass bei Patientinnen und Patienten mit DIS oder mit Nicht näher bezeichneter dissoziativer Störung (NNBDS; engl. Dissociative Disorder Not Otherwise Specified, DDNOS) vom Typ 1 – im DSM-5 als Other Specified Dissociative Disorder Type 1 (OSDD-1; dt. Andere näher bezeichnete dissoziative Störung) aufgeführt (APA, 2013, 2022) – im Allgemeinen ein kohärentes Cluster aus gravierenden dissoziativen Symptomen festzustellen ist. Dieses Symptomcluster umfasst mehr als nur Amnesie oder Identitätswechsel, welche die im DSM-IV und DSM-5 beschriebenen Kriterien sind.

Im Jahr 1995 veröffentlichten Nel Draijer und ich das Buch *Screening en diagnostiek van dissociatieve stoornissen* (Screening und Diagnose Dissoziativer Störungen; Boon & Draijer, 1995a). Darin stellten wir die Forschungsergebnisse unserer Studie mit dem SCID-D vor sowie Methoden, die sich beim Screening auf Dissoziationssymptome mittels der Dissociative Experiences Scale einsetzen lassen (DES: Bernstein & Putnam, 1986; dt. Fragebogen zu dissoziativen Symptomen, Freyberger et al., 1999). Dabei führten wir Beispiele für Antworten an, die Patientinnen und Patienten in unserer Studie auf die verschiedenen Fragen des SCID-D gegeben hatten. Das 1995 erschienene Buch enthielt auch Kapitel zu Differenzialdiagnose und Trauma-Anamnese. Wir hoben die Bedeutung einer sorgfältigen Befragung im diagnostischen Prozess hervor. Bereits damals wiesen wir auch auf beträchtliche Unterschiede hin, die sich nicht nur in der Quantität, sondern auch in der Qualität der Beispiele für dissoziative Symptome zeigten, die Patientinnen und Patienten mit und ohne eine dissoziative Störung nannten (Boon & Draijer, 1993a, 1995a, 1995b). So beschrieben Patientinnen und Patienten in der Kontrollgruppe unserer Studie andere Formen von Depersonalisation und Derealisation (insbesondere eine zeitweilige emotionale Distanz zu sich selbst) und von Erinnerungslücken infolge von Absorptionserleben (ganz in etwas versunken sein) – Symptome, die nicht auf das Vorliegen einer dissoziativen Störung hindeuteten, aber von vielen Klinikerinnen und Klinikern als dem Wesen nach dissoziativ eingeordnet wurden. Später wurden diese Symptome von Emily Holmes und ihren Kollegen und Kolleginnen als Formen des „Losgelöstseins" (detachment) beschrieben (Brown, 2006; Holmes et al., 2005; siehe Kapitel 1).

In den frühen 1990er-Jahren spielte die Vorstellung eines Kontinuums eine große Rolle für das Konzept der Dissoziation: Die Annahme war, dass dissoziative Symptome ein Kontinuum bilden, das von normalen Symptomen (wie wir alle sie erleben können) bis hin zu pathologischen reicht. Bereits damals waren wir jedoch auf Anzeichen dafür gestoßen, dass Dissoziationssymptome offenbar doch nicht auf einem Kontinuum liegen (Boon & Draijer, 1993a). Tatsächlich sind sich die meisten Klinikerinnen und Kliniker darin einig, dass bei einer dissoziativen Störung immer ein Cluster von *pathologischen* dissoziativen Symptomen gegeben sein muss. Van der Hart, Nijenhuis und Steele haben eine engere Definition vorgeschlagen: Sie sprechen nur dann von Dissoziation, wenn eine Aufspaltung der Persönlichkeit in verschiedene dissoziierte Anteile vorliegt (van der Hart et al., 2006). Dissoziationssymptome als solche lassen sich immer darauf zurückführen, dass dissoziierte Anteile aktiv sind. Aus Sicht von van der Hart, Nijenhuis und Steele sind Symptome, die als „normale Dissoziation" eingestuft werden, nicht im eigentlichen Sinne dissoziativ. In Kapitel 1 werde ich auf dieses Thema näher eingehen. Im vorliegenden Buch stütze ich mich – in Anlehnung an van der Hart, Nijenhuis und Steele – auf eine Definition der Dissoziation, die sich auf eine „Aufspaltung der Persönlichkeit" und „dissoziierte Persönlichkeitsanteile" bezieht.

Anfang und Mitte der 1990er-Jahre berichteten Nel Draijer und ich bereits von Patientinnen und Patienten, die angesichts ihrer Symptome verwirrt waren und glaubten, sie litten unter einer DIS (Boon & Draijer, 1993a, 1993c, 1995a). Bei manchen lagen mehr oder weniger absichtsvoll imitierte DIS-Symptome vor; bei anderen war fälschlicherweise eine DIS diagnostiziert worden. Bei den meisten bestanden schwerwiegende Persönlichkeitsprobleme. Sie schilderten Identitätsprobleme sowie Depersonalisations- und Derealisationssymptome. Außerdem befassten Nele Draijer und ich uns auch mit den Unterschieden zwischen echter DIS und imitierter DIS (Boon & Draijer, 1995a, 2003; Draijer & Boon, 1999).

Unser Buch *Screening en diagnostiek van dissociatieve stoornissen* (Screening und Diagnose dissoziativer Störungen) wurde seinerzeit nicht übersetzt und auch nicht nachgedruckt. Außerdem wird das SCID-D in den Niederlanden nicht länger publiziert und wurde nur in einigen wenigen europäischen Ländern validiert und verfügbar gemacht – Letzteres allerdings über einen langen Zeitraum hinweg (Boon & Draijer, 1993a, 1994; Gast et al., 2001). Für das DSM-5 ist eine neue Version des SCID-D erschienen, für die ICD-11 ist sie angekündigt (Mychailyszyn et al., 2021). Sie wurde bereits in einer kleinen Studie mit französischsprachigen Patientinnen und Patienten in der Schweiz und in Frankreich eingesetzt (Piedfort-Marin et al., 2021).

Seit 2006 lag mein Fokus auf der Entwicklung eines neuen diagnostischen Interviews. Einer der Gründe hierfür war, dass das SCID-D in vielen europäischen Ländern, in denen ich lehrte, nicht verfügbar war. Außerdem entsprach der Inhalt des SCID-D nicht hinreichend den Kategorien von dissoziativen Störungen in der ICD-10 (WHO, 1992), weil es in dem Interview keine Fragen zu somatoformen dissoziativen

Symptomen und Störungen gab. Mir schien es außerdem sinnvoll zu sein, nach verschiedenen Symptomen zu fragen, die möglicherweise mit Traumata in Zusammenhang stehen, so etwa nach Angst- und PTBS-Symptomen, nach Schlafproblemen und Stimmungsschwankungen, Suizidgedanken und selbstschädigenden Handlungen. Antworten auf Fragen zu (möglicherweise) traumabezogenen Symptomen lassen nicht nur ein umfassenderes klinisches Bild einer Patientin oder eines Patienten entstehen, sondern können auch helfen, dissoziative Störungen von anderen psychischen Störungen abzugrenzen und falsch positive DIS-Diagnosen zu erkennen. Im Detail werde ich dies in Kapitel 5 erläutern, in dem es um den konkreten Einsatz des TADS-I geht, und in Kapitel 10, das sich dem Thema der fälschlicherweise gestellten DIS-Diagnosen widmet.

Zunächst arbeitete ich zusammen mit Helga Matthess an diesem neuen diagnostischen Interview. Es entstand eine erste (noch nicht validierte) Fassung, die in Europa unter dem Titel *Interview for Dissociative Disorders and Trauma-Related Symptoms* verbreitet und in verschiedene Sprachen übersetzt wurde (IDDTS: Boon & Matthess, 2006; Nilson et al., 2019).

Gestützt auf verschiedene theoretische Konzepte zum Thema Dissoziation habe ich seit 2012 an dem strukturierten diagnostischen Interview weitergearbeitet. Es ist im vorliegenden Buch enthalten und trägt den Titel *Trauma- und Dissoziationssymptome-Interview* (Trauma and Dissociation Symptoms Interview, TADS-I: Boon & Matthess, 2016). Der Teil mit Fragen zu möglicherweise traumabedingten Symptomen ist großenteils so geblieben, wie er war; an Struktur und Inhalt anderer Interviewteile wurden hingegen Veränderungen vorgenommen. Derzeit werden in den Niederlanden Daten aus den ersten 53 Interviews analysiert; an mehreren Orten in Europa, insbesondere in Italien und Polen, laufen Studien, in denen das TADS-I zum Einsatz kommt (Cavalletti et al., 2022; Pietkiewicz et al., 2021).

In den vergangenen 25 Jahren haben sich zunehmend unterschiedliche Positionen dazu entwickelt, was genau unter Dissoziation zu verstehen ist. Wie in Kapitel 1 deutlich werden wird, ist diese Begriffsdiskussion für das Erfassen dissoziativer Symptome und Störungen von großer Bedeutung. Unabhängig von dem Dissoziationsbegriff, auf den sie sich stützen, sollten Klinikerinnen und Kliniker aber im Interview stets sorgfältig nachfragen, um zu klären, welche Bedeutung den von ihren Patientinnen und Patienten genannten Symptombeispielen zukommt. Wenn etwa eine Patientin von Gedächtnisproblemen berichtet, muss ein Kliniker in der Lage sein, Erinnerungslücken, die offenbar auf Absorptionserleben, Tagträumen oder Konzentrationsschwierigkeiten beruhen, von Erinnerungslücken zu unterscheiden, die mit der Aktivität eines dissoziierten Persönlichkeitsanteils zusammenhängen. Außerdem muss er einschätzen können, inwieweit das berichtete Cluster aus dissoziativen (und anderen traumabedingten) Symptomen zu einer im DSM-5 oder in der ICD-11 beschriebenen dissoziativen Störung passt.

Die Neufassung der *Internationalen Klassifikation der Krankheiten* (*International Classification of Diseases,* ICD-11; WHO, 2019) ist nun auch online verfügbar[1]. Die ICD wird in vielen europäischen Ländern verwendet. Jan Gysi (2020) hat auf Deutsch ein ausgezeichnetes Buch zur Diagnose traumabezogener Störungen gemäß ICD-11 vorgelegt. Wie ich in Kapitel 1 näher erläutern werde, existieren zwischen den zwei psychiatrischen Klassifikationssystemen DSM und ICD weiterhin relevante Unterschiede.

Im DSM-5 sind fünf dissoziative Störungen aufgeführt, in der ICD-11 neun. Im vorliegenden Buch werden all diese dissoziativen Störungen besprochen und an Fallbeispielen veranschaulicht. Der Schwerpunkt liegt auf der DIS und dem ersten Typ der Anderen näher bezeichneten dissoziativen Störung (kurz OSDD-1). Ich werde in diesem Buch immer wieder auf die OSDD-1 zu sprechen kommen, die offenkundige Ähnlichkeiten zur DIS aufweist. In der ICD-11 ist die entsprechende Kategorie die der partiellen DIS. Es gibt zwar Überschneidungen zwischen OSDD-1 und partieller DIS, doch weisen die Kriterien auch einige Unterschiede auf, auf die ich in Kapitel 1 eingehen werde. DIS und OSDD-1 sind die in der klinischen Praxis am häufigsten anzutreffenden dissoziativen Störungen. Zur partiellen DIS liegen noch keine Forschungsdaten vor, weil diese Diagnose erst vor Kurzem Eingang in die ICD-11 fand.

An wen richtet sich dieses Buch?

Dieses Buch und das in ihm enthaltene TADS-Interview sind in erster Linie für Klinikerinnen und Kliniker gedacht, die dissoziative Störungen diagnostizieren oder sich die dafür nötigen Kenntnisse aneignen wollen. Falls Sie keine eigenen diagnostischen Untersuchungen durchführen, bietet Ihnen das Buch umfangreiche Informationen, die Ihnen dabei helfen, Patientinnen und Patienten mit dissoziativen Symptomen zu erkennen und sie an spezialisierte Kolleginnen oder Kollegen zu überweisen. Nicht alle klinisch und therapeutisch Tätigen sind in der Lage oder autorisiert, formale psychiatrische Diagnosen zu stellen. Je nach Land sind die Grenzen ihres Tätigkeitsfelds unterschiedlich definiert. Außerdem müssen sie, um dissoziative Störungen diagnostizieren oder ausschließen zu können, über ein breites Wissen zur Psychopathologie verfügen und in der Lage sein, dissoziative Störungen von anderen psychischen Störungen mit eventuell ähnlichen Merkmalen zu unterscheiden.

---

1 Auf Deutsch bislang nur als Entwurfsfassung (Stand 2024) unter ↗ https://is.gd/68vXPE.

Schließlich möchte ich betonen, dass die Lektüre eines Buchs zur Diagnostik dissoziativer Störungen keine hinreichende Vorbereitung darauf ist, sie in der konkreten Praxis zuverlässig einzuordnen. Dissoziative Störungen sind oft schwer zu diagnostizieren. Das gilt vor allem dann, wenn Sie bislang nur selten mit ihnen zu tun hatten und noch keine Erfahrung mit ihrer Behandlung sammeln konnten. Eine wesentliche Vorbedingung ist, dass Sie eine spezifische Schulung in der Durchführung eines diagnostischen Interviews wie des TADS-I oder des SCID-D durchlaufen haben. Am lehrreichsten für die Teilnehmenden einer solchen Schulung sind kurze Videoclips von Patientinnen und Patienten mit und ohne dissoziative Störungen. Zur Schulung gehören auch das Einüben der entsprechenden Interviewtechnik und das Erstellen und Besprechen der Videoaufnahme einer Interviewsitzung. Selbst mit 35 Jahren Erfahrung in der Diagnostik dissoziativer Störungen finde ich es in manchen Fällen noch immer sehr schwierig, sie zu erkennen und einzuordnen. Ebenso geht es auch Kolleginnen und Kollegen, mit denen ich diagnostische Zweifelsfälle diskutiere.

Aufbau des Buchs

Im ersten der insgesamt elf Kapitel geht es um eine allgemeine Einführung in das Konzept der Dissoziation und in die dissoziativen Störungen, wie sie in DSM-5 und ICD-11 beschrieben sind. Danach werde ich, auch anhand zahlreicher Fallbeispiele, die auf TADS-Interviews beruhen, Schritt für Schritt darlegen, welche Formen dissoziative Symptome im Einzelnen annehmen können, wie ein auf Dissoziationssymptome zielendes Screening durchzuführen ist und wie sich mittels des TADS-I eine dissoziative Störung diagnostizieren lässt. Die letzten vier Kapitel behandeln die Themen Differenzialdiagnose und Anamnese von Trauma-Erinnerungen. Im Folgenden werde ich näher auf den Inhalt der einzelnen Kapitel eingehen.

Neben dem TADS-I sind mehrere Anhänge beigefügt, die die Auswertung des Interviews unterstützen sollen. Einer der Anhänge enthält einen Fragebogen zu fehlangepassten Tagträumen (Somer, Lehrfeld et al., 2016). Um das Ausdrucken und den Zugang zu möglichen aktualisierten Versionen zu erleichtern, ist das TADS-I für alle Leserinnen und Leser auch über einen Link auf der Verlagswebsite verfügbar. Es sei erneut darauf hingewiesen, dass eine entsprechende diagnostische Schulung dringend empfohlen wird.

In Kapitel 1 geht es um die Schwierigkeiten, vor die uns die Diagnose dissoziativer Störungen stellen kann. Die Unterschiede zwischen theoretischen Konzepten der Dissoziation und zwischen diagnostischen Klassifikationssystemen können beträchtliche Verwirrung stiften, ebenso wie die Tatsache, dass die Symptome, die Patientinnen und Patienten mit einer dissoziativen Störung in einer psychiatrischen Ambulanz oder einer therapeutischen Praxis zunächst schildern, typischerweise andere sind als die charakteristischen dissoziativen Symptome. Das Kapitel bietet auch einen Überblick über die Kategorien von dissoziativen Störungen in DSM-5 und ICD-11.

In Kapitel 2 befasse ich mich mit den dissoziativen Symptomen, die auf eine Aufspaltung der Persönlichkeit hinweisen. Anhand von Fallberichten verdeutliche ich, wie Patientinnen und Patienten auf die Fragen des TADS-I zu den einzelnen dissoziativen Symptomen antworten könnten.

Kapitel 3 handelt von Depersonalisations- und Derealisationssymptomen und von anderen Formen der Bewusstseinsveränderung wie Absorptionserleben und Tagträumen. Symptome dieser Art kommen nicht nur bei dissoziativen, sondern auch bei anderen psychischen Störungen sowie in der Allgemeinbevölkerung vor.

In Kapitel 4 gebe ich einen Überblick über die am häufigsten eingesetzten (Selbstbeurteilungs-)Screeningfragebögen zu dissoziativen Symptomen. Ich gehe ausführlich auf die DES ein (Dissociative Experiences Scale), einen von Bernstein und Putnam (1986) entwickelten Selbstbeurteilungsfragebogen. Er ist unter den vorgestellten Screeninginstrumenten das weltweit am häufigsten verwendete, und es liegen viele mit der DES gewonnene Daten vor.

Kapitel 5 beginnt mit einer kurzen Übersicht über die am häufigsten eingesetzten diagnostischen Interviews zu dissoziativen Störungen. Anschließend stelle ich unser neues diagnostisches Interview vor, das TADS-I, und erläutere seine Anwendung.

In Kapitel 6 skizziere ich eine Reihe von Interviews, die ich bei Patientinnen und Patienten mit verschiedenen dissoziativen Störungen durchgeführt habe, um zu veranschaulichen, wie sie jeweils auf die Fragen des TADS-I reagieren.

Die Kapitel 7, 8 und 9 drehen sich um differenzialdiagnostische Schlüsselfragen, die ich anhand von Fallbeispielen zu verschiedenen TADS-I-Symptomprofilen verdeutliche. Ich gehe dabei nicht auf das gesamte Spektrum psychischer Störungen ein, sondern nur auf diejenigen, die mit dissoziativen Störungen häufig verwechselt werden oder in der klinischen Praxis differenzialdiagnostische Fragen aufwerfen können.

Der Fokus von Kapitel 8 liegt auf der Unterscheidung zwischen DIS, OSDD-1 (gemäß DSM-5), partieller DIS (gemäß ICD-11) und Persönlichkeitsstörungen, insbesondere der Borderline-Persönlichkeitsstörung (BPS). Im Hinblick auf die Symptome bestehen zwischen diesen Störungen starke Überschneidungen, und die Störungen können auch in Kombination auftreten. In der klinischen Praxis erweist es sich oft als schwierig, DIS, OSDD-1 und partielle DIS von BPS (ohne komorbide DIS, OSDD-I oder partielle DIS) zu unterscheiden.

In Kapitel 9 geht es um Ähnlichkeiten und Unterschiede zwischen dem im DSM-5 beschriebenen neuen Subtypus der Posttraumatischen Belastungsstörung (PTBS) mit dissoziativen Symptomen, der komplexen PTBS laut ICD-11 und den dissoziativen Störungen, insbesondere DIS, OSDD-I und partieller DIS.

Thema von Kapitel 10 sind fälschlicherweise gestellte DIS-Diagnosen. Zwar werden vermutlich mehr falsch negative als falsch positive DIS-Diagnosen gestellt, doch es herrscht beträchtliche Unklarheit darüber, was unter einer DIS genau zu verstehen ist, nicht nur bei Betroffenen, sondern oft auch bei Fachleuten, und die Häufigkeit unzutreffender DIS-Diagnosen nimmt zu. Ein eigener Abschnitt ist falsch positiven und falsch negativen DIS-Diagnosen im forensischen Kontext gewidmet.

In Kapitel 11 befasse ich mich mit der Anamnese traumatischer Erfahrungen und der Erstellung eines Behandlungsplans. Formal gesehen setzt die Diagnose der verschiedenen dissoziativen Störungen – ausgenommen PTBS und kPTBS – zwar nicht die Erfüllung des Kriteriums voraus, dass die Betreffenden traumatisierenden Ereignissen direkt ausgesetzt waren, doch werden dissoziative Störungen, insbesondere die DIS, international als traumabezogene Störungen betrachtet (APA, 2013, 2022; ISSTD, 2011). Wie ich zeigen werde, belegen zahlreiche empirische Studien, insbesondere für die DIS, den Zusammenhang zwischen Trauma und Dissoziation (z. B. Dalenberg et al., 2012; Dalenberg et al., 2014). In diesem letzten Kapitel gehe ich auf die sorgfältige Exploration der Traumavorgeschichte und auf die Instrumente ein, die dafür genutzt werden können. In einem zweiten Abschnitt des Kapitels verdeutliche ich, dass die Diagnose einer dissoziativen Störung nach DSM-5- oder ICD-11 nur der erste Schritt hin zu einem adäquaten Behandlungsplan ist. Ein Individuum lässt sich nicht auf eine Diagnose reduzieren. Um eine korrekte Behandlungsindikation zu stellen, müssen wir eine wesentlich eingehendere diagnostische Prüfung vornehmen. Bedeutsame Faktoren, die in die Behandlungsprognose eingehen, sind Art und Schweregrad der traumatischen Erfahrungen und insbesondere das Ausmaß der erlebten emotionalen Vernachlässigung. Darüber hinaus sind aber viele weitere Faktoren zu berücksichtigen. In *Die Behandlung traumabasierter Dissoziation* (Steele et al., 2017; dt. 2017) haben wir sie eingehend beschrieben, doch kann ihre Wichtigkeit nicht genug betont werden. Für eine sachgemäße Fallkonzeption, Prognose und Behandlungsplanung müssen sie allesamt berücksichtigt werden.

Dank

Meine Reise durch die Welt der Diagnostik und Behandlung dissoziativer Störungen begann Mitte der 1980er-Jahre. In sie eingeführt hat mich Onno van der Hart, seit 1978 ein sehr geschätzter Kollege. Ohne die unfassbar große Unterstützung, die ich in den letzten Jahren von Onno erfahren habe, wäre dieses Buch nicht zustande gekommen. Er hat jedes Kapitel gelesen und unermüdlich sowohl zum Inhalt als auch zu Formulierungen wertvolle Anregungen gegeben. Er half auch bei Korrekturen an der englischen Version des Buches. Ich bin ihm für seine Mitwirkung und seine stets loyale Unterstützung ungemein dankbar.

Zusammen mit Onno nahm ich Mitte der 1980er-Jahre an den ersten Konferenzen der International Society for Trauma and Dissociation (ISSTD) in Chicago teil, wo wir die Pionierinnen und Pioniere kennenlernten, die uns inspiriert und unterstützt haben: Elizabeth Bowman, Bennett Braun, David Caul (1921–1988), James Chu, Philip Coons, Catherine Fine, Jean Goodwin, Richard Kluft, Richard Loewenstein, Frank Putnam, Colin Ross und Roberta Sachs. Ihre Arbeit war für mich von großer Bedeutung und übte starken Einfluss auf mich aus, und ich werde ihnen immer dankbar sein.

Mit meiner Freundin und Kollegin Nel Draijer führte ich die erste große Studie mit dem SCID-D durch, mit der ich 1993 den Doktorgrad erlangte. Während unserer Forschungsarbeit und in den vielen darauffolgenden Jahren war Nel eine große Stütze für mich. Für ihre hilfreichen Kommentare zu mehreren Kapiteln des vorliegenden Buchs danke ich ihr sehr herzlich.

Desiree Tijdink, Kollegin und Freundin seit 20 Jahren, las und kommentierte sämtliche Kapitel. Für diese Arbeit, mit der sie zur inhaltlichen Verbesserung des Buchs beigetragen hat, bin ich ihr sehr dankbar.

Mit Kathy Steele habe ich (zusammen mit Onno van der Hart) zwei Bücher geschrieben, und die angenehmen gemeinsamen Schreibwochen in den USA und den Niederlanden habe ich dieses Mal sehr vermisst. Durch die Covid-19-Pandemie wären sie aber ohnehin nicht möglich gewesen! Kathy hat jedenfalls von Beginn an darauf bestanden, dies sei mein Projekt, das auf meinem Wissen als Expertin gründe. Dennoch konnte ich auf ihren Rückhalt zählen, und ich schätze unsere Freundschaft und unsere Zusammenarbeit sehr.

Die Entwicklung des TADS-I war ein langer Prozess, der 2006 seinen Anfang nahm. Seitdem haben Kolleginnen und Kollegen in ganz Europa vorherige Versionen des

Interviews in verschiedene Sprachen übersetzt und mich eingeladen, Schulungskurse dazu zu geben. Ihre immense Begeisterung und Einsatzfreude, ihre Fragen und Kommentare waren für mich Antrieb und Ansporn, das Buch zum Abschluss zu bringen. Ihnen allen bin ich zu großem Dank verpflichtet für die Arbeit und die Zeit, die sie in die Übersetzungen und in die Organisation der Schulungen gesteckt haben. Viele von ihnen sind zu geschätzten Freundinnen und Freunden geworden, mit denen ich mich regelmäßig über Ideen und Erkenntnisse nicht nur zur Diagnostik, sondern auch zur Behandlung dissoziativer Störungen austausche.

In Deutschland hat Helga Matthess zusammen mit mir den Vorläufer des TADS-I entwickelt, das IDDTS, und dafür bin ich ihr überaus dankbar. Tina Overkamp und Susanne Nick wirkten an späteren Übersetzungen des TADS-I mit. In der Schweiz erarbeitete Jan Gysi mit Kolleginnen und Kollegen eine deutsche Version. In Norwegen waren von Anfang an Ellen Jepsen mit ihren Kolleginnen und Kollegen von Modum Bad mit dabei, ebenso das Team der Ambulanz von Modum Bad in Oslo, zu dem Ingun Holbaek, Katinka Salveson und Harold Bækkelund zählten. Auch Anne Suokas aus Finnland hat mich von Beginn an bei der Entwicklung des TADS-I unterstützt. Unsere Freundschaft und die vielen Jahre der Zusammenarbeit bedeuten mir viel. Maire Riis übersetzte das TADS-I ins Estnische und organisierte Schulungen; zu ihr besteht seit 2006 eine enge Verbindung. In Schweden führte Doris Nilsson wissenschaftliche Studien mit dem IDDTS durch. Hakan Andersson, Christina Lander, Maud Nilsson und Anna Gerge wirkten an der schwedischen Übersetzung mit, und Anna Gerge organisierte mehrere Schulungen in Stockholm. In Rumänien waren Anca Sabau und ihr Team sowohl an Übersetzungen als auch an Schulungskursen beteiligt. Dasselbe gilt für Ildikó Szabó, Judith Molnár und Zsófia Boytha in Ungarn und für Lise Møller in Dänemark. Ich möchte auch Dolores Mosquera in Spanien danken, zu der es eine wichtige Kooperationsbeziehung gab, aus der eine Freundschaft entstand; auch Annabel Gonzalez und Doris Montalvo Moll schulde ich Dank für ihre Arbeit am TADS-I. Hélène Delucci in Frankreich hat das TADS-I ins Französische übersetzt und mehrere Schulungssitzungen initiiert. Ich danke auch Manoëlle Hopchet in Belgien. Für das Gebiet der ehemaligen Tschechoslowakei übersetzte Hana Voytová das TADS-I und organisierte Schulungssitzungen für slowakische und tschechische Kolleginnen und Kollegen. Ich danke meinen russischen Kolleginnen Elena Kazenaya und Ekaterina Divid, die die ersten Schulungssitzungen zum TADS-I in Moskau organisierten und es übersetzten.

In Italien und Polen existieren zwei sehr aktive Gruppen von Kolleginnen und Kollegen, die auch Studien mit dem TADS-I durchführen und somit einen notwendigen Beitrag zu seiner Validierung leisten. Ich danke Giovanni Tagliavini und Maria Paola Boldrini für ihre Unterstützung und ihr Engagement für das TADS-I und Matteo Cavalletti und seinen Kolleginnen und Kollegen für ihre Untersuchungen und Ideen zur grafischen Darstellung von Auswertungsergebnissen. Ich danke Igor Pietkiewics und Radek Tomalski für ihren Einsatz bei der Übersetzung des TADS-I ins Polnische und der Organisation von Schulungen und Studien in Polen. Unseren regelmäßigen Austausch von Gedanken und Ideen erlebe ich als anregend. Radek Tomalski hat mir auch sehr geholfen, indem er sämtliche Forschungsartikel auftrieb, nach denen ich fragte.

Ich bin im Herzen bei meiner ukrainischen Kollegin Karine Kocharyan und ihren Kollegen und Kolleginnen, die ich 2021 in den diagnostischen Einsatz des TADS-I eingeführt hatte und die jetzt schreckliche Zeiten durchmachen.

Das Fachgebiet der Diagnostik und Behandlung dissoziativer Störungen lebt von der großartigen Arbeit vieler Kolleginnen und Kollegen in Europa und anderen Teilen der Welt. Stellvertretend für all diejenigen, denen mein Dank gilt, möchte ich nennen: Remy Aquarone, Bethany Brand, Richard Chefetz, Catherine Classen, Christine Courtois, Constance Dalenberg, Martin Dorahy, Paul Dell, Janina Fisher, Julian Ford, Steve Frankel, Jennifer Freyd, Steve Gold, Annabel Gonzalez, Jan Gysi, Judith Herman, Elizabeth Howell, Bessel van der Kolk, Ruth Lanius, Giovanni Liotti, Warwick Middleton, Andrew Moskowitz, Dolores Mosquera, Nelleke Nicolai, John O'Neil, Ellert Nijenhuis, Pat Ogden, Clare Pain, Olivier Piedfort-Marin, Simone Reinders, Vedat Şar, Roger Solomon, Eli Somer, David Spiegel, Marlene Steinberg, Eric Vermetten.

In den Niederlanden gibt es noch viele weitere Kolleginnen und Kollegen, die ich hier nicht alle namentlich erwähnen kann. Ich bin euch allen sehr dankbar, nicht nur für eure Unterstützung und euer Interesse, sondern auch für die Freude an der gemeinsamen Arbeit.

Marjolein Runhaar setzte zusammen mit mir die Pilotstudie zum TADS-I um, führte einige der Interviews und half mir bei der Datenerhebung. Die Kooperation mit ihr war inspirierend, und ich bin ihr ungeheuer dankbar für all die freiwillige Arbeit, die sie geleistet hat. Rik Knipschild wirkte kurze Zeit bei der Studie mit und half, die Symptomprofile zu erstellen. Jolanda Treffers integrierte sämtliche Änderungen der verschiedenen holländischen und englischen Versionen des TADS-I, wofür ich ihr einen großen Dank aussprechen will! An der Analyse dieser Pilotstudie haben Willie Langeland, Deborah Okundia Agho und Matteo Cavalletti mitgewirkt (die Veröffentlichung steht kurz bevor; Stand Dezember 2024).

Ein herzlicher Dank geht an meine Verlegerin Carmijn zur Kleinsmiede und an Hilde Merkus und Hanneke Lustig, die das holländische Manuskript lektoriert und ins Englische übersetzt haben. Die Zusammenarbeit mit allen dreien verlief unglaublich gut. Sie haben eine Menge Arbeit investiert und ungeheuer viel dafür getan, dass ein besserer Text entstand. Carmijn will ich insbesondere für ihr großzügiges Bemühen darum danken, auch einen gelungenen englischen Text entstehen zu lassen. Die englische Übersetzung hat Ineke Crezee in Neuseeland lektoriert, wofür ich ebenfalls sehr dankbar bin.

Und schließlich danke ich all den Patientinnen und Patienten, von denen ich seit Ende der 1980er-Jahre so viel gelernt habe. Danke für Ihr Vertrauen, Ihren Mut und Ihre Bereitschaft, die Forschung zum TADS-I zu unterstützen. Ohne Ihre Mitwirkung gäbe es das TADS-I nicht. Ich hoffe sehr, dass dieses Buch und das Interview dazu beitragen werden, dissoziative Symptome besser zu erkennen – denn das ist eine entscheidende Voraussetzung dafür, dass wir die adäquate Behandlung anbieten können.

Suzette Boon

August 2022

Hinweis des Übersetzers

Im Vorwort und in der Danksagung wurden durchweg beide Geschlechter genannt, also „Patientinnen und Patienten“, „Klinikerinnen und Kliniker“. Im übrigen Text soll eine andere Lösung für etwas bessere Lesbarkeit sorgen: Soweit es nicht um konkrete Personen und Fallbeispiele geht, steht in Kapiteln mit ungerader Nummer generisches Femininum für die Gruppe der *patients*, generisches Maskulinum für *clinicians, researchers* und alle anderen Personengruppen. Für Kapitel mit gerader Nummer gilt das umgekehrte Prinzip.

Das Prinzip des abwechselnden generischen Maskulinmus bzw. Feminismus kommt auch für Forschungsgruppen und Gruppen von Probandinnen und Probanden zur Anwendung. In den meisten Fällen dürften in all diesen Gruppen sämtliche Geschlechter vertreten sein.

1. Dissoziative Störungen gemäß DSM-5 und ICD-11: Kriterien und Zuordnungsprobleme

1.1 Einleitung

Patientinnen mit dissoziativen Störungen werden oft jahrelang in psychiatrischen Einrichtungen oder psychotherapeutischen Praxen behandelt, ohne dass ihre dissoziativen Symptome als solche erkannt werden. Dies gilt insbesondere für Patientinnen mit Dissoziativer Identitätsstörung (DIS) und Anderer näher bezeichneter dissoziativer Störung vom Typ 1 (Other Specified Dissociative Disorder Type 1, OSDD-1[2]). Sie berichten im Allgemeinen nicht von dissoziativen Symptomen, sondern von Symptomen wie Angst, Panik und Depression, von „psychotischen" Symptomen, von nicht zu klärenden körperlichen Symptomen und von Problemen mit dem Schlafen und Essen. Manche haben zahlreiche erfolglose Behandlungen wegen verschiedener Beschwerden und Störungsbilder hinter sich. Weltweit werden in vielen Ländern bei einer diagnostischen Abklärung dissoziative Störungen nicht in Betracht gezogen. Außerdem haben Kliniker ein unterschiedliches Verständnis dissoziativer Symptome, denn sie treten oftmals im Kontext anderer psychischer Störungen auf. Oft bleiben die im Hintergrund stehenden dissoziativen Störungen unbehandelt oder werden nicht fachgemäß angegangen, sodass die dissoziativen Symptome bestehen bleiben. Das manifeste Leiden, beispielsweise eine Essstörung, wird dann vielleicht zeitweise abklingen, aber nie ganz verschwinden. Das liegt daran, dass potenziell traumabedingte Symptome wie etwa Probleme mit dem Essen oder selbstverletzende Handlungen mit dissoziierten Persönlichkeitsanteilen zusammenhängen können. Wird in einem solchen Fall aber eine dissoziative Störung diagnostiziert, rückt die dissoziative Organisation der Persönlichkeit in den Fokus der Behandlung. Werden dann die verschiedenen Persönlichkeitsanteile in die Behandlung einbezogen, kann dies den Weg zu einer dauerhaften Besserung der Symptome ebnen.

2 In diesem Buch steht die Abkürzung „OSDD-1" für die DSM-5-Kategorie „OSDD example 1", zu deutsch „Andere näher bezeichnete dissoziative Störung, Typ 1" oder „Beispiel 1".

Entsprechend den Leitlinien der International Society for the Study of Trauma and Dissociation (ISSTD, 2011) umfasst die übliche Behandlung dissoziativer Störungen drei Phasen:

1. Stabilisierung (Aufbau einer tragfähigen therapeutischen Beziehung, Herstellung von Sicherheit, Psychoedukation), Symptomreduktion und Fertigkeitentraining;
2. Bearbeitung traumatischer Erinnerungen;
3. (Re-)Integration der Persönlichkeit, Rehabilitation, Trauerbearbeitung, Akzeptieren aller möglichen Folgewirkungen und das Erlernen von Strategien für deren Bewältigung (Brown et al., 1998; ISSTD, 2011; Steele et al., 2017; van der Hart et al., 2006).

Im Verlauf einer auf diesem Modell basierenden Therapie wird es vermutlich häufiger ein Hin-und-her-wechseln zwischen den drei Phasen geben, weil die traumabezogenen Probleme komplexer sind, als es das Schema suggeriert.

Die Forschung hat gezeigt, dass eine phasenorientierte Behandlung Patientinnen hilft, im Alltag besser zurechtzukommen: Sie legen weniger selbstschädigende Verhaltensweisen an den Tag, und die Anzeichen und Symptome von PTBS und Dissoziation lassen nach. Außerdem sinkt die Zahl der Klinikaufenthalte, und es fallen geringere Behandlungskosten an (Brand et al., 2013; Brand & Loewenstein, 2014; Brand, Loewenstein & Spiegel, 2014; Coons & Bowman, 2001; Lanius et al., 2009; Myrick et al., 2017). Wenn die dissoziativen Störungen unbehandelt bleiben, bestehen die dissoziativen Symptome und die damit zusammenhängenden Probleme fort, weil sich an der dahinterstehenden dissoziativen Organisation nichts ändert (Brand, Classen, Lanius et al., 2009).

1.2 Schwierigkeiten bei der Diagnose dissoziativer Störungen

Dass dissoziative Störungen schwer zu diagnostizieren sein können, liegt an mehreren Faktoren, auf die ich im Folgenden eingehe.

Unterschiedliche Definitionen des Dissoziationsbegriffs

Im DSM-5 ist Dissoziation als Unterbrechung der normalerweise integrativen Funktionen von Bewusstsein, Gedächtnis, Identität, Emotion, Wahrnehmung, Körperrepräsentation, Bewegungssteuerung und Verhalten definiert. Dissoziative Symptome können sich störend auf jeden psychischen Funktionsbereich auswirken (APA, 2013, S. 291; 2022, S. 329).

Das Spektrum von Auffassungen, was unter „Dissoziation" zu verstehen ist, ist nach wie vor breit. Der Begriff erscheint vage und unklar und wird manchmal auch kontrovers diskutiert. Als Nel Draijer und ich in den 1980er- und frühen 1990er-Jahren unsere Studien mit dem Structured Clinical Interview for Dissociative Disorders (SCID-D; dt. Fassung: Strukturiertes klinisches Interview für dissoziative Störungen, SKID-D) begannen (Boon & Draijer, 1993a, 1993b), bildeten laut dem vorherrschenden Modell Dissoziationsphänomene ein Kontinuum, das vom „Normalen" bis hin zum „Pathologischen" reicht (Bernstein & Putnam, 1986; Cardeña, 1994; Carlson & Putnam, 1993). In der Mehrzahl der einschlägigen Studien wurde damals die Dissociative Experiences Scale (DES; Bernstein & Putnam, 1986; dt. Fragebogen zu dissoziativen Symptomen) eingesetzt, ein 28 Items umfassender Selbstbeurteilungsfragebogen. Er stützt sich auf die Vorstellung eines Kontinuums und enthält folgende Subskalen: Absorptionserleben, Depersonalisation / Derealisation und Amnesie.

Im Jahr 1996 erschien eine Studie, in der die DES-Taxon (DES-T) zum Einsatz kam. Untersucht wurde, mit welchen der in der DES erfassten Symptome sich dissoziative Störungen am besten von anderen Störungen unterscheiden lassen (Waller et al., 1996). Die Kurzform DES-T besteht aus acht ausgewählten DES-Items; sie dient der Erfassung „pathologischer" Dissoziation. Die Studie stützte die Vorstellung, dass zwei Kontinuen existieren, nämlich das der „normalen" und das der „pathologischen" Dissoziation. Derzeit wird intensiv darüber diskutiert, ob es diese zwei Kontinua tatsächlich gibt und wie sie zusammenhängen könnten (Dalenberg & Paulson, 2009; Dalenberg et al., 2022; Leavitt, 1999). Ausgehend von eigenen Forschungsarbeiten vertritt Constance Dalenberg die Auffassung: Absorptionserleben könnte ein Substrat pathologischer Dissoziation sein, denn pathologische dissoziative Symptome weisen eine hohe Korrelation mit den Werten für Absorptionserleben bei Patientinnen auf, deren Werte innerhalb der Bandbreite der DES-Taxon liegen (Dalenberg & Paulson, 2009; Dalenberg et al., 2022; Spiegel et al., 2011). Aus einer solchen Korrelation lässt sich aber nicht ableiten, ob es eine gemeinsame Ausgangsbasis für beide Arten von Symptomen gibt.

Nach wie vor orientieren sich weltweit viele Kliniker an der Kontinuum-Hypothese, obwohl viele Wissenschaftler sie in Zweifel ziehen (Boon & Draijer, 1993a, 1995a; van der Hart & Dorahy, 2009; Holmes et al., 2005; Steele et al., 2009; Steele et al., 2022; Nijenhuis, 2015; Rodewald, Dell et al., 2011; van der Hart, 2021; van der Hart et al., 1991, 2006). Laut der Kontinuum-Hypothese umfasst „normale Dissoziation" Phänomene wie Tagträumen, „Autobahntrance" und Absorptionserleben, also z. B. das völlige Vertieftsein in ein Buch, in Musik, in einen Film oder in die eigenen Gedanken oder Fantasien. Dagegen sind mit „pathologischer Dissoziation" Phänomene wie massive Erinnerungslücken, Identitätswechsel und Intrusionen dissoziierter Anteile, aber auch extreme Ausprägungen von Depersonalisation und Derealisation gemeint.

Manche dieser Symptome lassen sich auch von außen beobachten, doch viele sind nur aus Schilderungen des subjektiven Erlebens abzuleiten. Intrusionen dissoziierter Persönlichkeitsanteile, etwa in die Exekutivfunktionen oder in das Selbstbild, werden auch als pathologische Kernsymptome einer DIS betrachtet (Dell, 2009a, 2009b). Pathologische dissoziative Symptome sind für alle dissoziativen Störungen kennzeichnend, insbesondere für DIS und OSDD-1 (im DSM-IV noch als „dissoziative Störung, nicht näher bezeichnet, Beispiel 1“ klassifiziert [Dissociative Disorder Not Otherwise Specified, subtype 1; DDNOS-1]) (Bernstein & Putnam, 1986; Butler, 2004, 2006; Dalenberg & Paulson, 2009; Waller, Putnam & Carlson, 1996).

Instrumente wie die DES beschreiben und erfassen qualitativ unterschiedliche Phänomene – sowohl solche des Absorptionserlebens als auch Symptome, die mit einer Aufspaltung der Persönlichkeit verknüpft sind. Deshalb können Studien, die auf diesen häufig verwendeten Selbstbeurteilungsfragebogen zurückgreifen, für beträchtliche Verwirrung sorgen, wenn sie aus den Ergebnissen allgemeine Aussagen zu Vorliegen und Schweregrad dissoziativer Symptome ableiten. Hohe Punktwerte in der DES können allein auf Absorptionserleben und auf einigen Depersonalisationssymptomen beruhen, ohne dass Symptome gegeben sind, die auf eine Aufspaltung der Persönlichkeit hinweisen.

Wie ich im Vorwort bereits dargelegt habe, stießen wir Anfang der 1990er-Jahre im Verlauf unserer Forschungsarbeit mit dem SCID-D (Boon & Draijer, 1993a, 1993b) auf qualitative Unterschiede in den Beschreibungen dissoziativer Symptome von Patientinnen mit DIS oder DDNOS, im Vergleich zu Beschreibungen einer Kontrollgruppe oder von Patientinnen mit anderen psychischen Störungen (Boon et al., 1995a; 1993a). Die Symptombeschreibungen fielen in der Kontrollgruppe zum großen Teil unbestimmter und vielfältiger aus. Zum einen hatten die angegebenen Gedächtnisprobleme hauptsächlich mit Absorptionserleben zu tun, zum anderen unterschieden sich die Beschreibungen von Depersonalisation und Depression auch qualitativ von den Beispielen, die Patientinnen mit DIS oder DDNOS nannten. Eine Patientin mit einer Persönlichkeitsstörung etwa äußerte auf die Frage hin, ob sie sich manchmal von sich selbst entfremdet fühle: *Wenn ich gestresst oder sehr müde bin, fühle ich mich ein wenig benebelt, so als wäre ich nicht ganz bei mir, und mache die Dinge irgendwie automatisch.* Eine andere Patientin schilderte, als sie gefragt wurde, ob sie manchmal das Zeitgefühl verliere, ihr Erleben wie folgt: *Manchmal bin ich in Gedanken verloren und achte nicht auf die Zeit, und dann ist es plötzlich viel später, und die Zeit ist vergangen, ohne dass ich das mitbekommen habe.*

Demgegenüber beschrieben alle Patientinnen mit DIS oder DDNOS sehr eindeutige Beispiele für Symptome, die auf eine Aufspaltung der Persönlichkeit hinwiesen. Als sie nach Fremdheitserfahrungen gefragt wurde, antwortete eine Patientin: *Manch-*

mal fühlt es sich an, als sei ich nicht in meinem Körper. Ich bin außerhalb und sehe mir aus der Entfernung zu, zum Beispiel beim Einkaufen. An den Beispielen dafür, wie sie „das Zeitgefühl verlor", wurde deutlich, dass dabei ein anderer dissoziierter Anteil aktiv war: *Oft bekomme ich nicht genau mit, was ich den Tag über so mache, und dann will ich einkaufen gehen und merke plötzlich, dass der Kühlschrank ja schon voll ist!* Solche deutlichen Unterschiede, wie sie zwischen den genannten Beispielen zu erkennen sind, ließen uns die Validität des Kontinuum-Modells hinterfragen (Boon & Draijer, 1993a; 1995a, 2013). Auch viele andere Kollegen haben ähnliche Zweifel geäußert (Holmes et al., 2005; Nijenhuis, 2015; Rodewald, Dell et al., 2011; Steele et al., 2009; van der Hart & Dorahy, 2009; van der Hart et al., 2006).

Holmes et al. (2005) plädierten dafür, von zwei qualitativ verschiedenen Formen der Dissoziation zu sprechen: Losgelöstsein (detachment) und Kompartmentalisierung der Erfahrung (compartmentalization; manche sprechen auch von „Aufspaltung der Persönlichkeit", siehe van der Hart et al., 2006). Holmes zufolge sind Symptome wie Depersonalisation und Derealisation mit der Dissoziationsform des Losgelöstseins verknüpft. Sie treten innerhalb eines Kontinuums auf, das von relativ milden und kurzzeitigen bis hin zu chronischen und schwergradigen Ausprägungen wie etwa bei der Depersonalisations-Derealisationsstörung reicht. Der Dissoziationsform der Kompartmentalisierung sind Symptome wie dissoziative Amnesie, ungeklärte oder „pseudoneurologische" Symptome (somatoforme dissoziative Symptome) und Pseudohalluzinationen zugeordnet, die auf eine Aufspaltung der Persönlichkeit hindeuten.

Andere Kliniker fassen auch Losgelöstsein (detachment) als ein dissoziatives Phänomen auf (Liotti, 1992, 2009; Farina et al., 2019), wobei Liotti (ibid.) auf den Zusammenhang zwischen Dissoziation und desorganisierter Bindung eingeht. Frühe Erfahrungen von unsicherer oder desorganisierter Bindung können dazu führen, dass die Person im späteren Leben im Kontakt mit anderen das Gefühl hat, „nicht da zu sein", oder dass sie im Bemühen, Distanz zu wahren, den Grad ihrer Bewusstheit absenkt (Draijer & Langeland, 1999).

Ausgehend vom Konzept zweier qualitativ verschiedener Formen der Dissoziation wurde ein neues diagnostisches Screening-Instrument entwickelt, mit dem sie sich genauer prüfen lassen: das Detachment and Compartmentalization Inventory (DCI: Butler et al., 2019). Chandele Butler und ihre Kollegen betonen allerdings, dass sie mit der Entwicklung dieses Selbstbeurteilungsfragebogens keine Diskussion darüber anstoßen wollten, was als Dissoziation zu bezeichnen ist und was nicht. Vielmehr sei es ihnen um die Frage gegangen, ob Losgelöstsein und Kompartmentalisierung tatsächlich unterschiedliche Formen von „Dissoziation" sind.

Van der Hart, Nijenhuis und Steele vertreten in diesem Punkt die radikalste Position. In Anknüpfung an die Theorie Pierre Janets (1889, 1907) sprechen sie von struktureller Dissoziation der Persönlichkeit und verwenden den Begriff Dissoziation somit nur für eine tatsächliche Aufspaltung der Persönlichkeit (van der Hart et al., 2006; van der Hart, 2021). Außerdem differenzieren sie grundlegend zwischen dissoziierten Persönlichkeitsanteilen, die in traumatischen Erfahrungen („in der Traumazeit") verhaftet sind – den sogenannten Emotionalen Persönlichkeitsanteilen (EP) –, und Anteilen, die auf das Funktionieren im Alltag fokussiert sind – den Anscheinend Normalen Persönlichkeitsanteilen (ANP). Sie unterscheiden drei Schweregrade der strukturellen Dissoziation der Persönlichkeit (siehe Abbildung 1.1). Der erste Grad ist eine primäre strukturelle Dissoziation, wie sie bei einer PTBS oder einer weniger komplexen somatoformen dissoziativen Störung vorliegt und bei der der eine von zwei Persönlichkeitsanteilen (der sich auf einer sehr rudimentären Entwicklungsstufe befinden kann) in der Traumazeit stecken geblieben ist, während der andere Anteil sich um das Funktionieren im Alltag kümmert. Der zweite Grad, die sekundäre strukturelle Dissoziation, ist dadurch gekennzeichnet, dass es mehrere Anteile gibt, die in der Traumazeit verharren (EPs), und einen Anteil, der für das Funktionieren im Alltag zuständig ist (ANP). Dies entspricht der Situation bei komplexer PTBS, OSDD-1 und partieller DIS. Der dritte und laut dem Modell komplexeste Grad der tertiären strukturellen Dissoziation entspricht einer DIS mit mehreren Persönlichkeitsanteilen, die Aufgaben und Funktionen im Alltag übernehmen (ANPs), und mehreren Anteilen, die in der Traumazeit feststecken (EPs).

Abbildung 1.1: Drei Grade einer strukturellen Dissoziation der Persönlichkeit: primäre, sekundäre und tertiäre strukturelle Dissoziation

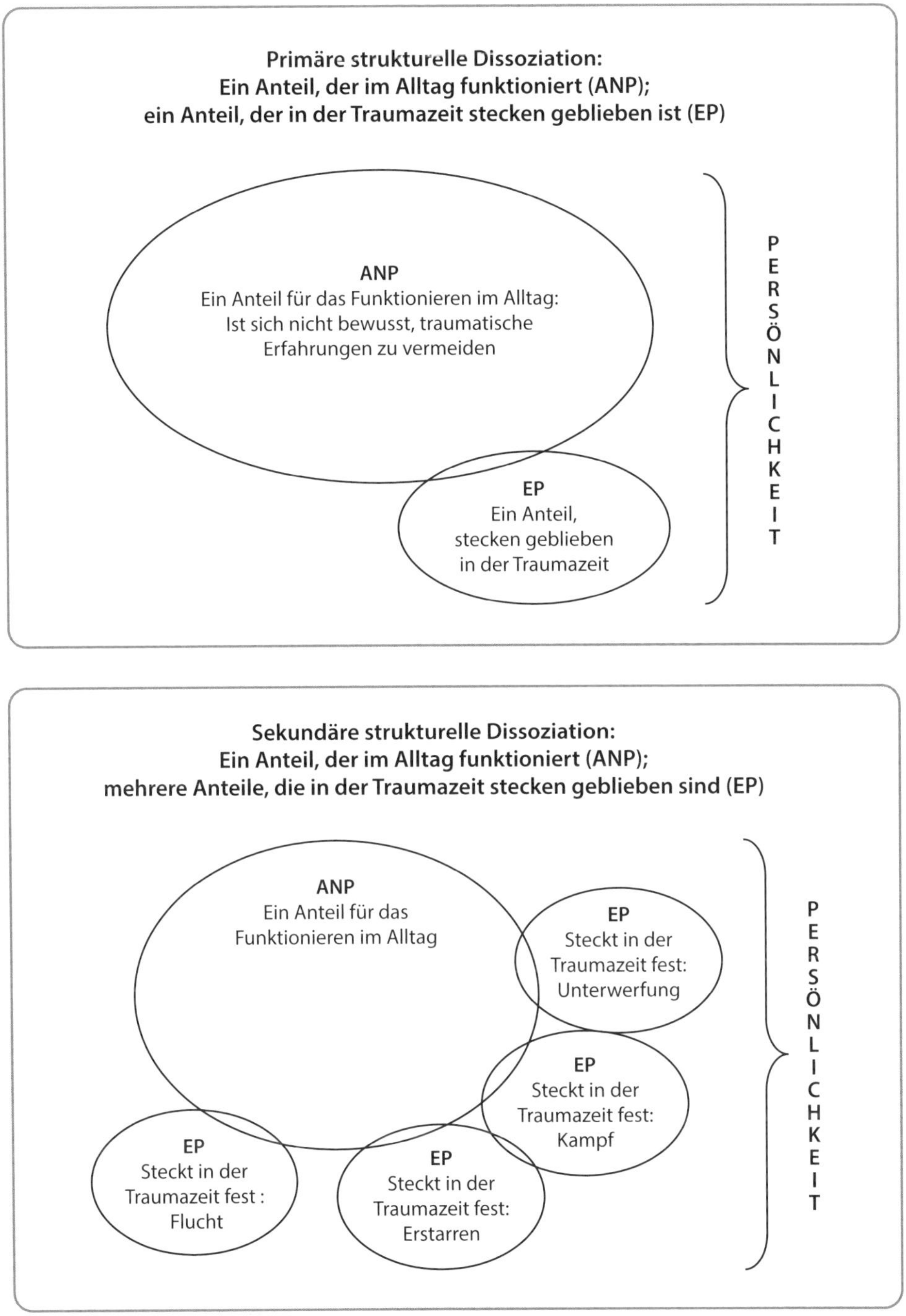
Primäre strukturelle Dissoziation:
Ein Anteil, der im Alltag funktioniert (ANP);
ein Anteil, der in der Traumazeit stecken geblieben ist (EP)
ANP
Ein Anteil für das Funktionieren im Alltag:
Ist sich nicht bewusst, traumatische
Erfahrungen zu vermeiden
EP
Ein Anteil,
stecken geblieben
in der Traumazeit
PERSÖNLICHKEIT
Sekundäre strukturelle Dissoziation:
Ein Anteil, der im Alltag funktioniert (ANP);
mehrere Anteile, die in der Traumazeit stecken geblieben sind (EP)
ANP
Ein Anteil für das
Funktionieren im Alltag
EP
Steckt in der
Traumazeit fest:
Unterwerfung
EP
Steckt in der
Traumazeit fest:
Kampf
EP
Steckt in der
Traumazeit fest :
Flucht
EP
Steckt in der
Traumazeit fest:
Erstarren
PERSÖNLICHKEIT

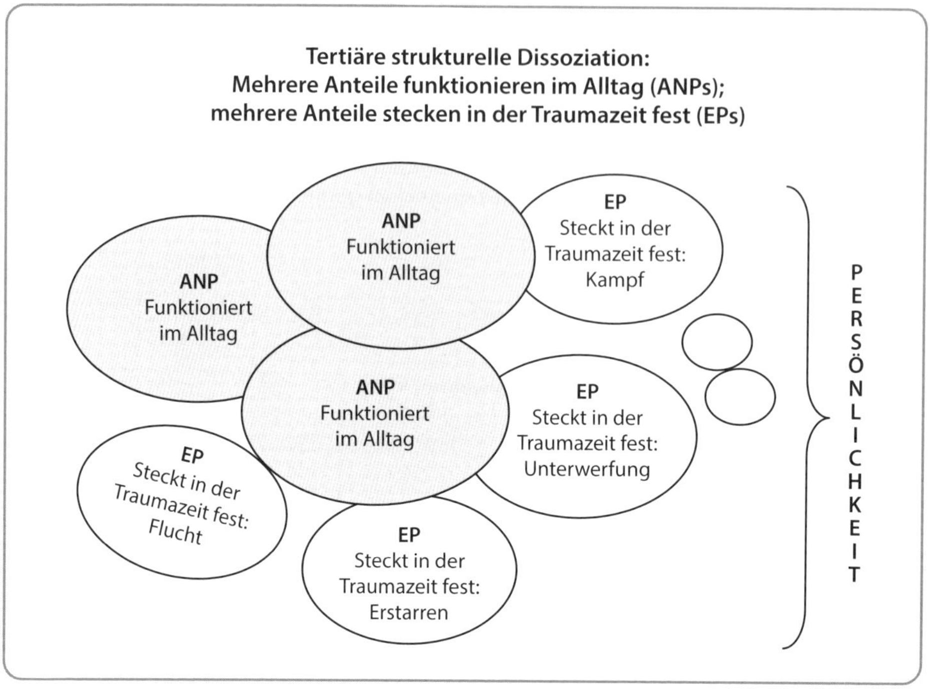

Mit Modifikationen übernommen aus: van der Hart, O. (2000), *Psychic trauma: The disintegrating effects of overwhelming experience on mind and body* (66th Beattie Smith Lecture, University of Melbourne, Department of Medicine)

Laut diesem theoretischen Modell sind traumabedingte dissoziative Phänomene stets auf eine Aufspaltung der Persönlichkeit zurückzuführen. Demnach müssen wir diese dissoziativen Symptome von anderen (nicht-dissoziativen und aus Sicht des Teams von van der Hart unbestimmteren) veränderten Bewusstseinszuständen wie Absorptionserleben, Imaginationen und Tagträumen unterscheiden, die mit einem eingeengten oder veränderten (abgesenkten oder gesteigerten) Bewusstseinsgrad zusammenhängen können, aber nicht unbedingt an eine Aufspaltung der Persönlichkeit gekoppelt sind (Steele et al., 2009; Steele et al., 2017; Steele et al., 2022; van der Hart et al., 2006). Die von Holmes und ihren Kollegen als Losgelöstsein (detachment) beschriebenen Phänomene sind demnach nicht zwangsläufig als dissoziativ aufzufassen. Solche Formen veränderter Bewusstseinszustände finden sich oft bei Patientinnen mit anderen psychischen Problemen wie Ängsten und Depression. Sie können auch bei Menschen auftreten, die müde oder krank, angestrengt und überlastet sind oder unter Burnout-Symptomen leiden. Wie oben erwähnt, kann sich Absorptionserleben – manchmal durchaus in einer positiven Form – auch bei Menschen einstellen, die sich hervorragend fokussieren können. In Aktivitäten wie Lesen oder Musikhören vermögen sie sich derart zu vertiefen, dass sie vieles von dem, was um sie herum vor sich geht, nicht registrieren. Absorptionserleben kann auch in Tagträumen bestehen und in den tranceähnlichen Zuständen, die sich manchmal bei Langstreckenläufern einstellen oder bei Kindern, die völlig ins Spiel versunken sind. Aber auch solch relativ normale Phänomene können eine pathologische Qualität annehmen (Somer, 2002; Somer, Lehrfeld et al., 2016; Somer, Somer & Jopp, 2016a, 2016b; Somer et al., 2017), wofür ich in Kapitel 3 einige Beispiele schildern werde. Tatsächlich sind diese letztgenannten anderen Bewusstseinsveränderungen bei Patientinnen mit dissoziativen Störungen vorhanden, aber häufig kommen sie auch bei Patientinnen mit anderen psychischen Störungen vor und ebenso in der Allgemeinbevölkerung.

Unabhängig von der theoretischen Ausrichtung eines Klinikers ist es wichtig, dass er Dissoziationssymptome, die auf eine Aufspaltung der Persönlichkeit hinweisen (und stets pathologisch sind), von anderen Formen von Bewusstseinsveränderung (die nur manchmal pathologisch sind) unterscheiden kann. Aus diesem Grund enthält das TADS-I einen eigenen Abschnitt mit Fragen zu Bewusstseinsveränderungen – zu Einengungen des Bewusstseinsfelds und Absenkungen des Bewusstseinsgrads, wie sie bei Absorptionserleben, tranceähnlichen Erfahrungen und Tagträumen auftreten. Dieser Abschnitt enthält auch Nachfragen zu Depersonalisations- und Derealisationssymptomen, die für sich genommen kein Beleg für eine Aufspaltung der Persönlichkeit sind, oft aber im Kontext anderer psychischer Störungen vorkommen und unter Umständen eher als Anzeichen für Prozesse des Losgelöstseins zu werten sind. Zu beachten ist, dass diese Symptome durchaus pathologischer Natur sein können: Immerhin gelten chronische und gravierende Depersonalisations- und Derealisationssymptome sowohl im DSM-5 als auch in der ICD-11 als die Hauptmerkmale einer Depersonalisations-Derealisationsstörung.

Schließlich ist noch ein relativ neues Modell der Dissoziation zu nennen, das „4-D-Modell“ von Frewen und Lanius (Frewen & Lanius, 2014, 2015; Lanius, 2015). Traumabezogene Symptome werden hier unterteilt in Erfahrungen, die sich im normalen Wachzustand (normal waking state, NWS) einstellen können, und Erfahrungen, die in traumabedingten veränderten Bewusstseinszuständen (trauma-related altered states of consciousness, TRASC) auftreten. Die durch Traumatisierung verursachten potenziellen Bewusstseinsveränderungen werden in vier phänomenologischen Dimensionen miteinander verglichen: Zeit, Denken, Körper und Emotion. Das transdiagnostische Modell von Frewen und Lanius soll es ermöglichen, die bei verschiedenen traumabedingten Störungen auftretenden dissoziativ veränderten Bewusstseinszustände voneinander zu unterscheiden. Die Erfahrungen im normalen Wachzustand sind ich-synton, das heißt, sie sind „Ich-Erfahrungen“. Sie kommen häufig vor. Dagegen sind Erfahrungen, die in traumabedingten veränderten Bewusstseinszuständen (TRASC) auftreten, ich-dyston (werden nicht mit der eigenen Person in Verbindung gebracht). Bei der Dimension der Zeit wird eine weitere Unterscheidung getroffen zwischen Erinnerungen an eine traumatische Erfahrung, die sich im normalen Wachzustand einstellen, und dem erneuten Durchleben, bei dem die Person die traumatische Erfahrung noch einmal macht, als geschähe sie im Hier und Jetzt (und sich somit in einem traumabedingten veränderten Bewusstseinszustand befindet).

Bei der Dimension des Denkens geht es um die Unterscheidung zwischen negativen Gedanken über die eigene Person (im NWS) und dem Hören von Stimmen, die negative Dinge über die eigene Person sagen (wobei die Stimme einem traumabedingten veränderten Bewusstseinszustand [(TRASC] zuzuordnen ist). Die Körper-Dimension betrifft die Unterscheidung zwischen Hyperarousal und Hypoarousal. Hyperarousal wird im Rahmen des Modells als nicht-dissoziatives und im normalen Wachzustand adäquates Phänomen betrachtet. Dagegen wird ein Hypoarousal – bei dem Erfahrungen von Depersonalisation, Erstarrung und Lähmung im Fokus stehen – als dissoziativ eingeordnet und auf einen traumabedingten veränderten Bewusstseinszustand zurückgeführt. Kritiker des Modells wenden ein, es sei verwirrend und nicht stimmig, vor allem weil dissoziatives Hypoarousal von nicht-dissoziativem Hyperarousal abgegrenzt werde, obgleich doch auch Letzteres ein dissoziatives Phänomen darstellen könne (Dorahy & van der Hart, 2014).

Wenn eine Aufspaltung der Persönlichkeit vorliegt, wird es Anteile geben, die zu wenig fühlen (bei denen also eine Übermodulation oder Überregulation von Gefühlen mit Symptomen wie Depersonalisation oder Erstarrung gegeben ist), und Anteile, die von zu vielen Gefühlsregungen bewegt sind und sich oft in einem Zustand des Hyperarousal befinden (Untermodulation oder Unterregulation von Gefühlen). Dies kann beispielsweise auf von Wut erfüllte Anteile zutreffen, aber auch auf Anteile, die extrem ängstlich oder sehr traurig sind (Dell, 2006a, 2006b; Dorahy & van der Hart, 2014; Steele et al., 2017; van der Hart et al., 2006).

In dem beschriebenen Modell gelten somit positive Symptome wie etwa Intrusionen dissoziierter, von starken Emotionen bestimmter Anteile nicht als dissoziativ (siehe dazu auch Kapitel 2). Außerdem wird nicht differenziert zwischen Depersonalisation, die auf eine Aufspaltung der Persönlichkeit verweist (z. B. sich selbst aus der Entfernung sehen oder das Nebeneinander eines beobachtenden und eines erlebenden Ich-Zustands), und Depersonalisationserfahrungen, die auf eine Verengung des Bewusstseins oder auf Absorptionserleben, aber eben nicht auf eine Aufspaltung der Persönlichkeit hindeuten. In den folgenden zwei Kapiteln werde ich näher darauf eingehen. Eine Reihe von Studien hat indes gezeigt, dass dieses Modell es ermöglicht, zwischen Patientinnen mit und ohne PTBS sowie zwischen Patientinnen mit PTBS und Patientinnen mit PTBS plus einer dissoziativen Störung zu unterscheiden (Frewen & Lanius, 2014, 2015; Frewen et al., 2015; Frewen et al., 2017; Bækkelund et al., 2018).

Die Diskussion darüber, was als Dissoziation aufzufassen ist und was nicht und ob mehrere voneinander unterscheidbare Formen der Dissoziation existieren, ist bislang nicht abgeschlossen, und ich habe nicht die Absicht, in diesem Buch zu einem abschließenden Urteil zu dieser Frage zu kommen. Ziel der Entwicklung des TADS-I war es aber, eine gründlichere Erforschung und ein tieferes Verständnis von Formen der Bewusstseinsveränderung bei verschiedenen Gruppen von Patientinnen zu ermöglichen und so Voraussetzungen für eine zutreffende Diagnose und eine adäquate Behandlungsindikation zu schaffen.

Hier sind keineswegs alle theoretischen Konzepte der Dissoziation und die Folgerungen, die sich aus ihnen für die klinische Praxis ergeben, zur Sprache gekommen. Vielmehr habe ich mich auf die für den diagnostischen Prozess relevanten Aspekte beschränkt. Eine umfassende Darstellung des Themas findet sich bei Dorahy, Gold & O'Neil (2022), einer vollständig überarbeiteten Ausgabe des Standardwerks von Dell & O'Neil (2009) zu Dissoziation und dissoziativen Störungen. Das Buch enthält Beiträge vieler renommierter Experten des Fachgebiets und ist eine umfassende neuere Informationsquelle zum Thema.

Zwei unterschiedliche psychiatrische Klassifikationssysteme

Weitere Schwierigkeiten bei der Diagnostik dissoziativer Störungen ergeben sich daraus, wie unterschiedlich diese Störungen in den beiden meistverwendeten psychiatrischen Klassifikationssystemen eingeordnet werden. Es geht also um die Unterschiede zwischen dem *Diagnostischen und statistischen Manual Psychischer Störungen* (DSM-5: APA, 2013, und DSM-5-TR: APA, 2022) und der *Internationalen statistischen Klassifikation der Krankheiten und verwandter Gesundheitsprobleme* (ICD-10: WHO, 1993, und ICD-11: WHO, 2019).

In Tabelle 1.1 sind die in beiden Klassifikationssystemen beschriebenen dissoziativen Störungen aufgeführt. Der Klarheit halber habe ich die Diagnosen direkt nebeneinander angeordnet. Die rechte Spalte folgt der Anordnung im DSM-5, und in der linken Spalte sind die entsprechenden Diagnosen der ICD-11 aufgeführt. Bitte beachten Sie, dass die Anordnung in der ICD-11 also eine etwas andere ist.

Tabelle 1.1: Dissoziative Störungen in der ICD-11 und im DSM-5

Dissoziative Störungen in der ICD-11	Dissoziative Störungen im DSM-5*
Dissoziative Identitätsstörung (DIS) (6B64)	Dissoziative Identitätsstörung (DIS)
Dissoziative Amnesie (6B61)	Dissoziative Amnesie
Depersonalisations- oder Derealisationsstörung (6B66)	Depersonalisations- / Derealisationsstörung
Partielle dissoziative Identitätsstörung (Partielle DIS) (6B65)	*Im DSM-5 entspricht dem der erste Typ der Anderen näher bezeichneten dissoziativen Störung (OSDD, siehe unten).*
Sonstige näher bezeichnete Dissoziative Störungen (6B6Y)	Andere näher bezeichnete dissoziative Störung (Other Specified Dissoziative Disorder, OSDD) Chronische und wiederkehrende Syndrome gemischter dissoziativer Symptome Identitätsstörungen infolge anhaltender und intensiver Manipulation unter Zwangsbedingungen Akute dissoziative Reaktionen auf belastende Ereignisse Dissoziative Trance
Dissoziative Störungen, nicht näher bezeichnet (6B6Z)	Nicht näher bezeichnete dissoziative Störung
Dissoziative Störung mit neurologischen Symptomen (6B60)	Konversionsstörung (Störung mit funktionellen neurologischen Symptomen)
Trance-Störung (6B62)	*Im DSM-5 ein Untertyp der OSDD*
Trance-Besessenheits-Störung (6B63)	*Im DSM-5 ein Aspekt des Kriteriums A für eine DIS*
Vorläufige deutsche Übersetzung, nach der *International Classification of Diseases Eleventh Revision* (ICD-11), 2022, übernommen von der Website des Bundesinstituts für Arzneimittel und Medizinprodukte (↗ https://is.gd/sFx3pc). Die WHO ist nicht verantwortlich für den Inhalt oder die Genauigkeit dieser Übersetzung. Bei Unstimmigkeiten zwischen der englischen und deutschen Fassung ist die ursprüngliche englische Fassung die verbindliche und originale Ausgabe.	Quelle: *Diagnostic and Statistical Manual of Mental Disorders (DSM-5 oder DSM-5-TR)*: APA, 2013, 2022; dt. Fassung des DSM-5: 2018 * Im DSM-5-TR aufgeführte Störungen, die auf das DSM-5 zurückgehen, werden nach wie vor als „Störungen laut DSM-5" bezeichnet, entsprechend der Verwendung im DSM-5-TR.

Patientinnen mit DIS oder OSDD-1 berichten viele somatoforme (sensomotorische) dissoziative Symptome, etwa dass einzelne Körperteile oder der gesamte Unterkörper gelähmt sind oder dass sie plötzlich nicht mehr sprechen, sehen, hören oder schlucken können. Außerdem berichten sie oft von nicht-epileptischen (Krampf-) Anfällen und ungeklärten Schmerzsymptomen (Boon & Draijer, 1993a, 1993b; Bowman, 1993a, 2006; Nijenhuis, 2004 [1999], 2009; Nijenhuis et al., 1997). Im DSM-5 sind diese sogenannten Konversionsstörungen den somatoformen Störungen zugeordnet, wobei ihr primär dissoziativer Charakter nicht anerkannt wird. Folglich sind beispielsweise in den neuen niederländischen Behandlungsleitlinien für Konversionsstörungen die Aspekte Dissoziation und mögliche komorbide dissoziative Störungen überhaupt nicht erwähnt. Hingegen sind Angst und insbesondere Depression in diesen Leitlinien als häufige komorbide Störungen genannt (Akwa GGZ, 2017).

Wenn sie sich am DSM-5 orientieren, entgeht es Klinikern bei Patientinnen mit verschiedenen somatischen oder Konversionssymptomen leichter, dass eine dissoziative Störung vorliegt. Im Zuge der Entwicklung des DSM-5 wurde diskutiert, ob die im DSM-IV-TR beschriebene Konversionsstörung nicht als eine dissoziative Störung aufzufassen sei. Entsprechende Vorschläge wurden nicht weiterverfolgt (Spiegel et al., 2013), doch wird im DSM-5 immerhin auf die mögliche Komorbidität von Konversionsstörungen und dissoziativen Störungen hingewiesen.

In der ICD-11 werden Konversionsstörungen als dissoziative Störungen eingestuft und nun als dissoziative Störungen mit neurologischen Symptomen bezeichnet. Der letztere Begriff ist allerdings etwas eigenartig und verwirrend, denn die betreffenden Störungen lassen sich nicht als neurologische einordnen, sondern es sind funktionelle dissoziative Symptome beteiligt. Der Begriff ist in dieser Hinsicht weniger adäquat als die in der ICD-10 verwendeten Bezeichnungen dissoziative Bewegungsstörungen und dissoziative Sensibilitäts- und Empfindungsstörungen (1992). Wenn wir Patientinnen mit solchen Symptomen behandeln, ist es von großer Bedeutung, dass wir sie als dissoziative Symptome begreifen.

In beiden Klassifikationssystemen bleibt auch unberücksichtigt, dass manche Schmerzsymptome dem Wesen nach dissoziativ sein können. Bei vielen Patientinnen mit einer dissoziativen Störung werden im Zuge einer psychiatrischen oder psychologischen Behandlung Schmerzsymptome und andere körperliche Beschwerden wie extreme Erschöpfung nicht in angemessener Weise berücksichtigt. Im DSM-5 werden diese Beschwerden auch unter dem Begriff der Somatisierungsstörung eingeordnet. Oft gehen die körperlichen Symptome auf frühkindliche Missbrauchserfahrungen zurück. So können starke, medizinisch nicht erklärbare Unterleibsschmerzen eventuell als ein (partielles) Wiedererleben (durch einen dissoziierten Persönlichkeitsanteil) einer früheren sexuellen Traumatisierung verstanden werden. Sprich: Damals traten diese Unterleibsschmerzen erstmals auf.

Anders als das DSM-5 enthält die ICD-11 die zwei separaten Kategorien der Trance-Störung und der Trance-Besessenheits-Störung. Beide Störungsbilder sind von allgemeinen, kulturell akzeptierten Erfahrungen einer „normalen" Trance oder einer Besessenheit abzugrenzen. Im DSM-5 sind die beiden zwar berücksichtigt, doch die dissoziative Trance wird unter Anderer näher bezeichneter dissoziativer Störung (OSDD) subsumiert, und Besessenheitserfahrungen werden als eine kulturspezifische Variante der DIS erfasst. Ich werde darauf im nächsten Abschnitt dieses Kapitels zurückkommen, wenn es um die einzelnen Kategorien dissoziativer Störungen in DSM-5 und ICD-11 geht.

Schließlich enthält die ICD-11 eine eigene Kategorie Partielle DIS, die im DSM-5 nicht vorkommt. Auf diese Diagnose werde ich weiter unten in diesem Kapitel eingehen.

Hohes Maß an Komorbidität

Ein dritter, die Diagnostik dissoziativer Störungen erschwerender Faktor ist das hohe Ausmaß an Komorbidität, das mit diesen Störungen einhergeht. Patientinnen mit dissoziativen Störungen, insbesondere mit DIS oder OSDD-1, berichten typischerweise viele Symptome anderer psychischer Störungen (Boon & Draijer, 1993a; Brand & Loewenstein, 2010; Carlson & Armstrong, 1994; Coons, 1984; Dell, 2009a, 2009b; Frankel, 2009; Kluft, 1985, 1991; Ross, 1995, 1997; Steinberg, 1994a, 1994b, 1995, 2004; Steinberg et al., 1993). Deshalb werden sie unter Umständen viele Jahre lang wegen dieser Symptome beziehungsweise wegen diverser Symptome behandelt, ohne dass jemals eine dissoziative Störung in Betracht gezogen wird. Steht ein gravierendes Symptom, das nicht eindeutig dissoziativer Natur ist, zum Zeitpunkt der Untersuchung im Vordergrund, beeinflusst es natürlich den diagnostischen Prozess. Starke Symptome können eine sofortige Intervention erforderlich machen, etwa wenn eine Patientin, bei der eine Essstörung zu massivem Untergewicht geführt hat, in eine Klinik kommt oder wenn es um Suizidalität oder selbstverletzende Handlungen geht. In der Regel steht nicht genügend Zeit zur Verfügung, um zu prüfen, ob hinter dem manifesten Symptom eine dissoziative Störung steht. Unter Umständen ziehen Kliniker nicht einmal die Möglichkeit in Betracht, dass eine dissoziative Störung vorliegen könnte. Wird das manifeste Symptom dann unter Kontrolle gebracht oder schwächt es sich ab, endet die Behandlung, ohne dass die dissoziative Störung erkannt, geschweige denn behandelt wird. Vielleicht lassen die Beschwerden vorübergehend nach, doch können sie – manchmal wie aus heiterem Himmel – wieder zutage treten, sobald der dissoziierte Persönlichkeitsanteil, mit dem das Symptom zusammenhängt, aktiviert oder getriggert wird.

Komorbide Symptome sind bei einer dissoziativen Störung oft als traumabedingt aufzufassen. Eine schwere frühkindliche Traumatisierung kann sich u.a. in Ängsten, affektiven Problemen, Schlafstörungen oder Substanzmissbrauch niederschlagen. Eigentlich sollte dieses hohe Maß an Komorbidität es nahelegen, eine im Hintergrund stehende dissoziative Störung ernstlich in Betracht zu ziehen. Und doch ist die Komorbidität oft gerade der Grund dafür, dass eine solche Störung viele Jahre lang übersehen wird.

Wenn aber Patientinnen keine primären dissoziativen Symptome zeigen: Wie kommt es dazu, dass sie dennoch diagnostische und therapeutische Aufmerksamkeit erfahren und behandelt werden? Im Folgenden sind einige der typischen Symptome und psychischen Störungen aufgelistet, die dazu führen, dass solche Patientinnen untersucht und behandelt werden.

- Schlafprobleme: Einschlaf- und Durchschlafprobleme und außerdem alle mit dem Schlaf zusammenhängenden typischen PTBS-Symptome wie Albträume, Wiedererleben und Flashbacks
- Mit Angststörungen einhergehende Symptome: Panik, zwanghafte Verhaltensweisen, spezifische Phobien und natürlich posttraumatische Belastungssymptome
- Mit affektiven Störungen verknüpfte Symptome: Depression, Suizidalität, extreme Stimmungsschwankungen
- Essstörungen: Anorexie, Bulimie, Adipositas
- Substanzmissbrauch
- Psychotische Symptome, sowohl kurzzeitig bestehende als auch chronische. Dabei kann es sich um Dissoziationssymptome handeln, die als psychotische Symptome verkannt werden. Mit ihnen werde ich mich in Kapitel 7 (zur Differenzialdiagnostik) näher befassen.
- Probleme mit der Sexualität
- Persönlichkeitsstörungen und damit zusammenhängende Probleme mit der Emotionsregulation sowie Bindungsstörungen
- Beziehungsprobleme
- Ungeklärte körperliche Symptome und Hinweise auf Konversionsreaktionen

Leugnen oder Verbergen

Patientinnen mit einer dissoziativen Störung neigen dazu, Dissoziationssymptome zu verbergen oder abzustreiten (Boon & Draijer, 1993a, 1995a, 2007; Loewenstein et al., 2017; Kluft, 1984, 1985, 1987a, 1987c; Kluft, Steinberg & Spitzer, 1988). Aus Angst oder Scham geben sie sie manchmal nur an, wenn sie explizit danach gefragt werden. Und selbst wenn sie danach gefragt werden, ziehen sie es unter Umständen vor, nicht über dissoziative Symptome zu sprechen oder nachzudenken. Im Verlauf einer diagnostischen Abklärung machen sie deshalb nur spärliche oder widersprüchliche Angaben dazu. Van der Hart et al. bezeichnen dies als Phobie vor mentalen Handlungen oder dem inneren Erleben und vor dissoziierten Persönlichkeitsanteilen (van der Hart et al., 2006; dt. 2008, S. 246; Steele et al., 2017).

Die Folge: Weil aus der Erstbefragung keine klaren Informationen hervorgehen, bleibt eine dissoziative Störung möglicherweise unerkannt. Dies trifft insbesondere auf Patientinnen mit DIS zu, die zunächst oft nicht in der Lage sind, etwas zu den dissoziierten Anteilen ihrer Persönlichkeit zu sagen. In unserer Studie Anfang der 1990er-Jahre zeigte sich: Bei mehr als der Hälfte der Patientinnen und Patienten (20 von 35), bei denen eine nicht näher bezeichnete dissoziative Störung (DSM-IV: Dissociative Disorder Not Otherwise Specified, DDNOS) diagnostiziert worden war, erkannten wir ein Jahr später in der Follow-up-Untersuchung die Kriterien einer DIS (Boon & Draijer, 1993a, 1995a). Im Hinblick auf Ausprägung und Schweregrad der Ergebnisse im SCID-D ergaben sich zwischen der DDNOS-Gruppe und der DIS-Gruppe keine signifikanten Unterschiede. Wir hatten eine DIS vermutet, konnten sie aber nicht verifizieren, weil die Patientinnen und Patienten damals noch nicht in der Lage waren, Informationen zu dissoziierten Anteilen zu benennen.

Unzureichende diagnostische Schulung

Die meisten klinischen Psychologen und Psychiater werden in ihrer praktischen Ausbildung nicht hinreichend darin geschult, dissoziative Phänomene und Störungen zu erkennen und zu behandeln (Boon & Draijer, 1995a, 2007; Draijer et al., 2012; Steele et al., 2017). Die Folge: Diejenigen, die dissoziative Störungen überhaupt nicht im Blick haben, werden sie zu selten diagnostizieren. Und diejenigen, die die Unterschiede zwischen dissoziativen Symptomen, die auf eine Aufspaltung der Persönlichkeit verweisen, und anderen Symptomen – etwa intensives Absorptionserleben und milde Depersonalisationssymptome – nicht kennen, werden dissoziative Störungen zu häufig diagnostizieren. Außerdem ist es unter Umständen schwierig, normale Ich-Zustände und sogenannte Borderline-Modi (Young et al., 2003) von dissoziierten Anteilen der Persönlichkeit abzugrenzen. Innere Konflikte oder außerordentlich starke Fluktuationen im Fühlen oder Denken kommen bei mehr als nur einer psychischen Störung vor. Angesichts der hohen Prävalenz traumabedingter Störungen (siehe Kapitel 4) ist zu wünschen, dass die theoretische und praktische Schulung in der Diagnostik und Behandlung dissoziativer Störungen zu einem verpflichtenden Teil aller klinischen Ausbildungsprogramme wird.

Fehlende Behandlungsmöglichkeiten

Viele Einrichtungen der psychosozialen Versorgung sehen sich in letzter Zeit mit finanziellen Einschränkungen konfrontiert. Immer öfter ist zu hören, Fälle von DIS könnten nicht behandelt werden, weil das „zu kostspielig" sei und das Budget zu sehr belaste. Eine diagnostische Abklärung auf dissoziative Störungen, insbesondere eine DIS, wird dann zum Problem, und dieser zeitaufwendige Prozess wird oft umgangen. Wie es früher gängige Praxis war, wird infolgedessen bei den Patientinnen eine Psychose, eine PTBS, eine Somatisierungsstörung oder eine Borderline-Persönlichkeitsstörung diagnostiziert, und der dissoziative Kern der Pathologie bleibt unerkannt und unbehandelt. Für die Niederlande ist zu hoffen, dass sich diese Situation mit der Veröffentlichung von Richtlinien für die Behandlung dissoziativer Störungen bessern wird (Akwa, 2020).

1.3 Diagnostische Kriterien für dissoziative Störungen in DSM-5 und ICD-11

Wie bereits dargelegt, gibt es einige Unterschiede zwischen der Einteilung dissoziativer Störungen im DSM-5 und in der ICD-11. Umfassende Ausführungen zum Abschnitt über dissoziative Störungen im DSM-5 finden sich bei Loewenstein et al. (2017) und Dell und O'Neil (2009). Spiegel et al. (2011) erläutern die Überlegungen, aus denen sich Vorschläge zu Modifikationen der Kriterien für dissoziative Störungen im DSM-5 ableiteten.

Seit 2019 ist die Entwurfsfassung der ICD-11 online zugänglich und wurde seither erweitert. Wenn ich mich in diesem Kapitel auf die ICD-11 beziehe, ist damit stets die Online-Version aus dem Februar 2022 gemeint. Die Veröffentlichung der vorherigen ICD-Version (ICD-10: WHO, 1992) liegt mehr als 20 Jahre zurück, und so ist es leicht nachvollziehbar, dass die ICD-11 starke Abweichungen zur ICD-10 aufweist.

Einige Störungen werden in ICD-11 und DSM-5 mehr oder weniger ähnlich beschrieben, doch gibt es zum Teil Unterschiede in den Kriterien, der Reihenfolge und der Formulierung der Beschreibungen. In diesem Abschnitt werde ich auf die einzelnen Störungsbilder näher eingehen und, wo es mir angebracht scheint, die Differenzen zwischen den Beschreibungen in DSM und ICD erläutern.

Das DSM-5 bietet sowohl einen prägnanten Überblick über die diagnostischen Kriterien für die verschiedenen Störungen als auch eine erweiterte Darstellung mit wesentlich umfangreicheren Informationen zu jeder Kategorie, von denen einige in dieses Kapitel einfließen werden. Im DSM-5 werden dissoziative Störungen als Unterbrechung und/oder Diskontinuität der normalen Integration bestimmter Funktionen wie Bewusstsein, Gedächtnis, Identität, Emotionen, Wahrnehmung, Körperbild, Kontrolle motorischer Funktionen und Verhalten beschrieben. Dissoziative Symptome können jeden Aspekt psychischer Funktionen stören (APA, 2013, S. 291, 2022, S. 329). In der ICD-11 kommt der Aspekt hinzu, dass die Unterbrechung manchmal umfassend, häufiger aber partiell ausfällt und von Tag zu Tag oder von Stunde zu Stunde variieren kann.

Dissoziative Störungen sind oft Folgen eines Traumas, und viele der Symptome – häufig auch Scham, Verwirrung oder der Wunsch, sie zu verbergen – werden von der Nähe zum Trauma beeinflusst (APA, 2013, 2022). In der ICD-11 wird bei DIS, partieller DIS und dissoziativer Amnesie auf den Zusammenhang zwischen Traumatisierung und dissoziativen Störungen hingewiesen. Außerdem heißt es dort: „Eine Vorgeschichte von verbaler oder emotionaler Gewalt, Vernachlässigung und anderen Formen von interpersonellen Kindheitstraumatisierungen lässt zwar einen Zusammenhang mit der Entwicklung einer Depersonalisations-Derealisationsstörung erkennen, doch ist er weniger stark ausgeprägt als bei anderen dissoziativen Störungen" (WHO, 2019).

Ich habe mich dafür entschieden, bei der Beschreibung der Störungen die im DSM-5 vorgegebene Reihenfolge zu übernehmen und zu Beginn jeweils auf die dort genannten Kriterien einzugehen. Wo zwischen den beiden Klassifikationssystemen bedeutsame Unterschiede bestehen, gehe ich eigens auf sie ein. Diejenigen dissoziativen Störungen gemäß ICD-11, die im DSM-5 nicht vorkommen, beschreibe ich jeweils im Anschluss an die Erörterung der im DSM-5 dargestellten Störungen.

Dissoziative Identitätsstörung (DIS)

In Tabelle 1.2 sind die Kriterien der ICD-11 für Dissoziative Identitätsstörungen den Kriterien des DSM-5 gegenübergestellt. Zu beachten ist, dass Kriterien des DSM-5-TR, die aus dem DSM-5 übernommen wurden, im DSM-5-TR nach wie vor „DSM-5-Kriterien" heißen, weil die konzeptionelle Struktur nicht verändert wurde. In ihrer neuen Fassung enthält die ICD erstmals die separate Kategorie der Dissoziativen Identitätsstörung. In der ICD-10 kam die Diagnose multiple Persönlichkeitsstörung (MPS) am Rande vor, als eine Unterkategorie der sonstigen dissoziativen Störungen. Außerdem wurde dort noch (fälschlicherweise) angemerkt, sie sei eine sehr seltene Störung und es sei noch strittig, ob es sich um eine iatrogene oder kulturspezifische Störung handle.

Tabelle 1.2: Kriterien einer Dissoziativen Identitätsstörung in der ICD-11, im Vergleich zum DSM-5

ICD-11-Kriterien einer Dissoziativen Identitätsstörung (DIS) (6B64)	Vergleich mit den DSM-5-Kriterien* einer Dissoziativen Identitätsstörung (DIS)
Identitätsstörung, bei der zwei oder mehr verschiedene Persönlichkeitszustände (dissoziative Identitäten) vorliegen, die mit deutlichen Unterbrechungen des Selbst- und Handlungsgefühls einhergehen. Jeder Persönlichkeitszustand beinhaltet ein eigenes Muster des Erlebens, der Wahrnehmung, der Vorstellung und der Beziehung zu sich selbst, zum eigenen Körper und zur Umwelt.	Das Kriterium A zielt in ähnlicher Weise auf eine Störung der Identität und eine Diskontinuität des Bewusstseins des eigenen Selbst und des Bewusstseins des eigenen Handelns. Diese Phänomene werden aber, so heißt es, in manchen Kulturen auch als ein Erleben von Besessenheit beschrieben. Außerdem können die Symptome, so wird hinzugefügt, von der Person selbst berichtet oder von anderen beobachtet werden. Die Persönlichkeitszustände können sich im Hinblick auf Affekt, Verhalten, Bewusstsein, Gedächtnis, Wahrnehmung, Denken und / oder sensorisch-motorische Funktionen voneinander unterscheiden.
Mindestens zwei verschiedene Persönlichkeitszustände übernehmen wiederholt die Kontrolle über das Bewusstsein und das Funktionieren des Individuums in der Interaktion mit anderen oder mit der Umwelt, z. B. bei der Ausführung bestimmter Aspekte des täglichen Lebens, wie Elternschaft oder Arbeit, oder als Reaktion auf bestimmte Situationen (z. B. solche, die als bedrohlich empfunden werden).	*Dieses Kriterium ist im DSM-5 nicht enthalten.*
Veränderungen des Persönlichkeitszustands gehen mit entsprechenden Veränderungen in den Bereichen Empfindung, Wahrnehmung, Affekt, Kognition, Gedächtnis, motorische Kontrolle und Verhalten einher. Typischerweise kommt es zu Episoden von Amnesie, die sich nicht auf gewöhnliche Prozesse des Vergessens zurückführen lassen und die schwerwiegend sein können.	Kriterium A beschreibt Veränderungen in sensomotorischen Funktionen, Wahrnehmung, Kognition, Affekt, Gedächtnis und Verhalten. Unter Kriterium B sind wiederkehrende Episoden mit Erinnerungslücken genannt, die sich von gewöhnlichem Vergessen unterscheiden.

ICD-11-Kriterien einer Dissoziativen Identitätsstörung (DIS) (6B64)	Vergleich mit den DSM-5-Kriterien* einer Dissoziativen Identitätsstörung (DIS)
Die Symptome lassen sich nicht besser durch eine andere psychische Störung (z. B. Schizophrenie oder eine andere primäre psychotische Störung) erklären.	*Dieses Kriterium ist im DSM-5 nicht enthalten.*
Die Symptome sind nicht auf die Auswirkungen einer Substanz oder eines Medikaments auf das zentrale Nervensystem zurückzuführen, auch nicht auf Entzugserscheinungen (z. B. Blackouts oder chaotisches Verhalten während einer Substanzintoxikation), und sie sind nicht durch eine Erkrankung des Nervensystems (z. B. komplexe partielle Anfälle) oder eine Schlaf-Wach-Störung (z. B. Auftreten der Symptome während hypnagoger Zustände) bedingt.	Auch das Kriterium E gibt vor, dass die Symptome der DIS nicht Folge der physiologischen Wirkung einer Substanz oder eines medizinischen Krankheitsfaktors sind. Psychische Störungen wie etwa eine Schlaf-Wach-Störung werden jedoch nicht erwähnt.
Die Symptome führen zu einer erheblichen Beeinträchtigung in persönlichen, familiären, sozialen, schulischen, beruflichen oder anderen wichtigen Funktionsbereichen. Wenn die Funktionsfähigkeit erhalten bleibt, dann nur durch erhebliche zusätzliche Anstrengung.	Kriterium C verlangt, dass Leiden oder funktionale Beeinträchtigung gegeben ist, doch die zusätzliche Anstrengung, die für die Aufrechterhaltung der Funktionsfähigkeit erforderlich ist, wird nicht angesprochen.
Zu diesem Kriterium gibt es in der ICD-11 keine Entsprechung.	Kriterium D verlangt, dass das Störungsbild nicht normaler Bestandteil breit akzeptierter kultureller oder religiöser Praktiken ist und, bei Kindern, nicht besser durch imaginierte Spielkameraden oder andere Fantasiespiele erklärt werden kann.
Vorläufige deutsche Übersetzung, nach der *International Classification of Diseases Eleventh Revision* (ICD-11), 2022, übernommen von der Website des Bundesinstituts für Arzneimittel und Medizinprodukte (↗ https://is.gd/sFx3pc). Die WHO ist nicht verantwortlich für den Inhalt oder die Genauigkeit dieser Übersetzung. Bei Unstimmigkeiten zwischen der englischen und deutschen Fassung ist die ursprüngliche englische Fassung die verbindliche und originale Ausgabe.	Quelle: *Diagnostic and Statistical Manual of Mental Disorders (DSM-5 or DSM-5-TR)*: APA, 2013, 2022 * Im DSM-5-TR aufgeführte Gruppen von Kriterien, die auf das DSM-5 zurückgehen, werden nach wie vor als „DSM-5-Kriterien“ bezeichnet, entsprechend der Verwendung im DSM-5-TR.

Der Text der ICD-11 unterscheidet sich von dem des DSM-5 in folgenden Punkten:

- Erstens ist das zweite ICD-11-Kriterium nicht mehr im DSM-5 enthalten (siehe Tabelle 1.2). Das DSM-IV enthielt noch ein ähnliches Kriterium: „Mindestens zwei dieser Identitäten oder Persönlichkeitszustände übernehmen wiederholt die Kontrolle über das Verhalten der Person." Das Kriterium wurde aus dem DSM-5 herausgenommen, weil es nahezulegen scheint, dass eine DIS von stets offenkundigen und augenfälligen Wechseln von einem dissoziierten Anteil zum anderen gekennzeichnet ist, was aber, wie ich im nächsten Abschnitt erläutern werde, oft nicht der Fall ist.
- Zu dem Zusatz im DSM-5, dass eine DIS „in einigen Kulturen auch als das Erleben von Besessenheit beschrieben wird", was eine Art transkulturelle Form der DIS nahelegt, gibt es in der ICD-11 keine Entsprechung. Sie enthält jedoch die eigene diagnostische Kategorie der Trance-Besessenheits-Störung, auf die ich weiter unten noch näher eingehe.
- Schließlich besagt ein Zusatz (zum ersten Kriterium) im DSM-5, dass die Anzeichen und Symptome des Vorhandenseins mehrerer Persönlichkeitszustände auch „von anderen beobachtet oder von der Person berichtet" worden sein können. Zu dieser Anmerkung gibt es in der ICD-11 keine Entsprechung, und auch darauf werde ich im nächsten Abschnitt eingehen.

Schwierigkeiten bei der Diagnostik einer DIS

Die DIS-Diagnostik ist sowohl anfällig für ein Unter- als auch ein Überdiagnostizieren. Nach meiner Auffassung ist das auf mehrere Faktoren zurückzuführen: das hohe Ausmaß an Komorbidität, schwammige, in jeder neuen Ausgabe des DSM leicht modifizierte Kriterien, und die Tatsache, dass Patientinnen mit einer DIS ihre „klassischen" dissoziativen Symptome (die als Diagnosekriterien dienen) verheimlichen oder sich ihrer kaum gewahr sind.

Diagnostische Kriterien für eine DIS

Die diagnostischen Kriterien der DIS wurden von Anfang an kontrovers diskutiert. Das Störungsbild, seinerzeit noch als multiple Persönlichkeitsstörung (MPS) bezeichnet, fand 1980 Eingang in das DSM-III. In den folgenden überarbeiteten Ausgaben des DSM waren die Kriterien einer DIS jedes Mal leicht modifiziert. So wurde die Bezeichnung multiple Persönlichkeitsstörung in Dissoziative Identitätsstörung abgeändert, und das Kriterium der Amnesie kam im DSM-III-R nicht mehr vor, wurde aber im DSM-IV wieder hinzugefügt (APA, 1994). Im DSM-5 wurde dieses

Kriterium dann sogar erweitert. Auch die ICD-11 enthält nun das Kriterium der Amnesie.

Veränderungen im DSM-5 gegenüber früheren Versionen

1. Eine erste Modifikation im DSM-5 ist die Streichung des im DSM-IV-TR noch enthaltenen Kriteriums B, laut dem mindestens zwei Identitäten oder Persönlichkeitszustände wiederholt die Kontrolle über das Verhalten der Person übernehmen. Im DSM-5 ist dieses Kriterium nicht mehr enthalten, weil die Auffassung bestand, es klinge zu sehr nach einem „offenkundigen Switchen" (siehe den folgenden Abschnitt).
2. Bei einer weiteren Modifikation wurde das Amnesie-Kriterium klarer definiert und um den Zusatz erweitert, dass Erinnerungslücken in Bezug auf „alltägliche Ereignisse" auftreten können.
3. Eine dritte wichtige Änderung der DSM-5-Kriterien ist der Zusatz, dass eine DIS in manchen Kulturen auch als das Erleben von Besessenheit beschrieben wird.
4. Eine weitere wichtige Änderung der DIS-Kriterien besteht in dem Hinweis, dass es bei einer DIS auch zu einer Unterbrechung der normalen integrativen Funktionen der motorischen Kontrolle kommen kann. Somit gilt die DIS jetzt als die einzige dissoziative Störung, bei der neben psychoformen dissoziativen Symptomen ein somatoformes Symptom gegeben sein kann. Doch aufs Ganze gesehen werden somatoforme dissoziative Symptome auch im DSM-5 nicht hinreichend berücksichtigt. Viele somatoforme dissoziative Symptome werden also nach wie vor als Konversionsphänomene aufgefasst (was dazu führen kann, dass bei einer Patientin mit DIS eine komorbide Konversionsstörung oder fälschlicherweise nur eine Konversionsstörung diagnostiziert wird).

Mit dem Kriterium „Persönlichkeitszustand" verbundene Probleme in DSM-5 und ICD-11

Wie ich dargelegt habe, bleibt sowohl im DSM-5 als auch in der ICD-11 in den Texten unklar, was unter einem Persönlichkeitszustand zu verstehen ist. Die Schwierigkeit bei dem in beiden Klassifikationssystemen verwendeten Begriff ist, dass die Präsenz verschiedener Persönlichkeitszustände – ganz anders, als das in den Medien oft dargestellt ist – während einer diagnostischen Untersuchung nur selten direkt zu beobachten ist. Laut medialen Darstellungen erfolgen bei einer DIS stets offenkundige und dramatische Wechsel zwischen verschiedenen „getrennten Persönlichkeiten", die sich beispielsweise unterschiedlich kleiden und unterschiedliche Gewohnheiten haben. Dies bekräftigt die weitverbreitete, aber irrige Annahme, dass in den Betroffenen vollständig voneinander getrennte Personen existieren. Das klinische Bild einer DIS ist aber ein völlig anderes. Patientinnen mit DIS sind die Wechsel in ihrem Verhalten, Denken und Fühlen und der damit erlebte Kontrollverlust peinlich. So gut sie können, versuchen sie, das alles zu verbergen.

Als einer der Ersten wies Richard P. Kluft (1985) darauf hin, die Diagnose einer DIS (damals noch als MPS bezeichnet) sei auch deshalb so schwierig, weil in der Regel keine offenkundigen Wechsel zwischen Persönlichkeitsanteilen erfolgen und diese während einer diagnostischen Untersuchung noch seltener sind. In vielen Fällen wirken dissoziierte Anteile gewissermaßen hinter den Kulissen (was auch als passive Beeinflussung bezeichnet wird). Für ihr Umfeld ist die meiste Zeit nicht zu erkennen, was in der Person vorgeht. Laut Kluft kann in vielen Fällen die Diagnose einer DIS (damals als MPS bezeichnet) nur gestellt werden, wenn die Patientin Fragen nach dem Auftreten von amnestischen und nach Schneider'schen Symptomen bejaht (Kluft, 1987a; in Kapitel 2 werde ich derartige Symptome beschreiben). Dazu gehört, dass das eigene Verhalten so erlebt wird, als werde es von etwas im eigenen Inneren (einem dissoziierten Anteil) beeinflusst, das als ich-dyston[3] empfunden wird. Weil sie sich schämen oder Angst haben, es preiszugeben, erwähnen Patientinnen es bei einer diagnostischen Abklärung nicht von sich aus, sondern nur, wenn sie direkt danach gefragt werden.

Ein zweites ungelöstes Problem liegt darin, dass die Kriterien für eine DIS trotz aller Änderungen im DSM-5 und in der ICD-11 zu eng gefasst sind und den Fokus allzu sehr auf Amnesien und die Existenz von zwei oder mehr unterscheidbaren Persönlichkeitszuständen legen (Boon & Draijer, 1993a, 1995a, 2007; Coons, 2001; Dell, 2006a, 2009a; Spiegel et al., 2013). Weil Kliniker bei einer diagnostischen Abklärung dissoziative Persönlichkeitsanteile in der Regel nicht direkt beobachten können, bleibt nur das Kriterium der Amnesie übrig. Somit stellt sich wieder die Frage, wie wir diese Störung überhaupt diagnostizieren können. Im DSM-5 wurde das Kriterium „Wahrnehmung von Persönlichkeitszuständen" um die Option ergänzt, dass eine Patientin von sich aus berichtet, dass sie „unterschiedliche Persönlichkeitszustände" erlebt oder dass andere sie bei ihr beobachtet haben.

Aus meiner Sicht erleichtert das die Diagnostik einer DIS in keiner Weise – aus einem einfachen Grund: Viele Patientinnen mit DIS realisieren anfangs das Vorhandensein dissoziierter Anteile kaum bzw. gar nicht, oder sie haben extreme Angst vor ihnen und versuchen alles zu verheimlichen, was auf die Existenz solcher Anteile hinweisen könnte. Zwar erleben sie den Einfluss von Anteilen (passive Beeinflussung), verstehen aber nicht, woher diese Einflussnahme rührt. Sie beobachten

3 Der Begriff ich-synton wird in diesem Buch im Sinne einer „Ich"-Erfahrung verwendet, bei der die Person ihre Gedanken, Gefühle und Handlungen als eigene erlebt. Ich-dyston sind die Gedanken, Gefühle und Handlungen dagegen, wenn die Person sie nicht als ihre eigenen empfindet.

deshalb nicht immer, was genau passiert, oder berichten auch nicht unbedingt von sich aus davon. Im diagnostischen Interview beantworten sie die relevanten Fragen deshalb oft mit Nein. Andererseits laden genau diese Kriterien auch zu einer falschen DIS-Diagnose ein, nämlich dann, wenn sich Patientinnen in Bezug auf die eigenen Symptome unsicher sind und vermuten, in ihnen gebe es dissoziierte Anteile oder es läge eine DIS vor, oder wenn sie eine DIS imitieren (siehe Kapitel 10). Wenn die Veränderungen der Persönlichkeit nicht dramatisch sind, stellt sich außerdem die Frage, wie andere (z. B. Freundinnen oder Familienmitglieder) auseinanderhalten können, ob die Schwankungen / Fluktuationen im Verhalten eher einer Borderline-Persönlichkeitsstörung oder einer DIS zuzurechnen sind.

Das klinische Erscheinungsbild einer DIS

Da die derzeit gültigen Diagnosekriterien keine hinreichende Orientierung bieten, bleibt zu klären, woran sich bei einer diagnostischen Untersuchung eine DIS festmachen lässt.

Kritiker der aktuellen diagnostischen Kriterien haben dafür plädiert, für die Diagnose einer DIS polythetische[4] Kriterien heranzuziehen, anstatt sich auf die derzeit verwendeten monothetischen[5] Kriterien zu stützen (Dell, 2006a, 2009a; siehe auch die detaillierten Ausführungen zu den vorgeschlagenen Änderungen der Kategorie dissoziativer Störungen im DSM-5 bei Spiegel et al., 2011; Spiegel et al., 2013).

Die DIS ist ein polysymptomatisches Störungsbild: Weltweit haben empirische Studien aufgezeigt, dass es ein Spektrum von Symptomen gibt, das wesentlich umfangreicher ist als das derzeit in den diagnostischen Kriterien von DSM und ICD enthaltene (Boon & Draijer, 1993a, 1993b; Dell, 2006a, 2009a; Dorahy et al., 2014).

Ausgehend von unserer Studie, in der wir bei 71 Patientinnen mit DIS das SCID-D durchführten, haben beispielsweise Nel Draijer und ich ein kohärentes Cluster aus primären dissoziativen Symptomen beschrieben, zu dem wiederholte Episoden von verschiedenen Formen einer Amnesie zählen, die auf aktuelle Ereignisse (also nicht

4 Eine polythetische Klassifikation sieht vor, dass eine Gruppe eine große Zahl von Merkmalen gemeinsam hat, ohne dass notwendigerweise alle Mitglieder der Gruppe ein ganz bestimmtes Merkmal teilen. Wenn beispielsweise für die Feststellung einer Störung vier von dreizehn Symptomen vorausgesetzt werden, dann müssen es nicht bei allen Patientinnen dieselben vier sein.

5 Eine monothetische Klassifikation verlangt, dass alle Gruppenmitglieder eines oder mehrere spezifische Merkmale gemeinsam haben. Die Merkmale sind somit Voraussetzung für die Zugehörigkeit zu der Gruppe. Bei der DIS wären dann die erforderlichen spezifischen Merkmale „Störung der Identität, die durch zwei oder mehr unterscheidbare Persönlichkeitszuständen gekennzeichnet ist" und „Amnesie".

nur auf biografische Ereignisse der Vergangenheit) bezogen ist, sowie Depersonalisation, Derealisation und Identitätsunsicherheit, insbesondere im Zusammenhang mit Amnesie und Stimmenhören (Boon & Draijer, 1993a, 1993b, 1995a, 2007). Manche Patientinnen waren in der Lage, dissoziierte Anteile zu beschreiben, andere nur ansatzweise oder gar nicht. Fast alle berichteten aber, dass sie Stimmen hörten, die Kommentare abgaben, Befehle erteilten oder miteinander redeten. Viele Patientinnen beschrieben auch somatoforme dissoziative Symptome, unter anderem Konversionssymptome und nicht-epileptische Anfälle. Bei allen ergaben sich deutliche indirekte Indizien für die Existenz dissoziierter Persönlichkeitsanteile, etwa dass sie Gegenstände vorfanden, die sie wohl selbst erworben haben mussten. Oder sie stießen auf Hinweise auf Handlungen, die sie selbst vollzogen haben mussten, ohne dass sie sich aber daran erinnern konnten (siehe auch Kapitel 2). Schließlich berichteten die Patientinnen von einer Reihe sekundärer, möglicherweise traumabedingter Symptome, unter anderem von Ängsten, stimmungsbedingten Problemen, Intrusionen traumatischer Erfahrungen und anderen PTBS-Symptomen. Das Ausmaß der Komorbidität war hoch. Die Patientinnen in der von Nel Draijer und mir durchgeführten Studie waren im Durchschnitt mehr als acht Jahre wegen anderer diagnostizierter Störungen in psychotherapeutischer oder psychiatrischer Behandlung gewesen, ehe eine DIS festgestellt wurde. Auf Grundlage unserer Daten beschrieben wir ein Cluster von Symptomen, das umfassender war als das seinerzeit im DSM-IV vorgegebene.

Die Tatsache, dass mehrere Kliniker ausgehend von empirischen Daten ihre eigenen Listen von DIS-Symptomen aufgestellt hatten, war laut Dell (2009a) der klarste Beleg dafür, dass die monothetischen DSM-Kriterien keine hinreichende Orientierung für das Stellen einer zutreffenden Diagnose boten. Mehrere mit dem Multidimensionalen Inventar dissoziativer Symptome (Multidimensional Inventory of Dissociation, MID: Dell 2006b, 2009a) durchgeführte Studien ergaben konsistente Hinweise auf die Tauglichkeit polythetischer DIS-Kriterien (siehe Dell, 2009a, S. 397–398). Dell (2006a, 2009a) stellte, gestützt auf empirische Studien, eine Liste von 13 gut dokumentierten dissoziativen Symptomen vor, die im Wesentlichen unseren Befunden von 1993 entsprach. Seine Liste ist in Tabelle 1.3 dargestellt. Anhand dieser Symptomcluster kann ein Kliniker auf zuverlässige Weise eine DIS diagnostizieren, auch ohne dass er beobachtet hat, wie die betreffende Patientin zwischen dissoziativen Anteilen hin- und herwechselt.

Tabelle 1.3: 13 gut belegte dissoziative Symptome bei DIS (Dell, 2006)

Symptom	Relevante empirische Studien
Primäre dissoziative Symptome	
Amnesie	32
Konversion	28
Stimmenhören	22
Depersonalisation	20
Trance	17
Identitätswechsel	16
Derealisation	14
Bewusstsein für das Vorhandensein von Alter-Persönlichkeiten	10
Identitätsunsicherheit	10
Flashbacks	8
Psychoseähnliche dissoziative Symptome	
Akustische Halluzinationen	13
Optische Halluzinationen	11
Bestimmte Schneider'sche Symptome ersten Ranges*	14
„Gemachte" Handlungen	6
Miteinander streitende Stimmen	5
Kommentierende Stimmen	4
„Gemachte" Gefühle	3
Gedankenentzug	2
Gedankeneingebung	2
„Gemachte" Impulse	1

Symptom	Relevante empirische Studien

In der Spalte „Relevante empirische Studien" ist die Anzahl der Studien angegeben, in denen vom Vorliegen des betreffenden Dissoziationssymptoms bei Personen mit DIS berichtet wird.

* Diese auf passive Beeinflussung verweisenden Schneider'schen Symptome korrelieren mit DIS. Die drei verbleibenden Schneider'schen Symptome (Gedankenhören, Gedankenausbreitung, Wahnwahrnehmung) korrelieren nicht mit einer DIS.

Mit gemachten Handlungen, Gefühlen, Gedanken und Impulsen ist gemeint, dass sie nicht als von dem berichtenden Anteil kommend erlebt werden, sondern als gleichsam von einem anderen Anteil oder anderen Anteilen gesteuert.

Bei den Empfehlungen für Überarbeitungen der DIS-Kriterien im DSM-IV für das DSM-5 ging es letztlich nur um kleinere Korrekturen und um monothetische Kriterien (Spiegel et al., 2011; Spiegel et al., 2013). Die Entscheidung dafür stützte sich laut Spiegel und Kollegen darauf, dass gemäß allen bis dahin verfügbaren empirischen Studien Patientinnen mit DIS eine recht homogene Gruppe bildeten, wobei Amnesie und das (subjektive) Erleben einer Aufspaltung der Persönlichkeit die zentralen Merkmale darstellten. Nach Auffassung von Spiegel et al. (2013, 2011) würde eine (lange) Liste polythetischer Kriterien den diagnostischen Prozess nicht vereinfachen. Dennoch wurde beschlossen, in den Begleittext des DSM-5 zu den DIS-Kriterien eine umfassende Beschreibung des komplexen Störungsbilds der DIS aufzunehmen. In der Praxis muss der Kliniker nach einem Cluster aus psychoformen und somatoformen Symptomen Ausschau halten, wie es in empirischen Studien herausgearbeitet wurde und im nächsten Kapitel beschrieben ist.

Welche Antworten geben Patientinnen mit DIS auf Fragen zu (möglicherweise) traumabezogenen Symptomen?

Im Allgemeinen berichten Patientinnen mit DIS von vielen anderen Symptomen, die nicht selten Ziel jahrelanger, aber erfolgloser therapeutischer Bemühungen waren – meist, weil die zugrunde liegende dissoziative Störung unerkannt blieb. Viele Symptome wie Ängste, suizidale und selbstschädigende Handlungen, Schlaf- und Essstörungen, negative Gedanken, Zwangshandlungen oder medizinisch ungeklärte Beschwerden hängen mit den ursprünglichen Traumatisierungserfahrungen zusammen und werden von Anteilen aufrechterhalten oder erlebt, die in der Traumazeit verharren (siehe Steele et al., 2017; van der Hart et al., 2006). Der während einer diagnostischen Abklärung sich präsentierende dissoziierte Anteil ist in der Regel einer, der Aufgaben des Alltags bewältigt. Er leidet sehr stark unter den Symptomen und hat oft das Empfinden, dass sie sich seiner Kontrolle entziehen. Manchmal kommt es zu partieller Amnesie für Verhaltensweisen wie Essanfälle, Suizidversuche oder selbstverletzende Handlungen, weil für sie andere dissoziierte Anteile „zuständig" sind. Deshalb enthält das TADS-I einen eigenen Abschnitt zu (möglicherweise) traumabedingten Symptomen, mit Fragen zu dissoziativen Symptomen, die in Verbindung mit dem jeweiligen traumabedingten Symptom stehen (ausführliche Erläuterungen dazu folgen in Kapitel 5). In diesem Abschnitt des Interviews wird bei Patientinnen mit DIS oft deutlich, dass bei ihnen eine „dissoziative Organisation" der Persönlichkeit vorliegt, in der Anteile Aufgaben und Funktionen des Alltags übernehmen und andere Anteile „in der Traumazeit feststecken". Patientinnen mit DIS berichten oft unaufgefordert, dass ihnen ein Symptom zwar vage bewusst ist, sie aber nicht sagen können, woher es rührt, dass sie keine Kontrolle darüber haben und sich manchmal hinterher an bestimmte Verhaltensweisen überhaupt nicht erinnern können.

Als eine Patientin nach möglichen Schlafstörungen gefragt wurde, sagte sie: *Ich denke ja, ich schlafe immer gut, aber mein Partner sagt, ich laufe nachts herum.* Auf die Frage der Klinikerin, was sie denn tue, wenn sie umherlaufe, erwiderte die Patientin: *Anscheinend gehe ich nachts in die Küche und esse alles Mögliche, aber davon weiß ich wirklich nichts. Einmal bin ich auch außerhalb des Hauses zu mir gekommen – ich hatte keine Ahnung, wo ich war und wie ich da hingekommen war.*

Eine andere Patientin antwortete auf die Frage nach selbstverletzenden Handlungen: *Manchmal mache ich das selbst, aber manchmal sagt mir auch eine Stimme, ich soll es tun, und manchmal bin ich anscheinend eine Beobachterin, ich sehe mir selbst dabei zu, wie ich es mache. Ich will nicht, dass es passiert, aber ich kann es nicht aufhalten. Es ist auch vorgekommen, dass ich mich überhaupt nicht daran erinnern konnte, dass ich es getan hatte.*

Wie präsentiert sich jemand, dem noch nicht klar ist, dass bei ihm eine DIS besteht?

Wie bereits dargelegt, ist es bei einer Untersuchung auf DIS wichtig, sich darüber im Klaren zu sein, dass nicht jede Patientin Angaben zu ihren dissoziierten Persönlichkeitsanteilen machen kann. Wir haben das als „anfängliches Erscheinungsbild einer DIS" bezeichnet („the initial presentation of DID"; Boon & Draijer, 1993a, 1995a; Dell, 2009b, S. 416). Andere sprechen von „verdeckter DIS" (Dell, 2009b; Spiegel et al., 2011). Patientinnen mit einer solchen „verdeckten" Störung berichten dieselben Symptome wie Patientinnen mit DIS, etwa dass verschiedene Formen von Amnesie auftreten, die sich auf aktuelle Ereignisse beziehen, dass sie in ihrer Wohnung auf Gegenstände stoßen, die zuvor nicht da waren, oder dass andere ihnen erzählen, sie seien irgendwo gewesen, sie sich daran aber nicht erinnern können. Es können außerdem verschiedene Schneider'sche Symptome hinzukommen, etwa dass sie Stimmen hören oder dass es ihnen vorkommt, als werde ihr Verhalten von etwas in ihrem Inneren beeinflusst. Es kann bei solchen Patientinnen auch Hinweise darauf geben, dass sie das eigene Verhalten nicht unter Kontrolle haben, dass sie sich nach Aussage anderer anders als sonst oder merkwürdig verhalten und dass sie nicht in der Lage sind, bestimmte Verhaltensweisen miteinander in Einklang zu bringen. Das ist oft verwirrend für sie. Ihre Symptome sind ihnen peinlich, oder sie neigen dazu, sie zu verharmlosen oder herunterzuspielen. Sie können sich die Symptome nicht erklären oder versuchen, sie auf eine Psychose oder auf neurologische Probleme wie eine Demenz zurückzuführen. In unserer Studie in den Niederlanden (Boon & Draijer, 1993a) hatten solche Patientinnen oft die Diagnose DDNOS erhalten, wohingegen wir eine DIS vermuteten. Bei 20 der 24 Patientinnen stellte sich nach einem Jahr die Diagnose DIS als zutreffend heraus, denn im Lauf der Therapie hatten sie nach und nach ihre Ängste vor ihrer dissoziativen Störung und ihren dissoziierten Anteilen überwunden (siehe Boon & Draijer, 1993a).

Prävalenz der DIS

Auf Basis empirischer Daten wird die Prävalenz der DIS in der Allgemeinbevölkerung auf 1,1 bis 3,1 Prozent geschätzt, die Prävalenz in verschiedenen Gruppen von psychiatrischen Patientinnen auf 0,4 bis 14 Prozent (Dorahy et al., 2014; Friedl & Draijer, 2000; Loewenstein et al., 2017; Şar, 2011). Die Studie, die auf eine Prävalenz von 14 Prozent kam und in einer Notaufnahme in der Türkei durchgeführt wurde, ist allerdings die einzige mit einer derart hohen Prävalenzangabe (Şar, 2011).

Für die Unterschiede in der Prävalenz der DIS in den genannten Studien lassen sich folgende Erklärungen anführen:

1. Der Standort der Einrichtung, in der die diagnostische Untersuchung erfolgte: Beispielsweise war in einem New Yorker Viertel, wo viele traumatisierte Menschen lebten, die Prävalenz von DIS (6 Prozent) und anderen dissoziativen Störungen vergleichsweise hoch (30 Prozent; Foote et al., 2006).
2. Einsatz unterschiedlicher diagnostischer Interviews (Friedl et al., 2000): Bei der Verwendung des SCID-D ergibt sich im Allgemeinen eine niedrigere Prävalenz als mit dem Dissociative Disorder Interview Schedule (DDIS; Ross, Heber, Norton et al., 1989).
3. Ein weiterer Einflussfaktor können kulturelle Unterschiede in der Interpretation von Symptomen sein (siehe auch Dorahy et al., 2014): So ist die Prävalenz, die für die USA und die Türkei angegeben wird, um ein Vielfaches höher als die in vielen europäischen Ländern ermittelte. In den Niederlanden führten Friedl und Draijer (2000) eine Studie mit neu aufgenommenen Psychiatriepatientinnen durch und kamen zu dem Ergebnis, dass bei 2 Prozent von ihnen die DIS-Kriterien erfüllt

waren. Eine ähnliche Studie in Deutschland von Gast und Kollegen (2001) ergab einen Prozentsatz von 0,9. In beiden Studien kam das SCID-D zum Einsatz.

Frühkindliche Traumatisierung bei DIS-Patientinnen

Die DIS wird als eine posttraumatische Entwicklungsstörung aufgefasst, die in der Kindheit entsteht, typischerweise vor dem Alter von sechs Jahren (WHO, 2019; APA, 2013, 2022; Boon & Draijer, 1993a, 1993b; Coons et al., 1988; Dorahy et al., 2014; Kluft, 1984, 1985; Loewenstein et al., 2017; Middleton & Butler, 1998; Putnam, 1985, 1989, 1997; Ross et al., 1990a; Şar, 2011; Şar, Dorahy & Krüger, 2017). In allen Studien, in denen geprüft wurde, ob bei Patientinnen mit DIS eine frühkindliche Traumatisierung gegeben war, wurden Vorkommensraten von Misshandlung und Missbrauch ermittelt, die im Vergleich zu anderen Diagnosegruppen extrem hoch waren (Loewenstein, 2018). Zehn Studien zu DIS ergaben in 70 bis 100 Prozent der Fälle Hinweise auf sexuellen Missbrauch in der Kindheit (Median 83 Prozent), in 60 bis 95 Prozent der Fälle Hinweise auf körperliche Misshandlung in der Kindheit (Median 81 Prozent) und in 77 bis 100 Prozent der Fälle Hinweise auf sowohl sexuellen Missbrauch als auch körperliche Misshandlung (Median 94 Prozent); oft ging es um Missbrauch und / oder Misshandlung durch Mehrfachtäter über viele Jahre hinweg (siehe Loewenstein, 2018; Loewenstein et al., 2017). In der SCID-D-Studie, die Nel Draijer und ich mit 71 DIS-Patientinnen durchführten, berichteten 94 Prozent von körperlicher Misshandlung und / oder sexualisierter Gewalt (Boon & Draijer, 1993a, 1993b). Außerdem hatte ein Teil der Patientinnen keine Erinnerungen an die frühe Kindheit; sie gaben beispielsweise an, dass sie sich an ihr gesamtes Leben vor dem Alter von zwölf Jahren nicht erinnern konnten. Eine Nachuntersuchung zeigte, dass einige dieser Patientinnen zum Zeitpunkt der Studie nach wie vor von den ursprünglichen Tätern sexuell missbraucht wurden und dass der Missbrauch begonnen hatte, als die Patientinnen noch sehr jung waren.

In die Ätiologie der DIS fließen neben frühkindlicher Traumatisierung natürlich noch mehrere weitere Faktoren ein, die kognitive, neurobiologische, systemische und entwicklungsbezogene Faktoren umfassen (Freyd, 1994; Kluft, 1984, 1993; Putnam, 1989, 1997, 2006, 2016; Şar et al., 2017).

Kontroverse um die DIS

Seit die Diagnose DIS erstmals Eingang ins DSM fand (DSM-III: APA, 1980), gibt es die Diskussion, ob diese Störung denn auch tatsächlich existiert. Laut DSM-5 sind dissoziative Störungen (und insbesondere die DIS) oft eine Folge traumatisierender

Ereignisse. Unter dem Namen Traumamodell[6] ist dieses Konzept weltweit verbreitet und liegt auch den Leitlinien der International Society for the Study of Trauma and Dissociation (ISST-D) zugrunde (APA, 2013, 2022; ISSTD, 2011; WHO, 2019).

Im vorhergehenden Abschnitt habe ich auf die empirischen Studien hingewiesen, die das Traumamodell zur Entstehung der DIS stützen. Nicht wenige sind jedoch der Meinung, eine DIS werde allein durch die Suggestion von Therapeuten und Medien hervorgebracht. Laut diesem „sozio-kognitiven oder iatrogenen Modell" bilden sich mit großer Vorstellungskraft ausgestattete Patientinnen unter dem Einfluss von Suggestionen „dissoziierte Persönlichkeitsanteile" ein und legen sich eine Trauma-Vorgeschichte zurecht (Spanos, 1994; Lilienfeld et al., 1999). Schließlich ist noch das sogenannte Fantasiemodell zu nennen. Ihm zufolge ist Dissoziation ein kognitiver Wesenszug, der dazu führt, dass Menschen sich traumatische Erfahrungen „zusammenfantasieren" (Giesbrecht et al., 2008; Lynn et al., 2012). Das sozio-kognitive und das Fantasiemodell sind sich recht ähnlich.

In einer großen Überblicksarbeit zu fast 1500 Studien haben Dalenberg und ihre Kollegen aufgezeigt, dass es (insbesondere bei DIS) zwischen Traumatisierung und Dissoziation eine hohe Korrelation gibt und die Datenlage für das Fantasiemodell dünn ist (Dalenberg et al., 2012; Dalenberg et al., 2014). Keine einzige klinische Studie stützt das Fantasiemodell (Brand, Şar et al., 2016; Brand, Vissia et al., 2016; Brand & Frewen, 2017; Brand et al., 2018; Dalenberg et al., 2020; Loewenstein, 2018). Auch neuere neurophysiologische und neurobiologische Forschungen sprechen für das Traumamodell und für die Existenz separater dissoziierter Teile einer Persönlichkeit (Reinders et al., 2006; Reinders et al., 2012; Reinders et al., 2019; Reinders & Veltman, 2020; Schlumpf et al., 2013).

Es gibt jedoch auch Patientinnen, die (oft zusammen mit ihren Therapeuten) zu der Überzeugung gelangt sind, sie litten unter einer DIS, obgleich das nicht der Fall ist. Sie lassen sich von Patientinnen, bei denen tatsächlich eine DIS vorliegt, durchaus unterscheiden (Boon & Draijer, 1993a, 1995a; Brand et al., 2006; Brand, Tursich et al., 2014; Brand & Chasson, 2015; Brand, Webermann & Frankel, 2016; Draijer & Boon, 1999; Reinders et al., 2006; Reinders et al., 2012; Reinders et al., 2019; Visia et al., 2016). In den 1990er-Jahren trafen Nel Draijer und ich im Rahmen unserer Forschungsarbeiten mit dem SCID-D häufig auf Patientinnen, bei denen fälschlicherweise eine DIS-Diagnose gestellt worden war. Sowohl die Patientinnen als auch ihre Therapeuten waren sich bezüglich der Symptome unsicher. Eine vorgetäuschte

6 Dem Traumamodell zufolge ist Dissoziation ein Zustand (state), in dem die Person sich befinden kann, oder eine stabile psychobiologische Persönlichkeitseigenschaft (trait) mit einer Schutzfunktion, die sich in Reaktion auf traumatische oder überfordernde Erfahrungen herausbildet (Loewenstein, 2018).

oder imitierte DIS bei diesen Patientinnen zu erkennen ist sehr wichtig, weil in diesen Fällen tatsächlich das „iatrogene" bzw. das Fantasiemodell greift. Eine sorgfältig durchgeführte Differentialdiagnostik könnte also die Kontroverse um die Existenz der Dissoziativen Identitätsstörung überwinden und beilegen.

In Kapitel 10 werde ich näher erkunden, was Patientinnen mit DIS von Patientinnen unterscheidet, die bewusst oder unbewusst eine DIS imitieren oder fälschlicherweise glauben, sie litten unter einer DIS.

Trance-Besessenheits-Störung als eine kulturelle Variante der DIS gemäß DSM-5

Studien zu pathologischer Besessenheit in nichtwestlichen Kulturen haben phänomenologische Ähnlichkeiten zur DIS aufgezeigt. Hierzu zählen gravierende dissoziative Symptome wie Amnesie für den Besessenheitszustand, Identitätswechsel und eine hohe Prävalenz traumatischer Erfahrungen in der Vorgeschichte (Loewenstein et al., 2017; Spiegel et al., 2013; van Duijl et al., 2010).

Das würde bedeuten, dass es zwei unterschiedliche Erscheinungsformen der DIS gibt: zum einen die klassische „westliche" Form der DIS und zum anderen die kulturelle Variante einer Identitätsfragmentierung (oder Persönlichkeitsaufspaltung), die durch Besessenheitserfahrungen gekennzeichnet ist, welche externen Wesenheiten oder Mächten, Geistern oder Dämonen zugeschrieben werden. Diese „Besessenheitsform" der DIS kommt, so die Annahme, vor allem in nichtwestlichen Kulturen vor, aber eben auch in bestimmten religiösen Gemeinschaften in westlichen Gesellschaften. Die „DIS ohne Besessenheit" – die am häufigsten beschriebene Form der DIS – ist geprägt von Diskontinuitäten in der Selbstwahrnehmung und im Empfinden der Kontrolle über die eigene Person, die dem subjektiven inneren Erleben entspringen, dass die eigene Persönlichkeit aus mehr als einem Anteil besteht. Die zwei Varianten schließen einander freilich nicht aus (ausführliche Erläuterungen dazu bei: Loewenstein et al., 2017; Spiegel et al., 2013).

Die „DIS ohne Besessenheit" kommt aber auch in nichtwestlichen Kulturen vor, und in den vergangenen drei Jahrzehnten habe ich mehrere Patientinnen aus afrikanischen Ländern, aus Suriname und aus Afghanistan untersucht, bei denen eine „klassisch westliche" DIS vorlag. Das heißt, sie beschrieben ein Cluster von Symptomen, das diesem Störungsbild vollständig entsprach: Amnesie, Schneider'sche Symptome und das innere Erleben von dissoziierten Anteilen, die in der Lage waren, die Kontrolle über ihr Verhalten zu übernehmen. Sie alle berichteten von einer Vorgeschichte des körperlichen und sexuellen Missbrauchs, die in ihrer Kindheit im Herkunftsland begonnen hatte. Die meisten waren in einer späteren Lebensphase als Migrantinnen oder Geflüchtete in die Niederlande gekommen. Über das Cluster von dissoziativen

Symptomen hinaus hatten alle auch eine schwerwiegende PTBS und gaben weitere traumabedingte Symptome an. Besessenheitszustände, die mit der Einwirkung von externen Wesenheiten oder von Vorfahren erklärt wurden, spielten in dieser Gruppe keine Rolle. Nel Draijer und Pauline van Zon haben auch von einer westlichen Form der DIS bei Kindersoldaten berichtet (Draijer & van Zon, 2013).

Es ist umstritten, ob die Einordnung von Besessenheitserfahrungen als einer Form der DIS im DSM-5 dem viel umfassenderen, weltweit anzutreffenden Phänomen pathologischer Besessenheit angemessen ist. Außerdem ist die Frage berechtigt, ob es sich überhaupt um dieselben Phänomene handelt. Ein großer Literaturüberblick zum Thema legt nahe, dass es sinnvoll wäre, die beiden Diagnosen als voneinander unabhängige Kategorien in das DSM aufzunehmen (During et al., 2011). Dass dies bislang nicht geschehen ist, dürfte an den phänomenologischen Ähnlichkeiten zwischen der „nichtwestlichen" Besessenheitsform der DIS und der „westlichen" Form der DIS liegen (siehe Spiegel et al., 2011). Laut van Duijl (2010, 2014), die in Uganda eingehend den Zusammenhang zwischen Besessenheit, Dissoziation und Traumatisierung erforscht hat, ist ein wesentlicher Nachteil der geltenden Klassifikation, insbesondere im Hinblick auf Besessenheitsphänomene in nichtwestlichen Kulturen, darin zu sehen, dass Erklärungen und Interventionen, die vor Ort gebräuchlich sind (wie zum Beispiel die Kooperation mit traditionellen Heilern), von einer westlich geprägten Symptomdeutung in den Hintergrund gedrängt werden. Sie plädiert für eine separate diagnostische Kategorie dissoziativer Störungen, die sich auf pathologische Trance und Besessenheit bezieht und, ähnlich wie die entsprechende ICD-11-Kategorie, in der ganzen Welt auf eine weit gefasste Gruppe von Patientinnen anwendbar ist (van Duijl et al., 2010; van Duijl et al., 2014; van Duijl, 2014). Vor allem angesichts der weltweiten Zunahme der Migrations- und Fluchtbewegungen in Richtung westlicher Länder ist es wichtig, ein klareres Bild von der soziokulturellen Bedeutung von Trance- und Besessenheitssymptomen zu gewinnen und sie nicht (ausschließlich) unter einer westlichen psychiatrischen Perspektive zu betrachten (van Duijl et al., 2013). Als ergänzendes diagnostisches Instrument kann bei nichtwestlichen Patientinnen das im DSM-5 enthaltene Interview zu kulturell gebundenen Ausdrucksformen dabei helfen, zu einem tieferen Verständnis der Symptome zu gelangen (DSM-5: APA, 2013; dt. 2015, S. 1029–1040).

In westlichen Ländern kommen Trance- und Besessenheitserfahrungen häufig in (streng) religiösen Gemeinschaften vor. Menschen sprechen dann „in Zungen" oder glauben, vom Teufel oder von Dämonen besessen zu sein (Tobin, 2019). Aus Studien und Fallschilderungen geht jedoch hervor, dass auch Patientinnen mit einer dissoziativen Störung oft von Besessenheitserfahrungen berichten (Goodwin et al., 1990; Ross, 2011, Şar et al., 2014).

Dissoziative Amnesie

Tabelle 1.4 führt die ICD-11-Kriterien für dissoziative Amnesie auf und stellt sie den DSM-5-Kriterien gegenüber. Der Wortlaut im DSM-5 unterscheidet sich in einem Punkt von dem in der ICD-10 und ICD-11. In der ICD wird betont, dass die dissoziative Amnesie sich auf traumatische oder belastende Ereignisse bezieht, die kürzlich stattgefunden haben. Dagegen betrifft dissoziative Amnesie gemäß DSM-5 wichtige Aspekte der eigenen Biografie, die aber nicht notwendigerweise neueren Datums und nicht unbedingt belastender Natur sein müssen. Die Definition im DSM-5 ist also weiter gefasst. Sowohl in der ICD-11 als auch im DSM-5 wird angemerkt, dass die Amnesie meistens lokaler oder selektiver Natur ist und sich auf ein spezifisches Ereignis oder mehrere Ereignisse bezieht. Eine generalisierte Amnesie, die die eigene Identität und Lebensgeschichte betrifft, kommt nur selten vor (ICD-11). Siehe dazu den Überblick in Tabelle 1.5.

Tabelle 1.4: Kriterien einer dissoziativen Amnesie in der ICD-11 im Vergleich mit dem DSM-5

Kriterien einer dissoziativen Amnesie nach ICD-11 (6B61)	Vergleich mit den DSM-5-Kriterien* einer dissoziativen Amnesie
Eine Unfähigkeit, wichtige biografische Erinnerungen abzurufen, typischerweise an kürzliche traumatische oder belastende Ereignisse, die nicht einem normalen Vergessen entspricht.	Unter Kriterium A ist ebenfalls eine Unfähigkeit beschrieben, sich an wichtige Informationen zur eigenen Biografie zu erinnern, die in der Regel traumatischer oder belastender Natur sind. Außerdem ist dort ausgeführt, dass es sich meistens um eine lokale oder selektive Amnesie für ein spezifisches Ereignis oder mehrere Ereignisse oder um eine generalisierte Amnesie für die eigene Identität und die Lebensgeschichte handelt. (In Tabelle 1.5 sind die im DSM-5 definierten unterschiedlichen Formen der Amnesie aufgeführt.)

Kriterien einer dissoziativen Amnesie nach ICD-11 (6B61)	**Vergleich mit den DSM-5-Kriterien* einer dissoziativen Amnesie**
Der Erinnerungsverlust tritt nicht ausschließlich im Rahmen einer anderen dissoziativen Störung (Trance-Störung, Trance-Besessenheits-Störung, Dissoziative Identitätsstörung oder partielle Dissoziative Identitätsstörung) auf und lässt sich nicht besser durch eine andere psychische, verhaltensbezogene oder neurologische Störung erklären (beispielsweise durch eine Posttraumatische Belastungsstörung, eine komplexe Posttraumatische Belastungsstörung oder eine neurokognitive Störung wie Demenz).	*Zu diesem Kriterium gibt es im DSM-5 keine Entsprechung.*
Die Symptome sind nicht auf die direkten Auswirkungen einer Substanz (wie Alkohol) oder eines Medikaments auf das zentrale Nervensystem zurückzuführen, auch nicht auf Entzugserscheinungen, und nicht Folge einer Erkrankung des Nervensystems (z. B. Temporallappenepilepsie), einer anderen Erkrankung (z. B. eines Gehirntumors) oder eines Schädeltraumas.	Kriterium C besagt, dass das Störungsbild nicht Folge der physiologischen Wirkung einer Substanz oder eines neurologischen oder anderen medizinischen Krankheitsfaktors ist. Die Beispiele weichen von den in der ICD aufgeführten leicht ab.
Der Erinnerungsverlust führt zu einer erheblichen Beeinträchtigung in persönlichen, familiären, sozialen, schulischen, beruflichen oder anderen wichtigen Funktionsbereichen.	Kriterium B verlangt ebenfalls, dass die Symptome in klinisch bedeutsamer Weise Leiden oder funktionelle Beeinträchtigungen hervorrufen.
Spezifizierungen in der ICD-11	***Spezifizierungen im DSM-5***
Mit dissoziativer Fugue (6B61.0) Eine dissoziative Amnesie mit dissoziativer Fugue ist durch alle Merkmale der dissoziativen Amnesie gekennzeichnet und von einer dissoziativen Fugue begleitet, d. h. einem Verlust des persönlichen Identitätsempfindens und einem plötzlichen Verschwinden von zu Hause, von der Arbeit oder aus dem Umfeld vertrauter Personen über einen längeren Zeitraum hinweg (über Tage oder Wochen).	*Mit dissoziativer Fugue* Die Angabe *mit dissoziativer Fugue* wird hinzugefügt, wenn die Person im Zusammenhang mit der auf Identität oder andere wichtige Informationen der eigenen Biografie bezogenen Amnesie eine offensichtlich absichtliche Reise antritt oder ziellos umherirrt und sich aus dem gewohnten Lebensumfeld entfernt.

Kriterien einer dissoziativen Amnesie nach ICD-11 (6B61)	Vergleich mit den DSM-5-Kriterien* einer dissoziativen Amnesie
Ohne dissoziative Fugue (6B61.1) Eine dissoziative Amnesie ohne dissoziative Fuge ist dadurch gekennzeichnet, dass alle Merkmale einer dissoziativen Amnesie auftreten, ohne dass Symptome einer dissoziativen Fuge vorhanden sind. *Dissoziative Amnesie, nicht näher bezeichnet (6B61.Z)*	
Vorläufige deutsche Übersetzung, nach der *International Classification of Diseases Eleventh Revision* (ICD-11), 2022, übernommen von der Website des Bundesinstituts für Arzneimittel und Medizinprodukte (↗ https://is.gd/sFx3pc). Die WHO ist nicht verantwortlich für den Inhalt oder die Genauigkeit dieser Übersetzung. Bei Unstimmigkeiten zwischen der englischen und deutschen Fassung ist die ursprüngliche englische Fassung die verbindliche und originale Ausgabe.	Quelle: *Diagnostic and Statistical Manual of Mental Disorders (DSM-5 oder DSM-5-TR)*: APA, 2013, 2022; dt. Fassung des DSM-5: 2018 * Im DSM-5-TR angegebene Kriterien, die auf das DSM-5 zurückgehen, werden nach wie vor als „Kriterien laut DSM-5" bezeichnet, entsprechend der Verwendung im DSM-5-TR.

Tabelle 1.5: Formen einer dissoziativen Amnesie im DSM-5

Formen einer dissoziativen Amnesie im DSM-5*	
Lokale Amnesie	Unvermögen, sich an Ereignisse, die während eines umschriebenen Zeitabschnitts stattfanden, zu erinnern. Tritt in der Regel in den ersten Stunden nach einem erschütternden Ereignis auf.
Selektive Amnesie	Betroffene können sich an einige, aber nicht an alle Ereignisse während eines umschriebenen Zeitabschnitts erinnern.
Systematisierte Amnesie	Gedächtnisverlust bezieht sich auf bestimmte Kategorien von Informationen und betrifft beispielsweise einen missbrauchenden Bruder oder ein bestimmtes Zimmer des Elternhauses.
Generalisierte Amnesie	Kompletter Gedächtnisverlust für die eigene Lebensgeschichte.
Kontinuierliche Amnesie	Betroffene vergessen sofort jedes neue Ereignis.
Quelle: *Diagnostic and Statistical Manual of Mental Disorders (DSM-5 oder DSM-5-TR)*: APA, 2013, 2022; dt. Fassung des DSM-5: 2018 * Im DSM-5-TR angegebene Kriterien, die auf das DSM-5 zurückgehen, werden nach wie vor als „Kriterien laut DSM-5" bezeichnet, entsprechend der Verwendung im DSM-5-TR.	

In den Erläuterungen zu den Kriterien des DSM-5 wird erwähnt, dass eine lokale Amnesie über ein einziges Ereignis hinausreichen kann (sodass sie beispielsweise Monate oder Jahre des Missbrauchs in der Kindheit oder intensiver Kriegserfahrungen umfasst). Schließlich wird auch erwähnt, dass eine generalisierte Amnesie selten ist. Anders als noch im DSM-IV-TR bildet die dissoziative Fugue keine unabhängige diagnostische Kategorie mehr, sondern wird, weil die Prävalenz extrem niedrig ist, als Untertypus der dissoziativen Amnesie betrachtet. Eine entsprechende Modifikation wurde auch in der ICD-11 vorgenommen.

Prävalenz der dissoziativen Amnesie

Zur Prävalenz der dissoziativen Amnesie liegen nur wenige größere Studien neueren Datums vor (Loewenstein, 1991b; Loewenstein et al., 2017; Şar, 2014; Spiegel et al., 2011; Spiegel et al., 2013). Die Vorstellung, die wir von dissoziativer Amnesie haben, stützt sich weitgehend auf ausführliche Fallberichte und auf Studien mit kleinen Gruppen von Patientinnen. Die in den verfügbaren Studien ermittelten Prävalenzraten liegen zwischen 1,8 und 7,3 Prozent. Der höchste Wert stammt aus einer Studie mit türkischen Frauen, von denen 7,3 Prozent angaben, mindestens einmal im Leben eine dissoziative Amnesie erlebt zu haben (Şar et al., 2007).

Komorbidität und Differenzialdiagnose

Eine dissoziative Amnesie ist zu unterscheiden von einer Amnesie bei neurokognitiven Störungen, Hirnverletzungen und mit Substanzmissbrauch zusammenhängenden Störungen. Außerdem kommt sie als Symptom bei Posttraumatischer Belastungsstörung (PTBS), nichtepileptischen Anfällen (im DSM-5 als Konversionsstörung eingeordnet) und insbesondere bei DIS vor. Dies wirft die Frage nach der Prävalenz der dissoziativen Amnesie als einer separaten Störung auf, insbesondere wenn diese nicht mit PTBS oder einer akuten Belastungsstörung verknüpft ist, denn sie ist ja als eine Reaktion auf traumatische oder belastende Ereignisse definiert. Die Frage wird in künftigen Studien mit großen Gruppen von Probandinnen zu klären sein.

Coons und Milstein (1992) untersuchten 25 Patientinnen, bei denen die Diagnose psychogene Amnesie gemäß DSM-III-R gestellt worden war (im DSM-5 als dissoziative Amnesie bezeichnet). Neben Amnesie fanden sich bei den Patientinnen noch viele weitere Symptome wie Depersonalisation, stimmungsbedingte Störungen, Substanzmissbrauch, somatoforme Dissoziation und Persönlichkeitsstörungen. Viele berichteten von sexualisierter Gewalt und körperlichem Missbrauch in der Kindheit. Die Patientinnen unterschieden sich in mehreren Aspekten von Patientinnen mit DIS: Sie berichteten von weniger akustischen Halluzinationen, weniger selbstverletzenden Handlungen und weniger Fugue-Erfahrungen; auch war der Durchschnittswert in der DES (dt. Fragebogen zu dissoziativen Symptomen) niedriger und der Anteil der Patientinnen mit einer Vorgeschichte schweren Missbrauchs geringer. Allerdings ist die Aussagekraft der Studie begrenzt, weil keine strukturierten Interviews durchgeführt und keine Daten zu PTBS erhoben wurden. Nach 30 Jahren lässt sich im Rückblick feststellen, dass das klinische Erscheinungsbild einer (dissoziativen) Amnesie mit hoher Komorbiditätsrate schwer zu unterscheiden ist von den aktuellen DSM-5-Kategorien der OSDD-1, der PTBS mit dem Zusatz „dissoziativer Subtyp“ sowie auch von dem Störungsbild, das damals unter der Bezeichnung DDNOS Typ 1 lief. Differenzialdiagnostisch gesehen wäre sogar zu überlegen, ob bei diesen Patientinnen die zuvor erwähnte „verdeckte“ Form der DIS vorlag. In einer ähnlich angelegten Studie mit angemessener Stichprobengröße und halbstrukturierten Interviews ließe sich untersuchen, ob dissoziative Amnesie als eigenständiges Störungsbild tatsächlich vorkommt, und wenn ja, wie häufig.

Depersonalisations-Derealisationsstörung

In Tabelle 1.6 sind die ICD-11-Kriterien für Depersonalisations-Derealisationsstörung aufgeführt und den DSM-5-Kriterien gegenübergestellt. Gegenüber früheren Versionen von DSM und ICD wurden sowohl im DSM-5 als auch in der Entwurfsfassung der ICD-11 einige bedeutsame Änderungen vorgenommen.

Im DSM-IV-TR wurde Derealisation separat als eines der Beispiele für eine DDNOS (nicht näher bezeichnete dissoziative Störung) angeführt. Empirische Studien zeigen, dass Depersonalisation und Derealisation oft gemeinsam auftreten, und liefern wenig Anhaltspunkte dafür, dass Derealisation auch als separates Phänomen auftritt (Spiegel et al., 2011). Aus diesem Grund wurde die Depersonalisations- / Derealisationsstörung ins DSM-5 aufgenommen.

In der ICD-10 wurde das Depersonalisations- / Derealisationssyndrom nicht als dissoziative Störung, sondern als eine der „sonstigen neurotischen Störungen“ eingeordnet. Die ICD-11 weist ihr nun eine eigene Kategorie als dissoziative Störung zu. Die Kriterien ähneln denen im DSM-5.

Tabelle 1.6: Kriterien einer Depersonalisations-Derealisationsstörung in der ICD-11 im Vergleich mit dem DSM-5

Kriterien einer Depersonalisations-Derealisationsstörung nach ICD-11 (6B66)	Vergleich mit den DSM-5-Kriterien* einer Depersonalisations-/Derealisationsstörung
Anhaltende oder wiederkehrende Erfahrungen von Depersonalisation, Derealisation oder beidem: ■ Depersonalisation ist dadurch gekennzeichnet, dass das Selbst als fremd oder unwirklich empfunden wird oder dass man sich von seinen Gedanken, Gefühlen, Empfindungen, seinem Körper oder seinen Handlungen losgelöst fühlt oder sich so erlebt, als wäre man ein Beobachter von außen. Depersonalisation kann sich in einem emotionalen und/oder körperlichen Abgestumpftsein niederschlagen, in einem Empfinden, sich selbst aus der Distanz zu sehen oder sich „in einem Theaterstück" zu bewegen, oder in Wahrnehmungsveränderungen (z. B. einem verzerrten Zeitgefühl). ■ Derealisation ist dadurch gekennzeichnet, dass jemand andere Personen, Objekte oder die Welt als fremd oder unwirklich (z. B. traumartig, weit entfernt, wie in einem Nebel, leblos, farblos oder visuell verzerrt) erlebt oder sich von seiner Umgebung losgelöst fühlt.	Kriterium A wird in ganz ähnlicher Weise beschrieben.
Die Realitätsprüfung bleibt während der Depersonalisations- oder Derealisationserfahrungen intakt. Die Erfahrungen gehen nicht mit Wahnvorstellungen oder Überzeugungen der Person einher, sie werde von anderen Personen oder äußeren Mächten kontrolliert.	Kriterium B besagt ebenfalls, dass die Realitätsprüfung intakt bleibt, doch wird kein Bezug auf Wahnvorstellungen oder das Gefühl der Kontrolle von außen genommen.
Die Symptome lassen sich nicht besser mit einer anderen psychischen Störung erklären (etwa mit einer PTBS, einer angst- oder furchtbezogenen Störung, einer anderen dissoziativen Störung, einer Persönlichkeitsstörung).	Auch Kriterium E setzt voraus, dass sich die Symptome mit anderen psychischen Störungen nicht besser erklären lassen. Die Beispiele schließen Schizophrenie ein, nicht aber Persönlichkeitsstörungen.

Kriterien einer Depersonalisations-Derealisationsstörung nach ICD-11 (6B66)	Vergleich mit den DSM-5-Kriterien* einer Depersonalisations- / Derealisationsstörung
Die Symptome sind nicht auf direkte Einwirkungen einer Substanz oder eines Medikaments auf das zentrale Nervensystem zurückzuführen, auch nicht auf Entzugserscheinungen, und nicht Folge einer Erkrankung des Nervensystems (z. B. Temporallappenepilepsie), eines Schädeltraumas oder einer anderen körperlichen Erkrankung.	Auch Kriterium D verlangt, dass das Störungsbild nicht Folge der physiologischen Wirkung einer Substanz oder eines medizinischen Krankheitsfaktors ist.
Die Symptome führen zu erheblichem Leid oder zu starken Beeinträchtigungen in persönlichen, familiären, sozialen, schulischen, beruflichen oder anderen wichtigen Funktionsbereichen. Wenn die Funktionsfähigkeit erhalten bleibt, dann nur durch erhebliche zusätzliche Anstrengung.	Auch unter Kriterium C sind Leidensdruck und funktionelle Beeinträchtigungen genannt. Der Hinweis, dass beträchtliche zusätzliche Anstrengung notwendig sei, um die Funktionsfähigkeit aufrechtzuerhalten, fehlt jedoch.
Vorläufige deutsche Übersetzung, nach der *International Classification of Diseases Eleventh Revision* (ICD-11), 2022, übernommen von der Website des Bundesinstituts für Arzneimittel und Medizinprodukte (↗ https://is.gd/sFx3pc). Die WHO ist nicht verantwortlich für den Inhalt oder die Genauigkeit dieser Übersetzung. Bei Unstimmigkeiten zwischen der englischen und deutschen Fassung ist die ursprüngliche englische Fassung die verbindliche und originale Ausgabe.	Quelle: *Diagnostic and Statistical Manual of Mental Disorders (DSM-5 oder DSM-5-TR)*: APA, 2013, 2022; dt. Fassung des DSM-5: 2018 * Im DSM-5-TR angegebene Kriterien, die auf das DSM-5 zurückgehen, werden nach wie vor als „Kriterien laut DSM-5“ bezeichnet, entsprechend der Verwendung im DSM-5-TR.

Komorbidität

Während der Überarbeitungen des DSM stellte sich immer wieder die Frage: Gibt es hinreichende Anhaltspunkte dafür, Depersonalisation als eigene Störungskategorie zu klassifizieren? Das DSM-5 enthält nun die (gemeinsame) Kategorie der Depersonalisations- / Derealisationsstörung. Depersonalisation und (in einem geringeren Maße) Derealisation sind häufige Symptome anderer psychischer Störungen, insbesondere von Angst-, Affekt-, Ess- und Persönlichkeitsstörungen. Auch Patientinnen mit psychotischen Störungen berichten von Depersonalisation und Derealisation, und oft treten sie auch in Verbindung mit dem Konsum von Substanzen (vor allem von Cannabis) auf.

Die im Folgenden genannten Studien widmen sich speziell der Depersonalisationsstörung. Als Nel Draijer und ich unsere Forschungsarbeiten mit dem SCID-D durchführten (Boon & Draijer, 1993a, 1993b), lagen noch keine groß angelegten Studien dazu vor. Nach umfangreicher Literaturrecherche und eigenen Studien mit dem SCID-D plädierte Marlene Steinberg (1991) in ihren abschließenden Überlegungen dafür, die Depersonalisationsstörung im DSM-IV als eigenständige Kategorie zu erhalten. In unserer Untersuchung fanden Nel Draijer und ich (1993a, 1993b) chronische schwere Depersonalisationssymptome in einer Gruppe von Patientinnen mit Achse-II-Persönlichkeitsstörung und einer Vorgeschichte von körperlicher Misshandlung und / oder sexuellem Missbrauch in der Kindheit. Die von diesen Patientinnen berichteten Depersonalisationssymptome schienen nicht so sehr „Symptome einer Persönlichkeitsstörung“, sondern vielmehr Reaktionen auf schwere Traumatisierung in der Kindheit und / oder auf Vernachlässigung zu sein. Als wir die Patientinnen mithilfe des SCID-D untersuchten, fanden sich bei ihnen keine Amnesien, keine Schneider'schen Symptome, keine Identitätsunsicherheit und keine Identitätswechsel. Es gab also weder Hinweise auf eine DIS noch auf eine DDNOS. Außerdem unterschied sich diese Patientinnengruppe in Charakter und Schweregrad der beschriebenen Depersonalisation deutlich von einer Kontrollgruppe mit Persönlichkeitsstörungen, aber ohne Trauma-Vorgeschichte. An der Studie war allerdings nur eine kleine Zahl von Patientinnen beteiligt.

Unsere Ergebnisse lagen auf einer Linie mit Steinbergs Überlegungen. Rückblickend nach 30 Jahren lässt sich vermuten, dass auf diese Patientinnen wohl am ehesten die Diagnose einer kPTBS mit Depersonalisation und Derealisation (und möglicherweise mit sekundärer struktureller Dissoziation und somit einer dahinterstehenden Aufspaltung der Persönlichkeit) zugetroffen hätte. Die Diagnose kPTBS war in den 1990er-Jahren noch nicht offiziell eingeführt und wurde somit in der klinischen Praxis noch seltener gestellt als heute. In unserer Forschungsarbeit (Boon & Draijer, 1993a, 1993b) ordneten wir chronische Depersonalisation damals als einen Aspekt der bei den Patientinnen vorliegenden schwerwiegenden PTBS-Symptome ein. Seit diesen Studien mit dem SCID-D ist mir das Erscheinungsbild chronischer Depersonalisation viele Male begegnet. Es handelte sich durchweg um Patientinnen mit kPTBS-Symptomen, in deren Vorgeschichte es körperliche Misshandlung oder sexualisierte Gewalt gegeben hatte. Solche Patientinnen berichten auch von chronischer Depersonalisation, bei der sie den Kontakt zu ihren Emotionen und auch zu ihrem Körper verlieren. In der Therapie zeigt sich dann, dass tatsächlich eine Dissoziation der Persönlichkeit vorliegt, bei der ein Anteil für das Funktionieren im Alltagsleben zuständig ist und mehrere Anteile in der Traumazeit verhaftet sind und die mit Misshandlung oder Missbrauch verknüpften Emotionen und Körperempfindungen „in sich aufbewahren“. Manchmal nimmt bei Patientinnen die Identitätsunsicherheit weiter zu, wenn ihnen dies in der Therapie stärker bewusst wird. Es kann dann sein, dass sie in ihrem Kopf die Stimmen mehrerer (Kind-)Anteile hören. Man könnte sagen, dass bei diesen Patientinnen die Depersonalisationsstörung zuvor das „anfängliche Erscheinungsbild" einer OSDD-1 und in einigen wenigen Fällen auch einer DIS darstellte.

Seit Beginn des 21. Jahrhunderts wurden mehrere Studien mit großen Gruppen von Probandinnen mit Depersonalisationssymptomen durchgeführt (Baker et al., 2003; Hunter et al., 2004; Simeon et al., 2003). Aus diesen Studien ergibt sich ein klar umrissenes klinisches Bild, das für eine separate diagnostische Kategorisierung der Depersonalisations-Derealisationsstörung spricht (siehe auch Simeon, 2009; Spiegel et al., 2011). Die betreffenden Studien zeigten auch, dass Beginn und Verlauf der Störung unabhängig von möglichen komorbiden Störungen waren. Eine Depersonalisations-Derealisationsstörung beginnt typischerweise in der späten Adoleszenz und verfestigt sich dann (Hunter et al., 2017).

Prävalenz der Depersonalisations-Derealisationsstörung

Prävalenzstudien beziehen sich vorwiegend auf die Depersonalisationsstörung gemäß DSM-IV. Bei 2,5 Prozent der Allgemeinbevölkerung (ermittelte Werte reichen von 0,8 bis 2,8 Prozent) und 5 bis 16 Prozent der klinischen Population findet sich eine Depersonalisationsstörung (Foote, Smolin, Kaplan et al., 2006; Hunter et al., 2004; Ross, Duffy & Ellason, 2002). Die Depersonalisations-Derealisationsstörung kommt bei Frauen und Männern gleichermaßen häufig vor.

Auslösende Faktoren

Eine Depersonalisations-Derealisationsstörung wird typischerweise durch schwere Belastungen, Ängste oder ein akutes Trauma ausgelöst. Chronische Depersonalisationssymptome mit Beginn in der Adoleszenz scheinen eher mit emotionaler Vernachlässigung zusammenzuhängen als mit sexuellem Missbrauch oder körperlicher Misshandlung (Hunter et al., 2017; Loewenstein, 2018). In solchen Fällen entsprechen die Symptome eher einem Erleben von Losgelöstsein (detachment) als einer Kompartmentalisierung (siehe Holmes et al., 2005).

Andere näher bezeichnete dissoziative Störung (Other Specified Dissociative Disorder, OSDD), OSDD-1 und partielle DIS

In Tabelle 1.7 ist die „Andere näher bezeichnete dissoziative Störung" (Other Specified Dissociative Disorder, OSDD) gemäß DSM-5 dargestellt. Gegenüber früheren Versionen des DSM sind hier eine Reihe von wesentlichen Modifikationen vorgenommen worden. Erstens wurde der Name der Kategorie, die zuvor unter „Nicht näher bezeichnete dissoziative Störungen" (Dissociative Disorder Not Otherwise Specified, DDNOS) lief, geändert und entspricht nun der in der ICD-11 verwendeten Bezeichnung. Außerdem wurden einige der für die OSDD aufgeführten Beispiele für Beschwerdebilder aus dem DSM-IV-TR übernommen. Hinzugefügt wurde ein Beispiel zu akuten, vorübergehenden dissoziativen Reaktionen auf belastende Ereignisse, das in früheren Versionen des DSM nicht enthalten war. Das im DSM-IV-TR angeführte Beispiel 6 zum Ganser-Syndrom fiel weg.

Die ICD-11 ist gegenüber der ICD-10 stark verändert. In der ICD-10 gab es noch die Kategorie „Dissoziative Störungen [Konversionsstörungen], gemischt" für Kombinationen von dissoziativen Störungen (oder Symptomen); Beispiele wurden nicht genannt. Außerdem gab es die Kategorie „Sonstige dissoziative Störungen [Konversionsstörungen]", die die Multiple Persönlichkeitsstörung (heute als DIS bezeichnet) und das Ganser-Syndrom einschloss. In der ICD-11 ist für die DIS nun eine eigene Kategorie vorgesehen, und das Ganser-Syndrom kommt nicht mehr vor. Anstelle der „gemischten dissoziativen Störungen" enthält die ICD-11 jetzt die Kategorie „Sonstige näher bezeichnete dissoziative Störungen", für die aber keine Beispiele genannt sind.

Das erste Beispiel für die Kategorie „Andere näher bezeichnete dissoziative Störung" im DSM-5 scheint in der ICD-11 zu einer eigenen und unabhängigen Diagnosekategorie mit dem verwirrenden Titel „Partielle Dissoziative Identitätsstörung" geworden zu sein. Darauf werde ich im nächsten Abschnitt näher eingehen.

Tabelle 1.7: Andere näher bezeichnete dissoziative Störung gemäß DSM-5 (Other Specified Dissociative Disorder, OSDD)

Andere näher bezeichnete dissoziative Störung (Other Specified Dissociative Disorder, OSDD) gemäß DSM-5*
■ Erscheinungsbilder, bei denen charakteristische Symptome einer dissoziativen Störung vorherrschen, die in klinisch bedeutsamer Weise Leiden oder funktionelle Beeinträchtigungen verursachen, ohne dass jedoch die Kriterien für eine der dissoziativen Störungen vollständig erfüllt sind. ■ Der Kliniker gibt den Grund an, warum die Kriterien für eine bestimmte dissoziative Störung nicht erfüllt sind.
Folgende beispielhafte Beschwerdebilder können als eine Andere näher bezeichnete dissoziative Störung eingeordnet werden: 1. Chronische und wiederkehrende Syndrome gemischter dissoziativer Symptome: ■ Identitätsstörungen ■ weniger stark ausgeprägte Diskontinuitäten des Bewusstseins des eigenen Selbst und des eigenen Handelns ODER ■ Veränderungen der Identität oder Episoden von Besessenheit ■ Patientin berichtet von keiner dissoziativen Amnesie 2. Identitätsstörungen infolge anhaltender und intensiver Manipulation unter Zwangsbedingungen (Gehirnwäsche, Indoktrination) 3. Akute, vorübergehende dissoziative Reaktionen auf belastende Ereignisse, die typischerweise nur ein paar Stunden und maximal weniger als einen Monat andauern, mit Verengung des Bewusstseins: Depersonalisation, Derealisation, Wahrnehmungsstörungen (z. B. Verlangsamung des Zeitempfindens, Makropsie (Veränderungen in der Größenwahrnehmung), Mikro-Amnesien, vorübergehendem Stupor und / oder Änderungen in sensomotorischen Funktionen (z. B. Analgesie, Paralyse). 4. Dissoziative Trance: akute Einengung oder kompletter Verlust des Gewahrseins der unmittelbaren Umgebung, was sich als tiefgreifende Unempfänglichkeit oder Unempfindlichkeit gegenüber Umweltreizen manifestiert. Kann manchmal begleitet sein von geringfügigen stereotypen Verhaltensweisen (z. B. Fingerbewegungen) und einer vorübergehenden Paralyse oder dem Verlust des Bewusstseins (Ohnmacht). Ausgeschlossen werden muss, dass die Trance ein typischer Bestandteil von breit akzeptierten kollektiven kulturellen oder religiösen Praktiken ist.
Quelle: *Diagnostic and Statistical Manual of Mental Disorders (DSM-5 oder DSM-5-TR)*: APA, 2013, 2022; dt. Fassung des DSM-5: 2018, S. 418f. * Im DSM-5-TR angegebene Kriterien, die auf das DSM-5 zurückgehen, werden nach wie vor als „Kriterien laut DSM-5" bezeichnet, entsprechend der Verwendung im DSM-5-TR.

Die Restkategorie OSDD und die Abgrenzung zwischen DIS und OSDD-1

In der Diskussion um die Restkategorie OSDD im DSM-5 geht es unter anderem darum, dass die angeführten Beispiele für OSDD keine Kategorien mit eigenen Codes und Kriterien darstellen. Mit Blick auf das DSM-IV merkte Dell (2009b) bereits an, dass die DDNOS-1, also die Nicht näher bezeichnete dissoziative Störung vom Typ 1, darin nicht den Rang einer eigenständigen Diagnose einnahm, aber sowohl in der empirischen und epidemiologischen Forschung als auch von vielen Klinikern so aufgefasst wurde. Schon im Jahr 1991 hatte David Spiegel, damals Vorsitzender der Arbeitsgruppe Dissoziative Störungen für das DSM-IV, zu bedenken gegeben, dass mit der Nosologie dissoziativer Störungen etwas im Argen liege (Spiegel & Cardeña, 1991; siehe auch Dell, 2009b). Spiegel bezog sich darauf, dass epidemiologische Studien gezeigt hatten, dass unter den in der Forschung diskutierten dissoziativen Störungen DDNOS die weitaus häufigste war und dass die höchste Prävalenz doch niemals einer Restkategorie zukommen solle. Die hohe Prävalenzrate ging fast ausschließlich auf den Untertyp DDNOS-1 zurück. Bis heute liegen zu den anderen fünf Untertypen der Restkategorie DDNOS so gut wie keine Prävalenzdaten vor (Dell, 2009b).

Das erste Beispiel der Restkategorie DDNOS bezog sich größtenteils auf eine Gruppe von Patientinnen, die ein Cluster von Symptomen aufwiesen, das der DIS entsprach. Während der diagnostischen Untersuchung waren die dissoziierten Persönlichkeitsanteile aber entweder nicht beobachtbar, oder die Patientinnen waren (noch) nicht in der Lage, über sie zu sprechen. In solchen Fällen wurde automatisch die Diagnose DDNOS zugewiesen. Es handelte sich also vorwiegend um Patientinnen, bei denen eigentlich eine DIS vorlag, die aber (noch) nicht als solche eingeordnet werden konnte. Wie ich bereits erwähnt habe, bezeichneten Nel Draijer und ich dieses Phänomen als anfängliches Erscheinungsbild einer DIS (oder als verdeckte DIS), um es von den atypischen dissoziativen Störungen abzugrenzen (Boon & Draijer, 1993a). Unsere Ergebnisse von 1993 haben nach wie vor Gültigkeit, weil bei schätzungsweise 40 Prozent aller Patientinnen mit dissoziativen Störungen eine DDNOS diagnostiziert wird (Dell, 2009b; Spiegel et al., 2011).

Das Thema der verdeckten DIS musste im DSM-5 aufgegriffen werden. Der Text wurde dahingehend modifiziert, dass sich eine DIS-Diagnose nun auch dann bestätigen lässt, wenn kein Switchen (Identitätswechsel) zu beobachten ist. Anhand der im DSM-5 dargelegten Kriterien kann eine DIS-Diagnose jetzt auch dann gestellt werden, wenn die Patientin von einem subjektiven Erleben von Persönlichkeitsanteilen berichtet oder wenn das Switchen von anderen beobachtet wurde. Das bedeutet, dass sich die erkennbare Prävalenz der DIS möglicherweise erhöhen und die der OSDD verringern wird. Die Gruppe der Patientinnen, die über solche Dissoziationserfahrungen nicht sprechen kann oder nicht sprechen will, ist im Text des DSM-5 aber nach wie vor nicht berücksichtigt. Außerdem kann die Formulierung leider dazu führen, dass mehr Diagnosen fälschlicherweise gestellt werden, weil die polythetischen Kriterien, insbesondere das der Intrusionen, nicht einbezogen wurden.

OSDD-1 im DSM-5 und partielle DIS in der ICD-11

In der klinischen Praxis bleibt das Auseinanderhalten von OSDD-1 und DIS eine Herausforderung. Das einzige Kriterium, das OSDD-1 eindeutig von DIS abgrenzt, besteht darin, dass die Person nicht von Amnesie(n) berichtet (dem Kriterium B für eine DIS). Das andere Kriterium für eine OSDD-1, „Diskontinuitäten des Bewusstseins des eigenen Selbst und des eigenen Handelns", ist zu unbestimmt, als dass Kliniker häufig darauf zurückgreifen würden. Eben weil die DIS in der klinischen Praxis in so vielfältigen Formen auftritt, wäre es besser, wenn ein Untertyp der DIS als eine eigene diagnostische Kategorie mit oder ohne Amnesie beschrieben würde, ähnlich der in der ICD-11 (aber unter einem anderen Namen!) enthaltenen Diagnose. In der ICD-11 ist die partielle DIS nach der DIS als eine eigene diagnostische Kategorie aufgeführt. Die Kriterien für sie sind in Tabelle 1.8 zu sehen. Sie sind spezifischer gefasst als die Kriterien der OSDD-1 und unterscheiden sich von diesen in dem beachtenswerten Punkt, dass Amnesie als ein mögliches (für kurze Zeit auftretendes) Symptom erwähnt wird.

Tabelle 1.8: Kriterien für eine partielle Dissoziative Identitätsstörung (partielle DIS) in der ICD-11

Kriterien für eine partielle Dissoziative Identitätsstörung (partielle DIS) in der ICD-11 (6B65)
Kernmerkmale
Identitätsstörung, bei der zwei oder mehr verschiedene Persönlichkeitszustände (dissoziative Identitäten) vorliegen, die mit deutlichen Unterbrechungen des Selbst- und Handlungsgefühls verbunden sind. Jeder Persönlichkeitszustand verfügt über sein eigenes Muster des Erlebens, der Wahrnehmung, der Vorstellung und der Beziehung zu sich selbst, dem Körper und der Umwelt.
Ein Persönlichkeitszustand ist dominant und bewältigt Aufgaben des Alltags (z. B. Elternschaft, Arbeit), es mischen sich aber ein oder mehrere nicht-dominante Persönlichkeitszustände ein (dissoziative Intrusionen). Diese Intrusionen können kognitiver (sich aufdrängende Gedanken), affektiver (Intrusionen von Affekten wie Angst, Wut oder Scham), wahrnehmungsbezogener (z. B. Intrusionen von Stimmen, flüchtige visuelle Eindrücke, Körperwahrnehmungen wie das Verspüren einer Berührung), motorischer (z. B. unwillkürliche Armbewegungen) oder verhaltensbezogener Natur (z. B. eine Handlung, die nicht als der eigenen Kontrolle unterliegend oder nicht als eigene erlebt wird) sein. Sie werden als störender Einfluss auf die Funktionsfähigkeit des dominanten Persönlichkeitszustands und in der Regel als aversiv erlebt.

Kriterien für eine partielle Dissoziative Identitätsstörung (partielle DIS) in der ICD-11 (6B65)
Die nicht-dominanten Persönlichkeitszustände übernehmen nicht regelmäßig und nicht in dem Maße die exekutive Kontrolle über Bewusstsein und Handlungsfunktionen der Person, dass sie bestimmte Aufgaben des Alltags (wie Elternschaft und Arbeit) übernehmen. Es kann aber gelegentliche, begrenzte und vorübergehende Episoden geben, in denen ein bestimmter Persönlichkeitszustand die exekutive Kontrolle übernimmt, um eingegrenzte Verhaltensweisen auszuführen (z. B. in Reaktion auf extreme emotionale Zustände oder während Episoden von selbstschädigenden Handlungen oder des Wiedererlebens traumatischer Erinnerungen).
Weitere klinische Merkmale
Die Symptome lassen sich nicht besser durch eine andere psychische Störung (wie Schizophrenie oder andere primäre psychotische Störungen) erklären.
Die Symptome sind nicht auf die direkten Auswirkungen einer Substanz oder eines Medikaments auf das zentrale Nervensystem, einschließlich Entzugserscheinungen (z. B. Blackouts oder chaotisches Verhalten im Zustand der Intoxikation), und nicht auf eine Erkrankung des Nervensystems (z. B. komplexe partielle Krampfanfälle) oder eine Schlaf-Wach-Störung zurückzuführen (bei der die Symptome z. B. während hypnagoger oder hypnopomper Zustände auftreten können).
Die Symptome führen zu einer erheblichen Beeinträchtigung in persönlichen, familiären, sozialen, schulischen, beruflichen oder anderen wichtigen Funktionsbereichen. Wenn die Funktionsfähigkeit erhalten bleibt, dann nur durch erhebliche zusätzliche Anstrengung.
Vorläufige deutsche Übersetzung, nach der *International Classification of Diseases Eleventh Revision* (ICD-11), 2022, übernommen von der Website des Bundesinstituts für Arzneimittel und Medizinprodukte (↗ https://is.gd/sFx3pc). Die WHO ist nicht verantwortlich für den Inhalt oder die Genauigkeit dieser Übersetzung. Bei Unstimmigkeiten zwischen der englischen und deutschen Fassung ist die ursprüngliche englische Fassung die verbindliche und originale Ausgabe.

Der Begriff „partiell“ ist unglücklich gewählt, weil es sich hier um eine Dissoziative Identitätsstörung mit weniger dissoziierten Anteilen, mit milderen Symptomen und vor allem mit einer anderen Organisation der dissoziierten Persönlichkeit handelt. Es scheint einen Persönlichkeitsanteil zu geben, der im Alltag funktioniert, und Anteile, welche die traumatischen Erinnerungen „halten“ oder in sich bergen. Die Beschreibung der partiellen DIS erinnert stark an die von van der Hart et al. (2006) beschriebene sekundäre strukturelle Dissoziation mit einem anscheinend normalen Persönlichkeitsanteil (ANP) und mehreren emotionalen Persönlichkeitsanteilen (EPs): Der dominante ANP ist für das Funktionieren im Alltag zuständig. Die (nicht dominanten) EPs übernehmen nur gelegentlich und nur kurz die Kontrolle, in Reaktion auf extreme Gefühlsregungen oder während des Wiedererlebens oder

Wiederholens (Reenactment) einer traumatischen Erfahrung. Laut der ICD-11 kann Amnesie ein Teil dieses Störungsbilds sein und stellt kein Ausschlusskriterium dar.

Vielleicht werden DSM und ICD eines Tages Beschreibungen enthalten, die zutreffender aufzeigen, in welchen verschiedenen Formen die DIS in der klinischen Praxis auftritt, als es die derzeitigen Beschreibungen gewährleisten; möglicherweise geschieht dies in Form von Untertypen der DIS. Die Aufnahme der partiellen DIS als separate diagnostische Kategorie in die ICD-11 ist, einmal abgesehen vom Begriff „partiell", gegenüber dem DSM-5 ein Fortschritt.

Nicht näher bezeichnete dissoziative Störung

In Tabelle 1.9 sind die nicht näher bezeichneten dissoziativen Störungen laut DSM-5 definiert. In der ICD-11 gibt es dazu keine Entsprechung.

Tabelle 1.9: Nicht näher bezeichnete dissoziative Störung laut DSM-5

Nicht näher bezeichnete dissoziative Störung im DSM-5*
Erscheinungsbilder, bei denen charakteristische Symptome einer dissoziativen Störung vorherrschen, die in klinisch bedeutsamer Weise Leiden oder Funktionsbeeinträchtigungen verursachen, die aber Kriterien für eine der dissoziativen Störungen nicht vollständig erfüllen. ■ Der Kliniker möchte *nicht* den Grund angeben, warum die Kriterien für eine bestimmte dissoziative Störung nicht erfüllt sind. ■ Die Kategorie beinhaltet auch Beschwerdebilder, für die nicht genügend Informationen vorliegen, um eine genauere Diagnose stellen zu können (z. B. in Situationen in der Notaufnahme).
Quelle: *Diagnostic and Statistical Manual of Mental Disorders (DSM-5 oder DSM-5-TR):* APA, 2013, 2022; dt. Fassung des DSM-5: 2018, S. 419f. * Im DSM-5-TR angegebene Kriterien, die auf das DSM-5 zurückgehen, werden nach wie vor als „Kriterien laut DSM-5" bezeichnet, entsprechend der Verwendung im DSM-5-TR.

Dissoziativ-neurologische Symptomstörungen laut ICD-11

In Tabelle 1.1 (Seite 36) sind die in der ICD-11 vorgeschlagenen dissoziativen Störungen aufgelistet. Im Vergleich zur ICD-10 sind wesentliche Veränderungen und eine größere Übereinstimmung mit dem DSM-5 festzustellen. Der Hauptunterschied zwischen beiden Klassifikationssystemen betrifft die dissoziativ-neurologischen Symptomstörungen, die im DSM-5 als Konversionsstörungen eingeordnet werden.

Laut der ICD-11 ist eine dissoziativ-neurologische Symptomstörung durch das fortgesetzte, unwillkürliche Auftreten motorischer, sensorischer oder kognitiver Symptome gekennzeichnet, die dissoziativen Charakter haben und weder mit einer nachgewiesenen neurologischen oder körperlichen Erkrankung des Nervensystems zu erklären noch auf die Wirkungen einer Substanz oder eines Medikaments zurückzuführen sind. Tabelle 1.10 fasst die Kriterien für eine dissoziativ-neurologische Symptomstörung in der ICD-11 zusammen und stellt sie der Konversionsstörung im DSM-5 gegenüber.

Tabelle 1.10: Dissoziativ-neurologische Symptomstörungen gemäß ICD-11 im Vergleich mit Konversionsstörung gemäß DSM-5

ICD-11-Kriterien für Dissoziative Störung mit neurologischen Symptomen (6B600)	Vergleich mit den DSM-5-Kriterien* einer Konversionsstörung (Störung mit funktionellen neurologischen Symptomen)
Unwillkürliche Störung oder Unterbrechung der normalen Integration motorischer, sensorischer oder kognitiver Funktionen, die mindestens mehrere Stunden lang anhält.	Kriterium A setzt weder eine Dauer von mehreren Stunden voraus noch eine Veränderung in kognitiven Funktionen – nur Symptome veränderter willkürmotorischer oder sensorischer Funktionen.
Die klinischen Befunde sind nicht mit einer bekannten Erkrankung des Nervensystems (etwa einem Schlaganfall) oder einem anderen Krankheitszustand (z. B. nach einem Schädeltrauma) zu erklären.	Kriterium B verlangt ebenfalls, dass sich die Symptomatik nicht auf bekannte neurologische oder körperliche Störungen zurückführen lässt.

ICD-11-Kriterien für Dissoziative Störung mit neurologischen Symptomen (6B600)	Vergleich mit den DSM-5-Kriterien* einer Konversionsstörung (Störung mit funktionellen neurologischen Symptomen)
Die Symptome treten nicht ausschließlich während Episoden einer Trance-Störung, einer Trance-Besessenheits-Störung, einer Dissoziativen Identitätsstörung oder einer partiellen Dissoziativen Identitätsstörung auf.	Kriterium C gibt vor, dass sich das Symptom oder Defizit nicht besser mit einer anderen psychischen Störung (die aufgelisteten Störungen entsprechen den in den ICD-11-Kriterien genannten) oder einer körperlichen Erkrankung erklären lässt.
Die Symptome sind nicht auf die Wirkungen einer Substanz oder eines Medikaments auf das zentrale Nervensystem, einschließlich Entzugserscheinungen, zurückzuführen, treten nicht ausschließlich in hypnagogen oder hypnopompen Zuständen auf und lassen sich nicht mit einer Schlaf-Wach-Störung erklären (z. B. mit einer schlafbezogenen rhythmischen Bewegungsstörung oder einer rezidivierenden isolierten Schlaflähmung).	
Die Symptome lassen sich mit einer anderen psychischen Störung (z. B. Schizophrenie oder eine andere primäre psychotische Störung; Posttraumatische Belastungsstörung) nicht besser erklären.	
Die Symptome führen zu einer erheblichen Beeinträchtigung in persönlichen, familiären, sozialen, schulischen, beruflichen oder anderen wichtigen Funktionsbereichen.	Kriterium D verlangt, dass das Symptom oder Defizit in klinisch bedeutsamer Weise Leiden oder Funktionsbeeinträchtigungen verursacht oder eine medizinische Abklärung erfordert.
Weitere klinische Merkmale in der ICD-11	*Weitere klinische Merkmale im DSM-5*
Mit Sehstörung (6B60.0) Mit Hörstörung (6B60.1)	Mit speziellen sensorischen Symptomen (z. B. visuelle, olfaktorische oder Hörstörungen)
Mit Schwindel oder Benommenheitsgefühl (6B60.2) Mit sonstiger sensorischer Störung (6B60.3)	Mit Taubheit oder sensorischen Anfällen
Mit nichtepileptischen Anfällen (6B60.4)	Mit Krämpfen oder Anfällen

ICD-11-Kriterien für Dissoziative Störung mit neurologischen Symptomen (6B600)	Vergleich mit den DSM-5-Kriterien* einer Konversionsstörung (Störung mit funktionellen neurologischen Symptomen)
Mit Sprechstörung (6B60.5)	Mit Auffälligkeiten der Sprache (z. B. Dysphonie, verwaschene Sprache)
Mit Parese oder Muskelschwäche (6B60.6)	Mit Schwäche / Lähmung
Mit Gangstörung (6B60.7) Mit Bewegungsstörung (6B60.8)	Mit motorischen Symptomen (z. B. Tremor, Dystonie, Myoklonie, Gangstörung)
Mit kognitiven Symptomen (6B60.9) Sonstige näher bezeichnete Dissoziative Störung mit neurologischen Symptomen (6B60.Y) Dissoziativ-neurologische Symptomstörungen, nicht näher bezeichnet (6B60.Z)	Mit gemischtem Erscheinungsbild Mit Schluckstörungen Akute Episode: Die Symptome liegen seit weniger als 6 Monaten vor. Andauernd: Die Symptome treten seit 6 Monaten oder länger auf. Mit psychologischem Stressor Ohne psychologischen Stressor
Vorläufige deutsche Übersetzung, nach der *International Classification of Diseases Eleventh Revision* (ICD-11), 2022, übernommen von der Website des Bundesinstituts für Arzneimittel und Medizinprodukte (↗ https://is.gd/sFx3pc). Die WHO ist nicht verantwortlich für den Inhalt oder die Genauigkeit dieser Übersetzung. Bei Unstimmigkeiten zwischen der englischen und deutschen Fassung ist die ursprüngliche englische Fassung die verbindliche und originale Ausgabe.	Quelle: *Diagnostic and Statistical Manual of Mental Disorders (DSM-5 oder DSM-5-TR)*: APA, 2013, 2022; dt. Fassung des DSM-5: 2018 * Im DSM-5-TR angegebene Kriterien, die auf das DSM-5 zurückgehen, werden nach wie vor als „Kriterien laut DSM-5" bezeichnet, entsprechend der Verwendung im DSM-5-TR.

Prävalenz somatoformer dissoziativer Störungen

Weder zu dissoziativen Störungen der Bewegung und der Sinnesempfindung laut ICD-10 (1992) noch zu dissoziativ-neurologischen Symptomstörungen gemäß ICD-11 liegen Prävalenzstudien vor. Die überwiegende Mehrzahl der Studien und Berichte bezieht sich auf Konversionsstörungen und -symptome, wie sie in verschiedenen Auflagen des DSM definiert sind. Trotz der unterschiedlichen Bezeichnungen sind in DSM und ICD aber dieselben Symptome und Störungsbilder gemeint.

Wie hoch die Prävalenz von Konversionsstörungen und dissoziativ-neurologischen Symptomstörungen genau ist, wissen wir nicht. Im DSM heißt es, dass bei 5 Prozent der Überweisungen an Neurologen Konversionssymptome im Spiel sind. De Waal et al. (2004) ermittelten in holländischen Hausarztpraxen für Konversionssymptome eine Prävalenz von 0,2 Prozent.

Die Prävalenzraten für westliche und nichtwestliche Weltregionen weisen große Unterschiede auf. In Ländern der sogenannten Dritten Welt treten insbesondere Konversionssymptome wesentlich häufiger auf, mit Raten von bis zu 31 Prozent (Ali et al., 2015). Bei Frauen werden Konversionssymptome zwei bis drei Mal häufiger festgestellt als bei Männern.

Risikofaktoren

Als Risikofaktoren für die Entwicklung einer Konversionsstörung werden Misshandlung und Missbrauch in der Kindheit, aber auch aktuellere belastende Ereignisse oder emotionale Konflikte genannt (Roelofs et al., 2002). Manchmal können auch bestehende neurologische Störungen Ursache für die Entwicklung von Konversionssymptomen sein.

Somatisierung, Konversion und Dissoziation

Warum werden Konversionsstörungen im DSM nicht als dissoziative Störungen eingeordnet? Seit der Aufnahme der Somatisierungsstörung in das DSM-III (APA, 1980) haben viele dafür plädiert, dass zumindest die sogenannten Konversionsstörungen den dissoziativen Störungen zugeordnet werden sollten, so wie zuvor im DSM-II und in der ICD-10 sowie in der ICD-11 (Bowman, 2006; Brown et al., 2007; Kihlstrom, 1992; Kihlstrom et al., 1993; Nijenhuis, 2004, 2009; van der Hart et al., 2006). In den früheren Versionen des DSM orientierten sich die Definitionen eher an der Ätiologie. Ab dem DSM-III wurde die Klassifikation rein deskriptiv; in diese Ausgabe wurden die somatoformen Störungen aufgenommen, zu denen alle psychischen Störungen gehörten, deren Symptome dem Wesen nach psychisch sind, aber denen einer somatischen Störung ähneln. Ausschlaggebend für diese Entscheidung waren offenbar vor allem pragmatische Gründe (DSM-IV; APA, 1994).

Folgende drei Argumente sprechen dafür, die Klassifikation des DSM zu überarbeiten:

1. Zahlreiche Studien zu Konversionsstörungen zeigen einen hohen Grad an Komorbidität mit dissoziativen Störungen. Ebenso finden sich bei Patientinnen mit dissoziativen Störungen viele Konversionssymptome und andere medizinisch ungeklärte körperliche Beschwerden (Boon & Draijer, 1993a, 1993b; Brown et al., 2007; Şar et al., 2004; Spiegel et al., 2013; Spitzer et al., 1999). In einigen dieser Studien lag die Komorbidität mit Angst- und affektiven Störungen indes höher (z. B. Şar et al., 2004).

2. Es ist anzunehmen, dass bei Konversions- und bei dissoziativen Störungen dem Einsetzen der Symptome derselbe Mechanismus zugrunde liegt. Bei Konversionssymptomen kommt es zu einer Störung der Integration körperlicher Funktionen, die in vielen Fällen mit traumatischen Erfahrungen zusammenhängt (Janet, 1907). Schon Charles Myers hat, anknüpfend an Janet (1907), bei Soldaten, die er während und nach dem Ersten Weltkrieg wegen „Kriegszittern" (shell shock) behandelt hatte, sehr klare Beispiele für eine solche mangelhafte Integration sensomotorischer Funktionen beschrieben (Myers, 1940; van der Hart et al., 2000). Mit anderen Worten, Dissoziationssymptome können zu Störungen in jedem psychischen und körperlichen Funktionsbereich führen (APA, 2013, 2022).
3. Schließlich ist bei Konversionsstörungen auch eine hohe Prävalenz von traumatischen Erfahrungen in der Vergangenheit festzustellen.

Allerdings haben mehrere Studien, in denen Selbstbeurteilungsfragebögen wie die DES (Dissociative Experiences Scale; dt. Fragebogen zu dissoziativen Symptomen) und der Dissociation Questionnaire (DIS-Q: Vanderlinden, van Dyck, Vandereycken et al., 1993) eingesetzt wurden, keine hohe Korrelation zwischen sogenannten Konversionssymptomen – sowohl nicht-epileptischen Anfällen als auch anderen Formen von Konversionssymptomen – und Dissoziation ergeben. Brown et al. (2007) führen das darauf zurück, dass einige der Items in den genannten Fragebögen Absorptions- und Depersonalisationsphänomene betreffen, die sich auf Losgelöstsein (detachment) beziehen, während nur wenige der Items auf (dissoziative) pseudoneurologische Symptome zielen, die eher mit „Kompartmentalisierung" oder einer Aufspaltung der Persönlichkeit zu tun haben (Brown et al., 2007; Holmes et al., 2005; Steele et al., 2009; van der Hart et al., 2004).

Die Frage ist, ob diese Erklärung der Sachlage gerecht wird, denn tatsächlich haben Patientinnen, bei denen eine Aufspaltung der Persönlichkeit (Kompartmentalisierung) diagnostiziert wird, in den genannten Selbstbeurteilungsfragebögen meist hohe Punktwerte. Außerdem weist der Somatoform Dissociation Questionnaire (SDQ-20; dt. Fragebogen zu somatoformen Dissoziationen), der nach somatoformen dissoziativen Symptomen fragt, eine hohe Korrelation mit DIS-Q und DES auf. In einer neueren niederländischen Studie wurden drei Gruppen anhand einer Reihe von Selbstbeurteilungsfragebögen, zu denen DIS-Q, SDQ-20 und SCL-90 (Symptom-Checkliste) gehörten, miteinander verglichen (van der Hoeven et al., 2015). In die Studie einbezogen waren eine Gruppe von Patientinnen, bei denen Störungen mit funktionellen motorischen Symptomen („Konversionsstörungen") vorlagen, eine Gruppe mit motorischen Störungen, für die es eine neurologische Erklärung gab, und eine gesunde Kontrollgruppe. Die Gruppe mit funktionellen motorischen Symptomen schien sehr heterogen zu sein. Bei einem Drittel dieser Patientinnen lagen die Ergebnisse für alle Fragebögen im „Normalbereich", und es ergaben sich keine Hinweise auf somatoforme oder psychoforme dissoziative Symptome. Außerdem waren signifikante Unterschiede im Fragebogen zu somatoformen Dissoziationen (SDQ-20) nur zwischen Patientinnen mit sämtlichen Formen von motorischen Störungen und der Kontrollgruppe zu erkennen. Diese und andere Studien machen deutlich, dass Patientinnen mit sogenannten Konversionsstörungen eine heterogene Gruppe bilden und dass bei ihnen, anders als Brown und Kollegen (2007) vermuten, nicht immer derselbe (dissoziative) Mechanismus zugrunde liegt.

Spiegel et al. (2013) hatten als Ergänzung zum DSM-5 vorgeschlagen, die Konversionsstörung in einen somatischen und einen dissoziativen Untertyp aufzuteilen, weil es Hinweise darauf gebe, dass eine rein motorische Lähmung, wenn sie das einzige Symptom sei, mehr mit Somatisierungs- und sensorischen (Konversions-)Symptomen gemeinsam habe, wohingegen nichtepileptische Anfälle mehr mit Dissoziation zu tun haben könnten. Dieser Gedanke wurde im DSM-5 nicht aufgegriffen, wenngleich im Begleittext der Zusammenhang zwischen Konversionsstörung und Dissoziation erwähnt ist. Brown et al. (2007) plädieren dafür, somatische Symptome, die eher mit Ängsten und einer Sorge um die körperliche Gesundheit zu tun haben, von Konversionssymptomen zu unterscheiden, die auf einer Veränderung des sensomotorischen Erlebens beruhen, welche auf eine dissoziative Organisation der Persönlichkeit verweisen könnte. Weitere Studien werden zeigen müssen, wie häufig Konversionssymptome mit einer zugrunde liegenden dissoziativen Persönlichkeitsstruktur einhergehen. Es wird auch nötig sein, ein tieferes Verständnis der Verknüpfungen zwischen anderen medizinisch ungeklärten Symptomen und Dissoziation zu entwickeln.

Was bedeutet das für Kliniker, die sich am DSM-5 orientieren? Meiner Ansicht nach müssen sie sich im Klaren darüber sein, dass sogenannte Konversionssymptome und medizinisch ungeklärte Symptome möglicherweise auf Dissoziation beruhen und deshalb die Diagnose einer dissoziativen Störung wie DIS, OSDD-1 oder dissoziative Amnesie angezeigt sein kann. Auch eine Störung mit einem einzelnen somatischen Symptom kann dissoziativer Natur sein. Schließlich ist anzumerken, dass in beiden Klassifikationssystemen eine Lücke klafft, weil positive dissoziative Symptome wie etwa Schmerzsymptome, die mit einer traumatischen Erfahrung zusammenhängen könnten (z. B. Schmerzen nach einer Vergewaltigung oder einer anderen Gewalterfahrung), nicht berücksichtigt sind. Natürlich ist nicht bei allen medizinisch ungeklärten Symptomen (medically unexplained symptoms, MUS) Dissoziation im Spiel, doch bei manchen durchaus, und es ist wichtig, diese Möglichkeit bei der Differenzialdiagnostik zu berücksichtigen. Denn wenn sich die Symptome auf eine dissoziative Störung zurückführen lassen, kann sich die Behandlung darauf konzentrieren. Wird dies nicht beachtet, ist die Gefahr groß, dass die Symptome bestehen bleiben.

Dissoziative Trance-Störung laut ICD-11

In Tabelle 1.11 ist die dissoziative Trance-Störung laut ICD-11 beschrieben. Sie bildet hier eine eigene diagnostische Kategorie, anders als im DSM-5, wo die dissoziative Trance als Beispiel 4 für OSDD genannt wird.

Tabelle 1.11: ICD-11-Kriterien einer dissoziativen Trance-Störung

ICD-11-Kriterien einer dissoziativen Trance-Störung (6B62)
Trancezustände, in denen es zu einer deutlichen Veränderung des Bewusstseinszustands oder einem Verlust des gewohnten Gefühls der persönlichen Identität kommt und die beiden folgenden Merkmale gegeben sind: ■ Einschränkung des Bewusstseins für die unmittelbare Umgebung oder eine ungewöhnlich enge und selektive Fokussierung auf bestimmte Umweltreize; und ■ Beschränkung von Bewegungen, Körperhaltungen und Sprache auf die Wiederholung eines kleinen Repertoires, das als außerhalb der eigenen Kontrolle liegend erlebt wird.
Der Trancezustand ist nicht von dem Erleben gekennzeichnet, durch eine andere Identität ersetzt zu werden.
Trance-Episoden treten immer wieder auf, oder: Wenn die Diagnose auf einer einzigen Episode beruht, hat diese mindestens mehrere Tage gedauert.
Der Trancezustand ist unfreiwillig und unerwünscht und wird nicht als Teil einer kollektiven kulturellen oder religiösen Praxis akzeptiert.
Die Symptome sind nicht auf die direkten Wirkungen einer Substanz oder eines Medikaments auf das zentrale Nervensystem (einschließlich Entzugserscheinungen), auf Erschöpfung, hypnagoge oder hypnopompöse Zustände oder auf eine Erkrankung des Nervensystems (z. B. komplexe partielle Anfälle), ein Schädeltrauma oder eine Schlaf-Wach-Störung zurückzuführen.
Die Symptome führen zu erheblichem Leid oder bedeutsamen Beeinträchtigungen in persönlichen, familiären, sozialen, schulischen, beruflichen oder anderen wichtigen Funktionsbereichen. Wenn die Funktionsfähigkeit erhalten bleibt, dann nur durch erhebliche zusätzliche Anstrengung.
Vorläufige deutsche Übersetzung, nach der *International Classification of Diseases Eleventh Revision* (ICD-11), 2022, übernommen von der Website des Bundesinstituts für Arzneimittel und Medizinprodukte (↗ https://is.gd/sFx3pc). Die WHO ist nicht verantwortlich für den Inhalt oder die Genauigkeit dieser Übersetzung. Bei Unstimmigkeiten zwischen der englischen und deutschen Fassung ist die ursprüngliche englische Fassung die verbindliche und originale Ausgabe.

Trance-Besessenheits-Störung laut ICD

In Tabelle 1.12 ist die Trance-Besessenheits-Störung laut ICD-11 beschrieben. Im DSM-5 ist ihr keine eigene diagnostische Kategorie zugeordnet, doch sie wird in Kriterium A für die Diagnose einer DIS genannt.

Tabelle 1.12: ICD-11-Kriterien einer Trance-Besessenheits-Störung

ICD-11-Kriterien einer Trance-Besessenheits-Störung (6B63)
Trancezustände, in denen der Bewusstseinszustand der Person deutlich verändert ist und das gewohnte Gefühl der persönlichen Identität durch eine externe, „besitzergreifende" Identität ersetzt wird. Verhalten oder Bewegungen werden als vom besitzergreifenden Agens kontrolliert erlebt.
Die Trance-Episoden werden auf den Einfluss externer „besitzergreifender" Geister, Mächte, Gottheiten oder anderer spiritueller Wesenheiten zurückgeführt.
Besessenheits-Trance-Episoden treten wiederholt auf; wenn die Diagnose auf einer einzigen Episode beruht, hat die Episode mindestens mehrere Tage gedauert.
Der Zustand der Besessenheits-Trance ist unfreiwillig und unerwünscht und wird nicht als Teil einer kollektiven kulturellen oder religiösen Praxis akzeptiert.
Die Symptome sind nicht auf die direkten Wirkungen einer Substanz oder eines Medikaments auf das zentrale Nervensystem (einschließlich Entzugserscheinungen), auf Erschöpfung, hypnagoge oder hypnopompöse Zustände oder auf eine Erkrankung des Nervensystems (z. B. komplexe partielle Anfälle), ein Schädeltrauma oder eine Schlaf-Wach-Störung zurückzuführen.
Die Symptome führen zu erheblichem Leid oder bedeutsamen Beeinträchtigungen in persönlichen, familiären, sozialen, schulischen, beruflichen oder anderen wichtigen Funktionsbereichen. Wenn die Funktionsfähigkeit erhalten bleibt, dann nur durch erhebliche zusätzliche Anstrengung.
Vorläufige deutsche Übersetzung, nach der *International Classification of Diseases Eleventh Revision* (ICD-11), 2022, übernommen von der Website des Bundesinstituts für Arzneimittel und Medizinprodukte (↗ https://is.gd/sFx3pc). Die WHO ist nicht verantwortlich für den Inhalt oder die Genauigkeit dieser Übersetzung. Bei Unstimmigkeiten zwischen der englischen und deutschen Fassung ist die ursprüngliche englische Fassung die verbindliche und originale Ausgabe.

Obwohl die pathologische Besessenheits-Trance in nichtwestlichen Kulturen wahrscheinlich die am häufigsten vorkommende dissoziative Störung ist, liegen bisher nur wenige systematische Studien vor, die sich auf DSM- oder ICD-Kriterien stützen. Auch finden Diagnostik und Behandlung der Störung in westlichen Ausbildungsprogrammen keine hinreichende Beachtung (Cardeña et al., 2009; Hecker et al., 2015; Spiegel et al., 2011, 2013). Außerdem gibt es kaum Daten zur Prävalenz.

Van Duijl (2010) führte in einer Landgemeinde in Uganda eine systematische Studie zu pathologischer Besessenheit durch. Im Vergleich mit einer Kontrollgruppe ergaben sich bei den Personen (n=117) mit pathologischer Besessenheit nicht nur signifikant höhere Werte in der DES und im SDQ-20, sondern auch eine signifikant höhere Zahl von berichteten traumatischen Erfahrungen. Auch in anderen Studien zeigte sich ein Zusammenhang zwischen pathologischer Besessenheit und traumatischen Erfahrungen (siehe Spiegel et al., 2011).

Die künftige Forschung sollte klären helfen, ob die Kriterien von DSM-5 und ICD-11 zu einem vertieften Verständnis von Trance- und Besessenheitsstörungen und zur Verbesserung der Behandlungsmöglichkeiten beitragen können.

2. Dissoziationssymptome, die auf eine Aufspaltung der Persönlichkeit hinweisen

2.1 Einleitung

In Kapitel 1 habe ich die verschiedenen theoretischen Konzepte der Dissoziation vorgestellt. Außerdem habe ich hervorgehoben, wie wichtig es ist, Dissoziationssymptome, die auf eine Aufspaltung der Persönlichkeit hinweisen, von anderen Bewusstseinsveränderungen wie Absorptionserleben und Depersonalisation zu unterscheiden. Insbesondere bei der letzteren Gruppe von Symptomen ist strittig, ob sie als dissoziativ zu betrachten sind oder nicht. Bei der diagnostischen Prüfung einer möglichen dissoziativen Störung muss die Klinikerin zumindest in der Lage sein, den Unterschied zwischen Dissoziationssymptomen und den Symptomen anderer Bewusstseinsveränderungen zu erkennen. In diesem Kapitel[7] befasse ich mich mit Dissoziationssymptomen, die stets auf eine Aufspaltung der Persönlichkeit schließen lassen. In Kapitel 3 wird es dann um die anderen Bewusstseinsveränderungen gehen.

Dissoziative Symptome, die auf eine Aufspaltung der Persönlichkeit hinweisen, lassen sich grob in *positive* und *negative Dissoziationssymptome* unterteilen (van der Hart et al., 2006). Negative Dissoziationssymptome ergeben sich aus dem Fehlen oder dem Verlust von Funktionen, die theoretisch gesehen vorhanden sein sollten. Positive Dissoziationssymptome kommen und gehen und bestehen in zeitweiligen Intrusionen dissoziierter Anteile (Beispiele sind Stimmenhören, Übelkeit und Schmerzen, die von einem dissoziierten Anteil herrühren). Dissoziationssymptome lassen sich auch in *psychoforme dissoziative (kognitiv-emotionale)* und *somatoforme (sensomotorische) dissoziative Symptome* unterteilen. Klinikerinnen sollten sich im Klaren darüber sein, dass sich die Unterscheidung zwischen positiven und negativen dissoziativen Symptomen bei komplexen dissoziativen Störungen danach richtet, mit welchem dissoziierten Anteil der Person sie gerade sprechen. So kann ein Anteil schreckliche Unterleibsschmerzen verspüren (positives dissoziatives Symptom), die mit einem ursprünglichen sexuellen Trauma zusammenhängen, während ein anderer Anteil überhaupt nichts empfindet (negatives dissoziatives Symptom).

---

7 Die in diesem Kapitel beschriebenen Symptome werden meistens von Patienten mit DIS, OSDD-1 und partieller DIS gemäß ICD-11 berichtet. Studien zur partiellen DIS liegen noch nicht vor, doch die Darstellung der partiellen DIS in der ICD-11 weist eine gewisse Ähnlichkeit zu der der OSDD-1 im DSM-5 auf.

Meist berichtet der Persönlichkeitsanteil, der (vorwiegend) für das Funktionieren im Alltag zuständig ist – in der (älteren) US-amerikanischen Fachliteratur als „host" (Wirt) und in der Theorie der strukturellen Dissoziation als „ANP" (anscheinend normaler Persönlichkeitsanteil) bezeichnet –, auch von höchst vielfältigen und wechselnden dissoziativen Symptomen. So kann es geschehen, dass dieser Anteil („host" oder „ANP") keinerlei körperliche Empfindungen registriert, um dann im nächsten Moment heftige Schmerzen zu verspüren, die von einer Intrusion von Empfindungen aus einem dissoziierten Anteil herrühren. Psychoforme und somatoforme Symptome können auch von massiven Depersonalisationssymptomen begleitet sein (die Empfindungslosigkeit beschränkt sich dann nicht auf die völlige Abwesenheit von Emotionen, sondern schließt auch ein, dass die Person den eigenen Körper nicht spürt).

2.2 Im diagnostischen Prozess zu beachtende Punkte

Bei der Einschätzung von dissoziativen Symptomen, die auf eine Aufspaltung der Persönlichkeit hinweisen, sind einige allgemeine Punkte von Bedeutung. Unabhängig davon, welche Art des diagnostischen Interviews gewählt wird, ist es stets wichtig, ein klares Bild davon zu gewinnen, was der Patient mit einer bestimmten Antwort sagen wollte und ob es sich dabei um ein Beispiel eines (pathologischen) Dissoziationssymptoms handelt. Wenn ein Patient eine bestimmte Frage (wie etwa zu Erinnerungslücken) bejaht, stellt sich im weiteren Verlauf oft heraus, dass er etwas anderes meinte als das, wonach eigentlich gefragt wurde. Bei manchen Patienten fallen die Antworten auf die Interviewfragen knapp und sehr klar aus, bei anderen wortreich, vage und unklar. Bei Letzteren kann ein diagnostisches Interview eine höchst anspruchsvolle und manchmal auch sehr zeitaufwendige Angelegenheit sein.

Nachfragen bei unklaren oder mehrdeutigen Antworten

Wenn ich als Supervisorin für die Durchführung des TADS-I oder des SCID-D hinzugezogen werde, stelle ich oft fest, dass eine Klinikerin sich allzu leicht damit zufriedengibt, dass der Patient eine Frage bejaht oder verneint. Sie lotet die Antworten dann nicht hinreichend mittels weiterer Fragen aus, sodass unklar bleibt, was sie bedeuten. Deshalb ist es wichtig, dass der Patient in eigenen Worten mehrere Beispiele aus der Vergangenheit und Gegenwart schildert und dass die Klinikerin um Erläuterung der Beispiele bittet, bis hinreichend klar ist, wie sie zu verstehen sind. Weist das Beispiel für ein Symptom auf eine Aufspaltung der Persönlichkeit hin, oder geht es in der beschriebenen Situation eher um Absorptionserleben oder um ein anderes Phänomen? Das heißt, die Klinikerin muss oft weitere Fragen stellen, solange das vom Patienten beschriebene Beispiel für sie noch unklar ist.

Im TADS-I prüft die Klinikerin am Ende eines Abschnitts mit Fragen zu einem bestimmten Symptom, ob es ausschließlich im Kontext einer anderen psychischen Störung oder im Zusammenhang mit Erschöpfung, Stress etc. auftritt. In diesem Fall ist das Symptom dann kein Aspekt einer spezifischen dissoziativen Störung.

Widersprüchliche Antworten auf Interviewfragen

Patienten mit dissoziativen Störungen, insbesondere einer DIS, geben im Interview manchmal Antworten, die sich widersprechen oder im Vagen bleiben. Häufig nennt ein Patient im Verlauf des Interviews Beispiele für ein bestimmtes Dissoziationssymptom, das er zuvor verneint hatte. Umgekehrt kommt es aber auch vor, dass er ein Symptom, das er zunächst bestätigt hatte, später abstreitet oder herunterspielt.

Tatsächlich kann die Klinikerin erst am Ende des Interviews richtig einschätzen, ob ein Cluster von Dissoziationssymptomen vorliegt. In Kapitel 6 werde ich dies anhand einiger Fallberichte erläutern.

Nonverbale Anzeichen für Anspannung im Interview

Fragen, die auf die dissoziative Organisation ihrer Persönlichkeit abzielen, können für Patienten mit dissoziativen Störungen besonders belastend sein und einen inneren Kampf zwischen dissoziierten Anteilen auslösen. Dies kann sich dann im Verhalten spiegeln: Die Patienten wirken zerstreut, starren vor sich hin, ohne dass bei ihnen ankommt, was die Klinikerin sagt, oder sie haben plötzlich ihre Frage vergessen; sie sind körperlich unruhig, oder im Gesicht sind hin und wieder Muskelzuckungen zu sehen. Manchmal scheinen sie auch Stimmen zu vernehmen. Viele können zu ihren dissoziierten Anteilen nicht viel sagen, oder das Sprechen darüber macht ihnen zu viel Angst, weil sie Stimmen hören, die ihnen befehlen zu schweigen. Sie dissoziieren dann möglicherweise oder „gehen aus dem Kontakt".

Falls eine starke Anspannung zu erkennen ist, kann die Klinikerin beispielsweise fragen: „Hat sich Ihre innere Anspannung durch diese Frage verstärkt?" Wenn der Patient dies bejaht, fragt sie nach: „Können Sie beschreiben, was da geschieht?" Wenn die Anspannung sehr deutlich ist, ist es möglicherweise hilfreich, dem Patienten ein paar beruhigende Worte zu sagen und ihm zu versichern, dass er die Situation steuern kann und auf Fragen, die in ihm starke innere Konflikte oder Spannungen auslösen, nicht antworten muss. Falls er Sorge hat, er könne die Kontrolle über die Situation verlieren oder vor oder während dem Interview aus dem Kontakt gehen, kann die Klinikerin mit ihm besprechen, was sie tun können, um dies zu verhindern oder um damit zurechtzukommen.

In den Hunderten von Interviews, die ich in den vergangenen 35 Jahren geführt habe, haben sowohl beim SCID-D als auch beim TADS-I Patienten nur sehr selten völlig die Kontrolle verloren. Es ist nur hin und wieder passiert, dass Patienten während der Sitzung für längere Zeit aus dem Kontakt gingen (für einige Minuten oder, in einem Fall, länger als eine Stunde) und nicht mehr hörten, was ich sagte. In einer dieser Sitzungen war eine Therapeutin anwesend, mit der die Patientin vertraut war, und die beiden hatten vereinbart, dass die Therapeutin sie, falls sie aus dem Kontakt ging, kurz berühren würde. In einigen Fällen erlitt der Patient während des Interviews einen nicht-epileptischen Anfall oder schien kurz davor zu stehen, „abzudriften" und aus dem Kontakt zu gehen. Meistens konnte ich dem Patienten helfen, sich von Neuem auf das Hier und Jetzt auszurichten, indem ich ihn mit Namen ansprach und außerdem Ort und Zeit des Gesprächs klar benannte. Es kam vor, dass ein Patient, wenn ich genauer nachfragte, auf „Stimmen" hinwies, die sich während des Interviews stärker einmischten und ihm verboten, auf bestimmte Fragen zu antworten, oder dass er sagte: „In meinem Kopf geht eine Menge vor sich." In einigen Fällen war für mich klar zu erkennen, dass ein sogenannter Switch zu einem anderen Persönlichkeitsanteil erfolgte.

Es ist allerdings wahrscheinlich, dass solche Wechsel während des diagnostischen Prozesses häufiger vorkommen, ohne dass wir sie bemerken, denn sie vollziehen sich fast immer sehr unauffällig. Leider wird die DIS in Filmen und Fernsehserien, im Internet und in den sozialen Medien so dargestellt, als sei sie stets mit auffälligen oder dramatischen Persönlichkeitswechseln verbunden. In der Realität sieht das meistens ganz anders aus. Aufsehenerregende Persönlichkeitswechsel sind nur bei einem kleinen Anteil (6 bis 10 Prozent) von DIS-Patienten zu beobachten, bei denen eine komorbide histrionische Persönlichkeitsstörung gegeben ist (Boon & Draijer, 1993a, 1993b; Kluft, 1985). Bei der überwiegenden Mehrzahl ist ein Persönlichkeits-Switch in der Regel kaum zu registrieren, vor allem wenn wir dem Patienten im diagnostischen Interview zum ersten Mal begegnen.

Die meisten meiner Forschungsinterviews habe ich in einer einzigen Sitzung durchgeführt. Es kann immer sein, dass der Patient um eine Pause bittet, und darauf sollten wir dann eingehen. In Kapitel 10 beschreibe ich, wie manche Patienten, die fälschlicherweise denken, sie hätten eine dissoziative Störung (oder die sich wünschen, eine zu haben), sich während der Interviews verhalten. Manchmal tun solche

Patienten, ohne dass sie danach gefragt wurden, auf dramatische Weise kund, sie hätten „keine Erinnerung mehr" an eine Situation oder seien „nicht mehr ganz da", weil sie von diesen Symptomen gelesen oder bei anderen Patienten mitbekommen haben, dass dies geschehen kann. Falls sie dann von „schwierigen" Symptomen oder dissoziierten Persönlichkeitsanteilen sprechen, ist ihnen jedoch keine Angst oder Anspannung anzumerken.

Suggestivfragen vermeiden

Wichtig ist, Fragen so offen wie möglich zu formulieren. So ist sichergestellt, dass Patienten ihre eigenen Geschichten erzählen und nicht durch die Formulierungen oder die Frageweise in eine bestimmte Richtung gelenkt werden. Die Klinikerin sollte am besten auch eine „neutrale" Haltung einnehmen und es beispielsweise vermeiden, manche Antworten durch zustimmendes Nicken stärker zu würdigen als andere. Wir haben das TADS-I so anzulegen versucht, dass wir in ein Thema jeweils mit einer offenen Frage einsteigen: „Wie war Ihre vorherrschende Grundstimmung in den letzten paar Jahren?" „Haben Sie im Allgemeinen ein gutes Gedächtnis?"

2.3 Fragen nach Symptomen, die auf eine Aufspaltung der Persönlichkeit hinweisen können

Die folgende Tabelle gibt einen Überblick über die wichtigsten dissoziativen Symptome, die auf eine Aufspaltung der Persönlichkeit hinweisen und von manchen als „pathologische" Dissoziationssymptome bezeichnet werden (Dell, 2006a; siehe auch Spiegel et al., 2013). Die verschiedenen Symptomgruppen werde ich dann anhand kurzer Fallvignetten erläutern. Für die Einschätzung der Validität von Antworten ist es sehr wichtig, dass der Patient klare Beispiele schildert, die vorzugsweise aktuell sind oder aus der jüngeren Vergangenheit stammen, damit die Klinikerin beurteilen kann, ob es sich tatsächlich um ein dissoziatives Symptom handelt.

Tabelle 2.1: Psychoforme und somatoforme Dissoziationssymptome

Symptome	psychoform (kognitiv-emotional)	somatoform (sensorisch-motorisch)
negativ	▪ Amnesie (Aussetzer, Gedächtnislücken, die Gegenwart und Vergangenheit betreffen); Fugues; Person findet Hinweise darauf, dass sie etwas getan hat, an das sie sich nicht erinnern kann; Amnesie, die Informationen zur eigenen Person wie Name, Alter, Adresse betrifft; Amnesie ist zu unterscheiden davon, dass eine Person sich Informationen deshalb nicht merken kann, weil sie in etwas vertieft ist oder Aufmerksamkeits- und / oder Konzentrationsprobleme hat! ▪ Depersonalisation (die Welt und sich selbst aus der Distanz betrachten); sich selbst sprechen hören, ohne Kontrolle über das Gesagte zu haben ▪ Derealisation (Freunde oder eine eigentlich vertraute Umgebung nicht wiedererkennen) ▪ „Verlust" bestimmter Fertigkeiten, über die die Person normalerweise verfügt (wie Autofahren, sich die Schuhe binden, den Haushalt führen)	▪ Ausfall von Fähigkeiten der Wahrnehmung und Bewegungssteuerung, z. B. in Form von Empfindungsverlust, Analgesie und Betäubtheit, von „Konversionssymptomen" wie (vorübergehendem) Unvermögen, sich zu bewegen, zu sprechen, zu schlucken, zu sehen, zu hören, zu schmecken oder zu riechen ▪ Hitze oder Kälte nicht (richtig) spüren können; keinen (richtigen) Hunger und Durst empfinden können ▪ Verlust der Kraft in Armen und Beinen ▪ Lähmung von Körperteilen
positiv	▪ Kognitive und emotionale Intrusionen dissoziierter Anteile (Gedanken oder Gefühle, die nicht zur eigenen Person zu gehören scheinen oder die „wie aus dem Nichts" kommen) ▪ Erstrangsymptome nach Schneider (z. B. Stimmenhören) ▪ Flashbacks traumatischer Erfahrungen ▪ Die Person verfügt über Fertigkeiten, die sie normalerweise nicht hat (spricht beispielsweise fließend eine Fremdsprache, verfügt über bestimmte Kenntnisse, kann ein Musikinstrument spielen)	▪ Schmerzen, unwillkürliche Bewegungen und Tics ▪ Pseudo-epileptische Anfälle ▪ Sinneswahrnehmungen von Dingen, die nicht da sind, etwa über den Hör- oder Geruchssinn (infolge von Intrusionen dissoziierter Persönlichkeitsanteile und oft im Zusammenhang mit Flashbacks von traumatischen Erfahrungen)

2.4 Psychoforme (kognitiv-emotionale) dissoziative Symptome

Im Folgenden will ich die in Tabelle 2.1 genannten psychoformen Symptome nun ausführlich erörtern.

Amnesie

Amnesie ist ein wichtiges Kennzeichen mehrerer dissoziativer Störungen, insbesondere der DIS, und das einzige Symptom, das für die diagnostische Kategorie „dissoziative Amnesie" (mit oder ohne Fugue) bestimmend ist. Die Erinnerungslücken können sowohl aktuelle als auch weiter zurückliegende Erfahrungen betreffen. Die adäquate Beurteilung einer Amnesie ist schwierig, weil das Symptom davon abgegrenzt werden muss, dass eine Person bestimmte Erinnerungen nicht zu speichern vermag, weil sie in etwas vertieft ist oder weil Aufmerksamkeits- und / oder Konzentrationsprobleme bestehen, und von Gedächtnisproblemen aufgrund von Substanzmissbrauch. Auch bei vielen Patienten mit anderen psychischen Störungen ist die Konzentrationsfähigkeit, oft für einen begrenzten Zeitraum, massiv eingeschränkt, und so werden sie bejahen, dass bei ihnen amnestische Symptome vorliegen.

Ein weiteres Problem besteht darin, dass bei Patienten mit DIS und auch bei manchen mit OSDD-1 oder partieller DIS sehr kurze amnestische Momente auftreten können, sogenannte Mikroamnesien: Während eines diagnostischen Interviews (oder einer therapeutischen Sitzung) kommt es durch den Einfluss / die Intrusionen dissoziierter Anteile zu einer kurzen (für einige Sekunden anhaltenden) Verengung oder Absenkung des Bewusstseins. Manchmal ist dies für die Klinikerin beobachtbar, vor allem wenn die Konzentration des Patienten nachlässt, wenn er im Gespräch den Faden zu verlieren scheint oder wenn er eine Weile lang geistig abwesend ist. In anderen Fällen ist eine solche Mikroamnesie für die Klinikerin oder Therapeutin kaum auszumachen. Außerdem wird sie dem Patienten selbst oft kaum bewusst, insbesondere dann, wenn ihm noch nicht klar ist, dass bei ihm eine dissoziative Störung besteht. Auch hier ist wieder zwischen den eben beschriebenen Lücken und Absorptionserleben bzw. Geistesabwesenheit zu unterscheiden. Studien zur klinischen Phänomenologie der DIS machen deutlich, dass sich bei DIS-Patienten neben diesen möglichen „Mikromomenten" ein Cluster von gravierenden anderen Amnesie-Symptomen findet und dass sie sich beispielsweise im Alltag nicht an Dinge erinnern können, die sie aber offensichtlich getan haben, oder dass Fugues aufgetreten sind, bei denen sie sich an einem Ort wiederfanden, ohne zu wissen, wie sie dort hingekommen waren (Boon & Draijer, 1993a, 1993b; Dell, 2006a; Dorahy et al., 2014;

Kluft, 1985; Loewenstein et al., 2017; Putnam et al., 1986; Ross, 1996; Ross, Norton & Wozney, 1989; Steinberg, 1995).

Die Symptome einer dissoziativen Amnesie treten selten isoliert auf. Sie sind meistens Teil einer komplexeren dissoziativen Störung oder einer verwandten Störung wie der PTBS, die im DSM-5 und in der ICD-11 nicht als dissoziative Störung aufgefasst wird. Kritikerinnen haben allerdings angemerkt, dass sich bei einer PTBS viele verschiedene Dissoziationssymptome beobachten lassen, und einige sind der Ansicht, dass sie den dissoziativen Störungen zugeordnet werden sollte (Dorahy & van der Hart, 2015; Nijenhuis, 2015; Rodewald, Wilhelm-Gößling et al., 2011; Steele et al., 2017; van der Hart et al., 2006). Dass dies im DSM-5 nicht geschehen ist, liegt vor allem daran, dass traumatische Erfahrungen oder ein Stressor nicht als Kriterium für eine dissoziative Störung gelten, anders als bei PTBS und anderen auf Stressoren bezogenen Störungen, wo dieses Kriterium erfüllt sein muss (Spiegel et al., 2011).

Amnesien kommen auch bei Patienten mit nicht-epileptischen Anfällen vor. Hier betreffen sie gewöhnlich den Anfall selbst. Wie bereits angemerkt, werden nicht-epileptische Anfälle in der ICD-11 anders betrachtet als im DSM-5. In der ICD gelten sie als dissoziative Störung. Wird eine Amnesie im Kontext einer PTBS (z. B. eine Amnesie, die das Wiedererleben eines traumatisierenden Ereignisses betrifft) oder von nicht-epileptischen Anfällen berichtet, ist zu überprüfen, ob auch andere Gedächtnisprobleme auftreten (z. B. solche, die sich auf alltägliche Erfahrungen beziehen). Bei komplexeren dissoziativen Störungen wie DIS und OSDD-1 bzw. partieller DIS sind PTBS und somatoforme Dissoziationssymptome durchaus häufig zu finden (Bowman, 2006; Spiegel et al., 2013).

Beim Erfragen von Gedächtnisproblemen ist es schließlich auch wichtig, sich ein Bild von den Situationen zu machen, in denen die Amnesie auftritt: Betreffen die berichteten Erinnerungslücken nur Ereignisse in der Vergangenheit, das Wiedererleben traumatisierender Ereignisse oder die traumatischen Erfahrungen selbst? Oder schildert der Patient auch Beispiele für Amnesie, die sich auf alltägliche Aufgaben und Tätigkeiten beziehen, also beispielsweise auf Beruf, Versorgung der Kinder, soziale Aktivitäten, Hobbys? Im letzteren Fall können wir von einer komplexeren dissoziativen Organisation der Persönlichkeit ausgehen, bei der Persönlichkeitsanteile Funktionen im Alltag übernehmen und andere Anteile (wie bei der DIS) „in der Traumazeit feststecken". Bei der Erstellung eines Behandlungsplans ist es wichtig, dass wir, soweit dies im Verlauf der diagnostischen Untersuchung möglich ist, Einblick in die dissoziative Organisation der Persönlichkeit gewinnen (Boon et al., 2011; van der Hart et al., 2006; Steele et al., 2017).

Wie das SCID-D, so enthält auch das TADS-I zum einen direkte Fragen zu Gedächtnisproblemen und zum anderen Fragen, die auf indirekte Weise Indizien für das

Vorhandensein von Erinnerungslücken zutage fördern können. Eine direkte Frage ist beispielsweise: „Gibt es manchmal Phasen, in denen Sie Schwierigkeiten haben, sich daran zu erinnern, was Sie tagsüber gemacht haben, oder in denen es Lücken in Ihrer Erinnerung gibt?" Oder auch die Frage nach Fugues: „Ist es jemals vorgekommen, dass Sie sich irgendwo befanden, ohne sich erinnern zu können, wie Sie dorthin gekommen waren?" Eine Fugue ist selten ein einmaliges Ereignis. Deshalb ist die Fugue in DSM-5 und ICD-11 keine separate diagnostische Kategorie mehr, sondern wird als ein Subtyp der dissoziativen Amnesie eingeordnet.

Fugues kommen bei Patienten, auf die die Kriterien einer DIS zutreffen, oft vor, bei Patienten mit OSDD-1 weniger häufig. In solchen Fällen übernimmt ein dissoziierter Anteil die Kontrolle, und die Person verlässt ihr gewohntes Lebensumfeld. Ein anderer Anteil, der das nicht bewusst miterlebt, kommt dann irgendwo plötzlich zu sich und weiß nicht, wie es ihn dorthin verschlagen hat. Dies ist dann beispielsweise ein Anteil, der im Alltag funktionsfähig ist und sich nun unvermittelt in einem anderen Teil der Stadt wiederfindet, mit einer Erinnerungslücke, die mehrere Stunden umfasst; ein zweiter Anteil, der ebenfalls Funktionen im Alltag übernimmt, war unterdessen mit einem Freund im Kino. Der erste Anteil war „abwesend" und kann sich nicht erinnern.

Auslöser für eine Fugue kann auch sein, dass ein Anteil, der in der Traumazeit feststeckt, plötzlich aus einer Situation flieht, die ihm bedrohlich erscheint. Anderen Anteilen bleibt die Flucht verborgen, und sie finden sich später irgendwo wieder und wissen nicht, wie sie dorthin gekommen sind.

Indirekt können andere den Patienten auf eine Erinnerungslücke aufmerksam machen („Das war wirklich ein großartiger Film, den wir gestern zusammen gesehen haben!"), oder er selbst stößt auf Anzeichen dafür, dass er Dinge getan hat, an die er sich nicht erinnern kann (siehe die Beispiele im nächsten Abschnitt).

Beispiele für dissoziative Amnesie bei DIS-Patienten

Auf die direkte Frage nach Erinnerungslücken antwortete ein Patient: *Ich weiß nicht mehr, was ich an dem Tag getan habe.* Auf die Frage, ob ihm das, was er getan hatte, wieder eingefallen sei, antwortete er: *Nur ein kleiner Teil davon.* Er sagte auch, manchmal wisse er nicht, wie alt er sei oder wo er wohne. Er war freiberuflich tätig und hatte immer ein Heft mit Vordrucken für Rechnungen dabei, in dem seine Adresse stand. Manchmal musste er die eigene Adresse in dem Heft nachschauen.

Es konnte aber auch sein, dass sein Gedächtnis andersherum zu funktionieren schien: *Manchmal komme ich zu einem neuen Kunden und weiß genau, was das Problem ist.* Das fand er sehr hilfreich. Er scheute sich dann, darüber nachzudenken, warum er das Problem bereits kannte. Manchmal hatte er Erinnerungslücken von mehreren Tagen, vor allem wenn es ihm nicht gut ging. *Dann gehe ich spazieren, und schließlich findet mich die Polizei irgendwo, aber ich erkenne niemanden mehr. Für meinen Sohn ist das wirklich furchtbar, wenn ich in solchen Situationen nicht mehr weiß, dass er mein Sohn ist.*

Eine Patientin sagte, sie glaube nicht, dass sie ein schlechtes Gedächtnis habe, und darüber gebe es mit anderen oft Diskussionen. Sie habe manchmal Erinnerungslücken, ja, aber dann halte sie sich an ihr „Wissen". Die Klinikerin bat sie, das näher zu erläutern. Es stellte sich heraus, dass dieses „Wissen" aus dem bestand, was eine Stimme in ihrem Kopf ihr sagte. *Zum Beispiel: Samstag die Einkäufe erledigt, Sonntag bei denen und denen zu Besuch.* Das „Wissen" entpuppte sich als eine kurze Nachricht ohne innere Bilder und Gefühle, die von einem anderen Persönlichkeitsanteil kam. Auf die Frage, wie lang die Zeitspannen waren, auf die das „Wissen" sich bezog und an die sie keine Erinnerung hatte, antwortete sie, dass die Berichte der Stimme sich auf ganze Tage beziehen konnten. Sie konnte sich an diese Tage nicht erinnern und hatte nichts als den kurzen Bericht einer Stimme in ihrem Kopf. Doch für sie folgte daraus: *Auf diese Weise entgeht mir nichts, denn ich habe ja trotzdem mein Wissen.*

Eine andere Patientin berichtete hingegen: *Mir war überhaupt nicht klar, dass ich ein schlechtes Gedächtnis habe. Ich habe das erst gemerkt, als ich einen Burnout hatte und zu Hause bleiben musste. Bei der Arbeit hat mein Gedächtnis immer gut funktioniert. Jetzt bin ich aber oft sehr müde, und ich schlafe viel, vor allem wenn die Kinder in der Schule sind. Manchmal stelle ich dann aber fest, dass ich Wäsche gewaschen oder andere Dinge erledigt habe. Ich kann mich nicht erinnern, dass ich es gemacht habe, aber ich vermute, dass ich dabei ganz in Gedanken versunken war. Oft bin ich wirklich nicht ganz bei der Sache, ja. Wenn aber andere, zum Beispiel mein Mann, mir sagen, dass wir zusammen Dinge erlebt haben, von denen ich nichts mehr weiß, erschrecke ich ein bisschen. Die Kinder halten mir auch immer öfter vor, dass ich Dinge gesagt oder versprochen habe, an die ich mich nicht erinnern kann.* Als die Klinikerin fragte, ob die Kinder ihr das nicht schon früher vorgehalten hätten, erwiderte die Patientin: *Doch, aber da waren sie noch viel kleiner, und ich habe einfach gesagt, das kann nicht sein. Damit komme ich jetzt nicht mehr durch.*

Eine Patientin sagte, sie komme jetzt gut klar mit ihrem Gedächtnis, das sei schon viel schlimmer gewesen. Sie vergesse jetzt nur noch „kleine Sachen", zum Beispiel dass sie Brot kaufen wollte, um dann festzustellen, dass sie das schon getan hatte. Es mache ihr immer noch etwas aus, wenn ihre Tochter ihr sage, sie sei zu Besuch bei ihr gewesen, und sie selbst sich nicht daran erinnern könne. Auf die Frage, was sie denn in solchen Situationen tue, erwiderte sie, sie tue dann so, als wisse sie es noch, sodass die Tochter gar nichts merke. *Eigentlich bekommt niemand wirklich etwas davon mit.*

Die Beispiele machen deutlich, dass viele Patienten mit DIS dazu neigen, ihre Gedächtnisprobleme zu verheimlichen, zu kaschieren und herunterzuspielen oder einen anderen Grund für sie zu finden. Sie führen sie manchmal auf Übermüdung, auf eine neurologische Erkrankung oder auch auf eine (Früh-)Demenz zurück. Der erlebte Kontrollverlust löst Angst und Scham aus. Es sind vor allem die indirekten Anzeichen, die ihnen zuerst auffallen, etwa wenn sie offensichtlich etwas getan haben, von dem sie hinterher nichts mehr wissen.

Laut der Theorie der strukturellen Dissoziation der Persönlichkeit geht es bei allen hier angeführten Beispielen um eine tertiäre strukturelle Dissoziation: Wie es für die DIS kennzeichnend ist, sind mehrere Anteile vorhanden, die im Alltag funktionieren, und außerdem Anteile, die in der Traumazeit feststecken (siehe Kapitel 1 und Abbildung 1.1). Die Patienten und Patientinnen schildern Erinnerungslücken, die Aufgaben und Pflichten des Alltags betreffen, etwa im Beruf, im Haushalt und in der Kinderbetreuung. Das heißt, es besteht offenbar eine komplexe Aufspaltung der Persönlichkeit in Anteile, die traumatische Erinnerungen, Gefühle und Sinnesempfindungen „in sich bergen", und Anteile, die Aufgaben und Rollen im Alltag übernehmen.

Im Gegensatz zu der in Kapitel 1 umrissenen Theorie der strukturellen Dissoziation (siehe Abbildung 1.1) nehmen das DSM-5 und die ICD-11 keine Differenzierung zwischen verschiedenen Ebenen der dissoziativen Organisation der Persönlichkeit vor. Eine DIS ist demnach dann zu diagnostizieren, wenn eine Aufspaltung der Persönlichkeit vorliegt und wenn klar ist, dass unterschiedliche dissoziierte Persönlichkeitsanteile gegeben sind, ganz gleich, welche Funktion ihnen jeweils zukommt.

Es folgen zwei Beispiele zu Gedächtnisproblemen von Patientinnen mit DIS, bei denen wir von einer sekundären strukturellen Dissoziation sprechen können, da es jeweils einen Anteil gibt, der Aufgaben und Funktionen im Alltag übernimmt (es ist in der Regel auch dieser Anteil, der nach therapeutischer Hilfe sucht und im diagnostischen Prozess im Vordergrund steht), und außerdem mehrere Anteile, die in traumatischen Erfahrungen verhaftet sind (van der Hart et al., 2006). Wenn es nur einen einzigen Anteil gibt, der für Alltagsaufgaben zuständig ist, wird für dieses Funktionieren im Alltag keine Amnesie berichtet. Amnesie kann bei diesem Persönlichkeitsanteil nur dann auftreten, wenn ein anderer, in der Traumazeit verhafteter Anteil aktiviert wird, sodass es zu einem Switch kommt.

Eine junge Frau berichtete von nicht-epileptischen Anfällen, für die durchweg Amnesie bestand. Sie beschrieb verschiedene Formen von Anfällen. Bei der einen Form schien sie sich in ein kleines Mädchen zu verwandeln. Ihr Partner und einige Freundinnen hatten dies mehrmals beobachtet. Laut ihnen verharrte sie manchmal mehrere Stunden in diesem dissoziativen Zustand, ohne dass sie hinterher etwas davon wusste. Sie schilderte auch Anfälle, bei denen sie ohnmächtig wurde, und Anfälle, bei denen sie andere kratzte und biss. Für solche Anfälle bestand ebenfalls Amnesie. Abgesehen von den Anfällen kam sie in Beruf und Alltag gut zurecht und war sich keiner anderen Gedächtnisprobleme bewusst. Sie war während des gesamten TADS-Interviews in der Lage, klare und stimmige Antworten zu geben; es gab keinen Moment, in dem sie aus dem Kontakt zu gehen oder eine Frage nicht mitzubekommen schien, und es traten auch keine Anfälle auf.

Allerdings gab sie an, sie habe keinerlei Erinnerung an ihr Leben vor dem Alter von neun Jahren. Sie hatte fragmentierte Erinnerungen an eine sehr traumatische Phase von mehreren Monaten, die sie mit etwa neun Jahren erlebt hatte. An alles Vorherige – Schulfreundinnen, Ferien, Ereignisse in der Familie – konnte sie sich nicht erinnern und musste es aus Fotos oder den Erzählungen anderer herleiten. Auch wenn sie Fotos vor sich hatte, stellten sich keine Erinnerungen ein. Sie konnte nicht sagen, was den Anfällen vorausging und ob es irgendwelche Auslöser für sie gab. Schließlich berichtete sie auch, manchmal kratze und beiße sie im Schlaf und versuche dann, ihren Partner aus dem Bett zu drängen. Das habe er ihr erzählt. Ihr selbst sei dieses Verhalten nicht bewusst, und es höre erst auf, wenn jemand sie aufwecke.

Eine andere Patientin wurde zur Begutachtung einer möglichen chronischen PTBS mittels des TADS-I überwiesen. Sie war während einer Therapiesitzung so weit aus dem Kontakt gegangen, dass sie den Therapeuten nicht mehr zu hören schien und er sie nicht mehr zu erreichen vermochte. Außerdem war sie in der Therapie mehrmals plötzlich für kurze Zeit sehr ängstlich geworden; sie verhielt sich dann kindlich und schien den Therapeuten nicht zu erkennen. Hinterher hatte sie gesagt, sie wisse nicht, was da passiert sei, und sie sei oft angespannt und von Scham erfüllt.

Die TADS-I-Fragen zu (möglicherweise) traumabedingten Symptomen ergaben, dass sie unter äußerst gravierenden Schlafproblemen litt. Sie hatte nicht nur Albträume und erlebte Flashbacks von frühkindlichen Traumata, sondern stand offenbar nachts häufig auf, ohne sich daran hinterher erinnern zu können. Sie fand Hinweise darauf, dass sie in die Küche gegangen war und etwas gegessen hatte, dass im Wohnzimmer Dinge umgeräumt worden waren und dass jemand geputzt hatte. Manchmal entdeckte sie morgens Blätter mit scheußlichen Zeichnungen, die sie nicht wiedererkannte und die sehr kindlich wirkten. Die Bilder hätten sie derart schockiert, dass sie sie weggeworfen habe. Manchmal wisse sie beim Aufwachen nicht, wo sie sei, und habe Schwierigkeiten, sich zurechtzufinden. Tagsüber gehe es ihr aber gut. Sie habe ein sehr gutes Gedächtnis, nur nicht für „dieses Zeug“ in der Nacht und für das, was in der Therapie geschehe. Sie arbeitete viel und betrieb eine gut gehende eigene IT-Firma. Solange sie beschäftigt sei, gebe es keine Probleme. Sie versuche daher, alles so weit wie möglich vorauszuplanen. Im Interview ergaben sich keine Hinweise für Amnesie im Alltag.

Im ersten Beispiel hatte der Partner mehrmals miterlebt, wie ein dissoziierter Anteil in Aktion trat. Er beschrieb ihn als „ein kleines Mädchen, das keine Angst mehr hatte und Kinderspiele spielen wollte". Weil dieser dissoziierte Anteil ihn nie gekratzt oder gebissen hatte, vermutete die Klinikerin, es müsse mindestens einen weiteren Anteil geben, der dieses Beiß- und Kratzverhalten an den Tag legte und viel ängstlicher war.

Die im zweiten Beispiel vorgestellte Patientin lebte allein. Die von ihrem Therapeuten beobachteten Dissoziationen wirkten so, als durchlebe sie ein traumatisierendes Ereignis von Neuem. In einer Situation hatte er anscheinend einen dissoziierten Anteil vor sich, der viel jünger und ängstlicher war. Sie war selbst auf indirekte Anzeichen der Existenz dissoziierter Anteile gestoßen (Zeichnungen und andere nächtliche Aktivitäten, an die sie sich nicht erinnern konnte). Dissoziierte Anteile, denen die Funktion zukommt, Trauma-Erinnerungen zu „halten", sind oft in der Nacht aktiv (Boon et al., 2011). Dies liegt zum einen daran, dass sie nachts „endlich Zeit haben", vor allem wenn, wie im zweiten Beispiel, der für den Alltag zuständige Anteil extrem starke Kontrolle ausübt. Sie haben dann tagsüber keine Gelegenheit, hervorzutreten, und verlegen sich auf den Abend und die Nacht, wenn er erschöpft ist oder „schläft". Zum anderen sind solche Anteile oft in der Nacht aktiv, weil sie Angst vor dem Wiedererleben von Traumata oder vor Albträumen haben und nicht in Schlaf fallen wollen. Mit etwas anderem beschäftigt zu sein ist für sie oft eine Möglichkeit, Emotionen zu regulieren oder sie in Schach zu halten. Wir wissen auch, dass Essen bei der Emotionsregulation helfen kann. Dasselbe gilt für verschiedene Formen zwanghaften Verhaltens wie etwa Putzen.

Mit Absorptionserleben zusammenhängende Gedächtnisprobleme

Wie ich bereits dargelegt habe, antworten viele Patienten auf die Frage, ob sie Probleme mit dem Gedächtnis haben, mit Ja. Doch ist eine Amnesie, die auf die Aktivität eines dissoziierten Anteils zurückgeht, zu unterscheiden von Gedächtnisproblemen, die auf Absorptionsphänomenen oder auf Aufmerksamkeits- und Konzentrationsschwierigkeiten beruhen. Von dieser letzteren Art von Gedächtnisproblemen berichten viele Patienten, bei denen *keine* dissoziative Störung vorliegt. Komplizierter wird die Sache dadurch, dass bei Patienten mit DIS oder OSDD-1 nicht nur Amnesien in Bezug auf die Aktivität dissoziierter Anteile, sondern auch Absorptionserleben und Konzentrationsprobleme gegeben sein können.

Es folgen drei Beispiele von Patientinnen, bei denen *keine* dissoziative Störung vorlag und die durch Absorptionserleben bedingte Gedächtnisprobleme berichteten.

Eine Patientin gab an, manchmal Erinnerungslücken zu haben, die mehrere Stunden umfassten: *Dann ist es mit einem Mal Stunden später, und der ganze Nachmittag ist vorbei.* Nachfragen ergaben, dass sie offenbar den ganzen Nachmittag in trüber Stimmung auf dem Sofa liegend zwischen Fernsehkanälen hin- und hergezappt und ihren Gedanken nachgehangen hatte. Ihr war das durchaus bewusst gewesen, doch sie hatte dabei das Zeitgefühl verloren. So etwas schien recht oft vorzukommen, doch immer nur dann, wenn sie niedergeschlagen war. Es wies nichts darauf hin, dass sie an solchen Nachmittagen etwas tat, an das sie sich hinterher nicht erinnern konnte. Sie schilderte auch keine weiteren Beispiele für Amnesie.

Die zweite Patientin erwiderte auf die Frage, ob sie sich jemals irgendwo wiedergefunden habe, ohne sich erinnern zu können, wie sie dorthin gekommen sei: *Ja, plötzlich war ich irgendwo im Freien und wusste nicht, wo ich war.* Die Klinikerin fragte, ob sie noch wisse, was vorher geschehen sei. Es stellte sich heraus: Sie hatte mit ihrer Mutter, zu der ein kompliziertes Verhältnis bestand, telefoniert, war sehr wütend auf sie geworden und hatte das Gespräch abrupt beendet. Sie war so aufgebracht, dass sie ihren Mantel genommen und, ganz mit ihren grimmigen Gedanken beschäftigt, die Wohnung verlassen hatte. Gedankenverloren ging sie immer weiter und weiter. Auf diese Weise war sie an einen Ort geraten, der ihr unbekannt war, wusste aber noch genau, wie sie aufgebrochen war. Sie sagte, als Kind habe sie sich oft allein gefühlt und sei dann in ihre eigene Fantasiewelt eingetaucht. Auch damals habe sie das Zeitgefühl verloren.

Eine weitere Patientin sagte, sie habe „ein Gedächtnis wie ein Sieb". Die äußerst quälende Scheidung von ihrem Mann und die Sorge um ihre kleinen Kinder hätten sie ausgelaugt. *Ich merke oft, dass meine Gedanken abschweifen, und muss mich dann kneifen, um im Hier und Jetzt zu bleiben. Besonders schwierig ist es, wenn die Kinder in der Schule sind, denn dann bin ich allein.* Die Frage, ob sie schon einmal solche Gedächtnisprobleme gehabt habe, verneinte sie. Sie sagte auch, dank eines Schlafmittels habe sie in den vergangenen Wochen viel besser geschlafen, und deshalb hätten die Gedächtnisprobleme auch nachgelassen.

Amnesie, die nur sehr negativ besetzte und beschämende Handlungen betrifft

Es ist nicht ungewöhnlich, dass sich Patienten mit einer Persönlichkeitsstörung an eine Handlung, für die sie sich sehr schämen würden oder für die sie keine Verantwortung übernehmen wollen, nicht mehr erinnern können. Manchmal ist dabei auch exzessiver Alkoholkonsum im Spiel.

Eine Patientin sagte, ihr Gedächtnis sei ausgezeichnet und setze nur aus, wenn sie sehr aggressiv werde und ihren Partner und die Kinder schlage. Sie erklärte sich das damit, dass da „jemand anders in mir" sei, so wie bei Dr. Jekyll und Mr. Hyde, den Titelfiguren der klassischen Erzählung von Robert Louis Stevenson. Sie schilderte keine weiteren Gedächtnisprobleme und auch keine Symptome, die auf eine DIS oder OSDD-1 hindeuteten. Es war offenkundig, dass es ihr schwerfiel, Verantwortung für ihre Wut und ihre Impulshandlungen zu übernehmen. Diese Form der Amnesie, die sich nur auf intensive negative Affekte und auf Schuldgefühle und Scham auslösendes Verhalten erstreckt, kann ein Symptom von Persönlichkeitsstörungen sein.

Bei Patienten mit DIS oder OSDD-1 (beziehungsweise, laut ICD-11, partieller DIS) kann Amnesie für beschämendes, aggressives oder selbstschädigendes Verhalten auftreten, doch schildern sie oft auch Gedächtnisprobleme, die sich auf neutralere (oder gar auf als angenehm erlebte) Ereignisse beziehen. In der Regel berichten sie natürlich von Gedächtnisproblemen, die mit in der Traumazeit verhafteten dissoziierten Persönlichkeitsanteilen zusammenhängen. Dieses Thema werde ich in den Kapiteln 7, 8 und 9 zur Differenzialdiagnose ausführlicher behandeln.

Schließlich sollte die Klinikerin, wenn sie nach Gedächtnisproblemen fragt, stets darauf achten, ob sie nur in Verbindung mit (oder als ein Aspekt von) anderen psychischen Problemen auftreten. Mehr dazu in Kapitel 5 zur konkreten Verwendung des TADS-I.

Depersonalisation und Derealisation

Depersonalisations- und Derealisationssymptome zeigen sich nicht nur häufig bei Patienten mit dissoziativen Störungen, sondern auch bei Patienten mit anderen psychischen Störungen und sogar in der Allgemeinbevölkerung (Foote, Smolin, Kaplan et al., 2006; Hunter et al., 2004; Ross, Duffy & Ellason, 2002; Simeon, 2009). Auch Heranwachsende berichten häufig von ihnen. In unseren Studien mit dem SCID-D konnten wir im Hinblick auf Depersonalisations- und Derealisationsphänomene keine signifikanten Unterschiede zwischen Patienten mit dissoziativen Störungen und Patienten mit anderen psychischen Störungen feststellen (Boon & Draijer, 1993a, 1993b, 1993c). Es war, mit anderen Worten, nicht möglich, Patienten mit dissoziativen Störungen allein anhand der berichteten Depersonalisations- und Derealisationssymptome von Patienten mit anderen Störungen zu unterscheiden. Das liegt zum Teil daran, dass viele der betreffenden Symptome keine direkten oder klaren Hinweise auf eine Aufspaltung der Persönlichkeit liefern (auch wenn sie damit zusammenhängen können). Auf diesen Punkt werde ich in den Kapiteln 7, 8 und 9 zur Differenzialdiagnose zurückkommen.

Von den spezifischen Depersonalisations- und Derealisationssymptomen liefern nur wenige einen direkten Hinweis darauf, dass eine Aufspaltung der Persönlichkeit vorliegen könnte.

Das Empfinden, außerhalb des Körpers zu sein, so, als blicke man von fern auf jemand anderen

Bei diesem Symptom erlebt die Person sich so, dass sie buchstäblich außerhalb ihres Körpers (über oder hinter ihm) ist und sich selbst beobachtet. Es gibt dann ein „beobachtendes Ich“ und ein „erfahrendes Ich“ (Fromm, 1965). Manche Patienten sagen, sie sehen sich selbst, während andere sich nicht sicher sind, auf wen sie blicken. Die Klinikerin sollte eingehend prüfen, ob der Patient sich tatsächlich so erlebt, dass er „buchstäblich“ außerhalb seiner selbst ist. In vielen Screening-Instrumenten, so etwa der DES (Dissociative Experiences Scale, Bernstein & Putnam, 1986) und dem Dissociation Questionnaire (DIS-Q: Vanderlinden, van Dyck, Vandereycken et al., 1993), sind entsprechende Fragen enthalten. Patienten bejahen sie oft. Fragt man dann nach und bittet um Beispiele, stellt sich nicht selten heraus, dass ein Patient lediglich zum Ausdruck bringen wollte, dass er sich selbst bewusst wahrnimmt und einen kritischen Blick auf das eigene Verhalten wirft. Dies ist jedoch kein Dissoziationssymptom, sondern ein weitverbreitetes Phänomen, das nicht mit der Erfahrung einhergeht, sich buchstäblich außerhalb des eigenen Körpers zu befinden und ihn von außen zu betrachten.

Beispiele für Depersonalisationserleben, das auf eine Aufspaltung der Persönlichkeit hinweist

Eine Patientin berichtete, es komme ihr sehr oft so vor, als schwebe sie über dem eigenen Körper. Sie hatte lange angenommen, das gehe allen Menschen so, bis sie eines Tages mit einer Freundin in einem Restaurant saß. Es war sehr voll, und die Tische standen eng beieinander. Sie sagte: *Ist es nicht lustig, das alles von oben zu sehen?* Die Freundin schwieg und starrte sie verdutzt an. In dem Moment sei ihr klar geworden, dass der Freundin die Erfahrung fremd war. Um die Situation zu überspielen, gab sie vor, sie habe nur einen Witz gemacht. Sie war zutiefst schockiert, und ihr kam zum ersten Mal der Gedanke, sie sei verrückt. Sie hatte auch nie jemandem davon erzählt, dass sie mit den Stimmen in ihrem Kopf Gespräche führte. Sie begann nun alles zu lesen, was sie zu dem Thema finden konnte, und kam zu dem Schluss, sie sei schizophren.

Eine andere Patientin sagte: *Beim Einkaufen sehe ich mir selbst zu, ich gehe hinter mir her. Und immer, wenn es an der Kasse eine lange Schlange gibt, schwebe ich dann über mir in der Luft! Auch jetzt bin ich manchmal da oben in der Ecke des Zimmers, das geschieht ganz plötzlich, und dann sitze ich Ihnen wieder hier gegenüber.*

Eine dritte Patientin berichtete: *Bei der Arbeit sehe ich mir manchmal bei dem zu, was ich gerade tue. Als Krankenschwester muss ich Patienten waschen, doch Männer waschen, das kann ich eigentlich gar nicht. Es geschieht aber automatisch. Ich scheine es trotzdem zu machen, schaue mir dabei aber von oben unter der Decke zu. Manchmal finde ich es ganz furchtbar, das zu sehen, und dann ist es so, als wäre ich eine Weile nicht da. Früher, als das alles passiert ist, habe ich auch immer zugesehen, was da unten mit dem Mädchen vor sich geht. Das war manchmal ganz schrecklich, aber ich wusste, ich konnte durch ein Loch in der Decke verschwinden, sodass ich auch da nicht länger zuschauen musste.*

Das geschieht manchmal immer noch, wenn ich mit meinem Mann zusammen bin. Ich weiß genau, dass er nichts Schlimmes macht, aber es passiert dann ganz schnell. Manchmal erkenne ich ihn nicht einmal, das ist unheimlich. Ich sehe dann meinen Onkel vor mir. Zum Glück merkt mein Mann nichts – glaube ich. Wir reden nie darüber, und er scheint nichts davon mitzubekommen.

Beispiele für ein spontanes Heraustreten aus dem eigenen Körper geben meistens auch Aufschluss über die dissoziative Organisation der Persönlichkeit. Wenn es dabei um alltägliche Tätigkeiten etwa am Arbeitsplatz, beim Einkaufen oder bei der Kinderbetreuung geht, weist dies darauf hin, dass es hier einen anderen Anteil gibt, der Aufgaben des Alltags bewältigt. In einer therapeutischen Sitzung ist nicht immer klar, was hier vor sich geht. Es kann durchaus sein, dass ein in der Traumazeit verhafteter dissoziierter Anteil aktiviert wird und der für Alltagsaufgaben zuständige Anteil den Körper verlässt. Dies geschieht, falls der Patient in der Vergangenheit durch sexuellen Missbrauch traumatisiert wurde, oft auch in der sexuellen Begegnung mit dem gegenwärtigen Partner. Es ist dann der im Alltag aktive Anteil, der beschreibt, wie er während der sexuellen Begegnung aus dem Körper heraustritt.

Im dritten Beispiel gab es Hinweise auf die Existenz eines für die Arbeitssphäre zuständigen Anteils, der in der Lage war, einen Mann zu waschen. Darüber hinaus schien es einen anderen Anteil zu geben, der in der sexuellen Begegnung mit dem Ehemann präsent war, wenn dieser sich im Erleben der Patientin manchmal in den Täter von damals verwandelte. Das kann bedeuten, dass sie in der Wahrnehmung dieses Anteils wieder in der Vergangenheit war und den Missbrauch noch einmal erlebte (so, als geschähe er in der Gegenwart).

Bei Patienten mit DIS kann das Symptom des Heraustretens aus dem Körper immer wieder auftreten, sowohl in äußerlich normal erscheinenden Situationen, wie etwa bei der Arbeit oder in Interaktionen mit anderen, als auch in Situationen, die einen viel stärkeren und deutlich erkennbaren Bezug zu traumatischen Erfahrungen haben. Bei Patienten mit OSDD-1 (oder, laut Definition der ICD-11, partieller DIS) treten außerkörperliche Erfahrungen in der Regel in Situationen auf, die sie als bedrohlich erleben oder die sie an einstige traumatisierende Ereignisse erinnern. Oft tritt dann der in der Traumazeit verhaftete Anteil in Aktion, während der im Alltag funktionsfähige Anteil den Körper verlässt.

Von kurzzeitigen außerkörperlichen Erfahrungen berichten auch Menschen, die extrem belastenden Situationen ausgesetzt waren und zum Beispiel Nahtoderfahrungen gemacht oder schreckliche Kriegserlebnisse hinter sich haben. Erfahrungen dieser Art können auch durch Cannabiskonsum ausgelöst werden. Sie können also auch – kurzzeitig und vorübergehend – bei Personen auftreten, die im TADS-I von keinen weiteren Dissoziationssymptomen berichten und auf die die Kriterien von DIS, OSDD-1 und partieller DIS nicht zutreffen (Pietkiewicz et al., 2019).

Sich selbst sprechen hören, ohne auf den Inhalt des Gesagten Einfluss zu haben

Manche Patienten hören sich selbst sprechen, ohne Einfluss darauf zu haben, was da gesagt wird. Bei Patienten mit DIS, OSDD-1 und partieller DIS geschieht dies, wenn es zu einer Intrusion eines dissoziierten Anteils kommt. Das Gesagte wird als ich-dyston erlebt – als etwas, das die Person selbst eigentlich nie sagen würde. Es kann sich dabei um ganz unterschiedliche Arten von Aussagen oder Bemerkungen handeln und keineswegs nur um negative oder wütende.

Ein Patient berichtete: *Manchmal, wenn ich in einer Besprechung mit Kollegen bin, höre ich mich plötzlich alles Mögliche zu Themen sagen, von denen ich eigentlich keine Ahnung habe.*

Ein anderer Patient erzählte, er habe sich sagen hören, dass er bestimmte Fernsehserien gerne schaue, die er in Wirklichkeit aber furchtbar finde.

Ein weiterer Patient sagte: *Manchmal höre ich mich Wörter benutzen, die mir peinlich sind. Ich werde eigentlich nie wütend auf jemanden, aber manchmal passiert es einfach so aus heiterem Himmel. Das ist furchtbar.*

Es kann sich um einen Satz oder um ein ganzes Gespräch über ein Thema handeln, das dem Patienten fremd ist oder über das er nicht das Geringste weiß. Im ersten Beispiel ist klar, was mit dieser Fremdheit gemeint ist, und es geht auch um Kenntnisse, von denen der Patient annimmt, dass er gar nicht über sie verfügt.

Auch dieses Symptom ist von normaleren Phänomenen abzugrenzen, bei denen eine Person beispielsweise registriert, dass sie anders spricht oder sich in einer Situation anders gibt als sonst.

Oje, jetzt bin ich wieder am Quasseln, sagte eine Patientin, der das oft passierte, wenn sie unter großem Druck stand oder angespannt war. Ihr war klar, dass *sie selbst* es war, die da manchmal drauflosplapperte; sie wusste, dass sie das tat, und empfand es nicht als ich-dyston (nicht zu sich selbst gehörig). Ihr Erleben ist somit nicht als Dissoziationssymptom zu werten.

Beispiele für Derealisationserleben, das auf eine Aufspaltung der Persönlichkeit hinweist

Es kommt vor, dass ein Patient sich in seinem ihm eigentlich vertrauten Zuhause als unwirklich erlebt. *Manchmal ist es, als wäre ich in meiner Wohnung nur zu Besuch. Nichts fühlt sich so an, als würde es mir gehören.* Dieses Erleben entsteht gewöhnlich durch die Intrusion eines dissoziierten Anteils, der beispielsweise jünger ist, nicht in dem Haus aufgewachsen ist oder sich dort nicht zu Hause fühlt. Doch wenn mehrere Anteile existieren, die im Alltag aktiv sind, können sie auch sehr unterschiedliche Vorstellungen davon haben, was das „Zuhause" ist oder wie es sich anfühlt. In extremen Fällen erkennt die Person die eigene Wohnung oder den Partner und die Kinder nicht wieder. Oft geht dies auch mit Amnesie einher; nur wenn andere der Person hinterher von solchen Episoden berichten, wird ihr klar, dass sie keine Erinnerung daran hat.

Ein Patient berichtete: *Ich wache nachts oft auf und liege nicht im Bett. Ich komme an einem Ort zu mir, den ich nicht wiedererkenne, also setze ich mich auf den Boden und warte. Manchmal rauche ich eine Zigarette. Nach einer Weile wird es besser – keine Ahnung, wie lange das dauert. An einem bestimmten Punkt erkenne ich dann mein Schlafzimmer wieder. Ich lebe in dem Haus seit mehr als 20 Jahren.*

Dissoziierte Anteile können sich, wie das folgende Beispiel zeigt, darin unterscheiden, in welcher Beziehung oder Verbindung sie zum Hier und Jetzt, zu Freunden, zum Partner und zu den eigenen Kindern stehen: *Manchmal schaue ich meine Kinder an und denke: Wer sind die? Zu meinem Entsetzen empfinde in einem solchen Moment nichts für meine Kinder. Sie bedeuten mir dann gar nichts. Manchmal weiß ich wieder, wer sie sind, ohne dabei aber etwas zu fühlen. Und manchmal weiß ich wirklich überhaupt nicht, wer sie sind. In meinem Kopf höre ich sagen: Aber das ist doch dein Sohn, und das ist deine Tochter! Und dann dämmert es mir langsam: Ach so, ja, mein Sohn und meine Tochter.*

Solche Erfahrungen sind erschreckend und beschämend. Erwähnenswert ist, dass Patienten Beispiele dieser Art auf Nachfrage durchaus schildern, auch wenn es sie eine gewisse Überwindung kosten mag.

Fertigkeiten einbüßen oder über unvertraute Fertigkeiten verfügen

Kennzeichnend für eine dissoziative Organisation der Persönlichkeit ist, dass dissoziierte Anteile ein jeweils subjektives Erleben dessen haben, wer sie sind und was sie können und nicht können. Sie haben auch unterschiedliche Fertigkeiten. Jüngeren Anteilen, die in der Traumazeit verhaftet sind, gehen meist die Fertigkeiten und Kenntnisse ab, die dem aktuellen Alter und der kognitiven Entwicklung des Individuums entsprechen. So kann ein vierjähriger Kindanteil, der in der Traumazeit stehen geblieben ist, in der Regel nicht lesen, schreiben oder sich die Schuhe binden. Seine Zeichnungen und Schreibversuche werden dem Entwicklungsstand eines vier Jahre alten Kindes entsprechen. Bei der Intrusion eines solchen Anteils erlebt der Patient, auf der Ebene der erwachsenen Anteile, dass ihm plötzlich Fertigkeiten fehlen, auf die er gewöhnlich zurückgreifen kann. Auch die erwachsenen Anteile, denen im Alltag bestimmte Aufgaben und Rollen zukommen, verfügen über unterschiedliche Fähigkeiten und Fertigkeiten. Dies wird an dem Beispiel der Krankenschwester deutlich, die aus ihrem Körper heraustrat und sich dabei zusah, wie sie männliche Patienten badete, und ebenso am Beispiel der Patientin, die sich selbst von etwas sprechen hörte, von dem sie dachte, sie wisse gar nichts darüber. Patienten, denen ihre dissoziative Störung kaum oder überhaupt nicht bewusst ist oder die zu große Scham empfinden, um darüber zu sprechen, schildern gewöhnlich keine derart offenkundigen oder „dramatischen" Beispiele, sondern deuten nur unterschwellig an, dass ein dissoziierter Anteil aktiv sein könnte. Manchmal muss die Klinikerin nachhaken, zum Beispiel folgendermaßen: „Was denken Sie: Wie haben Sie sich dieses Wissen angeeignet? Könnte es sein, dass Sie das vergessen haben?" Eine Patientin erwiderte stockend, sie habe herausgefunden, dass sie einen ganzen Kurs über Palliativmedizin absolviert habe, könne sich aber an kein einziges Detail erinnern.

Andererseits kommt es vor, dass ein Patient sagt, manchmal wisse er plötzlich nicht mehr, wie der Computer oder die Waschmaschine zu bedienen sei oder wie er das Auto starten solle. Das rührt dann daher, dass ein Anteil, dem die betreffenden Fertigkeiten abgehen, auf das Bewusstsein und Verhalten des Anteils einwirkt, der den Alltag bewältigt.

Schneider'sche Symptome

Der deutsche Psychiater Kurt Schneider (1946) beschrieb nach ihm benannte typische Symptome der Schizophrenie, die auch als positive Symptome oder Erstrangsymptome bezeichnet werden.

Einige, aber nicht alle Schneider'schen Symptome kommen bei Patienten mit dissoziativer Störung sogar noch häufiger vor als bei schizophrenen Patienten (Kluft, 1987a; Ross et al., 1990b). Sie werden auch „psychoseähnliche" oder „pseudopsychotische" Symptome genannt und geben oft Anlass zu einer Fehldiagnose oder zur Verkennung einer DIS oder OSDD-1 (Boon & Draijer, 1993a, 1993b; Dell, 2006a, 2006b; Kluft, 1987a). So kann bei Patienten mit DIS eine Schizophrenie diagnostiziert werden, weil sie Stimmen hören oder ihr Verhalten als (von innen) fremdbeeinflusst erleben.

Diese Symptome gehen auf die Aktivität und Einwirkung dissoziierter Anteile zurück (Brand & Loewenstein, 2010; Dell, 2009a, 2006a; Dorahy et al., 2009; Kluft, 1987a; Ross et al., 1990b; Steinberg & Spiegel, 2008). Oft steht der Anteil, der im Alltag funktioniert, unter dem Einfluss der Aktivität anderer Anteile. Es können Anteile sein, die in der Traumazeit verhaftet sind und gerade eine traumatische Erfahrung von Neuem durchleben, aber auch Anteile, die für andere Aufgaben im Alltag zuständig sind. Manche Schneider'schen Symptome lösen in dem Anteil, der im Alltag funktioniert, extremes Befremden oder Depersonalisationserleben aus.

Bei einer diagnostischen Untersuchung ist zu prüfen, ob diese Schneider'schen Symptome als Teil eines Clusters weiterer dissoziativer Symptome auftreten. Bei DIS und OSDD-1 ist dies stets der Fall. Patienten mit anderen dissoziativen Störungen geben wenige oder keine Schneider'schen Symptome an. Patienten mit PTBS oder kPTBS berichten häufig von einigen dieser Symptome, insbesondere von (Pseudo-)Halluzinationen (also de facto einem Wiedererleben) traumatisierender Ereignisse.

In Tabelle 2.2 sind die Schneider'schen (psychoseähnlichen) Symptome aufgeführt, die bei Patienten mit DIS oder OSDD-1 am häufigsten zu finden sind.

Tabelle 2.2: Bei dissoziativer Identitätsstörung und OSDD-1 (Andere näher bezeichnete dissoziative Störung, Typ 1) am häufigsten anzutreffende Schneider'sche Symptome

Häufigste Schneider'sche Symptome bei DIS und OSDD-1
Akustische Halluzinationen (Person hört Stimmen, die Kommentare abgeben oder sich an sie richten; Stimmen, die Befehle erteilen; Stimmen, die miteinander reden oder streiten)
Optische Halluzinationen (traumabedingt)
Taktile Halluzinationen (traumabedingt)
Olfaktorische und gustatorische Halluzinationen (traumabedingt)
Verhaltensweisen, Handlungen oder Gefühle, die von etwas oder jemand anderem gesteuert zu sein scheinen
Gedankeneingebung
Gedankenentzug
Mit dem Trauma zusammenhängende Wahnvorstellungen

Akustische Halluzinationen

Stimmenhören ist zwar eines der bei Patienten mit DIS oder OSDD-1 am häufigsten festzustellenden Schneider'schen Symptome, doch nicht alle von ihnen hören Stimmen. Und manchmal berichten sie, dass sie erst Stimmen hören, seit ihnen klar geworden ist, dass sie eine dissoziative Störung haben. Eine Patientin berichtete: *In meinem Kopf ist schon immer viel vor sich gegangen – schwer zu beschreiben, wie ein Murmeln im Hintergrund. Ich habe versucht, das so weit wie möglich zu ignorieren. Da konnte es aber auch totenstill sein.*

Bei einer DIS (seltener bei einer OSDD-1) kommt es vor, dass der Patient Stimmen hört, die miteinander reden, manchmal auch über ihn; die Befehle erteilen, oft widerwärtige, etwa dass er sich selbst Leid antun soll; die sein Verhalten oder eine andere Stimme fortwährend kommentieren. Meist hören Patienten mehrere, nicht als vertraut einzuordnende Stimmen. Die meisten berichten, sie hören die Stimmen in ihrem Kopf, doch eine Studie hat gezeigt, dass die Stimmen auch von außerhalb kommen können (Dorahy et al., 2009).

Viele Patienten sagen, sie hätten schon in ganz jungen Jahren Stimmen gehört, und manche dachten lange Zeit, das sei bei allen Menschen so; herauszufinden, dass das nicht so ist, sei für sie ein Schock gewesen.

Ein Patient erklärte es so: *Schon seit meiner Kindheit höre ich Stimmen, ich glaube, es fing mit acht Jahren an. Sie haben mir befohlen, Dinge zu tun. Sie konnten auch nett sein. Ich habe wirklich gedacht, das ist ganz normal, und mir nie Gedanken drüber gemacht. Bei der EMDR-Behandlung*[8] *habe ich dann wohl gesagt: „Mach, dass das aufhört, mach, dass das aufhört, ich halte diese ganzen Stimmen nicht aus." In meinem Kopf gab es eine regelrechte Explosion von Stimmen, das hat mich wahnsinnig gemacht. Ich habe angefangen, seltsame Dinge zu sehen, und war extrem verängstigt. Erst dann habe ich kapiert, dass das eigentlich nicht normal war.*

Bei Patienten mit dissoziativen Störungen, die Stimmen hören, ist die Realitätsprüfung intakt. In der Regel wissen sie, dass andere die Stimmen nicht hören können. Auch ist die Symptomatik nicht in dem Maße bizarr oder absonderlich, dass der Patient etwa die Stimme von Jesus hört, die aus dem Fernsehapparat dringt und ihm Befehle erteilt. Und schließlich ist es einer anderen Person, etwa einer Therapeutin, meistens möglich, mit einer solchen Stimme direkt ins Gespräch zu kommen. Während einer diagnostischen Untersuchung geschieht das allerdings selten – und gewiss nicht auf die Aufforderung der Klinikerin hin –, doch es kommt vor, dass ein Patient unvermittelt und für kurze Zeit in einer anderen Stimme (das heißt mit der eines anderen Persönlichkeitsanteils) spricht. Außerdem gibt es während eines Interviews möglicherweise nonverbale Anzeichen für den Einfluss von Stimmen (etwa wenn der Patient auf etwas hinzuhören scheint oder wenn Gesichtsmuskeln zucken). Der Patient sagt dann vielleicht, da seien Stimmen, die ihm wütend untersagten, auf die Fragen zu antworten; es geht dabei um dissoziierte Anteile, die wütend werden, was aber nicht jedem Patienten in der Situation klar ist.

In Kapitel 7 gehe ich näher auf die Unterschiede zwischen Stimmenhören bei dissoziativen Störungen und Stimmenhören bei psychotischen und schizophrenen Patienten ein.

Optische Halluzinationen

Patienten mit DIS oder OSDD-1 geben oft an, dass sie Dinge sehen, die in Wirklichkeit nicht da sind. Es handelt sich meist um Flashbacks, „Clips" oder Fragmente von traumatisierenden Ereignissen in der Vergangenheit. Die Realitätsprüfung ist im Allgemeinen intakt, und sie wissen, dass das, was sie sehen, mit traumatischen Erfahrungen zu tun hat und nicht real ist. Das ist freilich nicht immer so. In der Traumazeit verhaftete dissoziierte Anteile sind unter Umständen überzeugt davon, dass das, was sie vor sich sehen, tatsächlich in diesem Augenblick geschieht, etwa

8 EMDR: Eye Movement Desensitization and Reprocessing (zu Deutsch etwa: Desensibilisierung und Neuverarbeitung durch Blickfolgebewegungen)

wenn sie während einer Therapiesitzung den einstigen Täter im Raum erblicken. Außerdem verkennen sie möglicherweise die Therapeutin oder eine ihnen eigentlich vertraute Person und halten sie für jemand anderen, also etwa für den Täter von damals. Die halluzinierende Wahrnehmung kann in einem Maße verzerrt sein, dass sie wahnhaft oder psychotisch wirkt. Und schließlich kann ein Patient, der sich an die einstigen traumatisierenden Ereignisse in der Regel nicht zu erinnern vermag, unter der Einwirkung eines dissoziierten Persönlichkeitsanteils Flashbacks erleben oder visuelle Bruchstücke des Ereignisses vor sich sehen. Dies kann dann für ihn in besonderem Maße beängstigend sein, weil die Bilder keinen Sinn zu ergeben scheinen.

Ein Patient berichtete: *Oft kann ich mir die Bilder erklären. Sie machen mir Angst, aber zumindest kann ich mir sagen, dass ich im Hier und Jetzt bin und dass das nicht wirklich passiert. Manchmal sehe ich aber so richtig entsetzliche Dinge vor mir und frage mich, ob ich wahnsinnig bin und eine schrecklich bizarre Fantasie habe. Dann fange ich an, an allem zu zweifeln: Habe ich mir das nur eingebildet? Diese Bilder sind aber wirklich grauenerregend. Ich will sie nicht sehen.*

Taktile Halluzinationen

Bei taktilen oder haptischen Halluzinationen spürt die Person etwas auf ihrem Körper oder auf ihrer Haut, das in Wirklichkeit nicht da ist. Auch das ist eine Erfahrung, die Patienten häufig machen, wenn sie ein traumatisches Ereignis von Neuem durchleben. Ein Patient sagte: *Ich spüre wieder seine Hände um meinen Hals.* Ein anderer berichtete: *Nachts habe ich immer wieder das Gefühl, dass mich jemand berührt. Das ist unheimlich. Ich lasse immer das Licht an, damit ich, wenn ich mit diesem furchtbaren Gefühl aufwache, sehen kann, wo ich bin und dass das nicht real ist, dass er auf keinen Fall im Raum ist. Er kann ja gar nicht da sein, denn er ist schon lange tot!*

Beiden war klar, dass die Halluzinationen mit Missbrauchserfahrungen in der Vergangenheit zu tun hatten. Manche können aber keinen derartigen Zusammenhang erkennen, was für sie dann noch beängstigender ist. Eine Patientin hatte ständig das Gefühl, dass viele Käfer auf ihr herumkrabbelten. Sie wusste nicht, was das zu bedeuten hatte, und konnte keine Verbindung zu einer traumatischen Erfahrung herstellen. Sie dachte, bei ihr sei „eine Schraube locker". Erst viel später stellte sich im Lauf einer Therapie heraus, dass sie als Kind nackt in einem Raum eingesperrt worden war, in dem alle möglichen Insekten herumkrabbelten. Sie war dieser Situation mehrmals ausgesetzt gewesen, konnte sich zum Zeitpunkt des Interviews aber noch nicht daran erinnern. Ihre haptischen Wahrnehmungen entsprachen dem Erleben eines dissoziierten Anteils, der in der Traumazeit feststeckte und die Situation manchmal von Neuem durchmachte.

Olfaktorische und gustatorische Halluzinationen

Hierbei haben Patienten Geruchs- oder Geschmacksempfindungen, für die es keinen realen Auslöser gibt. Dies ist ein weiteres Symptom, das oft mit dem Wiedererleben eines traumatisierenden Ereignisses verknüpft ist. Wie bei den taktilen Halluzinationen ist von erheblicher Bedeutung, ob für den Patienten dabei klar ist, dass es sich um einen ihm bekannten „alten Geruch oder alten üblen Geschmack" handelt. Ein Patient sagte: *Ich kann den Geruch von Zigarren nicht ausstehen. Manchmal ist dieser penetrante Geruch wieder ganz eindeutig da. Ich muss dann herumgehen und schauen, ob jemand irgendwo eine Zigarre raucht. Ich weiß, es kann nicht sein, aber ich kann's wirklich riechen.* Der Patient wusste, dass der fantasierte Geruch mit dem Zigarre rauchenden Onkel zu tun hatte, der ihn einst missbraucht hatte.

Doch nicht jeder Patient weiß, wodurch ein aktuelles Erleben ausgelöst wird oder ob ein Zusammenhang mit einer früheren traumatischen Erfahrung besteht. Vor allem wenn eine ausgeprägte amnestische Symptomatik besteht, können Patienten sich ihre Halluzinationen oft nicht erklären. So war sich eine Patientin während einer Therapiesitzung völlig sicher, dass im Gebäude ein Brand ausgebrochen sei. Sie könne das ganz deutlich riechen. Die Therapeutin roch nichts dergleichen, konnte die Patientin aber nicht beruhigen und musste sich darauf einlassen, gemeinsam mit ihr durchs Gebäude zu gehen. Selbst als geklärt war, dass da kein Feuer war, hatte die Patientin den Geruch weiterhin in der Nase. Sie hatte keine Erklärung dafür, sagte aber, das passiere ihr oft. Ein Jahr darauf stellte sich in der Therapie heraus, dass sie als Kind aus einem brennenden Haus entkommen war. Für dieses Ereignis hatte lange eine Amnesie bestanden.

Auf die Frage, ob er Alkohol trinke, antwortete ein Patient: *Bei Alkohol wird mir sofort übel, nicht nur wenn ich ihn rieche, sondern auch, wenn ich ihn schmecke. Ich bin früher zum Trinken gezwungen worden, und dann ging alles schief.*

Alle bislang erwähnten Halluzinationen hängen mit dem Wiedererleben traumatisierender Ereignisse zusammen. Je komplexer die dissoziative Störung, desto ausgeprägter die Amnesie und desto höher die Wahrscheinlichkeit, dass dem Patienten der Zusammenhang zwischen dem traumatisierenden Ereignis und den aktuellen Erfahrungen nicht (oder nicht mehr) bewusst ist. Er steht unter dem Einfluss eines dissoziierten Anteils, der etwas wiedererlebt, hat aber keine Verbindung zu dem Anteil oder ist sich seiner nicht bewusst. Damit besteht das Risiko, dass er fälschlicherweise für psychotisch gehalten wird und sich auch selbst dafür hält.

Als gemacht erlebte Verhaltensweisen, Handlungen und Gefühle

Gemeint ist die Erfahrung, dass Handlungen, Impulse oder Gefühle nicht als von dem Anteil kommend erlebt werden, der von ihnen berichtet, sondern so, als würden sie von anderswoher gesteuert. Die meisten Patienten beschreiben dies so, dass etwas in ihrem Inneren Kontrolle über sie ausübt; ein bestimmtes Verhalten oder Gefühl „stößt ihnen zu", und sie können keinen Einfluss darauf nehmen. Auch hierbei kann es um ganz unterschiedliche Verhaltensweisen oder Gefühle gehen, nicht nur um negativ besetzte oder beschämende. Der Einfluss wird von dissoziierten Anteilen der Persönlichkeit ausgeübt.

Ein Patient sagte: *Ich sehe, wie meine Hände sich über die Computertastatur bewegen, aber so schnell kann ich ja gar nicht tippen.*

Ein anderer Patient berichtete: *Manchmal bekomme ich plötzlich Panik. Ich habe nicht die geringste Ahnung, warum: Es gibt überhaupt keinen Grund! Genauso ist es manchmal mit dem Traurigsein: Mir kommen aus heiterem Himmel die Tränen, und ich habe keinen blassen Schimmer, warum. Trotzdem bin ich völlig aufgewühlt, ohne zu wissen, warum ich weine. Da ist etwas in mir, das bringt mich dazu.*

Eine weitere Symptombeschreibung: *Im Supermarkt habe ich immer eine Einkaufsliste dabei und halte mich exakt daran, aber manchmal treibt es mich zu Abteilungen hin, zu denen ich gar nicht hinwill. Zu Süßigkeiten, die ich nicht mag, oder zu überflüssigen Artikeln. Es ist, als ob etwas in mir mich zwingt, trotzdem dorthin zu gehen und Dinge in den Einkaufskorb zu legen. Oft lege ich sie rasch zurück. Und manchmal, wenn ich heimkomme, finde ich sie dann doch zwischen den Sachen, die ich gekauft habe.*

Manchmal haben Patienten auch das Gefühl, dass der Einfluss von außen auf sie einwirkt. Nicht selten sind das Menschen, die in bestimmten religiösen Gemeinschaften aufgewachsen sind, wo die Macht von Dämonen oder anderen Wesen Teil der Lehre ist. Es heißt dort zum Beispiel, der Körper werde „von Dämonen besessen oder beherrscht", und manchmal ist auch vom „Einfluss der Gestirne" die Rede. In solchen Gruppen werden oft auch „Exorzismen" von Dämonen durchgeführt, die Patienten mit DIS oder OSDD-1 als extrem traumatisierend erleben (Bowman, 1993; Fraser, 1993). Außerdem ändert sich nach einer solchen „Behandlung" nichts an den Symptomen, und die Person denkt, wenn die Maßnahme nichts helfe, müsse sie wohl besonders verdorben sein, oder die Dämonen hätten ihre Gründe, nicht aus ihr zu weichen.

Gedankeneingebung

Viele Patienten mit DIS und auch manche mit OSDD-1 kennen die Erfahrung, dass in ihrem Kopf plötzlich merkwürdige oder unvertraute Gedanken auftauchen. Manchmal sind sie verwirrend oder haben mit der aktuellen Situation nicht das Geringste zu tun. Außerdem werden sie als wesensfremd erlebt. Solche Gedanken stammen von anderen dissoziierten Anteilen der Person. Für Patienten, denen noch nicht bewusst ist, dass sie eine dissoziative Störung haben, kann dies eine unheimliche und manchmal auch furchterregende Erfahrung sein.

Ein Patient sagte zu mir: *Seit einigen Wochen sind da diese Gedanken, dass ich einen Hamster kaufen sollte, aber ich hasse diese Viecher. Sie sind bissig. Ich verstehe nicht, warum ich diese Gedanken habe. Sie kommen mir irre vor.*

Manchmal, wenn ich meine Kinder in den Arm nehme, kommt mir der Gedanke, ich sollte sie besser zu Tode knuddeln. Das ist ein abscheulicher Gedanke, und er macht mir Angst. Ich höre dann sofort mit dem Knuddeln auf, und das können sie überhaupt nicht verstehen.

Gedankenentzug

Manche Patienten geben an, es komme vor, dass sich ihr Kopf mit einem Mal leer anfühlt: *Ich wollte gerade etwas zu Ihnen sagen, und jetzt ist es weg. Der Kopf ist völlig leer. Es ist, als würde etwas diesen Gedanken und meine Worte wegnehmen.* Die Klinikerin fragte, ob das häufig vorkomme. *Die Antwort: Es passiert mir ganz oft, wenn ich etwas über die Vergangenheit sagen will. Manchmal höre ich eine sehr wütende Stimme sagen, das ist nicht erlaubt, aber manchmal ist es auch, als ob alles, was ich sagen wollte, verschwunden ist. Kein Gedanke mehr da.*

Falls ein innerer Konflikt über ein bestimmtes Thema besteht, werden Gedanken dazu oft durch einen dissoziierten Anteil getilgt oder blockiert. Dies hat in der Regel damit zu tun, dass der Anteil das Thema als „heikel" empfindet oder dass es zu starke innere Konflikte und emotionalen Aufruhr auslöst.

Ein Patient sprach von „Symptomen, als wäre ich betrunken": *Manchmal fallen mir die Wörter einfach nicht ein, ich weiß die ersten zwei Wörter eines Satzes, kann aber den Rest nicht finden und komme nicht weiter. Es ist verrückt. Ich will das sagen, ich weiß, was es ist, aber es ist weg.*

Traumabedingte Wahnvorstellungen

Manchmal berichtet ein Patient, dass er Bilder vor sich sieht oder Sinneswahrnehmungen erlebt, die die Klinikerin, wenn sie nicht wüsste, dass bei ihm eine dissoziative Störung vorliegt, für Wahnvorstellungen halten könnte. Auf reale Erfahrungen bezogene Ängste können eine derart verzerrte Form annehmen, dass sie psychoseähnlich wirken.

Eine Patientin berichtete, dass sie nachts blutige Hände aus den Wänden kommen sah, die sie zu packen versuchten. Hinterher fand sie sich manchmal unter einem Tisch wieder, wo sie sich versteckt hatte, damit die Hände nicht an sie herankamen. Es kam auch vor, dass sie bei Eiseskälte stundenlang auf ihrem Balkon saß, weil sie sich dort vor den Händen sicher fühlte. Solange dieses Erleben anhielt, war es ihr unmöglich, sich klarzumachen, dass das alles gar nicht geschah – für sie war es real. Erst tags darauf wusste sie dann, dass das doch nicht sein konnte, und sie bekam Angst, sie werde den Verstand verlieren. Später stellte sich heraus, dass sie Opfer einer äußerst brutalen Gruppenvergewaltigung geworden war und dabei tatsächlich blutige Hände gesehen hatte, die nun nachts in verzerrten Bildern wiederkehrten.

Ein Patient war überzeugt, andere könnten mittels Facebook seine Fährte aufnehmen und würden versuchen, ihn aufzustöbern und Macht über ihn auszuüben. Er war in einer streng religiösen Gemeinschaft aufgewachsen und von Angehörigen der Kirchengemeinde missbraucht worden. Immer wieder hatte er zu hören bekommen, Gott könne ihn sehen, wo auch immer er sei und was auch immer er tue, und er könne seinem Schicksal nicht entrinnen.

Gedankenausbreitung

Gemeint ist das Empfinden einer Person, andere könnten ihre Gedanken hören. Dies ist das einzige Schneider'sche Symptom, das bei Patienten mit DIS oder OSDD-1 *nicht* häufig vorkommt. Manche traumatisierte Patienten befürchten, andere könnten ihre Gedanken lesen; dies ist nicht so sehr ein echtes psychotisches Symptom als vielmehr eine Folge der Angst und Scham, die mit der Vorstellung verbunden sind, andere könnten erfahren, was ihnen zugestoßen ist. Oft glauben sie auch, sie selbst könnten die Gedanken anderer lesen. Es kann tatsächlich sein, dass sie besonders sensibel oder aufmerksam sind und sehr genau spüren, was sie von anderen erwarten können. Denn sie mussten sich schon in jungen Jahren darauf fokussieren, andere zu „lesen", insbesondere das Verhalten und die Mimik von Missbrauchstätern, um absehen zu können, was möglicherweise auf sie zukam. Dies ist für sie zu einer Art Gewohnheit geworden, vor allem, wenn sie sich mit einer anderen Person in einer Eins-zu-eins-Situation befinden. Häufig meinen sie, sie hätten ein sehr gutes Gespür dafür, was ein Gegenüber denkt oder fühlt, doch dann stellt sich heraus, dass sie – aufgrund von alten Schemata und Kognitionen, die oft traumafixierten Anteilen zuzurechnen sind – falschliegen und lernen müssen, ihre häufig verzerrten Vorstellungen zurechtzurücken.

Ich kann Ihnen am Gesicht ablesen, dass Sie mich für verrückt halten, sagte ein Patient während eines TADS-Interviews. *Ich verstehe das, denn ich finde mich ja selbst abscheulich.* Patienten, die in der frühen Kindheit traumatisiert wurden, ziehen häufig derartige Schlüsse, die sich aus ihrem negativen Selbstbild ableiten.

2.5 Somatoforme (sensorisch-motorische) Dissoziationssymptome

Bei (komplexen) dissoziativen Störungen findet sich oft ein breites Spektrum somatischer Symptome, für die keine physiologische Ursache zu finden ist (Boon & Draijer, 1993a, 1993b; Bowman, 1993a, 2006; Bowman & Coons, 2000; Loewenstein & Goodwin, 1999; Nijenhuis, 2000, 2004, 2010, 2015; Ross, Heber, Anderson et al., 1989; van der Hart et al., 2006). Wie ich bereits dargelegt habe, unterscheiden sich DSM und ICD in der diagnostischen Perspektive auf diese Phänomene. Die ICD-11 benennt separate somatoforme dissoziative Störungen, die im DSM-5 jedoch den Konversionsstörungen zugeordnet sind.

Falls bei einem Patienten ein somatoformes Symptom vorliegt, sollte die Klinikerin stets prüfen, ob es Teil eines Clusters aus mehreren somatoformen und psychoformen Dissoziationssymptomen ist. Weiter oben in diesem Kapitel habe ich von einer Patientin berichtet, die sich an ihre nicht-epileptischen Anfälle ebenso wenig erinnern konnte wie an ihr Leben vor dem Alter von neun Jahren.

Ein Symptom kann auf verschiedene Weise erlebt werden: als eine körperliche Erfahrung, als etwas kognitiv Beobachtetes oder als beides. Ich möchte dies an zwei unterschiedlichen Antworten auf die folgende Frage veranschaulichen: „Haben Sie je das Gefühl gehabt, dass sich Ihr Körper oder Teile Ihres Körpers veränderten? Zum Beispiel, dass Ihr Körper größer / kleiner oder stärker / schwächer zu sein schien?" (TADS-I, Frage 192)

Ein Patient antwortete: *Ich saß im Auto und wollte nach Hause fahren, aber ich kam mit den Füßen nicht an die Pedale.* Auf Nachfrage führte er aus: *Ich blicke auf meine Beine, und sie sind einfach kürzer als sonst – sehr seltsam. Aber das passiert mir immer wieder. Anfangs hat es mich erschreckt, aber jetzt ignoriere ich es. Ich warte einfach eine Weile, bis es weggeht. Ich kann meinen Körper nie wirklich spüren. Ich sehe ihn, ja, aber ich habe kein Gefühl in den Beinen.*

Ein zweiter Patient beschrieb das Symptom anders: *Ich saß im Auto und hatte ein seltsames Erlebnis. Meine Beine reichten nicht bis zum Boden hinunter. Ich kam nicht an die Pedale dran. Dasselbe Gefühl hatte ich als kleines Kind – wenn man auf einem Hochstuhl saß, baumelten die Beine herunter, weil sie nicht bis zum Boden reichten.* Als die Klinikerin fragte: „Konnten Sie Ihre Beine denn sehen? Sahen sie kürzer aus?", antwortete der Patient: *Nein, ich schaue meinen Körper nie an, das finde ich grässlich. Ich warte dann ab, manchmal schaue ich auf dem Handy etwas nach. Das hilft, und nach einer Weile geht es weg.*

In beiden Fällen erfolgt eine Intrusion eines jüngeren dissoziierten Anteils in das Bewusstsein des Anteils, der für das Funktionieren im Alltag zuständig ist und die Intrusion auf jeweils andere Art erlebt. Der erste Patient hat kein Gefühl für seinen Körper und spürt also auch seine Beine nicht. Er blickt auf seine Beine, und sie erscheinen ihm äußerlich als in ihrer Länge verändert. Der zweite Patient erlebt das Symptom rein innerlich als Körperempfindung, doch von außen nimmt er keine körperliche Veränderung wahr.

Verlust von Körperfunktionen

Ein Unvermögen, den Körper (oder einen Teil des Körpers) zu spüren, das zu Schmerzunempfindlichkeit führt, ist vielleicht eines der häufigsten Symptome eines Ausfalls körperlicher Funktionen.

Ich bin nur ein Kopf, sagte eine Patientin, die als Kind sexuell missbraucht worden war. Sie war völlig außerstande, ihren Körper zu spüren.

Eine andere Patientin sagte, sie könne unter der Dusche nicht spüren, wie warm oder kalt das Wasser sei. Sie hatte auch große Schwierigkeiten, den Tag über genügend zu essen und zu trinken, weil sie keinen Hunger oder Durst verspürte.

Ein Patient berichtete, dass er offenbar viel zu lange mit einem gebrochenen Fuß herumgelaufen sei: *Anscheinend habe ich eine sehr hohe Schmerzschwelle. Mir ist an dem Fuß nie etwas aufgefallen, bis er plötzlich stark anschwoll. Ich wusste, dass ich einige Tage vorher schwer gestürzt war, aber ich hatte keine Schmerzen im Fuß gespürt.*

In extremeren Fällen kann es zu einer Teillähmung kommen, sodass der Patient nicht mehr gehen oder einen Körperteil nicht bewegen kann, ohne dass eine physiologische Ursache zu finden wäre. Die Lähmung kann sich schnell wieder geben, sie kann aber auch monate- und manchmal jahrelang anhalten.

Schließlich berichten manche Patienten von (kurzen) Phasen, in denen sie nichts mehr sehen, hören, riechen oder schmecken können. All diese Erfahrungen sind Folge von Intrusionen dissoziierter Anteile, die in der Regel in der Traumazeit feststecken.

Symptome, die von Intrusionen dissoziierter Persönlichkeitsanteile herrühren

Im Abschnitt zu den Schneider'schen Symptomen der Schizophrenie habe ich mehrere Beispiele dafür angeführt, dass ein Patient aufgrund von Intrusionen dissoziierter Anteile etwas zu riechen oder zu schmecken glaubt oder körperliche Vorgänge wahrnimmt, ohne dass jeweils eine physiologische Ursache auszumachen ist. Manchmal wird dies als psychotisches Symptom interpretiert, insbesondere wenn dem Patienten das eigentlich dahinterstehende traumatisierende Ereignis nicht bewusst ist. In anderen Fällen werden solche Symptome auf eine PTBS zurückgeführt, etwa wenn der Patient weiß, welche Bedeutung z. B. ein wahrgenommener Geruch für ihn hat und dass er ein Aspekt eines Flashbacks des einstigen traumatisierenden Ereignisses ist.

Manchmal schildert ein Patient auch, dass seine Beine oder Arme sich bewegen, ohne dass er darauf Einfluss nehmen kann. Eine Patientin berichtete:

Neulich saß ich im Bus. Normalerweise setze ich mich in den hinteren Teil, nahe bei einer Tür, wo ich schnell rauskomme. An einer Haltestelle stieg ein sehr lauter Mann ein und fing an, den Busfahrer anzubrüllen. Ich merkte, wie ich erstarrte. Der Bus fuhr weiter, aber ich hörte immer noch das Gebrüll. Plötzlich hob sich mein Arm wie von selbst, und meine Hand drückte den Halteknopf. Ich konnte nichts dagegen tun, obwohl ich noch gar nicht aussteigen musste. Als die Haltestelle kam, gingen meine Beine los. Das war sehr eigenartig, denn auch dagegen konnte ich nichts machen. Sie bewegten sich, aber das schienen nicht meine eigenen Beine zu sein. Erst als ich aus dem Bus ausgestiegen war, fühlte ich mich allmählich besser, aber alles um mich herum war immer noch seltsam und unwirklich. Ich musste mir immer wieder in Erinnerung rufen, wo ich war und dass ich einfach auf den nächsten Bus warten konnte.

Die Patientin hatte keine Kontrolle über ihre Arme und Beine. Dahinter stand höchstwahrscheinlich eine Fluchtreaktion eines dissoziierten Persönlichkeitsanteils. Sie bekam freilich mit, was vor sich ging. Sie beschrieb eine Intrusion dieses Anteils, aber auch das Erleben der Entfremdung von sich selbst *(das schienen nicht meine eigenen Beine zu sein)* und dann von ihrer Umgebung *(alles um mich herum war seltsam und unwirklich).*

Auch medizinisch unerklärbare Symptome (medically unexplained symptoms, MUS), wie etwa Schmerzen, sind in diesem Zusammenhang häufig anzutreffen. In der Regel hängen Schmerzen dieser Art mit einer traumatischen Erfahrung zusammen und werden von einem dissoziierten Anteil, der sich von den Schmerzen nicht lösen kann, „festgehalten". Viele Patienten mit einer dissoziativen Störung suchen wegen solcher Symptome immer wieder Fachärztinnen auf. Andere dagegen halten sich von Ärztinnen fern, weil sie oft zu hören bekommen haben, das sei alles nur in ihrem Kopf. Sofern ihre Beschwerden durchaus eine physiologische Ursache haben, die ärztliches Eingreifen erfordert, kann Letzteres für sie gefährlich werden.

Auch Anfälle oder epilepsieähnliche Symptome ohne medizinisch erklärbare Ursache (pseudoepileptische Anfälle) kommen bei Patienten mit dissoziativen Störungen häufig vor (Bowman, 1993a, 2006; Bowman & Coons, 2000). Oft, aber nicht immer besteht eine Amnesie für die Anfälle. Manche Patienten können während eines Anfalls andere hören, aber nicht sprechen; oder sie können zwar gut sehen, aber die Anfälle nicht unterbinden.

Die Anfälle können wenige Minuten dauern, aber auch länger anhalten. Es sollte stets überprüft werden, ob eine neurologische Ursache auszuschließen ist. Manchmal treten während eines Anfalls klar erkennbare Emotionen (Wut oder Traurigkeit) zutage. Manchmal „verschwindet" die Person völlig, und es lässt sich kein Kontakt zu ihr herstellen, als verharre sie in einer Art Koma und als sei eine massive Abschaltreaktion erfolgt.

2.6 Ermitteln, ob dissoziierte Persönlichkeitsanteile aktiv sind

In Kapitel 1 habe ich bereits darauf hingewiesen, dass das tatsächliche klinische Erscheinungsbild der DIS meist stark von der Darstellung in den Medien und auch in manchen Büchern abweicht. Dort wird oft ein dramatisches Bild gezeichnet von vielen separaten „Persönlichkeiten" mit völlig verschiedenen Kleidungsstilen, Frisuren und Verhaltensweisen. In der Realität hingegen sind die Symptome dezent und oft kaum wahrnehmbar, und von einem häufigen augenfälligen „Switchen" von einem dissoziierten Anteil zum anderen kann nicht die Rede sein (Boon & Draijer, 1993a, 1993b; Kluft, 1985, 1987c; Loewenstein, 2018; Steele et al., 2017).

Während eines diagnostischen Interviews wird eine Klinikerin nur selten unterschiedliche dissoziierte Persönlichkeitsanteile beobachten können. Selbst wenn ein Patient sich der Existenz dissoziierter Anteile gewahr ist, wird er in der Regel versuchen, die Kontrolle zu behalten und ein Switchen zu unterbinden. Viele Patienten sind sich ihrer dissoziierten Anteile zunächst nicht bewusst, und es fällt ihnen sehr schwer, über sie nachzudenken oder über sie zu sprechen. Oft sind sie aber durchaus in der Lage, ein Cluster von Dissoziationssymptomen zu schildern, das auf die Existenz dissoziierter Anteile schließen lässt.

In der folgenden Liste sind die wesentlichen Anhaltspunkte zusammengefasst, die auf eine Aufspaltung der Persönlichkeit hinweisen. Bei Patienten mit DIS, OSDD-1 und partieller DIS findet sich ein Cluster aus mehreren dieser Symptome, doch ist es nicht bei allen genau dasselbe.

- Beispiele für sowohl direkte Amnesie (Zeitlücken; Person weiß nicht, wie sie an den Ort gekommen ist, an dem sie sich befindet) als auch indirekte Amnesie (Person stößt auf Indizien dafür oder hört von anderen, dass sie Dinge getan hat, an die sie sich nicht erinnern kann)
- Verschiedene Formen der Einwirkung dissoziierter Anteile wie etwa:
  - Stimmen hören: männliche, weibliche und / oder Kinderstimmen
  - Gedanken, Gefühle, Wünsche oder Bedürfnisse erleben, die der Person seltsam vorkommen oder nicht die eigenen zu sein scheinen
  - Dinge tun oder Impulsen folgen, die der Person seltsam vorkommen oder nicht von ihr selbst auszugehen scheinen
  - Identitätsunsicherheit aufgrund von Gedächtnisproblemen, von Stimmenhören und dem Erleben von Wünschen, Strebungen oder Verhaltensweisen, die keine eigenen zu sein scheinen
  - Außerkörperliche Erfahrungen, sich selbst aus der Distanz sehen
  - Bekannte oder Verwandte nicht erkennen (oder gesagt bekommen, dass das vorgefallen sei)
  - Merkwürdige Körperempfindungen verschiedenster Art wie etwa das Gefühl, der Körper werde von etwas gesteuert oder verändere seine Gestalt (werde beispielsweise kleiner oder größer)
  - Plötzliche und nicht nachvollziehbare Veränderungen in Stimmung oder Verhalten an sich wahrnehmen, die nicht nachvollziehbar sind, oder von anderen hören, dass so etwas passiert ist
  - (Plötzliche) Veränderungen eigener Fähigkeiten

Es kommt also häufig vor, dass ein Patient ein Cluster von verschiedenen der oben aufgelisteten Symptome beschreibt, ohne dass er schon in der Lage wäre, etwas über seine dissoziierten Persönlichkeitsanteile zu sagen. Aussagen dazu, ob möglicherweise eine Aufspaltung der Persönlichkeit vorliegt, lassen sich immer nur dann treffen, wenn nicht nur eines, sondern mehrere dieser Symptome gegeben sind.

Debatte um das Konzept dissoziierter Persönlichkeitsanteile

In der Forschungsliteratur finden sich für dissoziierte Persönlichkeitsanteile unterschiedliche Begriffe. In einem Großteil der (älteren) US-amerikanischen Literatur ist von „alter personalities" (Teilpersönlichkeiten) oder „alters" die Rede, im DSM-5 und in der ICD-11 von „verschiedenen Persönlichkeitszuständen" (distinct personality states) oder „dissoziativen Identitäten". Manche Kolleginnen orientieren sich heute auch an Putnam (2016) und sprechen von diskreten Verhaltenszuständen (discrete behavioral states, DBS) , andere von „Selbstzuständen" (self states) (Bromberg, 2006; vgl. Moskowitz & van der Hart, 2019). Ich selbst verwende in diesem Buch den Begriff dissoziierte Persönlichkeitsanteile.

Nach meiner Auffassung beziehen sich all diese Bezeichnungen auf dasselbe Phänomen. Klinikerinnen sind sich jedenfalls einig darüber, dass es nie um separate „Personen" geht, auch wenn viele Patienten das tatsächlich so erleben. Dissoziierte Anteile können sich zum Teil überschneiden, und sie beeinflussen einander fortwährend. Dissoziierte Anteile sind immer als Reaktion auf eine Traumatisierung oder durch Anpassung an sie entstanden, ob sie nun Aufgaben und Funktionen im Alltag erfüllen oder traumatische Erinnerungen in sich aufbewahren. Es kann außerdem Funktionsüberschneidungen geben: Manche Anteile „bewahren" traumatische Erinnerungen, bewältigen aber auch Aufgaben des Alltags. Ausführliche Überlegungen zu dissoziierten Anteilen und ihren Funktionen finden sich bei Steele, Boon & van der Hart (2017).

Eine häufig gestellte Frage lautet: Was sind die spezifischen Merkmale eines dissoziierten Persönlichkeitsanteils, und was unterscheidet ihn von einem Ego-State, einem Borderline-Modus oder dem Einnehmen einer Rolle? Manche Klinikerinnen verwenden die Begriffe dissoziierter Anteil und Ego-State synonym und sprechen von einem Kontinuum von Ego-States (Watkins & Watkins, 1993, 1997). Andere gehen davon aus, dass dissoziierte Persönlichkeitsanteile dasselbe sind wie Borderline-Modi (Huntjens et al., 2019). Im DSM lautete das Kriterium für eine dissoziative Störung anfangs, dass zwei oder mehr „verschiedene Persönlichkeiten" gegeben sind. Im DSM-IV (1994) wurde die Terminologie dahingehend modifiziert, dass von „verschiedenen Identitäten oder Persönlichkeitszuständen" gesprochen wurde, und im DSM-5 ist nun von „verschiedenen Persönlichkeitszuständen" die Rede.

Auch in der ICD-11 wird diese Formulierung verwendet. Problematisch ist allerdings, dass nirgendwo definiert wird, was unter „verschiedene" zu verstehen ist. Noch schwieriger wird die Sache dadurch, dass bei der überwiegenden Mehrzahl der DIS-Patienten das Switchen zwischen *verschiedenen (unterscheidbaren) Persönlichkeitszuständen* zu den Symptomen mit der geringsten Häufigkeit zählt (Dell, 2009a; Kluft, 1985; Loewenstein et al., 2017).

Im Unterschied zu Ego-States und Borderline-Modi haben dissoziierte Anteile ein jeweils eigenes Identitätserleben, Selbstbild und autobiografisches Gedächtnis. Außerdem verfügen sie über eigene persönliche Erfahrungen, so begrenzt diese auch sein mögen (Dorahy et al., 2014; Kluft, 1988, 2006; Moskowitz & van der Hart, 2020; Nijenhuis, 2015; Steele et al., 2017).

> „Dissoziierte Anteile verfügen über eine ausgeprägte Ich-Perspektive – ein Ich-, Mich- und Mein-Empfinden –, die alle Aspekte des Erlebens (wie Gedanken, Gefühle, Erinnerungen, Phantasien, Wahrnehmungen, Voraussagen, Stimmungen, Empfindungen, Entscheidungsfindungsprozesse und Verhaltensweisen) umfassen kann" (Steele et al. 2017, S. 127).

Für manche Anteile, insbesondere dissoziierte Anteile, die traumatische Erinnerungen oder Gefühle in sich bergen, ist sozusagen *die Zeit stehen geblieben.* Meistens haben sie keinen Zugang zu kognitiven und motorischen Fertigkeiten, über die die Person in einem im Alltag funktionierenden erwachsenen Anteil durchaus verfügt. Dagegen existieren bei Ego-States oder Borderline-Modi ein kohärentes Selbsterleben und auch eine Kontinuität der Erinnerung; außerdem haben sie Zugriff auf sämtliche Fertigkeiten, die dem aktuellen Alter der erwachsenen Person entsprechen. Dissoziative Barrieren zwischen den verschiedenen Bewusstseinszuständen bauen sich, wenn überhaupt, nur sehr selten auf.

Ein wesentliches, aber nicht ausschließliches Kriterium für die Unterscheidung eines dissoziierten Anteils von einem Ego-State oder einem Borderline-Modus ist vor allem, dass ein Cluster von dissoziativen Symptomen gegeben ist, das etwa Amnesien in Bezug auf aktuelle Erfahrungen, Indizien für den Einfluss dissoziierter Anteile oder Intrusionen solcher Anteile einschließt. Patienten in Borderline-Modi oder Ego-States *berichten nicht von einem solchen Symptomcluster,* es sei denn, sie nehmen fälschlicherweise an, diese Symptome zu haben, oder es liegt eine komorbide dissoziative Störung vor.

Im DSM-5 und in der ICD-11 ergibt sich bei sämtlichen Beschreibungen des Kriteriums 1 für eine DIS das Problem, was unter *„unterscheidbaren"* beziehungsweise *„verschiedenen Persönlichkeitszuständen"* zu verstehen ist. Im DSM-5 sorgt die Beschreibung der OSDD-1, die eine Art Untertyp der DIS ist, für noch mehr Verwirrung, weil sie dort als eine Identitätsstörung beschrieben wird, die mit „weniger stark ausgeprägten Diskontinuitäten des Bewusstseins des eigenen Selbst und des eigenen Handelns“ einhergeht (APA 2013, S. 306; dt. 2018, S. 418f.). Durch diese Formulierung entsteht ein Graubereich, in dem nicht immer klar ist, ob es um einen dissoziierten Anteil, einen Ego-State oder einen Borderline-Modus geht. Dies kann dazu beitragen, dass die Diagnose OSDD-1 zu häufig gestellt wird bzw. dass falsch positiven Diagnosen Vorschub geleistet wird (siehe Kapitel 10, „Unzutreffende [falsch positive] DIS-Diagnosen und vorgetäuschte oder imitierte DIS“). Patienten mit dissoziativen Störungen sind aber in der Regel nicht in der Lage, viel (oder überhaupt etwas) zu ihren dissoziierten Anteilen zu sagen, und schildern auch weitere Symptome – und genau deshalb ist die Wahrscheinlichkeit noch größer, dass Klinikerinnen die Existenz dissoziativer Anteile entgeht und dass sie keine entsprechende Diagnose stellen.

Beispiele von Patienten, die sich ihrer dissoziierten Anteile in unterschiedlichem Maße bewusst sind

Bei allen im Folgenden vorgestellten Patienten lag ein DIS-typisches Symptomcluster vor. Sie unterscheiden sich aber sehr stark darin, inwieweit sie ein Bewusstsein ihrer dissoziierten Anteile entwickelt haben. Die einen sind (noch) nicht in der Lage, über dissoziierte Anteile zu sprechen, die anderen aber sehr wohl.

Ein Patient berichtete von einem vollständigen Cluster von dissoziativen Symptomen. Es lagen massive Amnesiesymptome vor, auch mit deutlichen Indizien dafür, dass er bei der Arbeit oder zu Hause Dinge tat, an die er sich hinterher nicht erinnern konnte. Er hörte Stimmen und beschrieb eine Reihe von Symptomen, die auf das Vorhandensein und die Einwirkung dissoziierter Anteile schließen ließen. Er war aber außerstande, irgendwelche Angaben zu diesen Anteilen zu machen.

Auf die Frage, wie er es sich erklärte, wenn ihm auffiel, dass er offenbar etwas getan hatte, an das er sich später nicht mehr erinnern konnte, erwiderte er, bei ihm entwickle sich eine Demenz, und fügte hinzu, dafür sei er eigentlich noch ein bisschen zu jung. Er hatte sich ausgiebigen neurologischen Untersuchungen unterzogen, die aber keine Anhaltspunkte für Demenz oder eine andere neurologische Störung ergeben hatten. Dennoch beharrte er darauf, mit seinem Gehirn könne etwas nicht in Ordnung sein, ebenso wie seine Frau, die sich sicher war, dass Medikamente eine Lösung bringen könnten.

Eine Patientin beschrieb sich als zerstreut und glaubte, all ihre Symptome wiesen auf eine Schizophrenie hin. Als die Klinikerin ihr Fragen zu möglichen dissoziierten Anteilen stellte, gab die Patientin keine Antwort mehr.

Es gibt auch Patienten, die etwas von ihren dissoziierten Anteilen wissen und in der Lage sind, über sie zu sprechen, auch wenn ihnen das möglicherweise schwerfällt:

Patientin: Vielleicht ist das ein anderer Teil von mir, ich weiß es nicht, aber wenn meine Kinder immer wieder Dinge gesagt bekommen, die ich ihnen doch nie sagen würde … Das ist sehr seltsam, nicht wahr?

Klinikerin: Können Sie mir mehr dazu sagen?

P: Na ja, ich weiß genau, wo bei mir die Grenzen liegen. Ich will zum Beispiel, dass sie nicht zu viele Süßigkeiten essen. Ein Eis pro Tag ist genug. Manchmal bin ich aber dahintergekommen, dass sie wohl noch mehr Eis gegessen hatten. Ich bin dann sehr böse geworden und habe ihnen vorgeworfen, sie hätten das Eis stibitzt. Sie haben dann wütend aufgeschrien, nein, ich habe es ihnen doch selbst gegeben. Jetzt weiß ich, dass es da offenbar einen anderen Teil von mir gibt, der das macht. Dieser Teil erlaubt ihnen auch, sich weiter vom Haus zu entfernen, wenn sie draußen spielen. Ich bin sehr streng, manchmal vielleicht auch ein bisschen zu streng, aber ich habe große Angst, ihnen könnte etwas zustoßen.

Die Patientin sprach auch von anderen Anteilen, unter anderem von einem, der offenbar in einem Chor sang: *Eigentlich singe ich ja gar nicht gern, und ich glaube auch nicht, dass ich eine gute Stimme habe. Anscheinend bin ich aber trotzdem Mitglied in einem Chor geworden. Zuerst wusste ich gar nichts davon. Jetzt bekomme ich es aber oft mit und sehe mich selbst, wie ich singe.* Als die Klinikerin fragte, ob sie mit ihren Anteilen rede, antwortete die Patientin: *Nein, ich wüsste ja auch gar nicht, wie das gehen soll. Das ist doch absurd.*

Diese Patientin hatte also bereits über einige ihrer Anteile nachgedacht und konnte über sie sprechen, auch wenn sie noch nicht mit ihnen kommuniziert hatte.

Schließlich gibt es auch Patienten, die während der diagnostischen Untersuchung schon wesentlich mehr zu ihren dissoziierten Anteilen sagen und auch mit ihnen interagieren können. Ein Patient sagte: *Ja, das weiß ich alles schon lange, aber ich dachte, ich bin verrückt, und habe nie darüber gesprochen. Mit einigen von denen rede ich schon lange, ich weiß, dass das schon in der weiterführenden Schule so war. Mir wurde aber manchmal gesagt, ich rede mit mir selbst, und dann war ich geschockt. Es gibt aber welche, mit denen ich wirklich nichts zu tun haben will. Sie gehören einfach nicht zu mir, und sie machen mir Angst.*

Die Beispiele zeigen, dass sich Patienten mit einem Cluster von Symptomen, die auf eine DIS hindeuten, stark darin unterscheiden, inwieweit sie sich während einer diagnostischen Untersuchung bereits im Klaren darüber sind, dass in ihnen dissoziierte Anteile existieren. Im Allgemeinen ist das Thema dissoziierte Persönlichkeitsanteile schwieriger und beängstigender, wenn mit den Patienten bislang noch nie darüber gesprochen wurde.

Resümee

In diesem Kapitel bin ich auf psychoforme und somatoforme dissoziative Symptome eingegangen. Es ist bei der Durchführung eines diagnostischen Interviews wichtig, sich im Klaren darüber zu sein, dass eine Diagnose der häufigsten dissoziativen Störungen DIS und OSDD-1 sich stets aus einem *Cluster* miteinander zusammenhängender Symptome ableitet. Erst am Ende des Interviews können wir einschätzen, ob eine dissoziative Störung vorliegt und, wenn ja, welche. Auch bei weniger komplexen dissoziativen Störungen (wie einer dissoziativen Amnesie, einer Depersonalisationsstörung oder einer einzelnen somatoformen Störung) können wir erst nach Abschluss des Interviews zu einem Urteil gelangen, denn erst dann wissen wir, ob der Patient noch weitere dissoziative Symptome berichtet hat oder nicht.

3. Andere Veränderungen des Bewusstseins

3.1 Einleitung

Im TADS-I wird aus gutem Grund unterschieden zwischen Dissoziationssymptomen, die (insbesondere bei DIS, OSDD-1 und partieller DIS) auf eine Aufteilung der Persönlichkeit hinweisen, und häufiger auftretenden Veränderungen des Bewusstseins, die sowohl bei Patientinnen mit dissoziativen Störungen und anderen psychischen Problemen als auch in der Allgemeinbevölkerung vorkommen. Es handelt sich hierbei um (manchmal) mildere oder vorübergehende Depersonalisations- und Derealisationssymptome und Bewusstseinsveränderungen, die Folgeerscheinungen von Absorptionserleben, Tagträumen oder Trancezuständen sind. Sie treten oft im Zusammenhang mit Episoden von Angst oder Stress, mit Erschöpfung und/oder mit anderen psychischen Störungen auf.

Wie ich in Kapitel 1 dargelegt habe, hält die Debatte darüber an, inwieweit diese Bewusstseinsveränderungen mit Dissoziationssymptomen zusammenhängen, die auf eine Aufteilung der Persönlichkeit hindeuten, und ob sie möglicherweise demselben dissoziativen Kontinuum zuzurechnen sind. Weltweit (und folglich auch im DSM-5 und in der ICD-11) werden einige der im Folgenden beschriebenen Bewusstseinsveränderungen – insbesondere Depersonalisation und Derealisation, aber auch Trancezustände – als Dissoziationssymptome aufgefasst. Außerdem können sie so gravierend und langlebig sein, dass sich daraus die Diagnose einer Depersonalisations-Derealisationsstörung ableitet, ohne dass dabei eine Aufteilung der Persönlichkeit konstatiert wird. In diesen Fällen sehen DSM-5 und ICD-11 *keine* Unterscheidung zwischen Depersonalisationssymptomen, die auf eine Aufspaltung der Persönlichkeit hinweisen, und anderen Formen von Depersonalisation vor (siehe APA 2013, S. 303; dt. 2018, S. 414). Manche Formen des Absorptionserlebens, vor allem exzessives Tagträumen, sind auch als pathologisch zu werten und können das psychische Funktionsniveau einer Person stark beeinträchtigen (Somer, 2002).

Um eine zutreffende Diagnose stellen zu können, ist es aber wichtig, dass der Kliniker milde oder vorübergehende Depersonalisations- und Derealisationssymptome und Bewusstseinsveränderungen infolge von Absorptionserleben, Tagträumen und Trancezuständen abzugrenzen vermag von den im vorangegangenen Kapitel beschriebenen Symptomen, die auf eine Aufteilung der Persönlichkeit schließen lassen. Aus diesem Grund enthält das TADS-I einen eigenen Teil mit entsprechenden Fragen.

Zu beachten ist, dass viele dieser anderen Bewusstseinsveränderungen im Allgemeinen auch von Patientinnen berichtet werden, bei denen ein Cluster von Dissoziationssymptomen vorliegt, das auf eine Aufteilung der Persönlichkeit hinweist. Außerdem ist in der Praxis nicht immer klar, ob ein bestimmtes Symptom auf eine Aufteilung der Persönlichkeit schließen lässt oder nicht. Beispielsweise kommt es bei Patientinnen *mit* DIS durchaus vor, dass sie stundenlang vor sich hin starren und von ihrer Umgebung nicht viel mitbekommen, weil in ihnen ein heftiger innerer Kampf im Gange ist. In der diagnostischen Untersuchung wird sich aber nicht immer nachweisen lassen, dass dieser innere Kampf der Grund für das Verhalten ist. Auch manche Personen *ohne* DIS bejahen die Frage, ob sie manchmal stundenlang still dasitzen und vor sich hin starren, doch bei ihnen dürfte der Grund darin zu suchen sein, dass sie dann sehr müde und in Gedanken verloren sind. Damit die Diagnose einer DIS gestellt werden kann, muss im ersten Fall das Symptom (Absorptionserleben) Teil eines *Clusters* von Dissoziationssymptomen sein, das noch weitere auf eine Aufteilung der Persönlichkeit hinweisende Symptome wie Amnesie, Stimmenhören und andere Indizien für die Existenz dissoziierter Anteile umfasst. Im zweiten Fall wird die Person keine Symptome angeben, die auf eine Aufteilung der Persönlichkeit schließen lassen, und eine dissoziative Störung kann ausgeschlossen werden.

3.2 Depersonalisation und Derealisation

Wir können folgende Depersonalisations- und Derealisationssymptome unterscheiden:

Depersonalisation

Das Gefühl, …

- alles laufe wie in einem Traum ab;
- wie in einem Film zu sein;
- nicht wirklich da oder am Geschehen beteiligt zu sein;
- nicht im Kontakt mit den eigenen Emotionen oder dem eigenen Körper zu sein;
- wie ein Roboter zu agieren oder wie eine Maschine „auf Autopilot“ zu laufen;
- als sei der Kopf ganz leer, oder als sei man innerlich völlig leer.

Derealisation

Das Gefühl, …
- Menschen und die Umgebung seien nicht real;
- die Welt wie durch einen Dunstschleier oder eine Glaskugel oder wie aus einem Aquarium heraus zu sehen;
- die Umgebung sei verzerrt oder verschwommen und weit weg;
- keine Verbindung zu den Menschen um einen herum zu spüren, auch nicht zu denen, die einem eigentlich wichtig sind.

Beispiele für Depersonalisation und Derealisation

Bei den im Folgenden vorgestellten Patientinnen zeigte sich im TADS-I, dass die Kriterien einer DIS, OSDD-1 oder partiellen DIS auf sie nicht zutrafen. Bei einigen lagen andere psychische Störungen vor, insbesondere (Symptome von) Persönlichkeitsstörungen, Depression und Angststörungen. In einem Fall wurde zusätzlich zu einer Persönlichkeitsstörung eine Depersonalisationsstörung diagnostiziert, weil die Symptome lang anhaltend und massiv waren.

Beispiel 1

Eine Patientin mit einer Vorgeschichte von emotionaler Vernachlässigung und Persönlichkeitsproblemen berichtete Folgendes:

PATIENTIN: Ich habe oft das Gefühl, ich würde irgendwie schweben, so, als hätte ich nicht wirklich Kontakt zum Boden.

KLINIKERIN: Sind Sie dann außerhalb Ihres Körpers?

P: Nein, das ist anders. Es ist eher so ein komisches Gefühl. Ich mache Dinge, weil ich sie tun muss, aber ich bin nicht wirklich bei der Sache. Ich erlebe es nicht wirklich, nicht wirklich im Hier und Jetzt, und ich kann die Dinge um mich herum nicht wirklich genießen. In der Therapie geht es mir ähnlich, wenn ich es nicht schaffe, mit meinen Gefühlen in Kontakt zu kommen. Ich weiß, dass ich traurig bin, ja, nur kann ich eben nicht weinen. Das hat sich vor allem seit meinem Zusammenbruch nach der Trennung von meinem Partner so entwickelt. Ich habe auch die Tendenz, mich zu verkriechen. Und die Welt kommt mir furchterregend und befremdlich vor. Ich denke, vielleicht bin ich von meinem Ex-Partner enttäuscht und habe deshalb kein richtiges Vertrauen in die Menschen.

Beispiel 2

Eine andere Patientin berichtete: *Manchmal ist alles ein wenig unwirklich, als wäre es ein Traum. Das passiert vor allem, wenn ich angespannt oder müde bin, und es hält meistens nur kurz an. Sobald ich mich ausgeruht habe, ist das wirklich alles wieder vorbei. Es fühlt sich einfach an, als wäre ich dann nicht wirklich im Kontakt mit mir selbst und mit anderen, aber vielleicht will ich das auch gar nicht. Bestimmte Dinge tue ich tatsächlich wie auf Autopilot, aber das sind Sachen wie Zähneputzen. Ich bin dann mit den Gedanken ganz woanders.*

Beispiel 3

Ein Patient schilderte Depersonalisationssymptome, die sich nach einem Unfall eingestellt hatten. Nach einer EMDR-Behandlung, sagte er, sehe er den Unfall zwar nicht mehr vor dem inneren Auge ablaufen, fühle sich aber immer noch seltsam und unwirklich. *Es ist, als ob das alles in einer Art Traum passiert ist, und es fühlt sich immer noch sehr unwirklich an. Es lässt mich nachts nicht mehr aus dem Schlaf aufschrecken, und ich sehe es nicht wieder von Neuem vor mir – das ist seit dem EMDR wirklich vorbei. Ich muss mich aber ab und zu kneifen und mir sagen, dass ich noch da bin. Es kommt mir immer noch seltsam vor. Manchmal schaue ich meine Frau und meine Kinder an, und es fühlt sich für mich an, als seien sie ganz weit weg. Es fällt mir schwer, in Kontakt zu meinen Gefühlen zu kommen – nicht nur zu den Gefühlen, die der Unfall in mir auslöst, sondern auch zu dem, was ich für meine Familie empfinde. So ist mir das früher nie gegangen. Zum Glück lässt es seit einigen Wochen ein wenig nach.*

Beispiel 4

Eine Patientin berichtete, ihre Eltern litten beide unter psychiatrischen Problemen. Früher sei sie es gewesen, die sich vor allem um ihre Mutter und ihre jüngeren Geschwister gekümmert habe.

Bereits in meiner Kindheit fühlte ich mich manchmal wie ein Zombie. Ich musste immer weitermachen, und zu Hause wusste man nie, was als Nächstes passiert. Und so ist das immer noch. Ich mache einfach immer weiter, als würde ich auf Autopilot laufen. Meine Mutter war unberechenbar. Alles drehte sich um sie. Das Beste, was ich tun konnte, war, eine Mauer um mich hochzuziehen, damit ich nichts fühlte, wenn sie gemein zu mir war oder mich heruntermachte. Oder wenn sie plötzlich nett war, denn das konnte jederzeit umschlagen. Ich habe immer noch diese Mauer um mich herum, wie einen Panzer. Die echte Mary steckt dahinter, aber keiner sieht sie, keiner darf sie sehen. Ich stelle mich immer auf die anderen ein und spiele eine Rolle in der Welt da draußen, aber das bin nicht wirklich ich. Ich habe nie das Gefühl, ich selbst zu sein. Oft weiß ich gar nicht, wer ich bin.

Die Patientin schilderte chronische Depersonalisationssymptome, die offenbar mit dem sogenannten falschen Selbst[9] zu tun hatten (Winnicott, 1960; dt. 1974). Die Symptome waren derart tief verwurzelt und massiv, dass die Kriterien einer Depersonalisationsstörung erfüllt waren.

Beispiel 5

Ich habe seit vielen Jahren Panikattacken. Ich bekomme dann schreckliche Angst, und mit einem Mal ist alles vollkommen unwirklich. Ich sehe die Dinge verzerrt und verschwommen, und das ist ganz grauenvoll. Ich glaube dann, dass ich sterben muss, dass ich alles verzerrt sehe, weil ich eine Hirnblutung habe. So bin ich normalerweise nicht, und ich verstehe dann immer nicht, woher diese Panik kommt. Wie aus heiterem Himmel ist sie plötzlich da.

Das Derealisationserleben trat bei dieser Patientin ausschließlich während der Panikattacken auf.

Abklärung von Depersonalisations- und Derealisationssymptomen

Bei der Einschätzung von Depersonalisations- und Derealisationssymptomen sind folgende Aspekte zu beachten:

- Handelt es sich um kurzzeitige oder anhaltende Symptome?
- Treten sie im Zusammenhang mit der Einnahme von Substanzen auf, insbesondere von Drogen oder bestimmten Medikamenten?
- Liegt den Symptomen eine andere psychische Störung zugrunde? Berichtet die Patientin beispielsweise von Depersonalisations- oder Derealisationserleben, das einer Panikstörung, Psychose, affektiven Störung oder PTBS zuzuordnen ist?

---

9 D. W. Winnicott (1960; dt. 1974) hat die Begriffe des *wahren* und des *falschen Selbst* geprägt. Das „wahre" Selbst entwickelt sich in den ersten Lebensmonaten, wenn das Kind seiner Lebensfunktionen gewahr wird, z. B. der Bewegungen, Berührungen und der Freude, die es daraus zieht. In einem gesunden Umfeld entwickelt es ein realitätsgerechtes Selbstbild und freut sich an dem, was es tut. Das Gegenstück zum wahren Selbst ist das „falsche" Selbst, eine Art Oberfläche oder Rolle, die durch Anpassung an die Wünsche und Erwartungen von Eltern oder anderen Bezugspersonen entsteht. Die Notwendigkeit der Anpassung kann, wie im Beispiel dieser Frau, als so bedrängend erlebt werden, dass das wahre Selbst „verborgen" werden muss, um Schmerzen und Verletzungen abzuwenden.

- Treten die Symptome ausschließlich dann auf, wenn die Person krank oder erschöpft, angespannt, ängstlich oder überlastet ist, oder nach einem verstörenden oder schockierenden Erlebnis (auch wenn keine PTBS-Symptome gegeben sind)?
- Ist das Erleben Teil eines (auf eine Aufteilung der Persönlichkeit hindeutenden) Clusters von Dissoziationssymptomen wie Amnesie, Stimmenhören oder anderen Schneider'schen Symptomen?

3.3 Absorptionserleben

Absorptionserleben ist folgendermaßen definiert: Wir sind derart in eine Aktivität oder in Gedanken vertieft, dass wir unserer Umgebung überhaupt nicht oder weniger als sonst gewahr sind. Wie ich in Kapitel 1 erläutert habe, erfassen manche Selbstbeurteilungsfragebögen zu dissoziativen Störungen auch Absorptionssymptome. Extrem ausgeprägtes Absorptionserleben kann Gedächtnisstörungen mit sich bringen. Wir sind dann derart in etwas versunken, dass die Zeit sozusagen „unbeachtet" an uns vorüberzieht. Wenn wir auf die Uhr schauen, ist es viel später als erwartet. Manchmal ist Absorptionserleben vergleichbar mit höchster Konzentration (Hyperfokussierung).

Beispiele für Absorptionserleben

Ich kann völlig in einem Buch oder einem Film versinken, sodass ich es nicht höre, wenn mich jemand anspricht. Manchmal bin ich hinterher verblüfft, wie viel Zeit vergangen ist. Ich finde es wunderbar, dass ich mich so abschotten kann. So mache ich das seit meiner Kindheit. In unserer Familie ging es immer hektisch zu, und zu Hause gab es nicht viel Platz. Am Arbeitsplatz kommt mir das sehr zupass. Ich kann mich extrem gut konzentrieren und bin nicht leicht abzulenken.

Beim Spazierengehen bin ich immer in Gedanken versunken und kann auf die Art stundenlang unterwegs sein. Glücklicherweise kenne ich die Wege gut und finde mich fast automatisch zurecht. Manchmal verpasse ich aber eine Abzweigung, weil ich so in Gedanken vertieft bin, dass ich sie übersehe. Dann schrecke ich kurz auf, weil ich nicht weiß, wo ich bin. Das passiert mir auch im Auto, wenn ich wie auf Autopilot fahre und plötzlich schon viel weiter bin, als ich mitbekommen habe.

In diesen beiden Beispielen geht es um alltägliche und recht weitverbreitete Erfahrungen, wobei nicht jeder Mensch in der Lage ist, sich derart weit in Gedanken oder Aktivitäten hineinziehen zu lassen wie hier beschrieben. In manchen Fällen kann

Absorptionserleben auch problematische Züge annehmen und die Alltagstüchtigkeit direkt beeinträchtigen. Es geht dann unter Umständen mit Gefühlen von Niedergeschlagenheit, innerer Leere oder Einsamkeit einher.

Eine Patientin mit Borderline-Persönlichkeitsstörung und chronischer Depression berichtete: *Ich langweile mich leicht und bin oft gedrückter Stimmung. Ich bin nicht arbeitsfähig, und auch meine ehrenamtliche Tätigkeit musste ich aufgeben. Die Tage sind sehr lang, aber manchmal, wenn ich auf der Couch sitze, vergehen die Stunden einfach, ohne dass ich es merke. Mein Kopf ist leer. Manchmal fängt es damit an, dass ich durch die Fernsehkanäle zappe, manchmal sitze ich nur da und starre ins Nichts. Ich glaube nicht, dass ich da an etwas Bestimmtes denke, es passiert einfach so. Es ist okay für mich, weil so die Zeit rumgeht. Ich kann ja schließlich sowieso nichts machen. Alles, was ich mache, geht schief.*

In diesem Fall beeinträchtigt das Absorptionserleben die Alltagsbewältigung, lässt sich aber nicht getrennt von der Depression und den Borderline-Symptomen betrachten.

3.4 Tagträume

Tagträumen ist eine spezielle Form des Absorptionserlebens. Es kann massive oder pathologische Formen annehmen. Eli Somer und seine Kolleginnen (Somer, Lehrfeld et al., 2016; Somer, Somer et al., 2016a, 2016b; Somer et al., 2017) führen Studien zum Phänomen des maladaptiven Tagträumens durch, bei dem die Person stunden- oder gar tagelang in eine Fantasiewelt flüchtet, aus der sie sich nur sehr schwer wieder losreißen kann. Das Suchtrisiko ist dabei nicht unerheblich. Diese extreme Form des Tagträumens kann infolge des intensiven Absorptionserlebens Gedächtnisfunktionen stören, und die Person fühlt sich, auch wenn keine Aufteilung der Persönlichkeit gegeben ist, unter Umständen seltsam und unwirklich. Das psychische Funktionsniveau im Alltag kann stark darunter leiden. Somer et al. (2017) sehen darin eine eigene dissoziative Störung und plädieren dafür, das Phänomen weiter zu erforschen und es als eine diagnostische Kategorie namens pathologisches Tagträumen in den Abschnitt „Dissoziative Störungen" des DSM aufzunehmen.

Beispiele für Tagträumen

In unserer noch laufenden Studie zum TADS-I sprachen mehrere Patientinnen von problematischen Formen des Tagträumens, die sie im Alltag beeinträchtigten.

Eine Patientin berichtete: *Kurz bevor ich mit der Therapie angefangen habe, steckte ich den ganzen Tag lang in einem Tagtraum. Ich hatte Mühe, da herauszukommen. Seit meiner Kindheit ist das bei mir schon so. Als ich noch klein war, brauchte ich es, weil zu Hause niemand für mich da war. In meinen Tagträumen gab es immer jemanden, an den ich mich wenden konnte. Manchmal stellte ich mir vor, wie eine sehr nette Lehrerin an meiner Schule mich tröstete, wenn ich traurig war. Als ich älter wurde, fantasierte ich mich in Filmfiguren hinein, mit denen ich mich identifizieren konnte. Das mache ich immer noch mehrmals in der Woche, vor allem wenn ich angespannt bin oder mich sehr allein fühle. Manchmal, wenn ich in meinem Tagtraum bin, bekomme ich kaum etwas von meiner Umgebung mit. In guten Zeiten gibt es überhaupt keine Tagträume. Doch in schlechten Zeiten kann ich das nicht abstellen. Ich schäme mich sehr dafür und finde es grässlich, dass ich das mache.*

Eine Patientin sagte: *Ich bin süchtig nach Tagträumen, glaube ich. Ich finde es absolut wunderbar. Ich mache das seit Jahren und kann es manchmal kaum erwarten, bis ich wieder Gelegenheit dazu habe. Ich kann fuchsteufelswild werden, wenn ich dabei unterbrochen werde, zum Beispiel durch einen Anruf. Manchmal höre ich das Telefon aber gar nicht, oder ich schalte es absichtlich auf stumm. Bislang bekomme ich im Alltag erledigt, was zu tun ist, aber nicht allzu viel. Ich gehe zur Therapie, und ich mache einmal in der Woche Sport, weil meine Mentoren sagen, ich soll das machen. In meinen Tagträumen erlebe ich großartige Dinge. Ich bin immer eine Art Heldin, so eine große schlanke Frau, die alles hinbekommt und allen überlegen ist. Ich mag Science-Fiction, und als die Art von Heldin sehe ich mich dann.*

Auch diese Patientin schienen die Tagträume vor einsamkeitsbedingtem emotionalem Schmerz zu schützen. Sie hatte massive Bindungsprobleme, litt unter chronischen Ängsten und einem sehr negativen Selbstbild und war stark übergewichtig. Ihr Therapeut hatte sie an mich überwiesen, weil er eine DIS vermutete. Sie hatte Gedächtnisprobleme geschildert, die aber ausschließlich im Zusammenhang mit dem Tagträumen und mit anderen Formen des Absorptionserlebens auftraten. Es fanden sich keine Hinweise auf ein Symptomcluster, das auf eine DIS schließen ließ.

Das TADS-I enthält eine Reihe von Fragen zu Tagträumen. Falls sich der Eindruck verdichtet, es könnte eine pathologische Form des Tagträumens vorliegen, ist es ratsam, ergänzend Somers Fragebogen einzusetzen (Somer et al., 2016a). Er findet sich im Anhang dieses Buchs und kann außerdem kostenlos (in verschiedenen Sprachen) von der Website der Forschungsgruppe herunterladen werden (genaue Angaben siehe Anhang 5).

3.5 Tranceerfahrungen

Tranceerfahrungen werden als eine eigene Form des Absorptionserlebens und als Bewusstseinsverengung beschrieben. Im Alltag sind sie unter Umständen nicht von einem intensiven Eintauchen in eine Aktivität wie Musizieren, Musikhören oder Tanzen, aber auch Joggen zu unterscheiden. In nichtwestlichen Gesellschaften ist Trance ein häufiges und weithin akzeptiertes kulturelles Phänomen, aber auch in westlichen Gesellschaften sind kollektive Tranceerfahrungen oft anzutreffen, beispielsweise bei großen Musikfestivals (ob durch die Einnahme von Drogen unterstützt oder nicht). Auch in manchen religiösen Gemeinschaften gibt es kollektive Tranceerfahrungen. Oft wird der Begriff „Trance" mit dem der Hypnose in Zusammenhang gebracht. Eine Trance-Störung oder dissoziative Trance liegt laut ICD-11 und DSM-5 dann vor, wenn die Tranceerfahrung nicht in einen allgemein akzeptierten kulturellen Kontext eingebettet ist (Cardeña et al., 2009; Cardeña et al., 2022).

Das TADS-I enthält eine Frage zu Tranceerfahrungen. Bei unseren diagnostischen Interviews, die wir bislang fast nur mit westlich geprägten Patientinnen führten, wurden wir oft gefragt: Was genau ist denn eine Trance? Ist das etwas anderes als das, was ich gerade beschrieben habe? Gemeint waren jeweils Beispiele eines intensiven Absorptionserlebens. Einige Patientinnen, die in einem spezifischen religiösen Umfeld aufgewachsen waren, berichteten von kollektiven Tranceerfahrungen während religiöser Zusammenkünfte oder von individuellen Tranceerfahrungen, die – ebenfalls im religiösen Kontext – im gemeinsamen Gebet induziert worden waren. Für manche von ihnen waren diese Erfahrungen sehr beängstigend gewesen.

Beispiele für Tranceerfahrungen

Ein Patient erinnerte sich an eine Zeit in seiner Kindheit, in der seine Mutter ihn und seine jüngeren Schwestern zu Gottesdiensten mitnahm, bei denen Menschen in Zungen redeten: *Alle brachen in Freude aus, und uns wurde gesagt, dass wir an einer ganz besonderen Erfahrung teilhaben würden.* Er hatte damals durchaus verstanden, dass die Menschen nicht mehr sie selbst waren und bei diesen Zusammenkünften in Verzückung gerieten, doch er empfand die Situation auch als sehr unbehaglich. Sein Vater, der von der Kirchengemeinde nicht viel hielt, war nicht dabei. Nach der Scheidung der Eltern lebte der Patient beim Vater und hatte seitdem nicht mehr an derartigen Gottesdiensten teilgenommen. Er berichtete von gelegentlichen Depersonalisationserfahrungen, die vor allem bei Begegnungen mit anderen Menschen auftraten.

Eine Patientin hatte in ihrer Kirchengemeinde gesehen, wie Menschen in Ekstase gerieten und zu Boden stürzten. Sie selbst hatte eine solche Tranceerfahrung nicht im Gottesdienst gemacht, sondern bei einer Zusammenkunft einer kleineren Gruppe von Gemeindemitgliedern, die den Teufel aus ihr auszutreiben versuchten. *Ich war starr vor Angst und wurde ohnmächtig, sodass mir schwarz vor Augen war.* Bei dieser Patientin hingen die Tranceerfahrungen mit einem Cluster von Dissoziationssymptomen zusammen, aus dem sich eine DIS-Diagnose ableiten ließ.

Bei Patientinnen mit dissoziativen Störungen sind tranceähnliche Erfahrungen häufig, auch wenn sie sie nicht immer als solche beschreiben (Dell, 2002, 2006a; Ross, 1997). Falls eine dissoziative Störung vorliegt, bilden sie somit einen Teil des Symptomclusters.

In Kapitel 1 habe ich bereits empfohlen, bei nichtwestlichen Patientinnen das im DSM-5 enthaltene Interview zu kulturell gebundenen Ausdrucksformen als ergänzendes diagnostisches Instrument einzusetzen (APA, 2013).

4. Selbstbeurteilungsfragebögen für das Screening auf dissoziative Symptome

4.1 Einleitung

In diesem Kapitel will ich kurz einige Selbstbeurteilungsfragebögen vorstellen, die sich für ein Screening auf dissoziative Symptome einsetzen lassen. Dabei beschränke ich mich auf die am häufigsten genutzten und gehe außerdem auf ein neueres Instrument ein, das hier von Interesse ist, das Detachment and Compartmentalization Inventory (Butler, et al., 2019).

Die *Dissociative Experiences Scale* (DES: Bernstein & Putnam, 1986) wurde in den Niederlanden in mehreren Studien validiert (Boon & Draijer, 1993a; Draijer & Boon, 1993b; Ensink & van Otterloo, 1989). Dies ist der weltweit älteste und am weitesten verbreitete Fragebogen zu Dissoziation, zu dem auch die meisten Studien vorliegen. Aus diesem Grund werde ich mich in diesem Kapitel mit der DES ausführlicher beschäftigen als mit den anderen Erhebungsinstrumenten. Die DES und der *Somatoform Dissociation Questionnaire-20* (SDQ-20; Fragebogen zu somatoformen Dissoziationen) kamen bei unseren Studien zum TADS-I zum Einsatz (Boon & Draijer, 1993a; 1993b).

4.2 Wann ist ein Screening angezeigt?

Ein Screening auf dissoziative Symptome gehört nicht zu den Standardverfahren der psychologisch-psychiatrischen Praxis, was vor allem darauf zurückzuführen ist, dass Patienten dissoziative Symptome selten von sich aus schildern. Außerdem ziehen Therapeutinnen ein Screening auf Dissoziationssymptome selten in Betracht, weil sie mit dem Thema nicht vertraut sind. Dies sollte jedoch bei Patienten mit chronischen Störungen, die von frühkindlichen Traumata herrühren, oder mit anderen trauma- oder belastungsbedingten Problemen zum üblichen Vorgehen gehören. Ein Screening ist auch bei folgenden Patientengruppen zu empfehlen:

- Patienten mit medizinisch ungeklärten körperlichen Symptomen (medically unexplained physical symptoms, MUS) oder sogenannten Konversionsstörungen;

- Patienten, die Stimmen hören oder andere psychotische Symptome erkennen lassen (und auf Antipsychotika nicht ansprechen);
- Patienten mit wechselnden medizinischen oder psychiatrischen Diagnosen, die auf Erstlinientherapien nicht oder nicht hinreichend ansprechen.

Screening-Instrumente sollten *niemals* eine diagnostische Untersuchung mittels eines strukturierten Interviews ersetzen, und eine Diagnose sollte nie allein auf Basis eines Screenings gestellt werden. Manchmal kann ein sorgfältig geführtes Gespräch, das möglicherweise von den Antworten ausgeht, die der Patient im Selbstbeurteilungsfragebogen gegeben hat, durchaus hinreichend sein (ein Beispiel dafür findet sich in der Einleitung zu Kapitel 5).

4.3 Screening-Instrumente

Die Klinikerin, die einen Screening-Fragebogen auswertet, muss in der Lage sein, Absorptions- und Imaginationsphänomene von Symptomen zu unterscheiden, die Hinweise auf dissoziative Symptome und damit auf eine Aufspaltung der Persönlichkeit geben können. Falls Zweifel bestehen, wie ein bestimmter Punktwert im Fragebogen zu interpretieren ist, kann sie den Patienten bitten, ein Beispiel für die betreffende Erfahrung zu schildern (siehe weiter unten den Abschnitt „Einsatz der DES als Screening-Instrument in der Praxis“).

Es folgt ein Überblick über eine Reihe von Screening-Instrumenten.

Dissociative Experiences Scale (DES)

Die DES ist ein kurzer Selbstbeurteilungsfragebogen mit 28 Fragen zu möglichen Dissoziationserfahrungen. Er wurde in den 1980er-Jahren in den USA entwickelt (Bernstein & Putnam, 1986). In den 1990er-Jahren wurde das Punktbewertungsverfahren modifiziert, um die Durchführung zu vereinfachen (DES-II, Carlson & Putnam, 1993). Der Patient soll bei jedem Item angeben, wie häufig die genannte Erfahrung bei ihm vorkommt (indem er einen Prozentsatz zwischen 0 und 100 nennt). Für Jugendliche wurde eine Sondervariante erstellt, die Adolescent Dissociative Experiences Scale (A-DES; Armstrong et al., 1997).

Wie ich in Kapitel 1 bereits ausgeführt habe, geht der Fragebogen vom Kontinuum-Modell der Dissoziation aus. Er umfasst drei Subskalen: 1) Amnesie, 2) Depersonalisation / Derealisation und 3) Absorption / Imagination. („Absorption“ meint, dass die Person sich so weit in einer bestimmten Erfahrung verliert, dass sie daneben wenig oder nichts bewusst wahrnimmt. „Imagination“ bezieht sich auf das intensive Erleben innerer Bilder.) Dem Kontinuum-Modell der Dissoziation zufolge zielt die dritte Subskala auf die sogenannten normalen Formen der Dissoziation. Dabei handelt es sich oft um Phänomene, die mit pathologischen dissoziativen Symptomen einhergehen können, aber von ihnen abzugrenzen sind. Diese Absorptionsphänomene liefern keine Anhaltspunkte für eine Aufspaltung der Persönlichkeit und kommen auch bei Personen *ohne* dissoziative Störung häufig vor.

Studien zu den psychometrischen Eigenschaften der DES haben eine hohe Reliabilität und Validität ergeben (Carlson et al., 1993; Draijer & Boon, 1993b; Dubester & Braun, 1995; Ensink & van Otterloo, 1989; Frischholz et al., 1990; Frischholz et al., 1991; Holtgraves & Stockdale, 1997; Zingrone & Alvarado, 2001).

DES: Metaanalysen und Standardwerte

Zur DES liegen zwei große metaanalytische Studien vor. Die erste stammt von van IJzendoorn und Schuengel (1996). Eine zweite und umfangreichere wurde vor einigen Jahren von Lyssenko et al. (2018) vorgelegt; in sie gingen 216 Studien mit Daten von mehr als 15.000 Teilnehmenden ein, die sich 19 diagnostischen Kategorien zuordnen ließen.

In der neueren Studie von 2018 sind selbstverständlich auch die Forschungsarbeiten zur DES berücksichtigt, die seit 1996 bis dahin publiziert wurden. Außerdem sind auch mehr separate Diagnosekategorien einbezogen worden. Aus diesem Grund lassen sich nicht alle darin genannten Mittelwerte mit der älteren Studie von van IJzendoorn und Schuengel vergleichen. Die DES-Mittelwerte für die DIS – die Diagnosekategorie, für die sich durchweg die höchsten DES-Werte ergaben – sind jedoch vergleichbar und betragen 48.7 beziehungsweise 45.6. In der Studie, die Nel Draijer und ich mit dem SCID-D durchführten (N=71), ergab sich ein DES-Mittelwert von 49.8 (Boon & Draijer, 1993a).

Auch die Werte, die in den Studien von 1996 und 2018 für PTBS ermittelt wurden, sind vergleichbar. Die erste enthielt eine allgemeine Kategorie zu Persönlichkeitsstörungen (für die der DES-Mittelwert 16.80 betrug). In der Studie von 2018 gibt es keine allgemeine Kategorie dieser Art, doch zeigte sich, dass Patienten mit Borderline-Persönlichkeitsstörung, nach denjenigen mit dissoziativen Störungen und PTBS, den dritthöchsten DES-Mittelwert aufwiesen. Eine genauere Überprüfung dieser Borderline-Gruppe zeigt, dass die hohen DES-Werte auf hohe Punktwerte auf der Absorptions-Subskala zurückzuführen sind und somit nicht auf eine Aufspaltung der Persönlichkeit hindeuten.

In beiden Studien lagen die DES-Mittelwerte der Patienten mit fast allen anderen psychischen Störungen unter 20. Nur für Essstörungen ergab sich in der Studie von 2018 ein etwas höherer Wert – anders als in der Studie von 1996, in der die Mittelwerte für Patienten mit (sämtlichen) Essstörungen wesentlich niedriger waren.

Wie fielen die Werte für Patienten mit psychischen Störungen im Vergleich zu denen in der Allgemeinbevölkerung aus? Van IJzendoorn und Schuengel (1996) analysierten 11 Studien mit insgesamt 1578 Teilnehmenden und kamen für die Allgemeinbevölkerung auf einen DES-Mittelwert von 11.5. Für Schüler/innen und Jugendliche (n=5676) ergab sich ein Mittelwert von 14. Eine finnische und eine portugiesische Studie ermittelten für die Allgemeinbevölkerung DES-Mittelwerte von 8 beziehungsweise 10 (Espirito Santo & Pio Abreu, 2009; Lipsanen et al., 2003).

Cut-off-Werte für die DES

Was folgt aus dem bisher Referierten für den Cut-off-Wert, der für die DES anzusetzen ist? Für ein Screening auf dissoziative Störungen muss die Klinikerin zunächst den optimalen Cut-off-Wert ermitteln. Dieser ergibt sich aus dem Verhältnis zwischen Sensitivität (wie treffsicher erfasst ein Test die richtig positiv diagnostizierten Fälle, hier also Personen mit dissoziativer Störung?) und Spezifität (wie treffsicher identifiziert der Test die Richtig-negativ-Fälle, das heißt Personen ohne eine dissoziative Störung?).

Anfang der 1990er-Jahre wurden für die DES verschiedene Cut-off-Werte verwendet, die auf einem begrenzten Fundus von Daten basierten und oft entsprechend den Zielen der jeweiligen Studie gewählt wurden. Wenn es Forscherinnen darum ging, dass dissoziative Störungen auf keinen Fall übersehen werden sollten, entschieden sie sich oft für einen niedrigen Cut-off-Wert von 20. Dadurch stieg allerdings das Risiko, mehr falsch positive Resultate zu erhalten.

Als wir die Ergebnisse der DES mit denen eines validierten diagnostischen Interviews, des SCID-D, verglichen, lag der als optimal ermittelte Cut-off-Wert bei 25 (Draijer & Boon, 1993). Heute, gut 30 Jahre später, wird dieser Cut-off-Wert noch immer vielfach verwendet. In der neueren Metaanalyse von Lyssenko et al. (2018) zeigte sich bei der Betrachtung der DES-Mittelwerte für große Patientengruppen mit im DSM-5 beschriebenen Störungen, dass bei allen Gruppen mit einem Mittelwert über 25 – außer bei der Gruppe mit Borderline-Persönlichkeitsstörung (BPS) – eine PTBS oder eine dissoziative Störung vorlag. Die DES-Werte von Borderline-Patienten fallen bekanntermaßen häufig besonders hoch aus. In der Metaanalyse von Lyssenko et al. (2018) wurden zum Thema BPS 27 verschiedene Studien mit insgesamt 1705 Patienten und Patientinnen berücksichtigt. Mehrere Studien haben eine hohe

Komorbidität zwischen BPS, PTBS und dissoziativen Störungen aufgezeigt (Ford & Courtois, 2021; Korzekwa, Dell & Pain, 2009; Korzekwa, Dell, Links et al., 2009; Şar et al., 2003; Şar et al., 2006; van den Bosch et al., 2003). Ich werde darauf in Kapitel 8 zurückkommen, wo es um die TADS-I-Profile zu BPS geht, und in Kapitel 9, das die Differenzialdiagnose zwischen dissoziativen Störungen und Persönlichkeitsstörungen, PTBS und komplexer posttraumatischer Belastungsstörung (kPTBS) behandelt.

Carlson et al. (1993) empfahlen 30 als den besten Cut-off-Wert.

In unserer Studie zum SCID-D von 1993, in der wir einen Cut-off-Wert von 25 verwendeten, ermittelten Nel Draijer und ich 7 Prozent falsch negative und 14 Prozent falsch positive Fälle. Das heißt, in der ersten Gruppe blieb eine dissoziative Störung unbemerkt, und die zweite Gruppe musste, gegebenenfalls mittels eines diagnostischen Interviews, noch einmal untersucht werden, um eine dissoziative Störung auszuschließen. Viele der falsch positiven DES-Werte, die (manchmal weit) über 25 oder 30 lagen, leiteten sich aus stark ausgeprägten Absorptions- und Depersonalisationssymptomen ab. Eine dissoziative Störung war bei den Personen in dieser Gruppe nicht gegeben.

Ein DES-Wert über 25 muss also, um das klar zu sagen, nicht bedeuten, dass die Person eine dissoziative Störung hat. Ein Mittelwert über 25 weist nur auf das erhöhte Risiko einer dissoziativen Störung hin.

Eine kritische Anmerkung

In den letzten 20 bis 30 Jahren hatte ich mit recht vielen Patienten zu tun, deren DES-Wert zum Teil weit über einem Cut-off-Wert von 25 oder 30 lag und die, wie sich dann zeigte, *keine* dissoziative Störung hatten. Nel Draijer und ich warnten damals davor, dass es bei folgenden Patientengruppen aufgrund hoher DES-Werte zu falsch positiven Diagnosen kommen kann (Boon & Draijer, 1995a).

1. Bei manchen manischen und psychotischen Patienten ergeben sich in der DES recht hohe Werte. Bei näherer Prüfung wird dann deutlich, dass dies mit einem Zustand der Enthemmung zu tun hat.
2. Bei Patienten, die sich gerade in einem Krisenzustand befinden, ergeben sich in Selbstbeurteilungsfragebögen wie der DES oft höhere Werte, weil sie ein starkes Bedürfnis nach Hilfe und Unterstützung verspüren. In einer anderen Lebensphase wären ihre Werte wohl niedriger ausgefallen.
3. Bei Patienten, die ihre Symptome übertrieben darstellen, kann der DES-Wert durch die Übertreibung höher ausfallen.

4. Innerhalb bestimmter Patientengruppen kann es zu wechselseitiger Beeinflussung kommen, etwa in einer Tagesklinik oder in einem stationären Setting, wo viele traumatisierte Patienten aufeinandertreffen oder wo dissoziative Symptome viel Aufmerksamkeit erfahren. Ein diagnostisches Interview ist immer dann unerlässlich, wenn ein Patient Kontakt zu DIS-Patienten hatte oder aus irgendwelchen Gründen ein Interesse daran zu haben scheint, eine DIS-Diagnose zu erhalten. Bei einem solchen Patienten ergibt sich oft ein sehr hoher DES-Punktwert – manchmal weit über 60 –, doch im Interview zeigt sich dann, dass keine dissoziative Störung vorliegt. Dies ist aber nicht immer auf eine bewusste Überbetonung von dissoziativen Symptomen zurückzuführen. Manche dieser Patienten geben in der DES an, dass viele der genannten Phänomene, vor allem Depersonalisations- und Absorptionserfahrungen, bei ihnen vorliegen, und dies schlägt sich dann in einem hohen DES-Punktwert nieder.
5. Auch bei manchen Jugendlichen gibt es eine Tendenz zu hohen DES-Werten.

In unserer neuen Studie mit dem TADS-I, die mehr als 25 Jahre nach unserer SCID-D-Studie durchgeführt wurde, liegt der Prozentsatz von hohen DES-Werten, die zu einer falsch positiven Diagnose Anlass geben, wesentlich höher. Fast 60 Prozent der Patienten (16 von 27) hatten Werte, die über und manchmal weit über dem Cut-off-Wert von 25 lagen (sie reichten von 26.4 bis 55.7), doch im TADS-I zeigte sich dann, dass die Kriterien einer DIS oder einer kPTBS nicht erfüllt waren. Als wir den DES-Cut-off-Wert bei 30 ansetzten, lagen immer noch 51 Prozent der Patienten deutlich darüber. Dies wirft ein ernstes Problem auf. Umgekehrt hatten von den Personen, bei denen tatsächlich eine dissoziative Störung gegeben war, 16 Prozent einen DES-Wert, der unter dem Cut-off-Wert von 25 lag. Mit anderen Worten, bei vier der insgesamt 25 Patienten ergab sich ein DES-Wert, der eine falsch negative Diagnose nahelegte; zwei hatten eine sehr ausgeprägte DIS, zwei eine OSDD-1. Viele der Patientinnen und Patienten mit hohen DES-Werten, die zu einer falsch positiven Diagnose Anlass gaben, hatten besonders hohe Punktwerte in den Subskalen Absorption und Depersonalisation.

Wie ist das zu erklären? Die SCID-D-Studie , die wir in den 1990er-Jahren publizierten, war eine Validierungsstudie, in der wir Patientinnen und Patienten mit dissoziativen Störungen einer Kontrollgruppe von (per Zufallsverfahren ausgewählten) Personen mit anderen psychischen Störungen gegenüberstellten (Boon & Draijer, 1993a). Die neue Studie mit dem TADS-I ist eine Pilotstudie, in der Patienten entweder an mich überwiesen wurden oder sich selbst an mich wenden konnten, um eine zweite Fachmeinung zu der Frage einzuholen, ob sie eine dissoziative Störung hatten oder nicht. Dabei ist natürlich zu erwarten, dass es mehr falsch positive Fälle gibt, weil es sich (anders als bei der Zufalls-Kontrollgruppe in der früheren Studie) um eine ausgewählte Gruppe handelt, die durch Überweisung beziehungsweise Selbstanmeldung zustande gekommen ist. Es waren Patienten, deren Therapeutinnen vermuteten, dass eine dissoziative Störung vorliegen könnte, oder die selbst diesen Verdacht hatten. Viele dieser Patienten hatten auch einiges zum Thema Dissoziation gelesen oder gehört. Durch das Internet und die sozialen Medien hat sich hier in den letzten 30 Jahren vieles verändert. Informationen über dissoziative Störungen und insbesondere über die dissoziative Identitätsstörung sind viel leichter verfügbar als früher. Und schließlich führen die vielen Items zu Absorptionserleben und zu weiter verbreiteten Depersonalisationserfahrungen, die in den derzeit verwendeten Selbstbeurteilungsfragebögen enthalten sind, bei Personen, die solche Absorptions- und Depersonalisationsphänomene bei sich feststellen können, leicht dazu, dass ihr Testergebnis über dem Cut-off-Wert liegt. In Kapitel 10 zu falsch positiven DIS-Diagnosen werde ich auf diese Zusammenhänge näher eingehen.

Schlussfolgerungen zur DES

Unsere aktuelle Studie zeigt deutlich, dass die DES sich nicht als verlässliches Screening-Instrument für eine Patientengruppe eignet, die in der beschriebenen Weise gebildet wurde. Bei jedem Patienten mit einem hohem DES-Punktwert ist ein diagnostisches Interview angezeigt. Es kann aber Zeit sparen, wenn wir zunächst prüfen, auf welche DES-Items der hohe Wert zurückgeht, ehe wir ein zeitaufwendiges strukturiertes Interview führen. Dies will ich im folgenden Abschnitt näher erläutern.

Einsatz der DES als Screening-Instrument in der Praxis

Die DES lässt sich als Screening-Instrument nutzen, um einen ersten Eindruck vom Schweregrad dissoziativer Symptome zu gewinnen. Nachdem der Patient den Fragebogen ausgefüllt hat, kann die Klinikerin mit ihm über die Prozentwerte sprechen, die er angekreuzt hat. Ziel ist, sich ein Bild davon zu machen, was seine Antworten im Einzelnen bedeuten. Die Klinikerin sollte auch auf die Punktwerte der verschiedenen Subskalen achten (siehe Anhang 4): Für welche Items oder Subskalen hat der Patient hohe Prozentzahlen angegeben?

Zur Subskala Absorption gehörende Items beschreiben recht weitverbreitete Erfahrungen, die auch in der Allgemeinbevölkerung sowie bei Patienten mit anderen psychischen Störungen vorkommen. Zwei Beispiele:

> In **Item 1** wird beschrieben, dass Menschen mit einem Verkehrsmittel unterwegs sind und plötzlich feststellen: Sie können sich (teilweise) an Vorkommnisse während der Fahrt nicht erinnern.
>
> In **Item 2** wird beschrieben, dass Menschen jemandem zuhören und sich an das Gesagte nur teilweise oder gar nicht erinnern können.

Einige Items beschreiben vor allem Depersonalisations- und Derealisationserfahrungen. Sowohl bei Patienten mit als auch bei Patienten ohne dissoziative Störung können hohe Werte vorkommen. Auch Menschen ohne eine psychische Störung berichten manchmal, dass sie in Zeiten von Krise, Stress oder Anspannung Depersonalisations- und Derealisationserfahrungen machen. Das folgende Item bezieht sich auf eine Depersonalisationserfahrung.

> **Item 7.** „Einige Menschen machen manchmal die Erfahrung, neben sich zu stehen oder sich selbst zu beobachten, wie sie etwas tun; und dabei sehen sie sich tatsächlich so, als ob sie eine andere Person betrachten."[10]

Bei diesem Item ist es wichtig, zu unterscheiden: Schildert eine Person eher allgemein das Gefühl, sich selbst zu beobachten oder kritisch wahrzunehmen, oder spricht sie von einer Erfahrung, bei der sie sich so erlebt, dass sie buchstäblich außerhalb des eigenen Körpers ist oder sich aus der Distanz sieht (beispielsweise von oben)? Im letzteren Fall blickt ein Anteil (der beobachtende) auf einen anderen Anteil (den erlebenden oder handelnden) – eine Erfahrung, die DIS-Patienten (aber auch manche anderen traumatisierten Patienten) oft beschreiben.

Das nächste Item beschreibt ein Derealisationsphänomen, das ebenfalls nicht nur bei Patienten mit dissoziativen Störungen häufig auftritt:

> In **Item 12** geht es um die Erfahrung, andere Menschen, Gegenstände und die Umwelt als nicht wirklich zu empfinden.

Es gibt auch Items, die auf direkte oder indirekte Amnesie-Erfahrungen zielen:

> So wird in **Item 3** beschrieben, dass Menschen sich plötzlich an einem Ort befinden, jedoch nicht wissen, wie sie dorthin gelangt sind.

> In **Item 9** geht es darum, sich nicht mehr an wichtige Lebensereignisse erinnern zu können (Hochzeit, Schulabschluss etc.).

Bei allen Antworten auf Amnesie-Items muss die Klinikerin überprüfen, inwieweit sie eher mit Absorptionserleben zu tun haben oder auf eine tatsächliche Amnesie hinweisen.

---

10 Item 11 im FDS. Die in diesem Kapitel wortwörtlich zitierten Items stammen aus: Fragebogen zu Dissoziativen Symptomen (FDS) Ein Selbstbeurteilungsverfahren zur syndromalen Diagnostik dissoziativer Phänomene. Deutschsprachige Adaptation der Dissociative Experiences Scale (DES) von E. Bernstein-Carlson und F. W. Putnam, 4., korrigierte und aktualisierte Auflage 2021, von Carsten Spitzer, Rolf-Dieter Stieglitz, Harald J. Freyberger. ↗ https://www.testzentrale.de/

Schließlich beschreiben einige Items, bei denen auch Amnesie eine Rolle spielen kann, Erfahrungen, die recht spezifisch für DIS-Patienten sind :

> So beschreibt **Item 4** die Erfahrung, sich in Kleidungsstücken vorzufinden, ohne eine Erinnerung daran, sie angezogen zu haben.

Es geht hier darum, dass die Person sich nicht daran erinnern kann, dass sie sich angezogen oder umgezogen hat, was darauf hindeutet, dass dies möglicherweise ein anderer dissoziierter Persönlichkeitsanteil erledigt hat.

> In **Item 5** geht es darum, dass Menschen Dinge bei sich finden und nicht wissen, wo sie herkommen.

Dies könnte damit zu erklären sein, dass ein anderer dissoziierter Persönlichkeitsanteil einkaufen war. Der Anteil, der auf die Frage antwortet, war „nicht dabei" und kann sich daher nicht erinnern.

> **Item 6** beschreibt die Erfahrung, dass Menschen auf ihnen fremde Personen treffen, die sie mit einem anderen Namen ansprechen und angeben, sie zu kennen.
>
> In **Item 8** geht es darum, von anderen zu hören, man habe Freunde oder Familienmitglieder nicht erkannt.
>
> In **Item 10** geht es um den Vorwurf zu lügen. Der Betreffend ist sich aber sicher, nicht gelogen zu haben.
>
> **Item 25** beschreibt die Situation, Dinge vorzufinden, die auf bestimmte Handlungen hinweisen; es gibt aber keine Erinnerung an Letztere.
>
> **Item 26.** „Einige Menschen finden manchmal Schriftstücke oder Notizen unter ihren persönlichen Gegenständen, die von ihnen stammen, an deren Anfertigung sie sich jedoch nicht erinnern können."[11]

All diese Items benennen mögliche Handlungen und Verhaltensweisen von dissoziierten Anteilen, für die dann hinterher Amnesie besteht. Doch auch manche Personen *ohne* DIS oder OSDD-1 finden sich in diesen Beschreibungen wieder. Auf Nachfrage stellt sich manchmal heraus, dass sie das Item anders verstanden haben, als es eigentlich intendiert ist. Die Klinikerin sollte Patienten daher stets bitten, mit eigenen Worten zu erläutern, woran sie bei dem Item gedacht haben. Gibt die Antwort der Patienten tatsächlich Hinweise auf die Existenz dissoziierter Persönlichkeitsanteile? Oder haben die Patienten damit etwas ganz anderes ausdrücken wollen? Haben sie eine Erfahrung „wiedererkannt", während ihre tatsächlichen Symptome sich von dem unterscheiden, worauf das Item eigentlich zielt?

---

11 Item 19 im FDS.

Fallbericht: Einbindung der DES in ein klinisches Interview

Der folgende Fallbericht veranschaulicht, wie Klinikerinnen einen genaueren Blick auf die DES-Ergebnisse von Patienten werfen können, bei denen anscheinend keine dissoziative Störung vorliegt.

Die 28-jährige Patientin kam zur diagnostischen Abklärung. Sie ging seit einem Jahr zur Behandlung in eine Tagesklinik. Im Verlauf dieser Behandlung hatten sich einige Probleme ergeben. Die Patientin hatte zunehmend das Gefühl, sie komme nicht weiter und mache keinerlei Fortschritte. Weil ihr Verhalten sich fortwährend änderte, beschloss ihr Therapeut, um eine diagnostische Abklärung zu bitten, die Klarheit bringen sollte, ob bei der Patientin eine DIS vorlag. Bekannt war, dass sie in der Kindheit schwerer emotionaler Vernachlässigung ausgesetzt gewesen war. Beide Eltern hatten mit psychischen Problemen zu kämpfen und ließen sich scheiden, als die Patientin sechs Jahre alt war. Sie und ihr älterer Bruder blieben bei der Mutter. Die Patientin wurde in der Schule und auch von ihrem Bruder schikaniert. Seit der Pubertät war sie übergewichtig.

In der DES ergab sich bei ihr ein Durchschnittswert von 35, der deutlich über dem Cut-off-Wert lag. Um mehr Klarheit zu gewinnen, wurde sie zu den Items, bei denen sie einen hohen Prozentwert angekreuzt hatte, eingehender befragt. Was war ihr durch den Kopf gegangen, als sie die Symptombeschreibungen in der DES las?

Zu Item 3 (Person findet sich plötzlich an einem Ort wieder, ohne zu wissen, wie sie dahin gekommen ist; angegebene Prozentzahl: 20) sagte sie Folgendes:

PATIENTIN: Wenn ich mit dem Fahrrad irgendwo ankomme, weiß ich nicht mehr, welchen Weg ich gefahren bin.
KLINIKERIN: Können Sie mir ein wenig mehr dazu sagen?
P: Manchmal verliere ich mich völlig in meinen Gedanken und achte kaum darauf, was um mich herum geschieht.
K: Wissen Sie, wohin Sie unterwegs sind, wenn das passiert?
P: Ja, natürlich. Das passiert zum Beispiel, wenn ich auf dem Weg zur Tagesklinik bin. Ich denke dann schon drüber nach, was ich erzählen will. Und manchmal komme ich zu spät, weil's mir zu viel ist. Ich bin dann einfach zu spät von zu Hause losgefahren.
K: Ist Ihnen dann bewusst, dass Sie von zu Hause aufgebrochen sind?
P: Ja, das ist nicht das Problem. Ich bin einfach in Gedanken verloren, wenn ich unterwegs bin.

Diagnostisch gesehen ist es bei diesem Item wichtig, eine echte Fugue und Absorptionsphänomene auseinanderzuhalten. Das Item dient eigentlich dazu, eine Fugue zu erfragen. Bei einer Fugue findet der Patient sich an einem Ort wieder und weiß nicht, wie er dort hingekommen ist (und meist auch nicht, was er dort bislang getan hat). Er kann sich nicht erinnern, dass, wann und wie er von zu Hause aufgebrochen ist. Dies rührt daher, dass ein dissoziierter Anteil der Person aufgebrochen ist; ein anderer Anteil kommt an dem anderen Ort zu sich und hat keine Erinnerung daran, was zuvor geschehen ist. Viele Patienten, die bei Item 3 einen hohen Prozentwert angeben, scheinen damit aber etwas ganz anderes zu meinen. Sie wissen noch sehr gut, dass sie zu Hause aufgebrochen sind, sind aber unterwegs in ihren Gedanken versunken. Es kann auch sein, dass sie eine sogenannte Autobahn-Trance meinen.

Zu Item 9 (sich an wichtige Ereignisse im eigenen Leben – aktuelle oder in der Vergangenheit liegende – nicht erinnern können; Prozentwert: 15), sagte die Patientin: *Ich weiß kaum noch etwas aus der Zeit, bevor ich zwölf war.* Auf Nachfrage kamen ihr aber doch Erinnerungen an die Grundschulzeit, und sie konnte sagen, wer ihre Lehrer waren und wen sie mochte und nicht mochte. Sie schilderte dann einen Vorfall mit einer Lehrerin. Sie erzählte auch von ihrer großen Freude, als sie mit zehn ein Fahrrad bekam, mit dem sie in die Schule fahren konnte. Sie war durchaus in der Lage, recht detailreich von ihrem Zuhause, von einer Freundin oder von Ferienerlebnissen zu erzählen. Als sie noch einmal gefragt wurde, wie sie dieses Item genau verstanden hatte, sagte sie: *Na ja, es ist eher so, dass ich glaube, ich habe ein schlechtes Gedächtnis. Manche Leute können sich an sehr viele Einzelheiten von früher erinnern, ich aber nicht.* Es gab keine Hinweise darauf, dass sie echte Erinnerungslücken hatte oder wichtige Ereignisse vergessen hatte.

Bei diesem Item ist es wichtig, Aussagen wie „Ich habe einfach kein besonders gutes Gedächtnis“ abzugrenzen gegen deutliche Anzeichen dafür, dass tatsächlich Amnesie für einen ganzen Zeitabschnitt oder für wichtige Ereignisse besteht. Im letzteren Fall erinnert die Person sich an nichts oder nur an Bruchstücke (weil seinerzeit ein anderer Persönlichkeitsanteil aktiv war). Eine Patientin mit DIS berichtete: *Ich reite für mein Leben gern, es macht mir große Freude. Ich habe aber nie verstanden, wie ich es denn gelernt habe. Ich mache es einfach. Aber anscheinend habe ich damit angefangen, als ich sechs war, denn es gibt Fotos von mir auf einem Pony. Ich weiß aber überhaupt nichts mehr davon. Auch wenn ich die Fotos vor mir sehe, kommen keine Erinnerungen. Ich habe aber immer so getan, als würde ich mich erinnern.* Dies zeigt deutlich, dass die Patientin an bestimmte Ereignisse wie das Reiten als Kind keinerlei Erinnerung hat, und das ist etwas anderes als ein „schlechtes Gedächtnis“.

Zu Item 15 (Person weiß manchmal nicht, ob sie Dinge, an die sie sich erinnert, wirklich erlebt oder ob sie sie geträumt hat) sagte die im Fallbericht vorgestellte Patientin: *Ich kann ganz tief in Tagträume eintauchen, die mir manchmal so real vorkommen, als ob ich das wirklich erleben würde. Manchmal weiß ich nicht mehr, ob ich etwas in meinem Tagtraum oder in der Realität erlebt habe.* Auch dies ist ein Beispiel für extremes Absorptionserleben, das aber nicht auf die Existenz dissoziierter Anteile schließen lässt. Die Klinikerin sollte sich allerdings stets darüber im Klaren sein, dass auch Patienten mit DIS oder OSDD-1 solche Aussagen machen; sie berichten neben derartigen Absorptionssymptomen dann aber auch von Formen der Amnesie, die auf eine Aufspaltung der Persönlichkeit hindeuten.

Zu Item 17 (Person geht manchmal, wenn sie einen Film sieht, so sehr mit, dass sie andere Dinge, die um sie herum geschehen, nicht bemerkt; angegebener Prozentwert: 25) sagte die Patientin: *Es passiert sehr leicht, dass ich völlig in einem Film versinke. Ich vergesse dann alles andere.* Dieses Item (das der Subskala Absorption zuzuordnen ist) beschreibt ein Phänomen, das auch in der „Normalbevölkerung" vorkommt und nicht notwendigerweise auf eine dissoziative Störung hindeutet. Die Patientin hatte auch bei Item 18 einen recht hohen Prozentwert angegeben (manche Menschen erleben manche Fantasien oder Tagträume so intensiv, dass sie sie als wirklich empfinden).

Zu Item 20 (manchmal nur dasitzen und in die Luft starren, ohne an irgendetwas zu denken oder zu bemerken, wie die Zeit vergeht; Prozentwert: 45) sagte die Patientin: *Ich ertappe mich dabei, wie ich vor mich hin starre, und frage mich dann, was mir eigentlich gerade durch den Kopf ging, denn ich war einen Moment lang gar nicht da. Ich bekomme dann nichts mit und höre nichts. Das passiert oft, wenn ich allein bin. Ich träume mich dann einfach weg.* Auch dieses Item gehört zur Subskala Absorption. Viele Patienten schildern Momente wie diese, die bei Tagträumen auftreten können, aber auch, wenn sie müde oder angespannt sind. Die Klinikerin kann nachfragen, ob der Patient hinterher festgestellt hat, dass er offenbar etwas getan hat, von dem er nichts mehr weiß, also nicht nur dasaß und vor sich hin starrte. Bei Patienten mit DIS kommt dies häufig vor: Auf das Dasitzen und Vor-sich-hin-Starren folgt ein „Switch" zu einem anderen dissoziierten Anteil, der dann bestimmte Dinge tut. Viel später, wenn der Patient „zu sich kommt", sitzt er wieder auf der Couch und weiß nicht, was in der Zwischenzeit geschehen ist.

Zu Item 23 (in bestimmten Situationen Dinge mit Leichtigkeit und spontan tun können, die ansonsten schwerfallen; Prozentwert: 55) erklärte die Patientin: *Wenn ich manchmal zu einer Party oder einer Geburtstagsfeier gehe – ich versuche das lieber zu vermeiden, aber manchmal komme ich nicht darum herum – und mit jemandem ins Gespräch komme, läuft das plötzlich gut. Ich bin dann ganz verwundert und frage mich: Warum fällt mir das jetzt so leicht, und warum geht es oft überhaupt nicht?* Bei diesem Item ist es notwendig, weit verbreitete, normale Schwankungen in Verhaltensweisen und Gefühlen von solchen Schwankungen abzugrenzen, die auf die Existenz verschiedener Persönlichkeitsanteile zurückzuführen sind. Um hierüber Klarheit zu gewinnen, kann die Klinikerin den Patienten beispielsweise dazu befragen, inwieweit berichtete Verhaltensweisen mit Depersonalisationserleben oder auch (partieller) Amnesie einhergehen. Ein Patient mit DIS könnte dann wie folgt antworten: *Um ehrlich zu sein, sehe ich mich dann einfach von außen, so, als wäre ich selbst gar nicht da – ich bin außerhalb meines Körpers. Manchmal ist der Abend plötzlich vorbei, und ich kann mich nicht mehr an alles erinnern, was da war.* Bei der in meinem Fallbericht vorgestellten Patientin stellte sich heraus, dass sie auf einer Party gewöhnlich etwas trank, um sich wohler zu fühlen.

Zu Item 27 (Person hört manchmal Stimmen in ihrem Kopf, die ihr Dinge sagen, die sie tun soll, oder Kommentare über etwas abgeben, das sie gerade tut; Prozentwert: 25) gab die Patientin an: *Ja, da gibt es so eine Art ständigen Kommentar. Zum Beispiel wenn ich etwas Schwieriges zu erledigen habe. Ich bin mir nicht mal sicher, ob ich diese Stimme kenne. Sie klingt ein wenig wie die Stimme meiner Mutter, wenn sie an mir herumnörgelt. Da ist eine positive Stimme, und da ist eine negative Stimme, oder vielleicht sind es Gedanken, die im Clinch miteinander sind. Die negative Seite ist stärker, sie setzt sich meistens durch. Und so bin ich ständig hin- und hergerissen. Das geht sehr lange so, selbst bei kleinen Sachen. Mit diesen Gedanken bin ich oft sehr lange beschäftigt.*

Bei diesem Item ist es wichtig, zwischen dem Stimmenhören bei einer Psychose, bei einer DIS und bei einer Persönlichkeitsstörung (wo das Symptom seltener auftritt) zu unterscheiden. Außerdem muss bei einer DIS nicht nur Stimmenhören, sondern ein *Cluster* von dissoziativen Symptomen gegeben sein. Die Patientin in unserem Beispiel beschreibt eher ein inneres Ringen zwischen einer tadelnden und einer wohlwollenden Instanz. Manchmal war es fast so, als höre sie wieder ihre Mutter sprechen.

Zu Item 24 (Person kann sich manchmal nicht erinnern, ob sie etwas getan hat oder nur daran gedacht hat, es zu tun) sagte die Patientin: *Wenn ich zum Beispiel zu Hause am Putzen bin, setze ich mich manchmal hin, schaue mir einen Gegenstand an und frage mich, ob ich ihn denn nun schon sauber gemacht habe oder nicht. Ich denke, Putzen ist eine sehr langweilige Aufgabe, und ich bin dabei mit den Gedanken immer woanders. Ich glaube, ich neige dazu, mich in meinen Gedanken zu verlieren.* Bei diesem Item ist zu unterscheiden, ob Amnesiesymptome vorliegen (und es möglicherweise dissoziierte Persönlichkeitsanteile gibt) oder ob es um Gedächtnisprobleme geht, die durch Tagträume, Zerstreutheit oder Vertieftsein in eine Beschäftigung verursacht sind. Bei der Patientin ist klar, dass sie oft ganz in ihren Gedanken oder in ihrer Tagtraumwelt versinkt. Eine Patientin mit DIS reagierte auf Nachfragen zu Item 24 hingegen wie folgt:

PATIENTIN: Manchmal weiß ich nicht, ob ich die Wäsche nun schon gemacht habe oder nicht.

KLINIKERIN: Könnten Sie das näher erläutern?

P: Also ich muss dann hingehen und nachsehen. Ich gehe auf den Dachboden, wo die Waschmaschine und der Trockner stehen. Dort sehe ich dann, dass die Wäsche erfreulicherweise schon gewaschen, gebügelt und zusammengelegt ist.

K: Können Sie sich dann daran erinnern, dass Sie es gemacht haben?

P: Manchmal ja, in Bruchstücken, und manchmal nicht. Ich bin dann einfach froh, dass es erledigt ist!

Einordnung des Fallberichts

Bei näherer Prüfung der einzelnen dissoziativen Symptome zeigt sich, dass die Patientin in dem längeren Fallbericht sich vor allem oft in ihren Tagträumen verliert und gedankenverloren ist. Manchmal sind die Tagträume so lebendig, dass sie ihre Umgebung völlig ausblendet. Ihre hohen Prozentwerte in der DES betreffen vorwiegend die Subskala Absorption; bei einigen der anderen Items ist deutlich, dass sie die Symptombeschreibungen anders aufgefasst hat, als sie eigentlich intendiert sind. Ihr fluktuierendes Selbsterleben entspricht dem Erscheinungsbild einer Borderline-Persönlichkeitsstörung.

Die Klinikerin sollte nicht nur prüfen, was hinter den Prozentangaben bei den DES-Items steckt, sondern sich auch ein möglichst vollständiges Bild davon machen, was der Patient denkt. Nimmt er an, dass er eine dissoziative Störung hat? Geht dies in irgendeiner Weise auf den Einfluss einer Klinikerin oder einer anderen Person zurück? Die Wahrscheinlichkeit, dass ein DES-Ergebnis zu einer falsch positiven Diagnose hinführt, ist größer, wenn der Patient, möglicherweise in der Interaktion mit einer Klinikerin oder mit Angehörigen, zu der Auffassung gelangt ist, er habe eine dissoziative Störung. Es kann durchaus sein, dass er damit richtigliegt; dann wird die weitere diagnostische Prüfung dies bestätigen. In vielen Fällen erhärtet sich der Verdacht aber nicht. In der Regel sind es Absorptions- und Depersonalisationssymptome, die einen Patienten oder eine Klinikerin dazu bewegen, eine dissoziative Störung in Betracht zu ziehen.

DES-Taxon (DES-T)

Waller und seine Kolleginnen stellten 1996 eine verkürzte, aus acht Items bestehende Version der DES vor, die dazu dient, den Schweregrad „pathologischer Dissoziation“ zu bestimmen (DES-Taxon). Sie gingen von der Annahme aus, dass nicht nur ein, sondern zwei Kontinua von Dissoziationsphänomenen existieren: ein Kontinuum „normaler Dissoziation" und ein Kontinuum „pathologischer Dissoziation". Die DES-T ist ein Screening-Instrument, die auf das letztere Kontinuum zielt. Es gibt einen online verfügbaren Rechner (Excel-Tabelle), mit dem sich – basierend auf den Items der DES-II beziehungsweise der DES-Taxon – die Wahrscheinlichkeit ermitteln lässt, dass eine Person in den Bereich der DES-Taxon-Parameter fällt. Van IJzendoorn und Schuengel warnten 1996 davor, dass das Ergebnis der DES-T durch eine Antworttendenz verzerrt sein kann. Die DES-T enthält ausschließlich Items, die eindeutig auf gravierende (pathologische) dissoziative Symptome verweisen. Dass die Items derart spezifisch seien, argumentieren van IJzendoorn und Schuengel, könne zu Underreporting oder Overreporting führen, also dazu, dass ein Patient im Fragebogen zu geringe oder zu hohe Prozentzahlen ankreuzt. Mehrere Studien haben ergeben, dass das Differenzierungsvermögen der DES-T nicht höher ist als das der DES.

Dissoziations-Fragebogen (Dissociation Questionnaire, DIS-Q)

Der DIS-Q (Vanderlinden, Vandereycken, et al. 1993) ist ein in Belgien entwickelter und validierter Selbstbeurteilungsfragebogen, der 63 Items umfasst. Das Ausfüllen dauert etwa 15 bis 20 Minuten. Wie sehr die Befragten eine Aussage ablehnen oder ihr zustimmen, wird anhand einer Likert-Skala erfasst, die von 1 („trifft überhaupt nicht zu") bis 5 („trifft genau zu") reicht. Der DIS-Q-Wert ist der Quotient aus der Gesamtpunktzahl (die zwischen 63 und 315 betragen kann) und der Anzahl der Fragen (63) und liegt daher zwischen 1 und 5. DIS-Q-Werte über der Cut-off-Schwelle von 2.5 zeigen ein erhöhtes Risiko für das Vorliegen von dissoziativen Symptomen an. Erfasst werden zudem Alter, Geschlecht, Personenstand und der höchste erreichte Bildungsabschluss. Enthalten sind auch Fragen zu „stark belastenden, lebensbedrohlichen oder traumatisierenden Ereignissen im Leben", für die es verschiedene spezifizierte Antwortoptionen gibt: schwere körperliche Verletzung, Kriegserlebnisse, körperlicher Missbrauch, sexueller Missbrauch, emotionaler Missbrauch oder anderes.

Die Items sind vier Subskalen zugeordnet: (1) Identitätsunsicherheit und -konfusion; (2) Verlust der Kontrolle über Verhalten, Denken und Fühlen; (3) Amnesie; (4) gesteigerte Konzentration. Der DIS-Q weist eine gute Reliabilität auf (interne Konsistenz und Retest-Reliabilität). Die Itemliste ist wesentlich länger als die der DES. Zum DIS-Q liegen weltweit weniger Studien vor als zur DES.

Fragebogen zu somatoformen Dissoziationen (Somatoform Dissociation Questionnaire, SDQ-20)

Der SDQ-20 (Nijenhuis et al., 1996) ist ein Fragebogen mit 20 Items, die auf somatoforme Manifestationen von Dissoziation zielen. Inwieweit die Befragten der Aussage eines Items zustimmen oder nicht, wird anhand einer Likert-Skala erfasst, die von 1 („Dies trifft überhaupt nicht auf mich zu“) bis 5 („Dies trifft sehr stark auf mich zu“) reicht. Bei der Auswertung des SDQ-20 werden die Werte aller Items zu einer Gesamtpunktzahl aufsummiert, der Cut-off-Wert ist 32. Für Patienten mit somatoformen Störungen liegt der mittlere SDQ-Wert bei 32, für Patienten mit DDNOS (heute OSDD-1 genannt) bei 43 und für Patienten mit DIS bei 55.1. Die niederländische Version des Fragebogens weist gute psychometrische Eigenschaften auf. Die Kurzversion SDQ-5 besteht aus fünf Fragen, der Cut-off-Wert dafür ist 8 (Nijenhuis et al., 1997). Der SDQ ist der einzige Selbstbeurteilungsfragebogen mit Fragen zu somatoformen dissoziativen Symptomen und ergänzt somit die DES. Die Liste ist kostenfrei und in vielen Sprachversionen unter ↗ https://www.enijenhuis.nl abrufbar.

Cambridge Depersonalization Scale (CDS)

Die CDS ist ein 29 Items umfassender Selbstbeurteilungsfragebogen, der den Schwerpunkt auf Depersonalisationssymptome und in geringerem Ausmaß auf Derealisationssymptome legt (Sierra & Berrios, 2000). Es wird jeweils nach Häufigkeit und Dauer eines Symptoms während der vergangenen sechs Monate gefragt. Die CDS korreliert mit der DES-Subskala Depersonalisation, ist aber weit umfangreicher als diese. Die Skala weist gute psychometrische Eigenschaften auf, ist in mehrere Sprachen übersetzt und wird in der Forschung verwendet.[12]

Multidimensionales Inventar dissoziativer Symptome (Multidimensional Inventory of Dissociation, MID)

Das MID (Dell, 2006b) ist ein Selbstbeurteilungsfragebogen, der mehrere Skalen umfasst und eigens für die Erfassung „pathologischer“ dissoziativer Symptome entwickelt wurde. Er enthält keine Fragen zu „normalen“ Dissoziationsphänomenen. Der Schwerpunkt des MID liegt auf den diagnostischen Kategorien DIS, OSDD-1, PTBS und (schwerer) Borderline-Persönlichkeitsstörung und nicht auf dissoziativer

12 Eine deutsche Version von 2004 lässt sich hier herunterladen: ↗ https://psydix.org/psychologische-testverfahren/cds/.

Amnesie und Depersonalisationsstörung, auch wenn natürlich Fragen zu Depersonalisation und Amnesie enthalten sind.

Das MID besteht aus 218 Items, von denen sich 168 auf Dissoziation beziehen. Die übrigen Items wurden zu Validierungszwecken entwickelt. Der Fragebogen ist damit wesentlich umfassender als Selbstbeurteilungsinstrumente wie die DES und der DIS-Q. Dell legt Wert darauf, dass sich an die Verwendung des MID ein klinisches Interview anschließen sollte, und manchmal auch mehrere. Im MID wird ein elfstufiges Likert-Format verwendet, und das Ausfüllen nimmt 30 bis 90 Minuten in Anspruch. Aus dem MID und dem begleitenden Excel-basierten Auswertungsprogramm ergeben sich sowohl Ergebnisse für Subskalen als auch Einordnungen in diagnostische Kategorien (DIS, DDNOS [OSDD-1], PTBS und schwere BPS). Das MID erfasst 23 dissoziative Symptome und 6 Reaktionsmodi, die als Validitätsskalen dienen (Abwehrhaltung, emotionales Leiden, seltene Symptome, aufmerksamkeitssuchendes Verhalten, vorgetäuschtes Verhalten und ein Index für schwere Borderline-Persönlichkeitsstörung). Durch diese Validitätsskalen unterscheidet sich das MID von allen anderen Selbstbeurteilungsfragebögen zu dissoziativen Symptomen.

Das MID schließt zwei Auswertungssysteme ein, die einen Gesamtpunktwert und einen Punktwert für schwere Dissoziation ergeben. Der Gesamtwert kann zwischen 0 und 100 liegen. Werte ab der Cut-off-Schwelle von 30 zeigen an, dass wahrscheinlich eine dissoziative Psychopathologie vorliegt, während ein Wert von 10 und darunter als Hinweis auf ein niedriges Dissoziationsniveau interpretiert wird. In einer Studie (Dell, 2006b) mit 288 DIS-Patienten lag der durchschnittliche Gesamtpunktwert bei 50.6 und der durchschnittliche Punktwert für schwere Dissoziation bei 124. Bei den DIS-Patienten waren im Durchschnitt 20.2 der 23 Symptome gegeben.

Zum MID sind zahlreiche Studien erschienen, und es wurde in den USA, in Israel und in Deutschland validiert (Gast et al., 2003; Somer & Dell, 2005). Dell hat eine ausgezeichnete Website entwickelt, von der das MID in mehreren Sprachen kostenlos heruntergeladen werden kann; Fachleute können ein ausführliches Manual und die Excel-Auswertungsbögen (beides auf Englisch) anfordern (siehe ↗ http://www.mid-assessment.com). Seit einigen Jahren werden, wie auf der Website zu sehen ist, Ausbildungs-Webinare zu Einsatz und Auswertung des MID angeboten.

Vor Kurzem wurde in Australien eine Kurzversion des MID (mit 60 Items) entwickelt und in einer Pilotstudie mit Studierenden erprobt (Kate et al., 2021). Die Kurzversion wurde erarbeitet, weil (1) das MID sehr umfangreich ist und (2) eine Kurzversion sich möglicherweise besser für die Forschung eignet. Allerdings fehlen in der Kurzversion viele wichtige Aspekte – wie etwa die Validitätsskalen –, durch die sich das MID positiv von allen anderen Selbstbeurteilungsfragebögen zur Dissoziation abhebt. Bislang wurde die Kurzversion nur in einer Studierendenpopulation untersucht.

Dissociative Symptoms Scale (DSS)

Die Dissociative Symptoms Scale (DSS) ist ein relativ neuer Selbstbeurteilungsfragebogen, der 20 Items enthält. Entwickelt wurde er von Eve Carlson (die auch Koautorin der DES ist) und Kolleginnen, weil sie einen Bedarf für ein Instrument sahen, das mittelschwere dissoziative Symptome erfasst (Carlson et al., 2018). Die DSS basiert wie die DES auf dem Kontinuum-Modell der Dissoziation.

Laut den Autorinnen war es notwendig, ein solches neues Instrument zu erarbeiten, weil die DES viele Items enthält, die sich auf leichte dissoziative Symptome beziehen, während die Items des MID das extreme Ende des Dissoziationskontinuums erfassen. Die DSS enthält Items, die auf folgende Bereiche von Dissoziationserfahrungen zielen:

1. Bewusstseins- oder Gedächtnislücken
2. Depersonalisation und Derealisation
3. Traumabezogenes Wiedererleben von Ereignissen oder Intrusionen von Wahrnehmungen, Kognitionen oder Verhaltensweisen

Den ersten Studienergebnissen zufolge ist die DSS ein reliables und valides Instrument für die Erfassung mittelgradiger und schwergradiger dissoziativer Symptome.

Detachment and Compartmentalization Inventory (DCI)

Vor einigen Jahren wurde mit dem Detachment and Compartmentalization Inventory (DCI) ein neuer Selbstbeurteilungsfragebogen vorgestellt, der darauf zielt, zwischen Phänomenen des Losgelöstseins (detachment) und Kompartmentalisierungs-Phänomenen zu differenzieren (Butler et al., 2019). Wie in Kapitel 1 dargelegt, gibt es divergierende theoretische Auffassungen, was unter Dissoziation zu verstehen ist; einige Autorinnen und Autoren gehen von zwei qualitativ verschiedenen Formen der Dissoziation aus (Holmes et al., 2005; Brown, 2006), während andere nur dann von Dissoziation sprechen, wenn eine Aufspaltung der Persönlichkeit gegeben ist (van der Hart et al., 2006; Nijenhuis, 2015; Steele et al., 2009; Steele et al., 2017).

Der Fragebogen besteht aus 22 Items: 10 zielen auf Distanziertheits-Phänomene, 10 auf eine Kompartmentalisierung / Aufspaltung der Persönlichkeit, und außerdem gibt es zwei Validitäts-Items. In den kommenden Jahren wird sich zeigen, ob der Fragebogen eine bessere Differenzierung zwischen Patienten mit und ohne dissoziative Störung – insbesondere DIS und OSDD-1 – erlaubt als das MID, die DES oder andere Instrumente wie der SDQ-20.

Resümee

Das MID ist derzeit der einzige Selbstbeurteilungsfragebogen, der den Schwerpunkt auf dissoziative Symptome legt, die auf eine Aufspaltung der Persönlichkeit hinweisen. Der Fragebogen ist aber recht lang, und nach meiner Erfahrung tun sich manche DIS-Patienten schwer mit dem Ausfüllen. Für Klinikerinnen besteht die Option, das MID während eines diagnostischen Interviews einzusetzen. Der weltweit am häufigsten verwendete Selbstbeurteilungsfragebogen zu Dissoziationssymptomen ist die DES, die aber sowohl „pathologische" Dissoziation als auch Absorption und andere Formen der Distanziertheit erfasst. Die DES eignet sich gut als Screening-Instrument, um bei psychiatrischen Patienten Dissoziationssymptome und dissoziative Störungen aufzudecken. Kommt die DES aber bei einer ausgewählten Gruppe von Patienten zur Anwendung, die entweder an die Untersucherinnen überwiesen werden oder selbst wegen einer diagnostischen Überprüfung auf eine dissoziative Störung anfragen, scheint der Fragebogen falsch positive Diagnosen zu begünstigen.

Im Interview lässt sich die DES so nutzen, dass die Klinikerin den Patienten bittet, Beispiele für jedes Item zu nennen. Auf diese Weise kann sie sich schnell ein Bild davon machen, ob es bei dem Patienten um dissoziative Symptome geht, die auf eine Aufspaltung der Persönlichkeit schließen lassen, oder um andere Bewusstseinsveränderungen wie Depersonalisation, Absorptionserleben oder Tagträume. Wenn der Patient dissoziative Symptome angibt, die auf eine Aufspaltung der Persönlichkeit hindeuten, besteht der nächste Schritt darin, ein diagnostisches Interview durchzuführen.

Der SDQ-20 bietet eine wichtige Ergänzung, weil er Hinweise auf somatoforme dissoziative Symptome liefern kann, die von anderen Screening-Instrumenten meist nicht erfasst werden.

5. Das TADS-I in der Praxis

5.1 Einleitung

An ein Screening mithilfe von Selbstbeurteilungsfragebögen sollte stets ein diagnostisches Interview anschließen. Wenn der Kliniker aber über ausreichend Erfahrung und über eingehende Kenntnisse zu den mit verschiedenen dissoziativen Störungen verknüpften Symptomclustern verfügt, reicht unter Umständen eine sorgfältige Einschätzung der dissoziativen Symptome aus, die gegebenenfalls auf den Antworten aus einem Selbstbeurteilungsfragebogen basiert. In einem solchen Fall ist es nicht immer notwendig, ein zeitaufwendiges strukturiertes Interview durchzuführen. Letzteres gilt insbesondere auch bei Patientinnen, die ständig dissoziieren und bei denen der Kontakt zum Kliniker immer wieder abreißt, denn das macht es schwierig für ihn, ein ausführliches diagnostisches Gespräch zu führen.

Ein Beispiel: Ein ambulantes Behandlungszentrum, das auf intensive Kurzzeit-Traumatherapie spezialisiert ist, überwies eine 45-jährige Frau an mich. Bei ihr war eine komplexe PTBS diagnostiziert worden; als Kind war sie sexuell missbraucht worden und auch in der jüngeren Vergangenheit war sie Gewalterfahrungen ausgesetzt gewesen. Während der Interviews im Vorfeld einer Expositionstherapie war die Patientin in einem fort „aus dem Kontakt gegangen", sodass ein Gespräch mit ihr kaum möglich war. Laut der überweisenden Therapeutin hatte die Patientin dann entweder gar nicht mehr reagiert oder heftig geweint. Mehrere Male passierte es, dass sie plötzlich äußerst angespannt war, argwöhnisch wurde und nicht zu wissen schien, wo sie sich befand. An diese Episoden konnte sie sich hinterher kaum erinnern. Die Therapeutin hatte sich gefragt, ob bei der Patientin eine dissoziative Störung vorlag, und wollte deshalb eine zweite Meinung einholen.

Der Gesamtpunktwert der Patientin im DES betrug 40; die Werte für die Items zu Absorptionserleben und Depersonalisation sowie auch für einige Amnesie-Items waren deutlich erhöht. Als die Patientin sehr schnell „unerreichbar" wurde und kaum in der Lage zu sein schien, ein ausführliches diagnostisches Interview durchzustehen, beschloss ich, eine begrenzte Zahl von Symptomclustern eingehender zu erkunden, insbesondere Amnesie und Schneider'sche Symptome. Dabei stellte sich heraus, dass sie tagtäglich etwas erlebte, das sie als „Blackouts" bezeichnete. Sie waren nicht nur während der Therapie vorgekommen, sondern sie erlebte sie auch, wenn sie mit dem Fahrrad zur Arbeit fuhr. Manchmal, wenn sie zu sich kam, hatte sie nicht die geringste Ahnung, wie sie an den jeweiligen Ort geraten war. Sie gab auch zu erkennen, dass in ihr große Verwirrung darüber herrschte, wer sie war, weil sie in ihrem Kopf Stimmen hörte, die ihr ständig wieder andere Dinge sagten, manchmal auch in einer anderen Sprache. Sie stammte aus Südamerika, war im Alter von sieben Jahren adoptiert worden und so in die Niederlande gekommen. Die Gespräche, die sie in ihrem Kopf hörte, liefen sowohl in ihrer Muttersprache (Spanisch) als auch auf Holländisch ab. Das machte ihr Angst, weil sie Spanisch zwar noch verstand, aber nicht mehr fließend sprechen konnte. Ihr Partner, der beim Interview dabei war, gab an, dass sie ihn manchmal nicht zu erkennen schien. Sie war dann äußerst argwöhnisch und wütend auf ihn. Mitunter war sie auch völlig verstört und versteckte sich in ihrem gemeinsamen Haus in einem Schrank.

Die Veränderungen in ihrem Verhalten beunruhigten die Patientin, vor allem weil sie in ihrem Kopf oft Stimmen hörte, die ihr sagten, sie solle sich das Leben nehmen oder ihrem Partner etwas antun. Sie bestätigte auch, dass es ihr in solchen Situationen so vorkam, als habe sie den eigenen Körper nicht mehr unter Kontrolle – als wolle er etwas anderes als sie selbst. Während des Interviews brach die Patientin zwei Mal wie ein kleines Kind in lautes Weinen aus und konnte mich anscheinend nicht mehr sehen oder hören. Aus diesem dissoziativen Zustand vermochte sie sich nur mit einiger Mühe zu lösen. In einer Situation erstarrte sie und konnte sich nicht mehr rühren. Sie konnte aber noch sprechen und sagte mir, ihr Kopf sei mit einem Mal völlig leer. Sie berichtete, dass sie manchmal auch in der Nacht in dieser Weise erstarrte und sich dann auf dem kalten Boden wiederfand. Sie war dann außerstande, aufzustehen, hatte aber auch das Gefühl, als ob etwas in ihr nicht wollte, dass sie sich erhob.

In der Sitzung, die nur etwas über eine Stunde dauerte, konnte ich, ohne ein ausführliches diagnostisches Interview durchführen zu müssen, Informationen zu den wichtigen Clustern von Amnesie und den Schneider'schen Symptomen gewinnen. Den Angaben der Patientin zufolge kamen amnestische und mehrere Schneider'sche Symptome in ihrem Alltag häufig vor. Sie selbst empfand den Gedanken an mögliche dissoziative Persönlichkeitsanteile als sehr beängstigend, doch ihr Partner bekräftigte, dass er regelmäßig einen wütenden Anteil und einen völlig verschreckten Anteil von ihr erlebte. Er hatte sie auch mehrmals zu Hause dabei angetroffen, wie sie kindlich wirkende Bilder malte. Sie sprach dann Spanisch mit ihm. Doch auch dann, wenn sie anscheinend „sie selbst" war, konnte ihr Verhalten, wie er beobachtet hatte, sehr unterschiedlich ausfallen: Manchmal war sie in sich gekehrt und ließ sich kaum auf ein Gespräch ein, während sie zu anderen Zeiten nicht aufhören konnte zu reden.

Ausgehend von dem Cluster dissoziativer Symptome, von denen sie berichtete, den dissoziativen Phänomenen, die ich (ebenso wie die überweisende Therapeutin) beobachtet hatte, sowie den zusätzlichen Informationen, die vom Partner der Patientin kamen, konnte ich bei ihr die Diagnose einer dissoziativen Identitätsstörung (DIS) stellen.

Richard Loewenstein (1991a) gibt einen ausgezeichneten Überblick über die verschiedenen Symptomcluster, die für eine DIS kennzeichnend sind. Das von ihm entwickelte Interview *Office Mental Status Examination* (OMSTE) enthält entsprechende diagnostisch relevante Fragen, und er führt Beispiele für Antworten an, die für DIS-Patientinnen typisch sind. Die Fragen beschränken sich nicht auf die klassischen Cluster von dissoziativen Symptomen. Loewenstein hat auch Fragen zu PTBS und somatoformer dissoziativer Störung sowie zu affektiven Problemen einbezogen. Sein Artikel erschien bereits 1991, doch die darin genannten Fragen und Antwortbeispiele sind für Kliniker, die noch keine Erfahrung mit DIS-Patientinnen sammeln konnten, äußerst lehrreich.

5.2 Strukturierte Interviews

Für die Erfassung dissoziativer Symptome und Störungen wurden bislang zwei diagnostische Interviews entwickelt: das *Dissociative Disorders Interview Schedule* (DDIS; Ross, Heber, Norton et al., 1989; deutsche Übersetzung: *Strukturierter Interviewleitfaden zur Diagnose Dissoziativer Störungen,* SIDDS, Overkamp, 2005) und das *Structured Clinical Interview for DSM-IV Dissociative Disorders (*SCID-D; Steinberg, 1994a, 1994b; Steinberg et al. 1990, 1991; deutsche Übersetzung: *Strukturiertes Klinisches Interview für Dissoziative Störungen,* SKID-D, Gast et al., 2000). Das SCID-D gilt weltweit als diagnostischer Goldstandard. Im Jahr 1987 verglichen Nel Draijer und ich die beiden Interviews miteinander und beschlossen, das SCID-D ins Niederländische zu übersetzen und die Reliabilität und Validität dieser Version zu überprüfen (Boon & Draijer, 1991, 1993a, 1993b). Es folgen kurze Beschreibungen der zwei Interviews.

Dissociative Disorder Interview Schedule (DDIS)

Die erste Fassung des DDIS erschien 1989. Das stark vorstrukturierte Interview dient dazu, Symptome der folgenden im DSM beschriebenen Störungen zu erfassen: Somatisierungsstörung, Borderline-Persönlichkeitsstörung (BPS), Major Depression und dissoziative Störungen. Erfragt werden positive Symptome einer Schizophrenie, sekundäre Merkmale einer dissoziativen Identitätsstörung, Trance- und übersinnliche Erfahrungen, Substanzmissbrauch und andere Aspekte, die für die Abklärung dissoziativer Störungen relevant sind. Das Interview enthält auch einen Abschnitt mit Fragen zu Missbrauchserfahrungen.

Wir haben uns 1989 aus mehreren Gründen dagegen entschieden, dieses Interview zu übersetzen und zu validieren, vor allem wegen seiner strikten Ja / Nein-Struktur. Beim DDIS werden Patientinnen nicht nach Beispielen für die Symptome gefragt, deren Vorhandensein sie mit einem „Ja" bestätigen oder verneinen. Der Kliniker hat also keine Möglichkeit, sich ein genaues Bild davon zu machen, was ein Ja oder ein Nein zu bedeuten hat. Dadurch steigt das Risiko von falsch negativen und insbesondere von falsch positiven Diagnosen einer dissoziativen Störung. Mit dem DDIS erhobene Daten ergeben in der Regel eine höhere Prävalenz dissoziativer Störungen als Daten, die mit dem SCID-D gewonnen wurden (Friedl et al., 2000). Ein zweiter problematischer Punkt ist ein Abschnitt im Mittelteil des DDIS, der detaillierte Fragen zu körperlichem und sexuellem Missbrauch in der Kindheit enthält. Dort werden völlig unvermittelt äußerst detailgenaue Fragen gestellt (wie z. B. „... kam es dabei ... zu oralem Sex ...?", „... kam es dabei ... zu erzwungenem Sex mit Tieren?"). An diesen Abschnitt schließen sich dann die wesentlichen Interviewteile zu dissoziativen Störungen an. Hier stellt sich, einmal abgesehen von ethischen Erwägungen, die Frage, ob die Autoren des DDIS sich Gedanken gemacht haben, welchen Einfluss solche Fragen darauf haben könnten, wie eine Patientin in der verbleibenden Zeit des Interviews antwortet, und wie valide Daten zu Traumata sind, die auf diese Weise erhoben werden.

Mit diesem Instrument ist in verschiedenen Ländern eine beträchtliche Anzahl von Studien durchgeführt worden, denn es ist kompakt und klar strukturiert und soll uns laut den Autoren in die Lage versetzen, dissoziative Störungen innerhalb von nicht mehr als 30 bis 45 Minuten zu diagnostizieren. Ich habe da allerdings meine Zweifel. Nach meiner Erfahrung ist es, in so kurzer Zeit und ohne dass die Patientin Beispiele schildert, in den meisten Fällen nicht möglich, zu der verlässlichen Diagnose einer dissoziativen Störung zu gelangen. Vor Kurzem wurde ein auf dem DDIS basierender Selbstbeurteilungsfragebogen entwickelt, der möglicherweise ebenfalls für falsch positive Diagnosen anfällig ist.

Structured Clinical Interview for DSM-IV Dissociative Disorders, Revised (SCID-D-R)

The SCID-D-R (Steinberg, 1994a, 1994b, 1995, 2004; Steinberg et al., 1990, 1991; deutsche Fassung: SKID-D-R) ist ein halbstrukturiertes Interview, das eigens für die Abklärung dissoziativer Störungen entwickelt wurde.

Das SCID-D-R werden fünf Cluster von dissoziativen Symptomen geprüft: Amnesie, Depersonalisation, Derealisation, Identitätsunsicherheit und Identitätswechsel. Ausprägung und Schweregrad jedes Symptomclusters werden anhand der Häufigkeit von Symptomen in der Gegenwart oder der jüngeren Vergangenheit bestimmt. Wir haben die Vorgängerversion des SCID-D-R, das SCID-D, ins Niederländische übersetzt und validiert (Boon & Draijer, 1993a, 1993b). In unserer Validierungsstudie verglichen wir 45 Patientinnen und Patienten, bei denen eine dissoziative Störung vorlag, mit einer Kontrollgruppe von 45 Patientinnen und Patienten mit anderen psychischen Störungen. Alle Interviews wurden auf Video aufgezeichnet. Zur Überprüfung der Reliabilität wurde sechs Ratern (drei Psychiatern und drei Psychologen) eine Zufallsstichprobe aus den insgesamt 90 aufgezeichneten Interviews vorgeführt. Die sechs Beurteilenden waren sich in 98,8 Prozent der Fälle (kappa=.96) darin einig, ob eine dissoziative Störung vorlag oder nicht, und in 93 Prozent (kappa=.70) der Fälle auch darin, um welche Art von dissoziativer Störung es sich handelte. Die Übereinstimmung im Hinblick auf die Schwere einzelner dissoziativer Symptome reichte von moderat bis ausgezeichnet. Bei keiner der Patientinnen mit einer dissoziativen Störung wurde die Diagnose einer dissoziativen Amnesie oder einer dissoziativen Fugue gestellt; diagnostiziert wurden nur Depersonalisationsstörung, dissoziative Identitätsstörung (DIS) oder Nicht näher bezeichnete dissoziative Störung (DDNOS).

Validierungsstudien zum SCID-D sind auch in Deutschland und der Türkei durchgeführt worden (Gast et al., 2001; Kundakçi et al., 2014; Rodewald, 2005). Eine neuere Metaanalyse von 15 Studien untermauerte sowohl die Reliabilität als auch die Validität des SCID-D (Mychailyszyn et al., 2021).

Bislang liegt noch keine revidierte Fassung des SCID-D mit Blick auf die im DSM-5 beschriebenen dissoziativen Störungen vor. Auch bietet sein derzeitiges Format keine Möglichkeit, eine im Sinne der ICD-11 definierte dissoziative Störung zu erfassen. Es ist aber zu erwarten, dass bald eine auf das DSM-5 bezogene Version erscheinen wird, welche die ICD-11-Diagnosen miteinbezieht (Mychailyszyn et al., 2020).

5.3 Das Trauma- und Dissoziationssymptome-Interview (TADS-I)

Die Entwicklung des *Trauma- und Dissoziationssymptome-Interviews* (TADS-I: Boon & Matthess, 2016) verlief schrittweise. Im Jahr 2006 machte ich mich zusammen mit meiner deutschen Kollegin Helga Matthess daran, das *Interview for Dissociative Disorders and Trauma-related Symptoms* (IDDTS; Interview für dissoziative Störungen und traumabedingte Symptome) zu entwickeln, einen Vorläufer des jetzigen TADS-I. Dafür gab es mehrere Beweggründe. Erstens war ich in mehreren europäischen Ländern als Dozentin tätig gewesen, in denen keine Interview-Instrumente für die Diagnostik dissoziativer Störungen verfügbar waren. In vielen dieser Länder wurde nicht das DSM eingesetzt, sondern die ICD-10, was bedeutete, dass sich das ausschließlich auf dem DSM basierende SCID-D, selbst wenn es in der Landessprache vorlag, nicht verwenden ließ. Wie weiter oben erwähnt, werden somatoforme dissoziative Störungen in der ICD durchaus berücksichtigt, nicht aber im DSM (und zwar auch nicht in seiner neuesten Version DSM-5). Deshalb beschlossen wir, in unser Interview einen Teil mit Fragen zu somatoformen dissoziativen Symptomen aufzunehmen.

Außerdem wurde bei unseren Forschungsarbeiten mit dem SCID-D deutlich, dass es von Nutzen ist, nicht nur Fragen zu dissoziativen Symptomen zu stellen, sondern sich auch ein umfassenderes Bild von der Patientin zu machen (Boon et al., 2007). In Studien zur klinischen Phänomenologie von dissoziativen Störungen, insbesondere von DIS und OSDD-1, hat sich gezeigt, dass neben einem Cluster aus primären dissoziativen Symptomen bei den Patientinnen auch zahlreiche weitere traumabedingte Symptome anzutreffen sind. Schon im Jahr 1988 beschlossen Nel Draijer und ich, in eine gemeinsame Studie einige zusätzliche Fragen einzubeziehen, die unter anderem auf Selbstverletzung, Suizidalität sowie Schlaf- und Essprobleme zielten. Wir bezogen auch Fragen zu Gedächtnisproblemen und Depersonalisationsphänomenen ein, die mit diesen Symptomen verknüpft sein können. Aus den Antworten auf diese Fragen ließ sich oft auf eine dissoziative Organisation der Persönlichkeit schließen, manchmal noch ehe der Person direkte Fragen nach primären dissoziativen Symptomen gestellt worden waren. Die Gründe dafür werde ich im Abschnitt zur Einschätzung traumabedingter Symptome erläutern.

Entwicklung des TADS-Interviews

Im Jahr 2006 erweiterte ich im Zuge der Entwicklung des neuen Interviews (des IDDTS) den Teil zu traumabezogenen Fragen um weitere acht Abschnitte mit Fragen zu komorbiden Problemen, die bei dissoziativen Störungen häufig anzutreffen sind: (1) Probleme mit dem Essen, (2) Probleme mit dem Schlafen, (3) Ängste, Panik und PTBS-Symptome, (4) Stimmungs- und Emotionsregulationsprobleme, (5) Probleme mit der Impulskontrolle und selbstverletzendem Verhalten, (6) Probleme mit dem Selbstbild und der Identität, (7) Probleme in zwischenmenschlichen Beziehungen, (8) Probleme mit der Sexualität.

Fragen zu *Identitätsunsicherheit* wurden in Abschnitt 7 des IDDTS (wie auch in das TADS-I) aufgenommen. Im SCID-D war Identitätsunsicherheit als ein primäres Dissoziationssymptom operationalisiert. Dies ist aber insofern nicht korrekt, als es sich um ein Symptom handelt, das bei DIS oder OSDD-1 *als Folge* des Vorhandenseins verschiedener dissoziativer Anteile *möglicherweise* auftreten kann. Allerdings treten bei Patientinnen mit Persönlichkeitsproblemen und neurotischen Symptomen sowie bei Patientinnen mit anderen Diagnosen unterschiedliche Formen der Identitätsunsicherheit auf. Der genannte Abschnitt 7 enthält mehrere Fragen zur Art der Identitätsunsicherheit, unter anderem um eine klarere Unterscheidung zu ermöglichen zwischen einer Unsicherheit, wie sie bei Patientinnen mit DIS oder partieller DIS (im DSM-5: OSDD-1) festzustellen ist, und einer, die bei Persönlichkeitsproblemen oder anderen psychischen Problemen auftritt. Hierauf werde ich in den Fallbeispielen in Kapitel 6 näher eingehen sowie in den Kapiteln 7 bis 10, die Aspekte der Differenzialdiagnose behandeln.

Das IDDTS wurde nie validiert, aber vor einigen Jahren in einer schwedischen Studie eingesetzt (Nilsson et al., 2019). In dieser Studie ging es darum, wie stark bei Patientinnen mit verschiedenen Essstörungen im Vergleich zu Patientinnen ohne Essstörungen somatoforme und psychoforme dissoziative Symptome ausgeprägt sind. Patientinnen mit Essstörungen gaben sowohl mehr somatoforme als auch mehr psychoforme dissoziative Symptome an als die Kontrollgruppe. Außerdem schien der Schweregrad der berichteten dissoziativen Symptome mit dem Schweregrad der Essstörung zusammenzuhängen.

Vom IDDTS zum TADS-I

Im Jahr 2014 nahm ich eine größere Überarbeitung des IDDTS vor. Das Hauptziel war, eine bessere Differenzierung zu ermöglichen zwischen Symptomen, die auf eine Aufspaltung der Persönlichkeit hinweisen, und Symptomen, die mit Absorptionserleben und milderen Formen von Depersonalisation und Derealisation verknüpft sind. Die Fragen im betreffenden Abschnitt des IDDTS stützten sich nach wie vor zu sehr auf das Konzept eines Kontinuums, was auch auf die meisten anderen diagnostischen Interviews zutrifft. Es kann Verwirrung stiften, wenn die genannte Unterscheidung nicht in angemessener Weise getroffen wird.

Manchmal ergeben sich in Dissoziations-Fragebögen und in Interviews, die auf Absorptionserleben und mildere Formen von Depersonalisation abzielen, erhöhte Werte, obwohl gar keine dissoziative Störung vorliegt. Um diese *anderen Formen der Bewusstseinsveränderung* wie Absorptionserleben, Tagträumen und die (meisten milderen) Symptome von Depersonalisation und Derealisation besser von Symptomen unterscheiden zu können, die auf eine Aufspaltung der Persönlichkeit hindeuten, fügte ich einen gesonderten Abschnitt mit Fragen zu diesen *anderen Bewusstseinsveränderungen* ein. Ich hoffe, dadurch wird klarer, dass Personen, bei denen keine dissoziative Störung vorliegt – beispielsweise Patientinnen mit affektiven Störungen, Angststörungen oder Persönlichkeitsstörungen –, oft durchaus von diesen anderen Formen der Bewusstseinsveränderung berichten, insbesondere von Absorptionserleben und Depersonalisation. Dies kann die differenzialdiagnostische Beurteilung unterstützen, vor allem im Hinblick auf Unterschiede zwischen Symptomprofilen von Patientinnen mit einer dissoziativen Störung und von Patientinnen mit ähnlichen Störungen wie BPS.

Gliederung des TADS-I

Das Interview besteht aus fünf Teilen und einem Anhang mit Fragen, die dann gestellt werden, wenn der Verdacht einer falsch positiven DIS-Diagnose besteht (siehe Tabelle 5.1). Der erste Teil enthält Fragen zu biografischen Daten, an die Fragen zu Substanzmissbrauch anschließen. In Teil 2 geht es um psychische Symptome, die *möglicherweise* traumabezogen sind: Probleme mit dem Essen, Probleme mit dem Schlafen, Stimmungs- und Emotionsregulationsprobleme, Angst- und Paniksymptome, selbstverletzendes Verhalten, Probleme mit Selbstbild und Identität, Probleme in zwischenmenschlichen Beziehungen und Probleme mit der Sexualität. Teil 3 besteht aus Fragen zu anderen Formen der Bewusstseinsveränderung, die für sich genommen kein Beleg für das Vorliegen einer Aufspaltung der Persönlichkeit sind: Depersonalisation und Derealisation, Absorptionserleben, Tagträume und Trancesymptome. Wie bereits dargelegt, werden diese Symptome nicht nur von Patientinnen mit dissoziativen Störungen häufig berichtet, sondern auch von Patientinnen mit anderen psychischen Störungen. Einige dieser Bewusstseinsveränderungen kommen auch in der Allgemeinbevölkerung vor (insbesondere Phänomene des Absorptionserlebens). Teil 4 enthält Fragen zu somatoformen (sensorischen / motorischen) dissoziativen Symptomen, Teil 5 Fragen zu psychoformen (kognitiv-emotionalen) dissoziativen Symptomen.

Tabelle 5.1: Überblick über die Bestandteile des TADS-I

Interview-Teil	Abschnitte
Teil 1: Allgemein	Biografische Angaben Psychiatrische oder psychotherapeutische Behandlungen / Anamnese Alkohol, Drogen und Medikamente
Teil 2: (Möglicherweise) traumabezogene Symptome	Probleme mit dem Essen Probleme mit dem Schlafen Stimmungs- und Emotionsregulation Angst- und Paniksymptome Selbstverletzende Handlungen Selbstbild und Identität Beziehungen zu anderen Sexualität
Teil 3: Veränderungen des Bewusstseins	Depersonalisation Derealisation Absorptionserleben, Trance und Tagträumen
Teil 4: Körperliche Beschwerden, somatoforme Dissoziationssymptome	Medizinische, somatische Vorgeschichte, medizinisch nicht erklärte Symptome und dissoziative neurologische (Konversions-)Symptome
Teil 5 Psychoforme Dissoziationssymptome	Amnesie Schneider'sche Symptome / Intrusionen Symptome, die (möglicherweise) auf eine Aufspaltung der Persönlichkeit hinweisen Dissoziierte Persönlichkeitsanteile
Anhang	Verdacht auf imitierte DIS (oder auf eine von anderer Seite gestellte falsch positive Diagnose einer dissoziativen Störung)

5.4 Durchführung des TADS-I

Das Interview wird im Allgemeinen in der vorgegebenen Reihenfolge durchgeführt. Jeder Abschnitt umfasst jeweils mehrere Fragen, deren Nummer in einem grau oder farbig unterlegten Feld steht. Dies sind die „obligatorischen" Fragen innerhalb des betreffenden Abschnitts. Fragen, deren Nummer nicht grau oder farbig unterlegt ist, sind weiterführende und somit optionale Fragen, wenn eine vorangehende Frage bejaht wurde. Es ist natürlich wichtig, dass die weiterführenden Fragen in Teil 2 des Interviews, die sich auf den Zusammenhang zwischen dem jeweiligen traumabezogenen Symptom und möglichen dissoziativen Symptomen beziehen, tatsächlich auch gestellt werden.

Unter Umständen ist unklar, ob ein bestimmtes Symptom gegeben ist. In diesem Fall kann der Kliniker weitere Fragen stellen, um Klarheit zu gewinnen.

Eine Durchführung des gesamten TADS-I ist zeitaufwendig. Dies liegt daran, dass ich mich dafür entschieden habe, die Problembereiche so umfassend wie möglich abzudecken, die bei in der frühen Kindheit traumatisierten Patientinnen gegeben sein können. In der klinischen Praxis ist es allerdings nicht immer praktikabel, so viel Zeit für Diagnostik aufzuwenden. Aus diesem Grund stelle ich weiter unten (siehe den zweiten Unterpunkt im nächsten Abschnitt) eine „Minimalvariante" des TADS-I vor, die in vielen Fällen genügen wird. In meiner bisherigen Forschungsarbeit zu dem Interview, in die mehr als 60 Patientinnen einbezogen waren, zeigte sich: Die überwiegende Mehrheit kam ganz gut damit zurecht, dass wir das gesamte Interview, mit einer oder mehreren kurzen Pausen, in einer einzigen Sitzung durchgingen. Das gesamte TADS-I (in einer oder auch mehreren Sitzungen) durchzuführen hat den Vorteil, dass sich dabei gegebenenfalls nicht nur die Diagnose einer dissoziativen Störung erhärtet, sondern auch ein wesentlich umfassenderes klinisches Bild der Person ergibt.

Praktische Leitlinien für die Durchführung des TADS-I

Bei der Anwendung des TADS-I sind folgende Punkte zu beachten:

- Es ist nicht notwendig, das gesamte Interview innerhalb einer einzigen Sitzung durchzuführen. Es ist durchaus auch angemessen, zwei oder mehr Sitzungen darauf zu verwenden.
- Für die Diagnostik einer dissoziativen Störung ist lediglich eine verkürzte *Minimalvariante* des TADS-I erforderlich. Wenn die Zeit knapp ist, kann sich der Kliniker dafür entscheiden, nur einen Teil des TADS-I durchzuführen. Die Fragen

zu Alkohol, Drogen und Medikamenten müssen dann aber *auf jeden Fall* gestellt werden. Die Fragen zu den biografischen Daten können natürlich übersprungen werden, wenn diese bereits bekannt sind. Genau genommen könnten für die Diagnostik einer dissoziativen Störung die Interviewteile 3 bis 5 ausreichen. Allerdings ist nachdrücklich zu empfehlen, die folgenden Punkte von Teil 2 zu erfragen: *Probleme mit Schlafen, Stimmungs- und Emotionsregulation, Angst / Panik, Selbstbild und Identität.* Denn diese Abschnitte des TADS-I enthalten nicht nur viele Fragen zu PTBS-Symptomen, sondern zielen auch auf weitere dissoziative Symptome ab. Bei dissoziativen Störungen handelt es sich ja um chronische posttraumatische Störungen. Der Abschnitt zum Selbstbild und der Identität enthält viele Fragen zu Identitätsunsicherheit, also zu einem Symptom, das auf einer dissoziativen Organisation der Persönlichkeit beruhen kann, aber auch bei anderen psychischen Problemen zu finden ist. Im Weiteren werfen wir noch einen genaueren Blick darauf, wie sich das Erleben von inneren Qualen und Identitätsunsicherheit bei Patientinnen mit DIS oder OSDD-1 von demjenigen bei Patientinnen mit anderen Problemen qualitativ unterscheidet.

- Anschließend sollten immer die Abschnitte, die Fragen zu somatoformen und psychoformen dissoziativen Symptomen enthalten, durchgeführt werden (Interviewteile 3 bis 5).
- Betonen möchte ich: Dem Kliniker sollte klar sein, dass es nicht möglich ist, allein anhand der Fragen zu möglichen traumabedingten Symptomen *ein Vorliegen komorbider Störungen sachgerecht festzustellen.* Dies ist nicht der Zweck dieses Teils des TADS-I, und deshalb enthält er dafür nicht genug Fragen. Ziel ist hier vielmehr, zu prüfen, ob die Symptome tatsächlich traumabedingt sind und im Kontext einer dissoziativen Störung auftreten. Zu wissen, welche komorbiden Symptome vorliegen und wie schwerwiegend sie sind, ist auch bei der Erstellung eines Behandlungsplans hilfreich. Dasselbe gilt für das mögliche Vorliegen einer PTBS oder kPTBS.

Fragen zu PTBS-Symptomen sind in mehreren Teilen des TADS-I enthalten. Um eine PTBS oder kPTBS zu diagnostizieren, muss jedoch neben dem TADS-I eine Trauma-Anamnese erhoben werden, ob nun mittels eines strukturierten Trauma-Interviews oder eines Selbstbeurteilungsfragebogens (siehe Kapitel 11 zur Anamnese traumatischer Erfahrungen). Das heißt, es ist nicht möglich, allein auf Grundlage des TADS-I die formale Diagnose einer PTBS oder kPTBS zu stellen. Fragen zur Traumavorgeschichte der Patientin wurden ganz bewusst nicht in das TADS-I aufgenommen, auch wenn wir dissoziative Störungen als traumabezogene Störungen verstehen. Das Hauptargument hierfür ist, dass die Diagnose einer dissoziativen Störung sich auf ein Cluster dissoziativer Symptome stützt. Das Vorliegen einer Traumavorgeschichte ist im DSM und in der ICD *nicht* als ein Kriterium aufgeführt.

Um kPTBS-Symptome zu erfassen, sollten sämtliche Fragen von Teil 2 gestellt werden – mit Ausnahme derjenigen des letzten Abschnitts zu Problemen mit der Sexualität. Eine eigene Kategorie für kPTBS ist zwar nicht im DSM-5, aber in der ICD-11 enthalten. Im DSM-5 gibt es einen separaten Untertyp der PTBS mit Symptomen von Depersonalisation und / oder Derealisation. Gemäß der ICD-11 ist eine kPTBS gekennzeichnet durch PTBS-Symptome und darüber hinaus durch gravierende und persistierende (1) Affektregulationsstörungen, (2) Vorstellungen von sich selbst als minderwertig, unterlegen oder wertlos, begleitet von Scham, Schuldgefühlen und Versagensgefühlen in Bezug auf das traumatische Ereignis, und (3) Schwierigkeiten, Beziehungen aufrechtzuerhalten und sich anderen nahe zu fühlen (Cloitre et al., 2013; ICD-11, WHO, 2019). Falls ein Cluster von kPTBS-Symptomen berichtet wird, sollte der Kliniker daraufhin prüfen, ob eine dissoziative Störung gemäß DMS-5 oder ICD-11 auszuschließen ist (und somit auch die Teile 3 bis 5 des Interviews durchführen). Eine kPTBS oder ein dissoziativer PTBS-Subtyp ist von einer OSDD-1 oft schwer zu unterscheiden. Hierauf werde ich in Kapitel 9 zurückkommen.

Wenn eine Patientin von einem Problem berichtet, das traumabedingt sein könnte, und der Kliniker genauer untersuchen will, ob eine dissoziative Störung vorliegt, empfiehlt es sich, die für das jeweilige Problem relevanten Fragen aus Teil 2 zu stellen. Wenn es sich beispielsweise um gravierende Probleme mit dem Essen handelt, sollten unbedingt die entsprechenden Fragen aus dem Abschnitt zu Essproblemen gestellt werden.

Teil 3 enthält zwei Fragen zu Tagträumen (Frage 127 und 128). Wenn Tagträume bei einer Patientin häufig vorkommen, kann der Kliniker sich dafür entscheiden, diesen Punkt näher zu erkunden, indem er auf den Anhang zu pathologischem Tagträumen zurückgreift (Anhang 5).

Wenn eine Patientin aus einem nichtwestlichen Land stammt und sich als besessen erlebt (Frage 179 und 180), ist es ratsam, auch das im DSM-5 enthaltene Cultural-Formulation-Interview (CFI; Interview zu kulturell gebundenen Ausdrucksformen) durchzuführen (DSM-5: APA, 2013, S. 749–759; dt. 2015, S. 1029–1040). Englische Versionen dieses Interviews und ergänzende Module können von der Website ↗ https://www.psychiatry.org heruntergeladen werden.

Falls sich in den Interviewteilen 2 bis 5 keine Hinweise auf die Existenz dissoziierter Persönlichkeitsanteile ergeben, ist es *nicht* erforderlich, mit Frage 200 (zu dissoziierten Anteilen) fortzufahren. Denn einer Patientin sollte in keiner Weise suggeriert werden, dass bei ihr dissoziierte Persönlichkeitsanteile gegeben sein könnten.

Falls der Verdacht auf eine *falsch positive Diagnose einer dissoziativen Störung* (in der Regel einer DIS) besteht, lautet die Empfehlung, den gesamten Interviewteil 2 durchzuführen und die Fragen 207–214 aus dem auf Teil 5 folgenden Anhang anzuschließen. Zur falsch positiven Diagnose einer DIS kann es kommen, wenn die Patientin überzeugt ist, dass bei ihr eine dissoziative Störung vorliegt, oder wenn ein Kliniker eine unzutreffende DIS-Diagnose gestellt hat (siehe Draijer & Boon, 1999). In Kapitel 10 werde ich im Detail auf falsch positive DIS-Diagnosen eingehen.

Es sei noch darauf hingewiesen, dass die Aspekte Depersonalisation, Derealisation, Stimmenhören und Amnesie in mehreren Abschnitten des TADS-I angesprochen werden. Wenn also das komplette TADS-I durchgeführt wird, werden an bestimmten Stellen im Interview zu einem der genannten Symptombereiche wiederholt Details und Beispiele erfragt. Natürlich kann der Kliniker dann an zuvor erhobene Informationen anknüpfen, sodass es sich erübrigt, dieselbe Frage noch einmal zu stellen. Depersonalisationssymptome etwa könnten bereits im Teil zu traumabezogenen Symptomen ausführlich besprochen worden sein, sodass die allgemeinen Fragen zu Depersonalisation im anschließenden dritten Interviewteil übersprungen werden können.

5.5 Einschätzung von (möglicherweise) traumabezogenen Symptomen: Teil 2 des TADS-I

Der Teil mit Fragen zu (möglicherweise) traumabezogenen Symptomen nimmt üblicherweise am meisten Zeit in Anspruch. Um dissoziative Störungen zu diagnostizieren, ist es aber formal gesehen nicht notwendig, den gesamten Teil durchzugehen. Die Fragen zielen in erster Linie darauf, zusätzliche Informationen zu einer (möglicherweise) dissoziativen Organisation der Persönlichkeit zu gewinnen. Außerdem vermitteln sie einen klinischen Eindruck von bestehenden komorbiden Störungen und helfen bei der Erstellung des Behandlungsplans.

Bei unseren früheren Studien mit dem SCID-D stellten wir fest, dass die Antworten von Patientinnen auf einige der Fragen zu Essstörungen, Suizidalität und selbstschädigenden Handlungen, die wir im Vorfeld des SCID-D gestellt hatten, auf eine zugrunde liegende dissoziative Störung hinweisen konnten (Boon & Draijer, 1993a, 1993b). Das liegt daran, dass dissoziierte Anteile, die in der Traumazeit feststecken, unter unterschiedlichen Symptomen leiden – etwa Depressivität, Suizidalität oder Probleme mit dem Essen und Schlafen – und diese Symptome mit traumatisierenden Ereignissen zusammenhängen. Manchmal besteht bei dem Anteil, der für die Bewältigung des Alltags zuständig ist, eine Amnesie für das, was dissoziierte Anteile tun, also etwa für einen Suizidversuch, für Essanfälle, für selbstverletzende Handlungen oder auch für Aktivitäten der Anteile in der Nacht (z. B. den Computer nutzen, die

Wohnung putzen). Diese Verhaltensweisen werden unter Umständen als ich-dyston erlebt (als etwas, das nichts mit der eigenen Person zu tun hat: „Das bin nicht ich") und entziehen sich der Kontrolle der Patientin oder, genauer gesagt, der des Anteils, der im Alltag funktioniert.

Das Sprechen über schwierige oder schambesetzte Dinge, etwa über Suizidversuche, selbstverletzende Handlungen oder andere selbstschädigende Verhaltensweisen, führt manchmal dazu, dass das innere Ringen und die körperliche Unruhe der Patientin sich verstärken oder dass dissoziative Reaktionen zutage treten. So fing eine Patientin plötzlich zu stottern an, als ihr Fragen zum Thema Suizidalität gestellt wurden, und sie sagte immer wieder *Warten Sie kurz*. Der Klinikerin fiel auf, dass die Patientin den Kopf zur Seite neigte, den Blick nach oben richtete und verstummte, um dann ganz unvermittelt eine Antwort zu geben. Je konkreter die Fragen zur Planung eines Suizidversuchs waren, desto mehr verstärkten sich die genannten Verhaltensweisen und ihre Ängstlichkeit. Sie schien auf etwas in ihrem Inneren zu horchen, und das Stottern nahm zu. Die Klinikerin fragte sie daraufhin, ob sie etwas gehört hatte, das in ihrem Kopf sei, worauf die Patientin erwiderte: *Ja, und ich darf es nicht sagen*. Die Klinikerin versicherte ihr: *Sie müssen nichts sagen, das Sie nicht sagen dürfen, und wir können diese Frage offenlassen*.

Im Zuge der Entwicklung des TADS-I wurde der Teil zu (möglicherweise) traumabezogenen Symptomen erheblich erweitert. Bei den Fragen zu den betreffenden Symptomen sollte der Kliniker stets darauf achten, ob es irgendwelche Anzeichen für das Vorhandensein einer dissoziativen Störung gibt. Die Frage dabei ist, ob bestimmte Symptome auf dissoziative Anteile zurückgehen, ohne dass der für das Funktionieren im Alltag zuständige Anteil (es kann sich auch um mehr als einen Anteil handeln) darauf Einfluss nehmen kann oder sich der anderen Anteile bewusst ist. Für gewöhnlich ist im Interview ein Anteil präsent, der im Alltag funktioniert, doch möglicherweise nehmen andere dissoziierte Anteile von innen heraus Einfluss auf das Verhalten, so wie bei der Patientin, die bei Fragen zu Suizidversuchen zu stottern anfing. Wie sehr sich der interviewte Anteil der Existenz dissoziierter Anteile bewusst ist, kann aber sehr unterschiedlich ausfallen. Viele Patientinnen sind sich zunächst keiner dissoziierten Anteile bewusst, registrieren aber durchaus, dass sie bestimmte Probleme haben, und können artikulieren, dass sie manchmal keine Kontrolle über ihr Verhalten haben.

So sagte eine Patientin, als sie nach Essproblemen gefragt wurde, zunächst Folgendes:

Patientin: Ich glaube nicht, dass ich irgendwelche Probleme mit dem Essen habe. Ich behalte aber mein Gewicht genau im Auge und achte sehr auf regelmäßige Mahlzeiten.
Klinikerin: Und was passiert, wenn Sie das nicht tun?
P: Also ich schlafe sehr schlecht, und manchmal fange ich dann in der Nacht an, etwas zu essen.
K: Könnten Sie mir ein wenig mehr dazu sagen?
P: Na ja, ich weiß es nicht so genau. Anscheinend schlafe ich dabei noch halb, aber ich merke es dann am nächsten Tag.
K: Was bemerken Sie dann?
P: Na ja, dass ich etwas gegessen habe, denn ich finde dann die Reste.
K: Wie meinen Sie das?
P: Manchmal finde ich eine Bratpfanne und stelle fest, dass im Kühlschrank Eier fehlen, also muss ich mir die nachts zubereitet haben. Manchmal sind es eher leere Chipstüten, die herumliegen, und manchmal ist kein Brot mehr da. Immer wenn ich eine solche Nacht hinter mir habe, esse ich einfach den ganzen Tag nicht mehr. So behalte ich mein Gewicht im Blick. Das ist sehr lästig!

Bemerkenswert ist, dass diese Patientin zunächst sagte, sie habe keinerlei Probleme mit dem Essen, dann aber Beispiele für problematisches Essverhalten nannte, an das sie sich hinterher nicht erinnerte. Die Amnesie erklärte sie damit, dass sie „im Halbschlaf" gewesen sei. Als sie etwas später gefragt wurde, ob sie manchmal Stimmen höre, die ihr sagten, dass sie essen oder nicht essen solle, erwiderte sie: *Beim Essen kommen sie mir nicht dazwischen, aber sie mischen sich in andere Dinge ein.*

Das Beispiel zeigt, dass Patientinnen mit dissoziativen Störungen, wenn sie zu (möglicherweise) traumabezogenen Symptomen befragt werden – in diesem Fall zu Amnesie nach nächtlichem Essen und zu Stimmenhören –, manchmal dissoziative Symptome schildern. Dieser Patientin war aber nicht bewusst, dass in ihr dissoziierte Anteile existierten, die sich nachts etwas zu essen machten. Sie führte ihre Probleme darauf zurück, dass sie „Dinge im Halbschlaf" tat. Noch war für sie die Erkenntnis, dass bei ihr eine dissoziative Störung vorlag, zu beängstigend. Im Lauf des Interviews wurde deutlich, dass sie weitere amnestische Episoden erlebt hatte, auch im Hinblick auf Verhaltensweisen im Alltag (z. B. bei der Arbeit), doch sie meinte, sie sei eben extrem vergesslich, und fügte hinzu, womöglich leide sie ja unter Frühdemenz. Wie in Kapitel 1 dargelegt, ist das Verbergen, Herunterspielen oder Rationalisieren von Symptomen typisch für Patientinnen mit DIS und OSDD-1, vor allem wenn sie die Symptome nicht „als solche erkennen", sie sich nicht eingestehen können oder sich gegen das Gewahrwerden der Existenz dissoziativer Anteile sperren. Derartiges Vermeidungsverhalten kann auch zutage treten, wenn Patientinnen nach (möglicherweise) traumabezogenen Symptomen gefragt werden.

Wenn *keine* dissoziative Organisation der Persönlichkeit festzustellen ist, nimmt Teil 2 des Interviews einen ganz anderen Verlauf. Es liegt auf der Hand, dass manche Patientinnen, bei denen beispielsweise eine Persönlichkeitsstörung und Probleme mit der Impulskontrolle vorliegen, sich wegen bestimmter Verhaltensweisen schämen. Doch berichten sie im Zusammenhang mit diesen Verhaltensweisen von keinen dissoziativen Symptomen wie Amnesie oder Stimmenhören. Ihre Selbstbeschreibung ist meist klar, stimmig und ich-synton (ein selbstreferenzielles „Narrativ in der ersten Person"), und es ist kein innerer Konflikt spürbar oder erkennbar. Im Folgenden sind die Aussagen einer 25-jährigen Patientin mit Symptomen einer Persönlichkeitsstörung zusammengefasst, die von Problemen mit dem Essen berichtete.

Zurzeit habe ich keine Probleme mit dem Essen, aber als ich 14 war, habe ich eine Zeitlang viele Diäten gemacht, weil ich mir dick und hässlich vorkam. Im Rückblick ist mir klar, dass es mir zu Hause nicht besonders gut ging und dass ich auch meine Mama ärgern wollte. Sie hatte mich in jeder Hinsicht unter Kontrolle, aber was ich aß, das konnte sie nicht kontrollieren. Das gab mir ein Gefühl von Macht über sie. Ich habe nie wirklich extrem an Gewicht verloren, ich glaube, mein niedrigstes Gewicht lag bei 50 Kilo. Nach meinem Auszug von zu Hause war es kein Thema mehr für mich. Heute übertreibe ich es manchmal ein bisschen, wenn es mir an einem Tag irgendwie nicht gut geht, und ich esse dann eine Tüte Chips, wenn ich von der Arbeit heimkomme. Mein Gewicht liegt aber seit Jahren konstant bei 58 Kilo. Es hat mir sehr geholfen, dass ich mehr Sport mache, und in der Therapie habe ich auch andere Dinge gelernt, die ich tun kann, wenn ich mich mies fühle.

Diese Patientin war in der Lage, ruhig die verschiedenen Fragen zu Essproblemen zu beantworten, ohne dass sie dabei zögerte und ohne dass ein innerer Konflikt erkennbar wurde. Es ergaben sich weder Anhaltspunkte für eine dissoziative Organisation der Persönlichkeit noch für dissoziative Symptome wie Amnesie oder Stimmenhören.

Es ist außerdem wichtig, dass wir uns klarmachen: Zwischen Patientinnen mit einer dissoziativen Persönlichkeitsorganisation kann es große Unterschiede geben. Nicht alle berichten dieselben traumabezogenen Symptome, und manche sind sich der bei ihnen bestehenden dissoziativen Störung bislang so wenig bewusst, dass sie in Teil 2 des Interviews nur wenig dissoziative Symptome angeben oder sie verbergen oder herunterspielen. Doch bei der überwiegenden Mehrheit von Patientinnen mit DIS und OSDD-1 ergeben sich im TADS-I durchaus Hinweise auf die bestehende dissoziative Organisation.

Ich werde jetzt für jeden Abschnitt von Teil 2 des TADS-I deutlich machen, worauf jeweils zu achten ist. Es sei noch einmal betont: Die betreffenden Fragen reichen nicht aus, um zu klären, ob eine separate komorbide Störung gemäß DSM-5 oder ICD-11 vorliegt.

Essprobleme: Fragen 10–22

Probleme mit dem Essen kommen bei dissoziativen Störungen häufig vor. In unserer Studie mit dem SCID-D gaben in einer Gruppe von 71 Patientinnen 76 Prozent (n=54) an, dass bei ihnen schon einmal Essstörungen aufgetreten waren; bei 34,9 Prozent (n=22) war die formale Diagnose einer Anorexia nervosa gestellt worden, und 53 Prozent (n=35) berichteten von Essanfällen mit oder ohne selbst herbeigeführtem Erbrechen (Boon & Draijer, 1993a, 1993b). Viele Patientinnen sind kaum oder gar nicht in Kontakt mit ihrem Körpererleben und nicht imstande zu spüren, ob sie hungrig oder rundum satt sind. Studien haben aber auch ergeben, dass Patientinnen mit Essstörungen – insbesondere mit Bulimia nervosa oder Gemischter Essstörung – und einer Traumavorgeschichte mehr dissoziative Symptome angeben als Patientinnen mit anderen psychischen Störungen (Vanderlinden, Vandereycken et al., 1993; Nilsson et al., 2019). Im Allgemeinen gilt, dass Patientinnen mit Essstörungen nicht im Kontakt mit ihrem Körpererleben sind und dass Essanfälle oft in einem Dämmerzustand ablaufen (Frage 15c). Dies ist aber für sich genommen noch kein Beleg für das Vorliegen einer dissoziativen Störung. In der Studie von Vanderlinden und Kollegen, in die 98 Patientinnen mit Essstörungen einbezogen waren, fanden sich bei einer kleinen Untergruppe (von 12 %) „pathologische" dissoziative Symptome, insbesondere Amnesie. Frage 16 des TADS-I (zu Amnesie) und Frage 22 (zu Stimmenhören) zielen direkt auf eine möglicherweise bestehende dissoziative Störung ab. Wenn der Kliniker eine dissoziative Störung vermutet, kann er weitere Fragen stellen, um zu prüfen, ob von einer Amnesie für Erbrechen oder den Gebrauch von Abführmitteln auszugehen ist. Dies kann der Fall sein, wenn ein dissoziierter Anteil der Person für das Verhalten „verantwortlich" ist.

Eine Patientin gab an, ohne dass sie danach gefragt worden war: *Ich versuche alles zu tun, was mir möglich ist, damit das Essen drinnen bleibt, aber manchmal merke ich am Geschmack in meinem Mund, dass ich mich erbrochen haben muss, ohne dass ich mich daran erinnern könnte. Ich weiß auch, dass ich Abführmittel im Haus habe. Wenn ich sie finde, werfe ich sie immer weg, aber plötzlich ist eine neue Schachtel da, und ich habe die wirklich nicht gekauft.*

Schlafprobleme: Fragen 23–39

Dissoziative Störungen, vor allem DIS und OSDD-1, gehen häufig mit Schlafproblemen einher. Meist wird der Schlaf durch chronische PTBS-Symptome oder dissoziierte Persönlichkeitsanteile beeinträchtigt. Letztere versuchen aus Angst vor dem Wiedererleben traumatisierender Ereignisse und vor Albträumen wach zu bleiben und das Einschlafen hinauszuschieben. Patientinnen mit DIS berichten oft: Sie dachten, sie hätten geschlafen, seien beim Aufwachen aber sehr müde gewesen. Im Zuge der Behandlung stellt sich dann manchmal heraus, dass die Anteile, die im Alltag funktionieren, denken, sie hätten geschlafen, doch in der Nacht waren andere Anteile aktiv. Unter Umständen gibt es unter den Anteilen auch starke Konflikte um die Zeit, die jedem von ihnen „zusteht". Anteile, die tagsüber nicht zum Zug kommen – was häufig bei Patientinnen der Fall ist, die Vollzeit arbeiten und / oder sich um eine Familie oder (kleine) Kinder kümmern –, beanspruchen dann nachts Zeit für sich (im Detail ist das beschrieben bei Boon et al., 2011, S. 97–111). Patientinnen mit DIS bekommen nachts im Allgemeinen zu wenig Schlaf. Schlafmittel bleiben oft wirkungslos; manchmal werden sie auch nicht wie vorgesehen eingenommen, weil das Thema Medikamenteneinnahme innere Konflikte heraufbeschwört. Manche Anteile wollen um jeden Preis wach bleiben, nicht nur aus Angst vor Albträumen oder dem Wiedererleben traumatisierender Ereignisse, sondern auch, weil sie keine Kontrolle darüber haben, was im Schlaf mit ihnen geschehen könnte (viele Patientinnen wurden als Kinder in der Nacht missbraucht). Hinzu kommt aber auch, dass die Wirkung eines Medikaments je nach dissoziiertem Anteil unterschiedlich ausfallen kann. In manchen Fällen kehrt sich der Tag-Nacht-Rhythmus um. Patientinnen mit chronischem Schlafmangel berichten manchmal, dass sie mit einem Mal „zusammenklappen" und dann mehrere Nächte nacheinander (oder gar Tage) sehr lange schlafen.

Mit den Fragen des Abschnitts zu Schlafstörungen soll überprüft werden, ob es sich tatsächlich um Schlafprobleme handelt, wie sie für eine PTBS typisch sind (Flashbacks, Albträume, Überwachsamkeit, unruhiger Schlaf, chronischer Schlafmangel). Außerdem wurden in den Abschnitt einige Fragen aufgenommen, die auf die nächtliche Aktivität oder nächtliche Präsenz dissoziierter Anteile zielen, für die bei den im Alltagsleben aktiven Anteilen oft Amnesie besteht. Im Beispiel der Patientin, die sich offenbar nachts etwas zu essen machte, gibt es einen Bezug zu Frage 33, und in diesem Zusammenhang kann es um verschiedenste nächtliche Aktivitäten gehen: Putzen, Zeichnen, Nutzung eines Computers oder Schreiben von E-Mails etc. Nach dem Aufwachen sind Patientinnen dann manchmal zeitlich oder räumlich oder zur Person desorientiert. Dies beruht auf Intrusionen von Anteilen, die in der Traumazeit feststecken, und manchmal auch auf dem Wiedererleben eines traumatisierenden Ereignisses oder auf einem Albtraum. Einige Beispiele sollen dies veranschaulichen.

Eine Patientin berichtete Folgendes: Ihr Therapeut habe ihr gesagt, sie habe ihm nachts E-Mails geschickt. Sie erkannte die E-Mails nicht als ihre eigenen wieder. Sie waren voller Grammatikfehler, und der Schreibstil wirkte kindlich. Ihr war das höchst peinlich. Eine der E-Mails war voller Wut. Die meisten waren nachts zu Zeiten verschickt worden, in denen sie vermeintlich geschlafen hatte.

Ein Patient gab zunächst an, er habe einen sehr guten Schlaf, und fügte hinzu, er habe von seiner Frau auch nichts Gegenteiliges gehört. Als er aber gefragt wurde, ob sie ihm je gesagt habe, dass er im Schlaf unruhig sei, fiel die Antwort ganz anders aus:

PATIENT: Ja, ich scheine nachts im Haus herumzuwandern.
KLINIKERIN: Woran merken Sie, dass Sie das getan haben?
P: Na ja, meine Frau sagt mir am nächsten Morgen dann, sie hat mich herumlaufen hören. Wir schlafen nicht mehr im selben Raum, müssen Sie wissen.
K: Können Sie sich hinterher daran erinnern?
P: Normalerweise nicht, aber manchmal liege ich nicht im Bett, wenn ich aufwache. Manchmal weiß ich überhaupt nicht, wo ich bin, und ich erkenne das Haus nicht wieder, obwohl ich seit 15 Jahren darin wohne. Ich bin anscheinend auch schon mal nach draußen gegangen, kann mich aber überhaupt nicht daran erinnern.
K: Was machen Sie, wenn Sie aufwachen und nicht wissen, wo Sie sind?
P: Manchmal sitze ich, wenn ich aufwache, irgendwo in meinem Schlafzimmer auf dem Boden. Ich warte dann meistens ab, und so nach und nach erkenne ich die Dinge um mich herum wieder. Anfangs hat mir das große Angst gemacht, aber inzwischen sage ich mir: „Jetzt passiert das also wieder." Es passiert einfach sehr oft. Man gewöhnt sich daran.

Der Patient hatte zunächst angegeben, er habe keine Probleme mit dem Schlafen, doch durch detailliertere Fragen stellte sich heraus, dass er fast jede Nacht Albträume hatte und manchmal irgendwo im Haus zu sich kam, ohne zu wissen, wo er war.

Wenn eine Patientin ihre Umgebung nicht wiedererkennt, hat das damit zu tun, dass ihr Bewusstsein unter dem Einfluss anderer (meist jüngerer) Anteile steht, die in der Traumazeit verharren, oder ganz von ihnen in Beschlag genommen wurde. Neben solchen psychoformen beschreiben Patientinnen oft auch somatoforme Symptome. So gab eine Patientin an, sie könne sich nach dem Aufwachen überhaupt nicht rühren und liege dann völlig erstarrt im Bett. Manchmal sei ihr klar, wo sie sich befinde, manchmal aber auch nicht. Manchmal glaube sie, im Haus ihrer Eltern zu sein, und sei dann von Panik erfüllt, weil jeden Moment ihr Vater ins Zimmer kommen könnte. Die Patientin hatte in der Therapie zwar gelernt, sich an „Ankern" festzuhalten, die ihr in solchen Situationen helfen konnten, sich in der Gegenwart zurechtzufinden, doch gelang ihr das nicht immer umgehend.

Resümee zu den Fragen 23–39

Wenn sie nach ihrem Schlaf gefragt werden, berichten Patienten mit DIS und einige Patienten mit OSDD-1 oder partieller DIS fast ausnahmslos von PTBS-Symptomen, und manchmal erwähnen sie auch Amnesie für nächtliche Aktivitäten. Weil bei ihnen oft Albträume oder Symptome des Wiedererlebens von traumatisierenden Ereignissen auftreten, haben sie Angst vorm Einschlafen. Häufig berichten sie auch, dass sie nachts unruhig beziehungsweise verkrampft und wie erstarrt sind.

Patientinnen mit einer Depersonalisationsstörung berichten, sofern bei ihnen keine komorbide PTBS festgestellt wurde, von keinen PTBS-üblichen Schlafstörungen und auch nicht von Amnesie. Dies wirft die Frage auf, ob zusätzlich zur PTBS eine Depersonalisationsstörung diagnostiziert werden sollte, insbesondere da in das DSM-5 ein Subtyp der PTBS mit Depersonalisation und Derealisation aufgenommen wurde. Patientinnen, die nicht unter einer kPTBS oder einer dissoziativen Störung leiden, berichten von keiner der oben genannten Schlafstörungen. Natürlich treten auch bei anderen psychischen Störungen oft Probleme mit dem Schlafen auf, und sie kommen häufig im Zusammenhang mit Stress und Burnout vor. In diesen Fällen sind die Symptome aber andere – sorgenvolle Gedanken oder Grübeln und Einschlaf- und Durchschlafprobleme. Was fehlt, sind die charakteristischen PTBS-Symptome (Albträume, Wiedererleben, Überwachsamkeit).

Für eine differenzierte Betrachtung von Schlafproblemen ist es notwendig, dass der Kliniker eine klare Vorstellung davon hat, welche Formen sie bei anderen psychischen Problemen wie Depression, Psychose oder Stress und Burnout annehmen.

Stimmung und Emotionsregulation: Fragen 40–57

Patientinnen mit DIS oder OSDD-1 berichten oft von extremen Stimmungswechseln, Hyperaktivität und Depressivität sowie von Suizidgedanken oder tatsächlichen Suizidversuchen. Die verschiedenen Stimmungslagen sind für gewöhnlich an bestimmte dissoziierte Persönlichkeitsanteile geknüpft. Sie können sich aber auch auf die Anteile auswirken, die den Alltag meistern, und die Stimmungsumschwünge können sehr abrupt eintreten. Oft tragen die verschiedenen dissoziierten Persönlichkeitsanteile verschiedenartige Emotionen (wie starke Angst, Traurigkeit, Wut, Scham) in sich. Falls ein Empfinden mangelnder Kontrolle über diese Regungen besteht, wird es insbesondere von dem Anteil erlebt, der den Alltag bewältigt. Möglicherweise werden aber auch die dissoziierten Anteile aktiviert, die spezifische Emotionen in sich tragen, und die Betroffenen verspüren plötzlich heftige Wut, Angst, Traurigkeit oder Scham. Bei Patientinnen mit dissoziativen Störungen sind Fertigkeiten der Selbstberuhigung und Affektregulation oft schwach ausgeprägt. In dieser Hinsicht ähneln sie Patientinnen mit Störungen wie BPS. Im Kontrast zu den genannten intensiven Affekten, die sehr abrupt einsetzen können, treten unter Umständen Empfindungen von innerer Taubheit (Frage 50) und Leere (Frage 57) auf.

Einige der Fragen in diesem Abschnitt sind allgemeinerer Natur und werden von vielen Patientinnen bejaht, auch von solchen ohne dissoziative Störungen. Andere Fragen sind spezifischer und können Hinweise auf eine dissoziative Persönlichkeitsorganisation liefern. Frage 44 *(Erleben Sie manchmal starke Schwankungen in Ihren Fertigkeiten und Fähigkeiten, die auf Stimmungswechsel zurückgehen?)* ist ein Beispiel für eine allgemeine Fragestellung. Eine Person, die unter einer Depression leidet, antwortet darauf, dass sie – in einer depressiven Phase – wenig leistungsfähig ist und kaum etwas hinbekommt. Auf Frage 45 *(Haben Sie jemals beobachtet, dass Sie ohne Weiteres Dinge tun konnten, die Ihnen eigentlich unmöglich erschienen oder zu denen Sie normalerweise nicht in der Lage sind?)* könnte dieselbe Person antworten: *Ja, wenn es mir wirklich gut geht, ist das manchmal so.*

Eine Patientin mit einer Persönlichkeitsstörung antwortete auf diese Fragen wie folgt: *Bei mir gibt es Phasen, in denen ich sehr passiv bin und mir nichts gelingen will, und dann habe ich Momente, in denen mir die Dinge viel leichter fallen.*

Frage 45 zielt darauf ab, ob es möglicherweise dissoziierte Anteile mit jeweils ganz unterschiedlichen Fähigkeiten gibt, sodass es vorkommt, dass der Person Dinge plötzlich sehr leicht von der Hand zu gehen scheinen. Wir haben uns bewusst dafür entschieden, die Frage bereits in diesen Interviewabschnitt aufzunehmen, damit sie in keiner Weise suggestiv wirken kann. Eine Patientin mit DIS gab folgende Antwort: *Ja, so erlebe ich das manchmal, aber ich bin nicht ganz sicher, ob das mit meiner Stimmung zusammenhängt. Ich denke eher, dass es damit nichts zu tun hat. Es gibt Zeiten, da spreche ich sehr gut und fließend Französisch, aber manchmal ist es dann, als hätte ich alles vergessen, und mir fallen nicht einmal die einfachsten Wörter ein. Ich frage mich allen Ernstes, ob ich dement bin – aber kann das sein, mit 35?* Bei dieser Patientin gab es also einen Anteil, der fließend Französisch sprach, während andere Anteile der Sprache kaum mächtig waren.

Einige Fragen zum Thema Suizidalität zielen direkt auf dissoziative Symptome, die im Zusammenhang mit Suizidgedanken oder -versuchen auftreten können. Bei DIS, OSDD-1 und partieller DIS kann es sein, dass ein Anteil, der im Alltagsleben funktioniert, suizidal ist, doch häufiger haben wir es mit Intrusionen der Affekte von Anteilen zu tun, die in der Traumazeit feststecken. Manche Patientinnen berichten, dass sie an einen Suizidversuch keine Erinnerung haben oder dass sie Stimmen hören, während sie sich selbst von außerhalb ihres Körpers zu beobachten scheinen, ohne das eigene Verhalten beeinflussen zu können.

Gegen Ende des Abschnitts gibt es eine Frage zu *hyperaktivem Verhalten* (Frage 56). Bei DIS und OSDD-1 ist hyperaktives Verhalten, bei dem die Person pausenlos arbeitet oder auf andere Art aktiv ist und kaum damit aufhören kann, ein häufig anzutreffendes Symptom. Es geht oft von einem Anteil aus, der für das Funktionieren im Alltag zuständig ist, und ist in der Regel eine Strategie für den Umgang mit einer lauernden *Angst* davor, von heftigen Emotionen überschwemmt zu werden. Eine Patientin drückte das folgendermaßen aus: *Ich bin die ganze Zeit am Arbeiten. Und wenn ich nicht arbeite, bin ich mit anderen Dingen beschäftigt, ich kann einfach nicht stillsitzen und mich entspannen. Es ist, als würde ich ständig vor dem Tsunami herrennen. Stehen bleiben macht mir Angst, denn dann sind da so viele Gefühle in mir. Einmal hatte ich mir das Bein gebrochen, sodass ich zum Stillsitzen gezwungen war. Ich dachte, ich drehe durch. Ich habe mich dann in ein Projekt gestürzt, bei dem ich den ganzen Tag am Computer arbeitete.*

Angst und Panik: Fragen 58–66

Die Fragen zu Angst und Panik beziehen sich weitgehend auf PTBS-Symptome und spezifische Phobien oder auf eine Vermeidung etwa von bestimmten Orten oder Gedanken. Wie bereits erwähnt, geben fast alle Patientinnen mit DIS oder OSDD-1 auch PTBS-Symptome an, doch bei Patientinnen mit einer Depersonalisationsstörung kommt dies weniger häufig vor. Studien haben ergeben, dass sich Depersonalisationsstörungen vor allem bei Patientinnen finden, die Erfahrungen emotionaler Vernachlässigung gemacht haben oder bei denen Bindungsprobleme festzustellen sind (siehe Kapitel 1).

Traumatische Erfahrungen werden im TADS-I nicht erfragt, doch der Abschnitt „Angst und Panik“ enthält zwei Fragen (64 und 65) zu Symptomen des Wiedererlebens traumatisierender Ereignisse und zu Flashbacks. Die Patientinnen werden gefragt, ob sie wissen, woher die „beängstigenden Bilder“ kommen (Frage 64). Die Frage zielt *definitiv nicht* darauf, sie zum Sprechen über das traumatisierende Ereignis zu bewegen. Sie soll vielmehr klären helfen, ob Patientinnen *einen Zusammenhang* zwischen den aktuellen Wiedererlebenssymptomen und vergangenen Ereignissen erkennen können. Falls sie keine Erinnerung an die traumatisierenden Ereignisse haben, erscheinen ihnen ihre Flashbacks möglicherweise als „verrückte Fantasien", die sie nicht einordnen können und die ihnen ein Rätsel sind.

Da im Abschnitt zu Schlafstörungen bereits nach Symptomen von Wiedererleben und nach Flashbacks gefragt wurde, haben die Patientinnen dort vielleicht schon hinreichende Informationen geliefert. Der Kliniker kann das Thema dann entweder noch einmal kurz anschneiden oder die Fragen überspringen.

Schließlich ist festzuhalten, dass einige Fragen in diesem Abschnitt sich auf eine (potenzielle) Aufspaltung der Persönlichkeit beziehen (Fragen 61d und 61e). Ein Beispiel:

Klinikerin: Als wir vorhin über Schlafprobleme sprachen, haben Sie unangenehme innere Bilder oder Flashbacks beschrieben, die sich nachts, aber auch tagsüber einstellen. Ist für Sie denn immer klar, worauf sich solche Bilder beziehen?

Patientin: Normalerweise ja. Ich weiß, dass ich missbraucht wurde und dass es etwas damit zu tun hat. Manchmal weiß ich aber nicht, was dahintersteckt, und das macht mir große Angst. Ich sage mir dann: „Du bist doch irre. Du hast eine kranke Fantasie", und versuche, nicht drüber nachzudenken. Es hilft mir dann, mich wirklich beschäftigt zu halten und mich auf andere Dinge zu konzentrieren.

Es ist in dieser Situation ratsam, keine weiteren Fragen zum Inhalt der schlimmen Bilder zu stellen, die die Patientin nicht zuzuordnen vermag. Denn das könnte Trauma-Erinnerungen aktivieren und die Patientin unnötigerweise aufwühlen. Es reicht aus, zu klären, ob PTBS-Symptome vorliegen und wie stark sie ausgeprägt sind. Die Patientin im obigen Beispiel berichtete von Symptomen, die sämtlichen PTBS-Kriterien entsprachen. Sie gab an, wegen der schreckenerregenden Bilder habe sie Angst vorm Einschlafen. Laut ihrem Partner sei sie nachts sehr unruhig und überwachsam, und tagsüber gehe sie vielen „großen und kleinen Dingen" aus dem Weg.

Selbstverletzendes Verhalten bzw. selbstschädigende Handlungen: Fragen 67–72

Dieser relative kurze Abschnitt enthält Fragen zu verschiedenen Formen selbstschädigenden Verhaltens. Selbstschädigende Verhaltensweisen kommen nicht nur bei Patientinnen mit dissoziativen Störungen häufig vor, sondern auch bei anderen psychischen Störungen wie der Borderline-Persönlichkeitsstörung. Bei dieser laufen die betreffenden Handlungen oft in einem Dämmerzustand (einer Art Depersonalisation) ab, der nicht notwendigerweise auf eine Aufspaltung der Persönlichkeit schließen lässt. Bei Patientinnen mit DIS oder OSDD-1 geht das selbstschädigende

Verhalten meistens von den Anteilen aus, die in der Traumazeit verhaftet sind. Es kann vorkommen, dass mehrere Formen selbstschädigenden Verhaltens auftreten, die von verschiedenen Anteilen ausgehen. Bei einer Patientin gab es einen Anteil, der, sobald er eine Zeit lang im Körper keine Empfindungen hatte wahrnehmen können, diesen mit Kratzen und Ritzen traktierte. Ein anderer Anteil fügte, auf Anweisung einer inneren Stimme, den Beinen Verbrennungen zu. Ein weiterer Anteil verabscheute den Körper so sehr, dass er ihn verstümmeln wollte. Schließlich gab es noch einen Anteil, der mit dem Ritzen anfing, wenn er extreme emotionale Qualen verspürte.

Diese Details traten erst im Lauf der Behandlung zutage. Im diagnostischen Interview sagte die Patientin: *Manchmal kommt es mir vor, als ob ich dem Ritzen zusehe und es nicht stoppen kann. Ich kann sehen, wie es passiert, bin aber außerhalb meines Körpers. Manchmal merke ich es aber erst hinterher und kann mich [an das Ritzen] überhaupt nicht erinnern. Die Schnitte sind dann an den Armen, aber immer nur an der Oberfläche. Wenn sie an den Beinen sind, ist das sehr beängstigend, denn das sind dann tiefe Schnitte, die genäht werden müssen. Ich kann mich dann nicht daran erinnern, dass ich das gemacht habe. Einmal bin ich in einem Krankenhaus in der Notaufnahme zu mir gekommen, und mehrere Stunden dieses Tages waren aus meinem Gedächtnis gelöscht.*

Ein Patient berichtete von Stimmen, die ihn dazu drängten, Bleichmittel zu trinken und auf der Autobahn sehr schnell zu fahren. Er fügte sogleich hinzu, dass er auf die Stimmen nicht höre, doch einmal habe er Schnittwunden an sich festgestellt, ohne jegliche Erinnerung daran, wie er sich diese zugefügt habe. Auf Nachfrage gab er an, sich an jenen Nachmittag kaum noch erinnern zu können. Schließlich gab er zu verstehen, dass derartige Situationen schon oft aufgetreten waren.

Eine BPS-Patientin sagte: *Manchmal will ich Blut sehen. Das beruhigt mich. Ich bin da nicht so richtig bei mir, es kann eine sehr impulsive Sache sein. Aber natürlich weiß ich genau, wo ich die Klingen aufbewahre, mit denen ich mich schneide. Weil ich mich wirklich bemühe, das Schneiden zu verhindern, verwahre ich sie an einem besonderen Ort, damit ich nicht so leicht drankomme. Ich mache das nur, wenn ich extrem durcheinander bin, denn aus irgendeinem seltsamen Grund beruhigt es mich eben.*

Diese Patientin hörte keine Stimmen, und für das Schneiden bestand keine Amnesie. Es handelte sich außerdem um ein ich-syntones Narrativ in der ersten Person. Allerdings gab sie zu verstehen, dass sie bei den selbstverletzenden Handlungen manchmal wie benebelt war. In anderen Phasen des Interviews berichtete die Patientin von keinerlei dissoziativen Symptomen, die auf eine Aufspaltung der Persönlichkeit hätten schließen lassen. Sie beschrieb jedoch Symptome von Absorptionserleben und Depersonalisation.

Selbstbild und Identität: Fragen 73–85

Ziel dieses Interviewabschnitts ist es, einen Eindruck vom Selbstbild und von möglichen Identitätsproblemen der Patientin zu gewinnen. Viele in der frühen Kindheit traumatisierte Patientinnen haben ein negatives Selbstbild. Im ICD-11 ist dies als eines der Symptomcluster einer komplexen PTBS beschrieben (Vorstellungen von sich selbst als beeinträchtigt, unterlegen oder wertlos, begleitet von Scham-, Schuld- oder Versagensgefühlen im Zusammenhang mit dem traumatischen Ereignis). Es ist also möglich, dass Patientinnen diese Fragen bejahen werden, abhängig davon, ob eine dissoziative Störung vorliegt oder nicht. Nur bei Frage 79 (zu inneren Kämpfen) sind Folgefragen vorgesehen, die Hinweise auf eine dissoziative Organisation der Persönlichkeit liefern können. Keine der anderen Fragen des Abschnitts zielt auf spezifische Anzeichen einer Aufspaltung der Persönlichkeit.

Selbstbild- und Identitätsprobleme bei Patientinnen mit DIS und OSDD-1

Vor allem bei Patientinnen mit DIS und OSDD-1 tritt ein negatives Selbstbild zutage („Ich bin ein schlechter Mensch"), wobei sie nicht immer erklären können, woran sie es festmachen. Je tiefer die Amnesie für die ursprünglichen traumatisierenden Ereignisse reicht, desto weniger sind sie in der Lage, eine Verbindung zur Ursache des negativen Selbstgefühls herzustellen. Bei anderen dissoziativen Störungen, etwa der Depersonalisations-Derealisationsstörung, ist ein negatives Selbstgefühl weniger häufig zu beobachten.

Wie ich bereits dargelegt habe, ist Identitätsunsicherheit kein Dissoziationssymptom im engeren Sinne. Identitätsprobleme und Verwirrung von Personen in Bezug darauf, wer sie sind, wer sie sein sollten oder gerne wären, finden sich bei vielen psychischen Störungen, insbesondere bei Persönlichkeitsstörungen und Geschlechtsdysphorie. Identitätsunsicherheit tritt auch häufig in der Adoleszenz auf. Ihre Ausprägung fällt aber sehr unterschiedlich aus, und von allen im DSM-5 und in der ICD-11 erfassten dissoziativen Störungen ist die DIS diejenige, bei der Identitätsunsicherheit am stärksten ausgeprägt ist. Bei Patientinnen mit DIS zeigt sich am häufigsten Verunsicherung in Bezug darauf, wer sie sind, oder sie berichten von inneren Konflikten bzw. einem Ringen mit sich selbst, insbesondere dann, wenn es mehrere Anteile gibt, die für das Funktionieren im Alltag zuständig sind, und Anteile, die in der Traumazeit feststecken. Ihre Verunsicherung oder ihr Ringen mit sich selbst beschreiben Patientinnen mit DIS oft als einen Kampf zwischen mehreren verschiedenen Gedanken, Sichtweisen, Wünschen, Strebungen und Erwartungen. Unter Umständen spielt sich der Konflikt zwischen verschiedenen Stimmen in ihrem Kopf ab. Die Selbstverunsicherung beruht auch darauf, dass sie sich nicht erinnern können, bestimmte

Dinge getan zu haben, und es verschiedene, oft unbegreifliche Verhaltensweisen gibt, die sie nicht als zu sich selbst gehörig erleben.

Je weniger der Person die dissoziative Störung und die Existenz dissoziierter Anteile bewusst sind, desto größer die Verwirrung. Ein Patient sagte, ihm sei bei der Arbeit manchmal überhaupt nicht klar, woher er bestimmte Dinge wisse. Als Elektromonteur suchte er Kunden auf, um vor Ort technische Probleme zu beheben. *Ich komme also zu Kunden, betrete die Wohnung und weiß genau, was das Problem ist, bevor ich überhaupt mit ihnen gesprochen habe. Ich habe dann auch die richtigen Gerätschaften dabei, mit denen ich das Problem beheben oder die Reparatur durchführen kann. Mir kommt das äußerst seltsam vor, aber ich denke nicht zu lange darüber nach, denn das würde mich wirklich um den Verstand bringen. Ich muss vorher mit diesen Leuten geredet haben, habe aber wirklich keine Erinnerung daran.*

Bei dem Patienten griffen offenbar mehrere Anteile in den Arbeitsprozess ein. Im Lauf der Behandlung wurde deutlich, dass ein Anteil sich um die Kundenkontakte kümmerte und ein anderer, eher handwerklich orientierter Anteil die konkreten technischen Probleme anging. Von diesen hatte der Anteil, der im Gespräch präsent war, zunächst keine Vorstellung und vermied es auch, darüber nachzudenken. Für den Patienten war das alles offenbar sehr verwirrend.

Eine Patientin sagte, sie werde aus sich selbst einfach nicht schlau. Sie hatte bei sich zu Hause mehrmals aus der Bibliothek geliehene Bücher vorgefunden, zu einem breiten Spektrum von Themen, die sie zum Teil überhaupt nicht interessierten. Oft erinnerte sie sich auch nicht daran, dass sie in der Bibliothek gewesen war.

Nun berichten nicht alle Patientinnen mit DIS von inneren Kämpfen oder von Identitätsunsicherheit. Falls nur ein Persönlichkeitsanteil für das Funktionieren im Alltag zuständig ist, kommt es gewöhnlich zu weniger Intrusionen durch dissoziierte Anteile. Bei dieser Form der dissoziativen Organisation der Persönlichkeit ist die Erinnerung durch größere Kontinuität gekennzeichnet; manchmal hören die Patientinnen auch keine Stimmen und leiden weniger unter Intrusionen von dissoziierten Anteilen. Deshalb sind manche von ihnen weniger verwirrt, was ihre Identität angeht. Während der eine Anteil den Alltag bewältigt, sind die anderen Anteile dafür zuständig, die traumatischen Erinnerungen zu „bewahren". Zwar kann es bei Episoden des Wiedererlebens traumatisierender Ereignisse und bei Flashbacks zu Intrusionen dieser anderen Anteile kommen, doch die Person (oder vielmehr der Anteil, der im Alltag aktiv ist) ist weniger verwirrt über das Geschehen im Hier und Jetzt. Allerdings kann das Selbstbild einer derart organisierten Person Schwankungen unterworfen sein. Das liegt daran, dass dissoziierte Anteile, die in der Traumazeit verhaftet sind, oft ein negatives Selbstbild haben oder verunsichert sind und außerdem Gefühle von Angst und Misstrauen gegenüber anderen „bewahren".

Bei einer Patientin, von der bereits die Rede war, traten nichtepileptische Anfälle auf. Sie switchte dann manchmal zu einem fünfjährigen Kindanteil. Außerdem beschrieb sie eine andere Form von Anfällen, bei denen sie extrem verängstigt war, oder sie kratzte und biss sich selbst. An die Anfälle hatte sie hinterher keinerlei Erinnerung. Was geschehen war, erfuhr sie von ihrem Partner. Im Verlauf des TADS-Interviews berichtete sie von keinen anderen amnestischen Episoden in ihrem Alltag; sie hörte keine Stimmen und gab auch keine anderen Schneider'schen Symptome an. Als sie zum Thema Selbstbild und Identität befragt wurde, ergab sich folgender Dialog:

KLINIKERIN: Haben Sie im Allgemeinen ein positives Bild von sich selbst?
PATIENTIN: So halb und halb.
K: Und wenn Sie kein positives Bild von sich haben, wie geht es Ihnen dann?
P: Dann bin ich sehr unsicher, verstört. Es muss mich dann nur jemand komisch angucken, und schon mache ich mir Sorgen, ob ich etwas Falsches getan oder gesagt habe. Oder dass ich nicht gut aussehe.
K: Können Sie es sich zugestehen, wenn Sie etwas wirklich gut hinbekommen haben?
P: Nein, das fällt mir wirklich schwer. Ich muss das von anderen hören. Ich scheue mich auch, meine Meinung zu äußern, das mache ich nur, wenn ich mir zu hundert Prozent sicher bin.
K: Sind sich manchmal unsicher, was Ihre Wünsche und Vorlieben sind?
P: Nein, niemals!
K: Und sind Sie sich manchmal unsicher oder zweifeln, wer Sie wirklich sind?
P: Nein, ich denke, ich kenne mich ziemlich gut.

Diese Patientin beschrieb sich als unsicher, aber keinesfalls als identitätsunsicher. Zum Zeitpunkt des Interviews existierte noch eine ungemein starke Barriere zu den dissoziierten Anteilen, die für sie die traumatischen Erinnerungen und Emotionen bewahrten. Als sie später zu mir zur Behandlung kam, entwickelte sich ab dem Moment, in dem sie Kontakt zu ihren dissoziierten Anteilen aufnahm und allmählich eine Verbindung zu ihnen aufbaute, eine massive Verunsicherung, wer sie denn tatsächlich war. Mit einem Mal wurden ihr die verschiedenen Emotionen, Gedanken und Wünsche dieser Anteile stärker bewusst, doch auch das war verwirrend für sie. Sobald sie in der Lage war, die Emotionen der Anteile zu regulieren, wurde es besser. Zudem hörten die nichtepileptischen Anfälle auf.

Bei der TADS-I-Studie – so wie bei unserer früheren Studie mit dem SCID-D – beschrieb eine Gruppe von Patientinnen mit DIS oder OSDD-1 nur eine geringe oder gar keine Identitätsunsicherheit. Charakteristisch für diese Personen war, dass sie in Bezug auf ihre dissoziativen Symptome extrem vermeidend und phobisch agierten und kaum über sie zu reflektieren vermochten. Wie im obigen Fallbeispiel zeigte sich oft eine mächtige Barriere zwischen dem Anteil, der im Alltag funktionierte und im Interview präsent war, und anderen dissoziierten Anteilen.

Probleme mit Selbstbild und Identität bei Patientinnen ohne dissoziative Störungen

Auch Patientinnen mit Persönlichkeitsstörungen, insbesondere Borderline-Persönlichkeitsstörung, histrionischer Persönlichkeitsstörung oder gemischter Persönlichkeitsstörung, berichten von Identitätsverunsicherung. Viele erleben auch fortwährend innere Konflikte. Es handelt sich dabei in der Regel um stark polarisierte Konflikte zwischen zwei Seiten ihrer selbst: dem guten und dem schlechten Selbst; dem Aktiven und Passiven; dem Positiven und dem Negativen; dem Wunsch zu leben oder zu sterben. Oft beschreiben sie auch ein fluktuierendes Selbsterleben, welches aber, wie auch die Identitätsverunsicherung, nicht mit Amnesie einhergeht und auch nicht auf Intrusionen von dissoziierten Anteilen zurückzuführen ist.

Patientinnen, bei denen manische Episoden vorkommen oder eine psychotische Störung vorliegt, schildern oft eine Form der Identitätsverunsicherung, die auf spezifische Weise mit der jeweiligen manischen oder psychotischen Episode zusammenhängt. Ihre Verhaltensweisen und Erfahrungen im Verlauf solcher Episoden können große Verwirrung in ihnen hervorrufen. Eine Patientin, die ihre erste psychotische Episode durchmachte, gab an, sie wisse nicht mehr, wer sie sei, und sagte dann, sie sei überzeugt, eine berühmte Sängerin zu sein. Es gebe niemanden mehr, der sie verstehe. Die Verwirrung klang ab, sobald die psychotische Episode vorüber war.

Schließlich berichten auch Patientinnen mit Geschlechtsdysphorie von vielen Identitätsproblemen. Mehrere dieser Patientinnen nahmen an der TADS-I-Studie teil. Hinsichtlich ihrer individuellen Wünsche oder Vorlieben war keine Verunsicherung festzustellen, und sie beschrieben auch kein Cluster von dissoziativen Symptomen. Ihre Verunsicherung, die oft mit großer Scham verknüpft war, betraf ihre Geschlechtsidentität.

Auch manche Patientinnen mit DIS sind in Bezug auf ihre Geschlechtsidentität verunsichert, weil in ihnen dissoziierte Anteile existieren, die sich als Frau oder Mädchen fühlen, und andere, die sich als Mann oder Junge erleben. Ihr Selbstgefühl kann daher starken Schwankungen unterliegen, je nachdem, welcher Anteil gerade ihr Bewusstsein bestimmt oder im Vordergrund steht. Allerdings beschreiben sie außerdem ein Cluster von dissoziativen Symptomen, das auf eine Aufspaltung der Persönlichkeit hinweist. Dies unterscheidet sie von Patientinnen mit Geschlechtsdysphorie, die nicht von einem solchen Cluster berichten.

Beziehungen zu anderen: Fragen 86–94

Dieser Abschnitt wurde in das Interview aufgenommen, damit wir uns ein Bild von den Beziehungen der Patientin zu anderen Menschen und von damit zusammenhängenden Bindungsproblemen machen können. Viele in der frühen Kindheit traumatisierte Patientinnen haben gravierende Bindungsprobleme und tun sich schwer damit, Nähe zu anderen zuzulassen oder ihnen zu vertrauen. In der ICD-11 ist dies eines der Kriterien einer komplexen PTBS („Schwierigkeiten, Beziehungen aufrechtzuerhalten und sich anderen nahe zu fühlen"). Aus diesem Grund enthält dieser Interviewabschnitt eine Reihe von Fragen, die für alle Personen mit Bindungsproblemen relevant sind.

Für Patientinnen mit DIS gestalten sich zwischenmenschliche Beziehungen oft besonders kompliziert, weil ihre dissoziierten Anteile unterschiedliche Vorlieben und Interessen haben und deshalb möglicherweise zu jeweils anderen Menschen Kontakte pflegen. Eine Person, mit der einer der Anteile befreundet ist, könnte von einem anderen Anteil als „blöd", „nervig", „uninteressant" oder auch bedrohlich erlebt werden. Innere Konflikte zwischen dissoziierten Anteilen können sich an verschiedensten Aspekten festmachen, haben aber in jedem Fall auch mit (bedeutsamen) anderen Menschen zu tun, mit Partnern, Kindern, Freundinnen und Bekannten.

So sagte eine DIS-Patientin während eines diagnostischen Interviews, sie fühle sich manchmal äußerst unwohl, wenn sie auf einen Kaffee bei ihrer Nachbarin vorbeischaue und dann plötzlich eine alte Schulfreundin auftauche. *Dann weiß ich nicht, was ich machen soll. Es ist, als ob die eine Frau eine andere Seite von mir kennt als die andere, aber ich begreife nicht, wie das sein kann. Ich bekomme dann Panik.* Als die Klinikerin fragte, wie sie mit der Situation umgehe, erwiderte sie: *Meistens verschwinde ich dann und habe hinterher keine Ahnung, was danach passiert ist.* Auf die Frage, ob sie anschließend versuche, das herauszufinden, antwortete sie: *Nein, ich habe mich nie getraut, das anzusprechen. Ich bin sicher, es ist gut gegangen. Das passiert oft, und die Leute sagen mir nie, ich hätte mich völlig danebenbenommen oder so was.*

Sexualität: Fragen 95–105

Der letzte Abschnitt des zweiten Interviewteils mit Fragen zu Sexualität kann für sexuell traumatisierte Patientinnen eine große Herausforderung darstellen. Das gilt für viele Patientinnen mit DIS, OSDD-1 und kPTBS. Deshalb besteht die Option, den Abschnitt auszulassen. Eine andere Möglichkeit ist, die Fragen zügig und sehr strukturiert durchzugehen, ohne Beispiele anzusprechen.

Der Kliniker sollte sich im Klaren darüber sein, dass viele Patientinnen mit einer dissoziativen Störung, vor allem wenn sie als Kinder sexuelle Traumata erlitten haben, große Schwierigkeiten mit intimen Beziehungen haben. Dies kann dazu führen, dass sie sexuellen Kontakt, auch mit dem eigenen Partner, und alles, was mit Sexualität zu tun hat, durchweg meiden. Wenn es zu sexuellen Kontakten kommt, gehen sie oft mit dissoziativen Reaktionen einher; die Person nimmt sich beispielsweise so wahr, als sei sie außerhalb ihres Körpers oder als sei sie völlig empfindungslos, oder erlebt Flashbacks der einstigen traumatisierenden Ereignisse. Es kann auch vollständige Amnesie für sexuelle Kontakte eintreten, oder die Person erkennt ihren Partner nicht mehr und verwechselt ihn mit dem einstigen Täter. Möglich ist auch, dass ein Persönlichkeitsanteil sexualisiert ist und sich erotisch provozierend gibt, den Sex genießt oder zwanghaft auf ihn fixiert ist. Bei manchen Patientinnen existiert ein Anteil, der sich prostituiert und dabei unter Umständen von inneren Stimmen dirigiert wird – das heißt von einem dissoziierten Anteil. Schließlich kann es sein, dass dissoziierte Anteile sich auf jeweils unterschiedliche Weise wahrnehmen, was dann in Bezug auf die sexuelle Identität zu Konflikten oder Verwirrung führen kann. Deshalb umfasst dieser Abschnitt des Interviews eine Reihe von Fragen zu dissoziativen Reaktionen bei sexuellen Kontakten in der Gegenwart.

Die genannten Probleme treten im Übrigen nicht nur bei Patientinnen mit dissoziativen Störungen wie DIS und OSDD-1 auf, sondern kommen bei sexuell traumatisierten Menschen insgesamt häufig vor.

Zusammenfassende Betrachtung der Fragen zu (möglicherweise) traumabezogenen Symptomen

Die Fragen zu (möglicherweise) traumabezogenen Symptomen können wichtige Anhaltspunkte zur Schwere komorbider Störungen und zu einer möglicherweise dahinterstehenden dissoziativen Organisation der Persönlichkeit liefern. Die in Anhang 1 dargestellten Symptomprofile enthalten einige wesentliche Fragen:

1. Tritt das Symptom derzeit auf? Wenn ja, wie stark ist es ausgeprägt?
2. Gibt es Hinweise auf mit dem Symptom einhergehende Bewusstseinsveränderungen wie Depersonalisation oder Absorptionserleben?
3. Gibt es Anzeichen für das Vorhandensein dissoziativer Symptome, die auf eine mit den Symptomen verknüpfte Aufspaltung der Persönlichkeit schließen lassen? Das können zustimmende Antworten auf die betreffenden Fragen sein, doch oft nennen Patientinnen mit DIS oder OSDD-1 auch von sich aus Beispiele, die auf eine Persönlichkeitsaufspaltung verweisen. Zudem lassen sich in dieser Phase des TADS-I auch dem nonverbalen Verhalten entsprechende Hinweise entnehmen.

Kapitel 6 enthält eine Reihe von Berichten über TADS-Interviews, an denen deutlich wird, wie sich die Vielfalt möglicher Reaktionen erfassen lässt.

5.6 Einschätzung von Veränderungen des Bewusstseins: Teil 3 des TADS-I

In Kapitel 3 habe ich bereits einen umfassenden Überblick über die betreffenden Symptome gegeben. Interviewteil 2 zu (möglicherweise) traumabezogenen Symptomen enthält mehrere Fragen zu Phänomenen, die mit dem jeweiligen in Teil 3 thematisierten Symptom, also etwa mit Depersonalisation, Amnesie oder Stimmenhören, einhergehen können. Falls der Kliniker bereits Informationen über ein Symptom wie Depersonalisation gewonnen hat, kann er das Thema hier in Teil 3 weiter vertiefen. Ein Beispiel:

KLINIKERIN: Als es an einem früheren Punkt unseres Gesprächs um Ihre Stimmungen ging, haben Sie erwähnt, dass Sie sich von Ihren Emotionen oft völlig abgeschnitten fühlen. Ich werde Ihnen nun einige Fragen zu dieser Art von Erfahrungen stellen. Kommen Sie sich manchmal auch gänzlich unwirklich vor? Können Sie ein Beispiel dafür beschreiben?

In den Kästen 5.1 bis 5.3 sind die wesentlichen Punkte aufgeführt, auf die der Kliniker in Bezug auf die in Teil 3 erfragten Symptome achten sollte.

Kasten 5.1: Bei der Einschätzung von Depersonalisationssymptomen zu beachtende Punkte

- Sind die Depersonalisationssymptome chronisch und anhaltend, oder treten sie nur zeitweise auf?
- Treten die Depersonalisationssymptome stets in Verbindung mit Stress, Erschöpfung oder anderen psychischen Problemen (wie psychotischen Episoden, Affekt-, Angst- oder Persönlichkeitsstörungen) auf oder auch dann, wenn diese nicht vorhanden sind?
- Treten die Depersonalisationssymptome nur bei negativen, schambehafteten oder impulsiven Verhaltensweisen auf (z. B. in Verbindung mit selbstschädigenden Handlungen, Essanfällen, Stehlen, aggressivem Verhalten)?
- Treten Depersonalisationssymptome auch im Zusammenhang mit „neutralen" oder positiv besetzten Verhaltensweisen auf (z. B. beim Singen im Chor, beim Einkaufen, beim Versorgen der Kinder)?
- Berichten Patientinnen von sich aus Beispielsituationen, die auf eine Aufspaltung der Persönlichkeit hinweisen? (Ein Beispiel: *Ich schaue mir selbst beim Einkaufen zu. Ich bin dann außerhalb meines Körpers, und es ist, als würde ich von oben auf mich selbst hinunterblicken.*)
- Treten Depersonalisationssymptome ausschließlich als Folge der Einnahme von Medikamenten oder anderen Substanzen auf?

Kasten 5.2: Bei der Einschätzung von Derealisationssymptomen zu beachtende Punkte

- Treten Derealisationssymptome zusammen mit Depersonalisationssymptomen auf?
- Sind die Derealisationssymptome chronisch und anhaltend, oder treten sie nur zeitweise auf?
- Treten die Derealisationssymptome stets in Verbindung mit Stress, Erschöpfung oder anderen psychischen Problemen (wie psychotischen Episoden, Affekt-, Angst- oder Persönlichkeitsstörungen) auf oder auch dann, wenn diese nicht vorhanden sind?
- Beschreiben Patientinnen von sich aus Anhaltspunkte für Derealisation, die auf Intrusionen eines dissoziierten Persönlichkeitsanteils zurückzuführen ist? Beispiele: die eigene Wohnung, Familienmitglieder oder andere vertraute Menschen nicht wiedererkennen oder sie als befremdlich erleben; Entfernungen nicht richtig einschätzen können; die Welt aus einer kindlichen Perspektive sehen, sodass alles größer und höher erscheint.
- Treten Derealisationssymptome ausschließlich als Folge der Einnahme von Medikamenten oder anderen Substanzen auf?

Kasten 5.3: Bei der Einschätzung von Absorptionserleben / Tagträumen / tranceähnlichen Zuständen zu beachtende Punkte

- Sind die Symptome von Absorptionserleben/Tagträumen/tranceähnlichen Zuständen chronisch und anhaltend, oder treten sie nur zeitweise auf?
- Treten die Symptome stets in Verbindung mit Stress, Erschöpfung oder anderen psychischen Problemen (wie psychotischen Episoden, Affekt-, Angst- oder Persönlichkeitsstörungen) auf oder auch dann, wenn diese nicht vorhanden sind?
- Gibt es Episoden mit Tagträumen oder Trancephänomenen, in die die Person nicht steuernd eingreifen kann?
- Absorptionserleben, Tagträume und Trancezustände können auch Gedächtnisprobleme auslösen. Es besteht dann (möglicherweise über mehrere Stunden hinweg) wenig oder gar kein Bewusstsein für das Verstreichen der Zeit. Diese Gedächtnisprobleme sind zu unterscheiden von Erinnerungslücken, die auf die Präsenz eines dissoziierten Persönlichkeitsanteils zurückzuführen sind. Patientinnen mit DIS oder OSDD-1 berichten möglicherweise von beiden Arten von Gedächtnisproblemen.
- Bei tranceartigen Erfahrungen ist es wichtig zu prüfen, ob sie sich in den Kontext einer kulturell akzeptierten (westlichen oder nicht-westlichen) kulturellen Praxis einordnen lassen.
- Treten die Symptome ausschließlich als Folge der Einnahme von Substanzen auf?

5.7 Einschätzung somatoformer Dissoziationssymptome: Teil 4 des TADS-I

In Kapitel 2 dieses Buchs bin ich ausführlich auf somatoforme Symptome eingegangen. In Kasten 5.4 sind die wesentlichen Punkte aufgelistet, die bei der Einschätzung somatoformer dissoziativer Symptome zu berücksichtigen sind.

Kasten 5.4: Bei der Einschätzung somatoformer Dissoziationssymptome zu beachtende Punkte

- Wichtig ist, sich klarzumachen, dass sich die Klassifikation somatoformer Dissoziationssymptome im DSM-5 von der in der ICD-11 unterscheidet.
- Wurde eine körperliche/neurologische Untersuchung vorgenommen, um jede organische Ursache für die Symptome auszuschließen?
- Sind die Symptome anhaltend, oder treten sie nur zeitweise auf? Es kann ein gemischtes Bild vorliegen: Negative somatoforme Symptome halten in der Regel länger an, während positive somatoforme Symptome oft „kommen und gehen".
- Treten die somatoformen Symptome isoliert auf, oder sind sie Teil *eines Clusters von psychoformen und somatoformen Symptomen?* Letzteres ist häufig bei DIS, OSDD-1 und partieller DIS der Fall.
- Treten die Symptome ausschließlich im Zusammenhang mit der Einnahme von Substanzen auf?

5.8 Einschätzung psychoformer Dissoziationssymptome: Teil 5 des TADS-I

In Kapitel 2 dieses Buchs wurden psychoforme dissoziative Symptome, insbesondere Amnesie, Schneider'sche Symptome und dissoziierte Persönlichkeitsanteile, ausführlich besprochen. In den folgenden Kästen 5.5 und 5.6 sind die wesentlichen Punkte aufgeführt, die bei der Einschätzung psychoformer Dissoziationssymptome zu beachten sind.

Kasten 5.5: Bei der Einschätzung dissoziativer Amnesie zu beachtende Punkte

Eine Amnesie, die aufgrund der Präsenz dissoziierter Persönlichkeitsanteile auftritt (in DSM-5 und ICD-11 als „Persönlichkeitszustände" bezeichnet), ist zu unterscheiden von Gedächtnis- und Konzentrationsschwierigkeiten, die auf Absorptionserleben, starke Emotionen, Stress, Erschöpfung, Depression oder andere psychische Probleme zurückgehen. Im ersten Fall werden die Erinnerungen von einem dissoziierten Anteil bewahrt und sollten (in der Therapie) abrufbar sein. Im zweiten Fall können vage Erinnerungen vorhanden sein, doch oft ist auch gar nichts davon abgespeichert oder zugänglich.

Formen von Amnesie, die auf die Aktivität eines dissoziierten Anteils zurückzuführen sind

Regelmäßige *gegenwartsbezogene Amnesie im Hinblick auf Alltagstätigkeiten und -aufgaben* (Arbeit, Versorgung der Kinder, soziale Aktivitäten usw.). Diese Form der Amnesie tritt bei einer DIS auf. Einer der Anteile tut Dinge, die dem jeweils präsenten Anteil (und manchmal auch anderen Anteilen) verborgen bleiben. Beispielsweise stößt eine Patientin auf „Indizien" dafür, dass sie etwas Bestimmtes getan hat, an das sie sich aber nicht erinnern kann. Dies kann seltener oder auch häufiger vorkommen, und die Erinnerungslücke kann unterschiedlich groß sein und Stunden oder sogar Tage umfassen.

- *Gegenwartsbezogene Amnesie, die das Wiedererleben von traumatisierenden Ereignissen oder Flashbacks betrifft.* Diese Form der Amnesie kommt bei DIS, OSDD-1, partieller DIS gemäß ICD-11 und kPTBS vor. Der für das Funktionieren im Alltag zuständige Anteil ist abwesend, während im Vordergrund Anteile („Persönlichkeitszustände") stehen, die in der Traumazeit gefangen sind und meist ein traumatisierendes Ereignis wiedererleben.
- *Gegenwartsbezogene Amnesie, die selbstschädigende Handlungen, Suizidalität und aggressives Verhalten betrifft.* Wenn nur diese Form von Amnesie (die sich auf negatives, unerwünschtes oder schambehaftetes Verhalten erstreckt) berichtet wird, ist es wichtig, am Ende des TADS-I zu prüfen, ob sie Teil eines Clusters aus dissoziativen Symptomen ist, das für eine dissoziative Störung spricht, oder ob die Art der Amnesie eher für eine Persönlichkeitsstörung kennzeichnend ist (als ein Verhalten, das einem „Modus" entspricht) und mit der Leugnung unerwünschten/antisozialen Verhaltens einhergeht (siehe Kapitel 8 zu differenzialdiagnostischen Fragen).
- *Amnesie in Bezug auf traumatisierende Ereignisse in der Vergangenheit/Kindheit bzw. auf Teilaspekte solcher Ereignisse.* Diese Art der Amnesie kann bei DIS, OSDD-1, partieller DIS und kPTBS infolge der Präsenz dissoziierter Anteile („Persönlichkeitszustände") auftreten, die in der Traumazeit feststecken.
- *Amnesie in Bezug auf einen Zeitraum (oder mehrere Zeiträume) in der Vergangenheit* (z. B. keine Erinnerung an die ersten zehn Lebensjahre; keine Erinnerung daran, eine bestimmte schulische oder berufliche Ausbildung durchlaufen zu haben). Diese Amnesieform findet sich vor allem bei DIS.

Kasten 5.5: Bei der Einschätzung dissoziativer Amnesie zu beachtende Punkte

Andere mögliche Ursachen von Amnesie ausschließen

- Ausschließen, dass eine Amnesie von einer organisch bedingten Beeinträchtigung des Gedächtnisses (etwa durch Demenz) herrührt.
- Ausschließen, dass eine Amnesie durch Substanzmissbrauch (Alkohol, Drogen, Benzodiazepine) verursacht ist.
- Gedächtnis- oder Konzentrationsprobleme ausschließen, die mit einem anderen psychischen Problem (z. B. einer Depression) zusammenhängen.
- Gedächtnis- oder Konzentrationsprobleme ausschließen, die beispielsweise auf Stress, Burnout oder Erschöpfung beruhen.

Kasten 5.6: Bei der Einschätzung von Schneider'schen Symptomen zu beachtende Punkte

- Viele Patientinnen mit DIS berichten von Schneider'schen Symptomen. Während sie bei Patientinnen mit OSDD-1 und partieller DIS weniger häufig vorkommen, sind sie bei Patientinnen mit anderen Störungen gar nicht oder nur sehr selten anzutreffen.
- Es handelt sich um Intrusionen, die von anderen dissoziierten Anteilen („Persönlichkeitszuständen") ausgehen und die Person in ihrem Verhalten, ihren Gedanken, Wünschen, Emotionen etc. beeinflussen. Die Intrusionen werden in der Regel als „von innen" kommend erlebt.
- Zudem haben manche Patientinnen, vor allem wenn sie in strenggläubigen christlichen Gemeinschaften oder in Sekten aufgewachsen sind, Angst davor, dass fremde Mächte wie beispielsweise Dämonen von ihnen Besitz ergreifen.
- Die weitaus meisten Patientinnen mit DIS berichten von Stimmenhören, das oft schon in jungen Jahren eingesetzt hat. Im Allgemeinen hören sie die Stimmen in ihrem Kopf, und es können Stimmen von Männern, Frauen oder Kindern (oder auch schreienden Babys) sein. Oft erteilen die Stimmen Befehle, geben Kommentare ab, reden untereinander oder streiten sich. Manche Patientinnen hören nur ein undeutliches Murmeln, andere ein kakophones Stimmengewirr.
- Ein wesentlicher zu prüfender Punkt ist die Intaktheit der Realitätsprüfung. Bei dissoziierten Anteilen, die in der Traumazeit verhaftet sind, ist sie manchmal nicht gegeben, vor allem dann nicht, wenn die Anteile in der Gegenwart nicht voll orientiert sind.
- Im diagnostischen Prozess ist gewöhnlich ein für das Funktionieren im Alltag zuständiger Anteil präsent, bei dem die Realitätsprüfung intakt ist.
- Patientinnen mit DIS berichten in der Regel keine „absonderlichen" oder „bizarren" Symptome der Art, dass jemand aus dem Fernseh- oder Radiogerät oder aus einem Lautsprecher in einem Laden zu ihnen spricht. Der Inhalt ihrer „wahnhaften" Wahrnehmungen oder ihrer Pseudohalluzinationen hängt in der Regel mit den Traumata zusammen, die sie erlitten haben.
- Es ist wichtig, sich im Klaren darüber zu sein, dass bei DIS, OSDD-1 und partieller DIS auftretende Schneider'sche Symptome Teil eines Clusters aus dissoziativen Symptomen sind und nicht isoliert existieren.

Die zwei letzten Abschnitte des TADS-I zielen auf Symptome, die auf eine Aufspaltung der Persönlichkeit hinweisen. In Kapitel 2 habe ich einen Überblick zu Indizien für die Präsenz dissoziierter Persönlichkeitsanteile gegeben. Diese beiden letzten Abschnitte des TADS-I sind nur dann relevant, wenn sich im bisherigen Verlauf des Interviews bereits Hinweise auf die Existenz dissoziierter Anteile ergeben haben.

Die Fragen des letzten Abschnitts „Dissoziierte Persönlichkeitsanteile" sind nur zu stellen, wenn die Patientin selbst, Menschen in ihrem Umfeld oder der überweisende Kliniker davon ausgehen, dass eine DIS vorlegt, und wenn im Interview Zweifel daran aufgekommen sind, dass die dissoziativen Symptome echt sind oder dass die mutmaßliche DIS-Diagnose zutrifft. In allen anderen Fällen erübrigt es sich, diese Fragen zu stellen.

5.9 Auswertung des TADS-I

Die Auswertung des TADS-I erfolgt in mehreren Schritten:

A. Bei jedem Symptom wird zunächst geprüft, ob es vorhanden oder nicht vorhanden ist. Grundsätzlich ist zu prüfen, ob die jeweilige Frage mit Ja oder Nein beantwortet wurde. Entscheidend ist jedoch, inwiefern die Patientin eindeutige Beispiele für das Symptom nennen kann.
   1 **Nicht vorhanden.** Ein Symptom wird als *nicht vorhanden* gewertet, wenn die Patientin angibt, dass es bei ihr nicht vorliegt, wenn sie es als so schwach ausgeprägt beschreibt, dass es nicht als klinisch bedeutsam zu betrachten ist, oder wenn sie keine aussagekräftigen, klinisch relevanten Beispiele dafür benennen kann.
   2 **Vorhanden.** Ein Symptom wird als *vorhanden* gewertet, wenn die Patientin ein klinisch bedeutsames Problem beschreibt und klare Beispiele für das aktuelle oder noch nicht lange zurückliegende Auftreten des Symptoms benennen kann.
   3 **Unklar oder Verdacht auf falsch positive Antwort.** Das Symptom lässt sich nicht einschätzen, weil die Patientin das Problem nicht klar beschreiben oder keine Beispiele dazu anführen kann und weil der Kliniker nicht mit absoluter Sicherheit sagen kann, dass das Symptom nicht gegeben ist. Es kann auch sein, dass die Patientin von einem Symptom berichtet (und es möglicherweise übertrieben darstellt) und der Kliniker Zweifel an der Glaubwürdigkeit der Angaben oder der Beispiele hat. Falls er den Verdacht hat, dass es sich um eine falsch positive Antwort handelt, sollte er dies jeweils entsprechend vermerken.

B. Wird ein Symptom als *vorhanden* gewertet, sind in der Regel weitere Fragen dazu zu stellen, unter anderem *eine Frage zur Häufigkeit.* Die **Häufigkeit** wird mit Blick auf *die letzten zwölf Monate* nach folgenden Kriterien eingestuft:

Selten	Bis zu dreimal in den letzten zwölf Monaten
Wiederholt auftretend	Zwischen vier- und elfmal in den letzten zwölf Monaten
Monatlich	Mindestens einmal im Monat in den letzten zwölf Monaten
Wöchentlich	Mindestens einmal in der Woche in den letzten zwölf Monaten
Täglich	Mindestens einmal am Tag in den letzten zwölf Monaten
Unklar	

C. Schließlich wird der **Schweregrad** des Symptoms eingeschätzt. Als Kriterium wird dazu die *Kombination* aus dem Ausmaß, in dem das Symptom die zwischenmenschliche und berufliche Funktionsfähigkeit beeinträchtigt (entspricht der früheren GAF-Skala [Global Assessment of Functioning] Achse V im DSM-IV), und der Häufigkeit des Symptoms herangezogen. Bei der Bestimmung des Schweregrads orientiert sich der Kliniker an seiner *klinischen Einschätzung* des psychischen Funktionsniveaus der Patientin und der Auftretenshäufigkeit des Symptoms. Der Interviewleitfaden gibt lediglich Fragen zur Häufigkeit vor.

1 **Geringfügig:** einige schwach ausgeprägte Phänomene oder Symptome, oder einige geringgradige Probleme im Hinblick auf das zwischenmenschliche und / oder berufliche Funktionsniveau. Die Häufigkeit des Symptoms wird mit höchstens einigen Malen pro Jahr angegeben.

2 **Moderat:** moderate Phänomene oder Symptome, oder moderate Probleme im Hinblick auf das zwischenmenschliche und / oder berufliche Funktionsniveau. Die Symptomhäufigkeit wird mit mindestens einmal pro Monat angegeben.

3 **Schwerwiegend:** gravierende Phänomene oder Symptome, oder schwerwiegende Probleme im Hinblick auf das zwischenmenschliche und / oder berufliche Funktionsniveau. Die Häufigkeit des Symptoms wird so beschrieben, dass es täglich oder wöchentlich (mindestens einmal pro Woche) auftritt oder die meiste Zeit (50–60 Prozent der Zeit) vorhanden ist.

4 **Unklar oder Verdacht auf falsch positive Antwort:** Es ist nicht klar, ob das Symptom tatsächlich in der beschriebenen Weise auftritt, etwa wenn es anscheinend übertrieben dargestellt wird oder wenn eine falsch positive Antwort zu vermuten ist.

D. Ausgehend vom vorliegenden *Cluster von Symptomen* ist schließlich zu beurteilen, ob die Kriterien einer bestimmten dissoziativen Störung gemäß DSM-5 oder ICD-11 erfüllt sind. Der Kliniker kann auch prüfen, ob Symptome einer kPTBS vorliegen. In diesem Fall ist es aber wichtig, Informationen zur Traumagenese hinzuzuziehen. Denn die Diagnose einer kPTBS lässt sich nur stellen, wenn das A-Kriterium erfüllt ist (direkte Konfrontation mit einem Trauma).

In Kasten 5.7 sind einige Beispiele zur Einschätzung einer Amnesie genannt. Zu beachten ist, dass viele Patientinnen mit DIS, OSDD-1 oder partieller DIS dazu neigen, ihre Symptome herunterzuspielen oder zu bagatellisieren.

Kasten 5.7: Einschätzung amnestischer Symptome (Beispiele)

Eine weitreichende Amnesie im Hinblick auf berufsbezogene Tätigkeiten und Aufgaben, die jeden Tag oder jede Woche bei Patientinnen auftritt, die im Arbeitsleben (gut) zurechtkommen, wird als schwerwiegend gewertet (auch wenn keine offenkundige starke Beeinträchtigung der beruflichen Leistungsfähigkeit gegeben ist).

Wenn beispielsweise eine Patientin angibt, dass es in den letzten zwölf Monaten vier Phasen gab, in denen sie „Zeitlücken" *von mehreren Tagen* hatte, und dass sie keinerlei Erinnerung an diese Tage hat, muss dieses Phänomen als schwerwiegend eingestuft werden, auch wenn es nicht jeden Monat vorgekommen ist. Bei Patientinnen, die ein solches Symptom beschreiben, treten typischerweise noch weitere und andersartige Amnesiesymptome auf, über die sie manchmal nicht sprechen können, oder ihnen ist nicht immer bewusst, dass es bei ihnen auch zu „kürzeren amnestischen Phasen" kommt.

Für die Einschätzung, als wie übertrieben oder histrionisch die Darstellung einer Patientin zu werten ist, orientiert sich der Kliniker an dem Eindruck, den er vom Schweregrad des Symptoms gewinnt (oder er wählt die Kategorie „unklar", falls er sich nicht sicher ist, ob das Symptom de facto vorliegt oder ob er es mit einer falsch positiven Antwort zu tun hat).

Außerdem ist – soweit möglich – zu unterscheiden, ob eine Amnesie Alltagsaktivitäten (die Funktionsfähigkeit im Hier und Jetzt) oder die Vergangenheit und das Wiedererleben von Erfahrungen betrifft.

In der letzten Fassung des Interviews (der in diesem Buch enthaltenen Version 1.13) ist am Ende jedes Abschnitts eine Zusammenfassung zum jeweiligen Symptom vorgesehen. Ein Beispiel für eine solche Zusammenfassung sehen Sie im folgenden Kasten 5.8.

Kasten 5.8: TADS-I: Beispiel für die Zusammenfassung eines Abschnitts zu einem Symptombereich

Allgemeine Angaben zum Schweregrad von Essproblemen

0 = Nicht vorhanden

1 = Geringfügig

2 = Moderat

3 = Schwerwiegend

88 = Unklar

Kasten 5.8: TADS-I: Beispiel für die Zusammenfassung eines Abschnitts zu einem Symptombereich
Gehen die Essprobleme mit Bewusstseinsveränderungen einher? 0 = Nein 1 = Ja 88 = Unklar
Sind die Essprobleme mit Dissoziationssymptomen verknüpft, die auf eine Aufspaltung der Persönlichkeit hinweisen? 0 = Nein 1 = Ja 88 = Unklar

Anhang 1 enthält die TADS-I-Symptomprofile, die dabei helfen können, das Interview auszuwerten und zu ermitteln, ob ein Symptom vorhanden ist und wie häufig und in welchem Schweregrad es gegebenenfalls auftritt. Der Kliniker kann auch festhalten, ob das Symptom mit Veränderungen des Bewusstseins (Teil 3 des TADS-I) einhergeht oder ob pathologische dissoziative Symptome vorliegen, die auf eine Aufspaltung der Persönlichkeit hinweisen (Teile 4 und 5). Die Symptomprofile in Anhang 1 dienen als Instrumente, mit denen sich das Vorliegen einer dissoziativen Störung untermauern oder ausschließen lässt. Auch für die Störungsbilder PTBS und kPTBS liegen Symptomprofile vor. Ein weiteres Symptomprofil zu Schneider'schen Symptomen ist insbesondere für Forschungszwecke gedacht. In die Symptomprofile sind nicht alle Interviewfragen eingeflossen, sondern nur diejenigen, die sich auf (pathologische) Manifestationen eines Symptoms beziehen. In Anhang 2 und 3 sind die Kriterien des DSM-5 und der ICD-11 für dissoziative Störungen aufgelistet. Bei jedem Kriterium ist angegeben, welche Fragen bejaht sein müssen, damit eine der genannten Diagnosen gemäß DSM-5 oder ICD-11 gestellt werden kann.

Aus dem TADS-I ergibt sich *kein Gesamtpunktwert,* aus dem sich automatisch eine Diagnose gemäß DSM-5 oder ICD-11 ableiten ließe. Wie beim SCID-D gelangt der Kliniker, der das Interview durchführt und sich ein Bild von Art und Schweregrad der Symptome macht, zu einem abschließenden Urteil, das auf dem Cluster der berichteten dissoziativen Symptome beruht. Ergänzend hinzukommen können weitere verfügbare Daten wie etwa Beobachtungen von Symptomen, die während des Interviews in Erscheinung treten, Informationen zu bisherigen Behandlungsbemühungen und Ergebnisse, die andere Interviewverfahren erbracht haben.

6. Falldarstellungen zu dissoziativen Störungen

6.1 Einleitung

Dieses Kapitel besteht aus mehreren anonymisierten Fallberichten, die aus der Durchführung des TADS-I bei vier Patientinnen und einem Patienten mit dissoziativen Störungen abgeleitet wurden. Im Einzelnen sind das:

1. eine Patientin mit DIS;
2. eine Patientin mit hohem psychosozialem Funktionsniveau, deren Symptome zunächst auf eine Andere näher bezeichnete dissoziative Störung vom Typ 1 (OSDD-1) oder eine partielle DIS hinwiesen und bei der schließlich eine DIS festgestellt wurde;
3. eine Patientin mit partieller DIS;
4. ein Patient mit Depersonalisationsstörung;
5. eine Patientin mit einer somatoformen Dissoziationsstörung.

An diesen konkreten Beispielen soll verdeutlicht werden, welche Cluster von dissoziativen Symptomen sich bei verschiedenen dissoziativen Störungen finden und wie die Patientinnen und Patienten von ihren Symptomen sprechen. Die Fallbeispiele sind auch als Orientierung dafür gedacht, in welcher Form sich die Ergebnisse eines TADS-I darstellen lassen.

6.2 Fallbericht 1: Patientin mit DIS

Die 38-jährige Frau B. wurde mit der Bitte um eine fachliche Zweitmeinung an mich überwiesen. Sie nahm an einem ambulanten Behandlungsprogramm für Patienten mit Persönlichkeitsstörungen teil. Als ihre Therapeutin im Urlaub war, geriet die Patientin in eine Krise. Sie nahm deshalb mehrere Gesprächstermine bei einer Klinikerin wahr, die Erfahrung in der Behandlung dissoziativer Störungen hatte und zu der Vermutung gelangte, bei der Patientin könne eine dissoziative Störung vorliegen.

Die Patientin war zu der Zeit nicht berufstätig, hatte aber viele Jahre als Krankenschwester gearbeitet. Sie lebte allein mit ihrem Hund. Ihre letzte mehrjährige Beziehung lag zehn Jahre zurück. Sie hatte mit einem Partner zusammengelebt, und die Trennung war von ihr ausgegangen. Woran es gelegen hatte, konnte sie nicht genau sagen. Es habe *einfach nicht funktioniert.*

Allgemeines

Erste Eindrücke. Die Patientin war kooperativ und aufrichtig bemüht, alle Fragen so genau zu beantworten, wie ihr das möglich war. Während des Interviews deuteten mal mehr, mal weniger offenkundige nonverbale Signale auf ein inneres Ringen hin: Im Gesicht zeigte sich ein ständiges Zucken, wie es bei Patienten mit DIS zu sehen ist, die innere Kämpfe durchleben. Manchmal schien sie eine Frage nicht gehört zu haben oder war eine Weile mit den Gedanken woanders. Immer wieder schien sie Stimmen zu hören. Diese Prozesse verstärkten sich, wenn es um Themen ging, mit denen sie sich schwertat, und auch das innere Ringen schien sich dann zu steigern.

Alkohol, Drogen und Medikamente. Die Patientin war nicht alkoholabhängig und hatte noch nie Drogen genommen. Sie sagte, manchmal trinke sie auf einer Party ein Glas Wein, fügte aber hinzu: *Eigentlich versuche ich Partys zu meiden, so gut es geht. Ich bin lieber für mich.* Seit sie nicht mehr arbeitete, fiel es ihr schwer, den Tag zu strukturieren. *Bis dahin war ich auch nach der Arbeit aktiv, beschäftigte mich mit meinen Hobbys und trieb Sport. Mittlerweile hat sich der Tag-Nacht-Rhythmus bei mir im Prinzip umgedreht.* Die Patientin war nie medikamentenabhängig gewesen. Sie nahm in niedriger Dosierung ein antipsychotisches Medikament ein, das die Stimmen in ihrem Kopf, so sagte sie, nicht zum Schweigen bringe, aber ein wenig beruhigend wirke.

(Möglicherweise) traumabezogene Symptome

Probleme mit dem Essen. Die Patientin gab an, sie habe von klein auf Probleme mit dem Essen gehabt. Sie habe Magersuchtepisoden durchgemacht, und ihr niedrigstes Gewicht habe bei 42 Kilo gelegen. Sie berichtete auch von regelmäßig wiederkehrenden Essattacken mit Erbrechen. Ihr Gewicht schwanke zeitweise sehr stark (um bis zu 30 Kilo). In letzter Zeit sei es recht stabil geblieben. Sie gab viele mit Essproblemen zusammenhängende dissoziative Symptome an, etwa dass sie sich an Essanfälle und anschließendes Erbrechen oft nicht erinnern könne. Sie sagte: *Ich kann nie wirklich sagen, ob ich Hunger habe oder nicht, aber manchmal fühlt es sich an, als sei da ein Loch in meinem Bauch, und ich muss einfach immer weiteressen. Manchmal stelle ich fest, dass in der Nacht viel Essen vertilgt wurde. Das bekomme ich dann am nächsten Tag mit.*

Die Patientin berichtete auch von Stimmen, die sie vom Essen abzuhalten versuchten. Als Jugendliche habe sie exzessiv Sport getrieben und Abführmittel genommen. In letzter Zeit werde sie von Essanfällen heimgesucht, an die sie sich hinterher oft nicht erinnern könne. Sie bemühe sich zwar, den Überblick über ihre Einkäufe zu behalten, könne sich aber die Nahrungsmittel und leeren Verpackungen, die sie in ihrer Küche vorfinde, oft nicht erklären. Dies löse Verzweiflung und Scham in ihr aus. *Als ich noch arbeitete, hatte ich mich viel besser im Griff.*

Einschätzung der Essprobleme. Die Patientin berichtete von massiven Problemen mit dem Essen. Ohne danach gefragt worden zu sein, erwähnte sie dissoziative Symptome, die auf eine Aufspaltung der Persönlichkeit hinwiesen (Hören von Stimmen, die sie am Essen zu hindern versuchten, und Amnesie in Bezug auf Lebensmitteleinkäufe und Essanfälle).

Schlafstörungen. Die Patientin berichtete von vielen Problemen mit dem Schlafen, wie sie oft bei einer komplexen PTBS oder einer dissoziativen Störung auftreten. Ihr Schlaf war sehr unruhig, und sie schreckte sehr häufig aus Albträumen auf. Manchmal sah sie dann Ereignisse aus der Vergangenheit vor sich und wusste nicht genau, wo sie war. Bei diesem Wiedererleben der Vergangenheit fühlte sie sich anders (jünger) und erkannte oft das Schlafzimmer nicht wieder; sie durchlebte die schreckenerregenden Situationen von Neuem, als geschähen sie im Hier und Jetzt. Manchmal wusste sie im Aufwachen nicht, welches Jahr gerade war, oder hatte das Gefühl, sie befinde sich nicht in ihrem eigenen Körper. Sie kam sich dann jünger vor. *Ich bin dann sechs oder dreizehn oder vierzehn,* sagte sie. Neben Essanfällen, die sie zuvor schon erwähnt hatte, gab es noch andere Dinge, die sie nachts tat und an die sie sich hinterher nicht erinnern konnte. Manchmal kam sie morgens ins Wohnzimmer und stellte fest, dass der Fernseher auf einen Kanal eingestellt war, den sie selbst normalerweise nie einschalten würde. Sie fand das wirklich unheimlich, denn manchmal handelte es sich auch um Sendungen für Kinder. Es war auch schon passiert, dass sie nachts irgendwo in der Stadt zu sich kam und sich sicher war, dass sie zuvor ins Bett gegangen war. Das machte ihr große Angst. Vor Kurzem hatte sie den Versuch unternommen, ihre Wohnungstür mit mehreren Schlössern abzusperren und die Schlüssel zu verstecken.

Einschätzung der Schlafprobleme. Es lagen schwerwiegende Schlafstörungen mit vielen PTBS-typischen Symptomen vor. Die Beispiele, die die Patientin nannte, wiesen erneut auf mögliche Aktivitäten dissoziierter Persönlichkeitsanteile hin (sie dachte beispielsweise, sie hätte nachts geschlafen, hatte aber offenbar verschiedene Fernsehsendungen angeschaut, oder war nachts in der Stadt zu sich gekommen, ohne zu wissen, wie sie dort hingeraten war [Fugue]).

Stimmung und Emotionsregulation. Die Patientin gab an, ihre Stimmung schwanke fortwährend: Sie könne sich nicht auf sich selbst verlassen, weil sie nie wisse, wann ihre Stimmung umschlagen werde. Eigentlich wolle sie sehr gern wieder ehrenamtliche Arbeit leisten, scheue aber davor zurück, weil sie vielleicht nicht durchhalten könne oder sich plötzlich nicht mehr dort blicken lassen würde. Das sei schon mehrere Male so gelaufen. *Ich bin dann überhaupt nicht niedergeschlagen, ich komme recht leicht aus dem Bett und habe wirklich Lust, zu arbeiten. Und dann geschieht da plötzlich etwas – ich kann das eigentlich nicht erklären –, manchmal sind plötzlich mehrere Stunden verstrichen. Ich weiß dann nicht, was ich in der Zeit getan habe, aber ich kann sehen, dass jemand von der Arbeit angerufen und gefragt hat, warum ich nicht gekommen bin. Das ist mir furchtbar peinlich! Wenn es nur einmal passiert, ist es ziemlich leicht, eine Ausrede zu finden, aber wenn es öfter vorkommt, geht das ja irgendwann nicht mehr. Ich schäme mich dann zu sehr, um noch mal hinzugehen.*

Es gab auch starke Schwankungen in ihren Fähigkeiten: *Manchmal weiß ich kaum noch, wie man den Computer bedient – das ist zum Lachen, weil ich ihn ja jeden Tag benutze. Ich glaube aber, dass das nichts mit meiner Stimmung zu tun hat, es kommt einfach aus heiterem Himmel.*

Sie regte sich schnell über etwas auf und hatte dann Mühe, sich wieder zu beruhigen. Sie hatte keine Kontrolle über ihre Emotionen. Manchmal fühlte sie gar nichts (auch in Situationen, die Menschen in der Regel stark berühren, etwa bei der Bestattung einer geschätzten betagten Freundin). Unter Stress hingegen oder in Situationen, die durchaus Anlass zu Panik gaben, war sie zu einem sehr zielgerichteten Vorgehen in der Lage. So war das auch in ihrer Zeit als Krankenschwester gewesen. *Das ist wirklich seltsam, denn hinterher habe ich mich nicht mehr daran erinnert. Die Kolleginnen sagten mir, dass ich sehr gut mit der Situation umgegangen und ganz ruhig geblieben war. Ich hatte dann keine Wahl, als das Spiel einfach mitzuspielen. Schließlich konnte ich ihnen nicht sagen, dass ich mich an nichts erinnern konnte, das ging ja nicht!*

Die Patientin war oft niedergeschlagen und hatte mehrere Suizidversuche unternommen, an die sie hinterher meistens keinerlei Erinnerung hatte. Einmal war sie in der Notaufnahme zu sich gekommen: *Anscheinend hatte ich selbst dort angerufen und ihnen gesagt, ich hätte eine Überdosis Tabletten genommen.* Sie sagte, das mache ihr große Angst, und fügte hinzu, sie wolle ganz sicher nicht sterben. Diese Suizidversuche seien „völlig unerwartet" geschehen.

Einschätzung von Stimmung und Emotionsregulation. Die Patientin berichtete von stark ausgeprägten Stimmungswechseln und von Suizidversuchen. Außerdem schwankte ihre Fähigkeit, im Alltag bestimmte Aufgaben zu erfüllen, in einer Art und Weise, wie das oft von Patienten mit DIS beschrieben wird. Sie hatte das Gefühl, dass dies nicht mit ihren Stimmungswechseln zu erklären war. Auch hatte sie große Schwierigkeiten, ihre Gefühlsregungen zu regulieren oder sich zu beruhigen.

Schließlich wurde auch deutlich, dass es bei ihr viele amnestische Episoden gab, sowohl was die Suizidversuche anging als auch im Alltag, so etwa bei ihrer früheren Tätigkeit als Krankenschwester, aber auch in jüngerer Zeit.

Angst und Panik. Die Patientin hatte oft Angst, nicht nur wenn sie unterwegs war, sondern auch zu Hause. *Das Schlimmste daran ist, dass ich keine Ahnung habe, worum es dabei geht. Es passiert ganz plötzlich. Ich fühle mich wie ein kleines Kind und will mich in einem Schrank verstecken. Ich weiß, das habe ich gemacht, als ich klein war.* Auf die Frage der Klinikerin, ob sie sich manchmal immer noch in einem Schrank verstecke, antwortete sie: *Ich habe keinen Schrank, der so groß ist, dass ich mich darin verstecken könnte, aber ich bin schon unterm Bett zu mir gekommen und war wie gelähmt, ohne die geringste Ahnung, wie ich da hingekommen war.* Einige der Ängste konnte sie mit einem sexuellen Trauma in Verbindung bringen, das sie mit 15 erlitten hatte, doch meistens war ihr völlig unklar, was die Quelle der Angst sein könnte.

Es lagen auch Vermeidungssymptome vor. Sie mied alle Situationen, in denen sie von vielen Menschen umgeben sein könnte. Einkäufe erledigte sie sehr früh am Morgen, und soweit es ihr möglich war, vermied sie es, überhaupt in Geschäfte zu gehen. Kleidung kaufte sie online. Ankleidekabinen machten ihr Angst. Ihre Isolation hatte sich mit der Zeit immer weiter verstärkt. Sie berichtete von Episoden, in denen sie schreckenerregende Ereignisse von Neuem durchlebte und dabei grauenvolle innere Bilder sah, von denen manche schwer auf Erlebtes zurückzuführen waren, was sie nur noch beängstigender machte.

Schließlich beschrieb die Patientin Zustände von Hyperarousal, die sich in Nervosität, einer starken Schreckreaktion und extremer Wachsamkeit zeigten.

Einschätzung von Angst und Panik. Die Patientin berichtete eine Reihe von Angstsymptomen, wie sie für eine massive PTBS typisch sind. Auch hier schilderte sie Symptome, die auf eine Aufspaltung der Persönlichkeit hinwiesen: Sie lag vor Schreck wie gelähmt unter dem Bett und konnte sich nicht erinnern, wie sie dorthin gekommen war. Sie beschrieb auch mögliche Intrusionen eines Kindanteils (sich wie ein kleines Kind im Schrank verstecken zu wollen).

Selbstverletzende Handlungen. Die Patientin gab an, dass sie sich häufig die Haut ritzte und außerdem oft im Nachhinein feststellte, dass sie sich Brandwunden zugefügt hatte. Für dieses Verhalten bestand also manchmal Amnesie. Oft war ihr bewusst, dass sie sich ritzte, und sie hatte das Gefühl, sie würde sich von außerhalb ihres Körpers selbst dabei zusehen. In solchen Situationen war sie dann außerstande, mit dem Ritzen aufzuhören. Sie hörte auch Stimmen, die ihr sagten, sie solle sich ritzen. Wenn sie sich Verbrennungen zufügte, konnte sie sich hinterher nie daran erinnern. Sie fügte hinzu: *Ich bin froh, dass ich als Krankenschwester die Wunden meist ganz gut selbst versorgen kann, damit niemand etwas mitbekommt. Es ist aber vorgekommen, dass mir nichts übrig blieb, als in die Notaufnahme zu gehen und die Schnitte nähen zu lassen.*

Einschätzung der selbstschädigenden Handlungen. Auch aus den Antworten auf Fragen zu selbstverletzenden Handlungen ließ sich ableiten, dass eine Aufspaltung der Persönlichkeit vorlag. Die Patientin hörte Stimmen, die ihr befahlen, sich zu ritzen; sie hatte das Gefühl, sich selbst von außerhalb zu beobachten, und wenn sie sich Verbrennungen zufügte, konnte sie sich hinterher nicht daran erinnern. Dies wies darauf hin, dass es mehr als einen selbstschädigenden Persönlichkeitsanteil gab, von denen möglicherweise einer das Ritzen und ein anderer das Verbrennen ausführte.

Selbstbild und Identitätserleben. Als die Patientin über ihr Selbstbild sprach, fühlte sie sich zunehmend unwohl. Dies wurde durch das auffällige und anhaltende Zucken im Gesicht deutlich. Manchmal schüttelte sie den Kopf und ging mit einem Mal aus dem Kontakt. Sie hatte ein negatives Selbstbild und erlebte sich tagtäglich als wertlos.

Sie gab an, sehr unsicher hinsichtlich ihrer Vorlieben zu sein, weil sie sich ganz grundlegend ändern konnten. Sie wusste nicht, wer sie war oder wie sie am besten sein sollte. Sie hörte ständig Stimmen, die anscheinend über jedes Thema miteinander stritten. *Waren Sie schon einmal in so einem Elektroladen, wo sämtliche Fernseher gleichzeitig laufen? So ähnlich ist das für mich. Die sind alle auf unterschiedlichen Kanälen, und alle reden durcheinander. Das macht mich wahnsinnig.* Sie sprach von einem unaufhörlichen chaotischen Kampf in ihrem Kopf, der ihr während des Interviews auch deutlich anzumerken war. Sie hörte, wie Stimmen viele unterschiedliche Ansichten vertraten, die sich für sie nicht so anfühlten, als seien es ihre eigenen. Manchmal hörte sie sich Meinungen äußern, mit denen sie überhaupt nicht einverstanden war, so, als würde sie einer Fremden zuhören. Aus Angst, sie könne andere enttäuschen, neigte sie dazu, sich nach ihren Wünschen zu richten.

Sie berichtete von Scham und Schuldgefühlen. Manchmal konnte sie steuernd auf das eigene Verhalten einwirken, doch oft war sie dazu überhaupt nicht imstande. Über manche Abläufe und Geschehnisse hatte sie keinerlei Kontrolle, etwa wenn sie sich bei der ehrenamtlichen Arbeit nicht blicken ließ oder wenn sie sich selbst Dinge sagen hörte, die gar nicht ihrer Meinung entsprachen.

Einschätzung von Selbstbild und Identitätserleben. Die Antworten auf die Fragen dieses Interviewabschnitts wiesen erneut auf eine Aufspaltung der Persönlichkeit hin. Die Patientin sprach insbesondere davon, nicht sicher zu sein, wer sie eigentlich sei, weil sie Stimmen höre und weil immer wieder Dinge geschähen, auf die sie keinen Einfluss nehmen oder an die sie sich nicht erinnern könne.

Zwischenmenschliche Beziehungen. Die Patientin berichtete von einem kleinen Netzwerk stabiler freundschaftlicher Beziehungen. Sie gab allerdings zu erkennen, dass ihre Sozialkontakte für sie mit inneren Konflikten verknüpft waren. Außerdem unterlagen die Meinungen, die sie über die betreffenden Personen hatte, starken Schwankungen. Es gab verschiedene Stimmen in ihrem Kopf, die nicht miteinander vereinbare Dinge über ihre Freundinnen und Freunde sagten.

Sie erlebte es als sehr schwierig, wenn sie gleichzeitig mit mehreren Menschen zusammenkam, die sie aus unterschiedlichen Situationen oder „Welten“ kannte (z. B. frühere Kolleginnen aus der Pflege und Leute, die sie in Hundeschulkursen kennengelernt hatte). Deshalb lud sie nie Menschen zu sich nach Hause ein, z. B. zu einer Party, weil sie nicht wusste, wie sie mit der Situation dann umgehen sollte. *Es ist, als ob ich, je nachdem, wer gerade mein Gegenüber ist, ein anderer Mensch bin. Ich fühle mich dann sehr unwohl. Manchmal weiß ich hinterher nicht mehr, was geschehen ist – ich komme dann Stunden später zu mir, und alle sind gegangen. Solche Situationen versuche ich mittlerweile zu vermeiden.*

Es fiel ihr schwer, Vertrauen zu anderen zu fassen. Sie sagte, für sie sei es in Ordnung, nur einen kleinen Freundes- und Bekanntenkreis zu haben.

Einschätzung der zwischenmenschlichen Beziehungen. Einiges wies auf eine Aufspaltung der Persönlichkeit und auf mehrere für das Funktionieren im Alltag zuständige Anteile hin, unter anderem auf einen, der in der Pflege arbeitete, und auf einen, der mit dem Hund zu Kursen ging. Die Patientin berichtete von fortwährenden inneren Konflikten in Bezug auf ihre Sozialkontakte (und von sich einmischenden inneren Stimmen), was für eine DIS sprach.

Sexualität. Die Patientin gab an, sie gehe sexuellen Begegnungen so weit wie möglich aus dem Weg. Sie war einmal in einer Paarbeziehung gewesen, aber es war ihr unangenehm, berührt zu werden, selbst wenn ihr Freund sie nur in den Arm nehmen wollte. Beim Sex mit ihrem Partner hatte sie sich ausgesprochen schlecht gefühlt. Entweder hatte sie sich so erlebt, als sei sie außerhalb ihres Körpers, oder sie hatte gar nichts gespürt. Oft hatte sie dabei auch grausige Bilder vor sich gesehen, die sie manchmal zuordnen konnte und manchmal nicht.

Sie schilderte auch recht zwanghafte Gedanken an Sex, die sie eigentlich ganz und gar nicht haben wollte. Sie hörte dann Stimmen, die darauf drängten, dass sie Sex mit jemand haben oder über Sex reden sollte. In der Vergangenheit hatte sie sich auf sexuelle Beziehungen eingelassen, ohne den Wunsch danach zu haben. Manchmal war sie im Bett neben jemandem zu sich gekommen, den sie nicht kannte, ohne sich erinnern zu können, was zuvor geschehen war. Als Jugendliche war sie sich über ihre sexuelle Identität im Unklaren gewesen, doch das war nun anders.

Einschätzung des Aspekts Sexualität. Auch bei diesem Thema berichtete die Patientin von vielen dissoziativen Symptomen, die auf eine Aufspaltung der Persönlichkeit hinwiesen: Sie hörte die Stimmen verschiedener Persönlichkeitsanteile und hatte bei sexuellen Begegnungen das Empfinden, außerhalb ihres Körpers zu sein. Wenn sie sich auf einen sexuellen Kontakt einließ, setzte vorher eine Amnesie ein.

Weil die Patientin an einer klinischen Studie teilnahm, musste ich diese Fragen stellen bzw. kurz anreißen. In einer klinischen Situation können sie übersprungen werden, wenn im Verlauf des Interviews schon deutlich geworden ist, dass die Patientin oft dissoziiert, und wenn es bereits viele Anhaltspunkte für eine Aufspaltung der Persönlichkeit im Sinne einer DIS oder OSDD gibt. Vor allem wenn ein Patient in der Kindheit sexuell traumatisiert wurde, können die Fragen zur Sexualität Erinnerungen triggern und sehr verstörend wirken.

Einschätzung von (möglicherweise) traumabedingten Symptomen

Bis zu diesem Punkt hatte das Interview bereits mehr als anderthalb Stunden gedauert. Nach einer kurzen Pause setzten wir es fort. Aus den Antworten auf die Fragen zu (möglicherweise) traumabedingten Symptomen hatten sich bereits viele Hinweise auf eine dissoziative Organisation der Persönlichkeit und insbesondere auf eine DIS ergeben. Im Zusammenhang mit so gut wie jedem traumabezogenen Symptom berichtete die Patientin von Stimmenhören und von Amnesie, die offenbar oft auch das Funktionieren im Alltag betraf.

Sie hatte bereits viele Beispiele für Depersonalisation und Derealisation geschildert, an die ich im Folgenden anknüpfen konnte.

Veränderungen des Bewusstseins

Depersonalisation. Die Patientin hatte oft das Gefühl, von sich selbst abgeschnitten zu sein (Depersonalisation). Manchmal hörte sie sich selbst dabei zu, wie Worte aus ihrem Mund kamen, die nicht die ihren zu sein schienen. *Tagsüber fühle ich mich* *manchmal wie eine Art Aufblaspuppe, aus der nachts dann die Luft entweicht.* Auch während ihrer Alltagsaktivitäten setzte bisweilen Depersonalisation ein, etwa wenn sie mit öffentlichen Verkehrsmitteln unterwegs war. Sie agierte dann völlig mechanisch, während sie sich selbst aus der Entfernung zusah: *Ich kann mich selbst von oben sehen, wie ich im Zug sitze.*

Derealisation. Oft fühlte sich die Umgebung fremd für sie an (Derealisation). Sie hatte dann Schwierigkeiten, das eigene Haus oder die Straße, in der sie wohnte, wiederzuerkennen. Sie sagte auch, zwischen der Welt und ihr sei eine Wand, so, als befände sie sich unter einer Glasglocke.

Absorptionserleben. Die Patientin vermochte keine Symptome von Absorptionserleben bei sich zu erkennen und fand die betreffenden Fragen ein wenig verwirrend. Sie gebe sich immer große Mühe, wach und aufmerksam zu sein. Es fühle sich wie ein innerer Zwang an, fokussiert zu bleiben und ganz im Hier und Jetzt zu sein. Sie könne sich aber durchaus in ein Buch oder einen Film vertiefen, allerdings nur, wenn sie sich wirklich sicher und geborgen fühle.

Einschätzung von Veränderungen des Bewusstseins

Die Patientin berichtete von chronischen Depersonalisations- und Derealisationssymptomen, die tagtäglich und oft in Kombination miteinander auftraten. Sie waren offenbar stark ausgeprägt, und einige ließen auf eine Aufspaltung der Persönlichkeit schließen.

Als sie zum Thema Absorptionserleben befragt wurde, sprach sie von einem inneren Zwang, wach und aufmerksam zu bleiben. Dies deutet auf die Intrusion eines wachsamen dissoziierten Persönlichkeitsanteils hin.

Somatoforme dissoziative Symptome

Die Patientin beschrieb einen hohen Grad an somatoformer Dissoziation, die sich insbesondere darin zeigte, dass sie den eigenen Körper nicht spürte oder ihn mal als größer, mal als kleiner empfand. Einmal war sie, obwohl sie sich den Fuß gebrochen hatte, noch eine Woche lang weiter herumgelaufen. Sie spürte keine Schmerzen, doch als der Fuß stark anschwoll, drängte eine Freundin sie, zum Arzt zu gehen.

Sie schilderte auch Zustände, in denen sie „starr und steif" war und sich „wie gelähmt" fühlte, etwa wenn sie unter dem Bett liegend zu sich kam. Solche Lähmungsempfindungen konnten sich aber auch einstellen, wenn sie im Bett lag oder wenn sie tagsüber im Gespräch mit jemandem war. Sie berichtete außerdem, dass sie manchmal von Muskelzuckungen geplagt wurde oder am ganzen Körper zitterte.

Nach einem epilepsieähnlichen Anfall, an den sie keine Erinnerung hatte, war eine neurologische Untersuchung vorgenommen worden, die keine Hinweise auf eine Epilepsie ergab.

Sie hatte ein paar Mal ihre Stimme verloren, jeweils für mehrere Stunden. Kurze Momente, in denen sie erstarrte oder zu zittern anfing, erlebte sie fast jeden Tag.

Einschätzung der somatoformen Dissoziationssymptome

Die Patientin berichtete von täglich auftretenden vielfältigen somatoformen Symptomen. Diese waren Anzeichen für Intrusionen dissoziierter Anteile, die höchstwahrscheinlich in der Traumazeit feststeckten.

Psychoforme Dissoziationssymptome

Amnesie. Bei der Patientin traten täglich insgesamt mehrere Stunden umfassende Erinnerungslücken auf. Sie stieß immer wieder auf Hinweise, dass sie etwas getan hatte, an das sie sich nicht erinnern konnte. Beispielsweise fand sie sich an Orten wieder, ohne zu wissen, wie sie dort hingekommen war. Sie versuche, so wenig wie möglich darüber nachzudenken.

An ihre Vergangenheit konnte sie sich nur bruchstückhaft erinnern. Es gab viele Zeiträume, auch solche, die ihr „ganz normales" Alltagsleben betrafen, die aus ihrem Gedächtnis getilgt waren. Die Gedächtnisprobleme schienen schon in jungen Jahren eingesetzt zu haben. Aktuell erstreckten sie sich auch auf alltägliche Aktivitäten wie Arbeiten im Haushalt oder Einkäufe. Beispielsweise machte sie Pläne für einen Einkauf im Supermarkt, nur um dann festzustellen, dass sie ihn bereits erledigt hatte. Manchmal konnte sie nicht sagen, ob sie mit dem Hund schon rausgegangen war oder nicht. Während ihrer Zeit als Krankenschwester konnte sie sich an einzelne Schichten hinterher oft nur zum Teil erinnern, vor allem wenn sehr viel zu tun gewesen war. Manchmal musste sie nachsehen, ob sie sich für die Übergabe bereits Notizen gemacht hatte oder nicht. Sie finde es erstaunlich, sagte sie, dass niemand je etwas gemerkt habe. Mit der Zeit hatte sich bei ihr ein Burnout entwickelt, und sie war aus dem Arbeitsleben ausgeschieden.

Im Umgang mit Freundinnen und Freunden kam es oft vor, dass sie sich an den Inhalt des letzten Gesprächs nicht erinnern konnte. Beim nächsten Treffen wusste sie dann nicht mehr, um welche Themen es beim letzten Mal gegangen war. Dies war ihr sehr peinlich. Sie merkte an, sie habe gelernt, mit solchen Situationen umzugehen, und habe viele Tricks auf Lager, um herauszubekommen, worum sich das letzte Gespräch gedreht hatte.

Schneider'sche Symptome/Intrusionen. Die Patientin hörte in ihrem Kopf viele verschiedene Stimmen, darunter Kinderstimmen und Männerstimmen. Sie verlangten von ihr, sie solle bestimmte Dinge tun, sprachen aber auch miteinander (so, als würden sie über sie tratschen). Die Stimmen waren namenlos, und sie nahm sie nicht als von außerhalb kommend wahr; sie waren alle in ihrem Kopf. Antipsychotische Medikamente hatten keinen Effekt auf die Stimmen gehabt. Sie schienen einander zu kennen, und manchmal brach heftiger Streit zwischen ihnen aus. Zuweilen vertrat die Patientin zu ein und demselben Thema viele verschiedene Ansichten, und sie äußerte unvermittelt Gedanken, die keinen Bezug zur jeweiligen Situation hatten. Sie berichtete auch von plötzlich aufkommenden Gefühlsregungen, die nicht die ihren zu sein schienen und die sie nicht verstand oder einordnen konnte.

Symptome, die möglicherweise auf eine Aufspaltung der Persönlichkeit hinweisen. Während des gesamten Interviews schilderte die Patientin immer wieder Beispiele für Symptome, die auf eine Aufspaltung der Persönlichkeit hinwiesen: massive amnestische Lücken, die auch das Funktionieren im Alltag betrafen; Veränderungen der Wahrnehmung des eigenen Körpers (den sie als groß oder klein erlebte); Depersonalisationssymptome, die darin bestanden, dass sie sich außerhalb ihres Körpers zu befinden schien und sich bei dem zuschaute, was sie tat; wechselnde Ansichten und Meinungen und ein starken Schwankungen unterworfenes Selbstbild, das nicht polarisiert war (wie beispielsweise zwischen einer „schwarzen" und einer konträren „weißen" Perspektive), sondern mit den jeweils eigenen Sichtweisen verschiedener dissoziierter Anteile übereinstimmte.

Der Patientin war nicht bewusst, dass in ihr dissoziierte Anteile existierten, und sie gab zu verstehen, dass es sie überfordere, darüber nachzudenken. Sie mied das Thema, weil es bei ihr, auch im Verlauf des Interviews, große Angst und starken Widerstand auslöste.

Einschätzung der psychoformen dissoziativen Symptome

Bei der Patientin war ein Cluster aus dissoziativen Symptomen zu erkennen, zu denen Amnesie und Schneider'sche Symptome zählten und die auf eine für eine DIS typische Aufspaltung der Persönlichkeit hinwiesen.

Diagnostische Überlegungen

Die von der Patientin angegebenen Symptome ließen auf eine DIS schließen. Sie schilderte ein Cluster aus somatoformen und psychoformen dissoziativen Symptomen, die eine Aufspaltung der Persönlichkeit erkennen ließen und darauf hinwiesen, dass bei ihr mehrere Persönlichkeitsanteile für die Bewältigung des Alltags zuständig waren.

Die Patientin scheute davor zurück, über ihre Symptome zu reflektieren. Zur Beantwortung der Fragen im letzten Teil des TADS-I (zum Vorhandensein voneinander verschiedener dissoziierter Anteile) war sie nicht in der Lage; ihre Anspannung stieg massiv an, was auch an nonverbalen Signalen abzulesen war. Sie gab zu verstehen, dass sie außerstande sei, über das Thema nachzudenken. Ich beschloss, sie nicht weiter unter Druck zu setzen und sie nicht nach Beispielen zu fragen, die für die Existenz eines dissoziativen Anteils gesprochen hätten.

Wie in Kapitel 1 dargelegt, ordneten wir in unserer Studie mit dem SCID-D eine bestimmte Gruppe von Patienten der diagnostischen Gruppe DDNOS (Nicht näher bezeichnete dissoziative Störung) vom Typ 1 zu und sprachen von einem „anfänglichen Erscheinungsbild einer DIS" (Boon & Draijer, 1993a). Ein solches Erscheinungsbild bot die in dem obigen Fallbericht vorgestellte Patientin. Im Zuge meiner Forschungsarbeit mit dem TADS-I habe ich mehrere solcher Patienten untersucht. Weil sich bei einer DIS im Zuge einer ersten diagnostischen Prüfung häufig ein Bild wie das oben geschilderte ergibt, schlugen Spiegel und seine Kolleginnen und Kollegen vor, die DSM-5-Kriterien für eine DIS auszuweiten, um zu verhindern, dass Patienten, bei denen eigentlich eine DIS vorliegt, der Kategorie OSDD-1 zugewiesen werden (Spiegel et al., 2011; Spiegel et al., 2013). Mittlerweile kann die Diagnose einer DIS auch gestellt werden, wenn Patienten von sich aus über dissoziierte Anteile berichten oder wenn aus zusätzlichen Daten hervorgeht, dass (bedeutsame) andere Personen dissoziierte Anteile bei ihnen beobachtet haben.

Bei Frau B., die bemüht war, ihre Symptome um jeden Preis vor der Außenwelt zu verbergen, und es sich keinesfalls gestatten konnte, die mögliche Existenz dissoziierter Anteile auch nur in Erwägung zu ziehen, stehen wir indes vor einem Problem. Die formale Diagnose einer DIS lässt sich bei ihr nicht stellen. Andererseits wäre bei ihr auch die Diagnose einer OSDD-1 nicht wirklich angemessen, weil sie von vielen amnestischen Symptomen berichtete, die nicht zu den Kriterien einer OSDD-1 gehören. Auch die Kriterien einer partiellen DIS gemäß ICD-11 greifen hier nicht. Diese schließen zwar gelegentlich auftretende Amnesien ein (z. B. nach selbstverletzenden Handlungen), doch berichtete die Patientin von weitaus mehr amnestischen Symptomen, die unter anderem ganz alltägliche Abläufe betrafen. Bei meinen auf dem TADS-I basierenden Berichten zu ähnlichen Fällen entschied ich mich dennoch dafür, die Diagnose einer DIS zu stellen, und beschrieb im Detail die dissoziativen Symptome und nonverbalen Phänomene, die für diese Zuordnung sprachen.

Wann wäre es bei einer Patientin wie Frau B. gemäß dem DSM-5 angemessen, die Diagnose einer DIS zu stellen? Ausgehend von den derzeitigen DSM-5-Kriterien ist diese Diagnose angebracht, wenn ein Patient in der Lage ist, Angaben zu dissoziierten Anteilen zu machen, aus denen hervorgeht, dass diese Anteile jeweils über ein eigenes autobiografisches Gedächtnis, ihre eigene Perspektive der ersten Person sowie über ihre eigenen Verhaltensweisen, Affekte, Kognitionen und sensomotorischen Funktionsabläufe verfügen (siehe auch die Angaben im DSM-5; APA, 2013, S. 292, 2022, S. 330; Dt. Ausg. hrsg. von Peter Falkai und Hans-Ulrich Wittchen, 2015). Eine DIS kann auch dann diagnostiziert werden, wenn die Lebenspartnerin oder eine andere Person, die mit dem Patienten vertraut ist, zusätzliche Hinweise zur Existenz dissoziierter Anteile geben kann. Wäre Frau B. in der Lage gewesen, die Fragen im letzten Teil des TADS-I zu unterschiedlichen Anteilen der Persönlichkeit zu beantworten, hätte sich etwa ein Dialog wie der folgende entspinnen können:

Klinikerin: Hatten Sie je das Gefühl, dass in Ihnen verschiedene Anteile Ihrer selbst existieren?

Patientin: Ja, das ist ein eher schwieriges Thema, aber ich weiß, dass manchmal nicht ich da bin, sondern jemand anders.

K: Können Sie mir ein wenig mehr dazu sagen?

P: Na ja, das wurde mir eigentlich schon klar, als ich noch in der Schule war. Manchmal bekam ich wirklich Panik, weil ich nicht mehr wusste, ob ich nun in der Schule gewesen war oder nicht, und mich an nichts erinnern konnte. Ich hörte dann die Stimme eines Mädchens in meinem Kopf, das mir sagte, dass sie in der Schule gewesen war.

K: Heißt dieses Mädchen anders als Sie?

P: Mmh ... ja, sie nennt sich Patricia. Sie war auch da, als ich die Pflegeausbildung machte, vor allem wenn ich viel lernen musste. Oft habe ich Schwierigkeiten, mich zu konzentrieren, und plötzlich ist alles weg. Mir ist nach und nach klar geworden: Wenn das passiert, ist sie da.

K: Wissen Sie, ob es noch andere Anteile in Ihnen gibt?

P: Na ja, ich fühle mich mies, wenn ich Ihnen das erzähle, aber meinen Hund habe ich nicht selbst gekauft – er war einfach plötzlich da. Ich weiß wirklich nicht, wie es dazu kam. Es muss ein anderer Teil von mir gemacht haben, der Zugriff auf mein Geld hat, denn ich bin auf eine Überweisung an einen Züchter gestoßen.

K: Wissen Sie sonst noch etwas über diesen Anteil?

P: Nein. Ich war schwer geschockt und stinkwütend, denn es ging um ziemlich viel Geld. Jetzt bin ich aber sogar froh darüber. Ich wollte immer einen Hund haben, scheute aber davor zurück, einen zu kaufen, weil ich dachte, ich wäre nie fähig, mich gut um ihn zu kümmern.

K: Ich vermute, dass das ein Anteil war, der auch älter ist?

P: Also dieser Anteil muss ja in der Lage gewesen sein, auf mein Geld zuzugreifen und Reisen zu unternehmen, denn der Züchter war in einem ganz anderen Teil des Landes.

K: Sie haben mir auch erzählt, dass Sie sich manchmal ganz klein fühlen. Denken Sie, dass es auch Anteile geben könnte, die noch jünger sind?

P: Ich weiß, da sind zwei kleine Mädchen. Die eine ist sehr verängstigt, und die andere wirkt fröhlicher. Manchmal kann ich mich von einem Schaufenster, in dem Spielzeug ausgestellt ist, nicht losreißen. Das ist wirklich beschämend. Da komme ich mir dann auch kleiner vor. Ich denke, dann sind diese Mädchen da.

K: Diese Mädchen sind also jünger als Sie selbst. Heißen sie auch anders als Sie?

P: Ja, aber die Namen werde ich Ihnen nicht sagen, denn ich will wirklich nichts mit denen zu tun haben. Ich finde das lächerlich und kindisch. Ich ignoriere sie einfach.

K: Denken Sie, dass diese Anteile andere Erinnerungen haben als Sie?

P: Von meiner Schulzeit weiß ich nur sehr wenig. Manchmal höre ich so Sachen in meinem Kopf. Es kommt vor, dass ich zufällig eine alte Freundin treffe, und sie fängt dann an, über Dinge zu reden, an die ich mich überhaupt nicht erinnern kann. Manchmal bin ich dann plötzlich nicht mehr da. Wenn ich später zu mir komme, bin ich zu Hause und weiß nicht, wie ich hingekommen bin oder was geschehen ist. Manchmal denke ich dann, das passiert, wenn *sie* da ist.

K: Sie meinen Patricia?

P: Ja, die.

K: Trauen Sie sich, wenn das passiert, sie zu fragen, ob sie da war?

P: Nein, ich rede nicht mit denen. Ich finde das wirklich unheimlich. Es ist schlimm genug, dass sie Dinge zu mir sagen!

K: Und wie ist das bei den kleinen Mädchen? Haben die andere Erinnerungen als Sie?

P: Ich traue mich wirklich nicht, darüber nachzudenken. Da sind Lücken in der Vergangenheit, aber haben wir die nicht alle?

K: Sie hatten mir gesagt, dass Sie manchmal auch Männerstimmen hören. Denken Sie, dass es da Anteile gibt, die ein anderes Geschlecht als Sie selbst haben?

P: Ich versuche wegzuhören, wenn diese Männerstimmen sich melden. Sie erschrecken mich zu Tode. Alle sagen sie grässliche Sachen und verlangen, dass ich Dinge tun soll, die ich nicht tun will. Das können keine Anteile von mir sein. Das ist wirklich ganz anders als bei den kleinen Mädchen und bei Patricia. Wissen Sie jetzt genug? Ich merke, dass es in meinem Kopf von Minute zu Minute enger wird. Ich will jetzt wirklich aufhören.

Die Patientin beschrieb mehrere dissoziierte Persönlichkeitsanteile, deren Erinnerungen sich von ihren eigenen unterschieden. Es gab einen Anteil, der seit der Schulzeit präsent war. Er hatte wohl damals in Phasen, in denen die Patientin sich nicht konzentrieren konnte, die Regie übernommen, und ebenso später in der Pflegeausbildung, als sie sich theoretisches Wissen aneignen musste. Ein anderer Persönlichkeitsanteil hatte den Hund gekauft, wobei die Patientin selbst zwar einen Hund hatte haben wollen, sich aber nicht getraut hatte, sich einen zuzulegen. Sie erwähnte mehrere jüngere Kindanteile und außerdem männliche Anteile, die ihr Angst eingejagt und ihr selbstverletzende Handlungen befohlen hatten. In Verbindung mit all den anderen Hinweisen auf eine Aufspaltung der Persönlichkeit reichten ihre Schilderungen aus, um die formelle Diagnose einer DIS zu stellen.

6.3 Fallbericht 2: DIS-Patientin mit hohem psychischem Funktionsniveau, die zunächst das klinische Erscheinungsbild einer partiellen DIS bot

Vor allem bei DIS-Patienten mit hohem Funktionsniveau, die im Beruf stark beansprucht sind, lassen sich die dissoziativen Symptome oft nicht leicht entdecken. Es liegen auf Anhieb nicht genügend Informationen vor, die eine DIS-Diagnose rechtfertigen würden. Diese Patienten haben ihr Leben meist sehr gut unter Kontrolle – auf jeden Fall tagsüber, in der Nacht aber weniger. Sie neigen dazu, viele ihrer Symptome zu rationalisieren oder herunterzuspielen, wie das folgende Fallbeispiel zeigt.

Die 40-jährige Frau A. wurde von der Therapeutin überwiesen, bei der sie seit einem Jahr in Behandlung war und die bei ihr eine dissoziative Störung vermutete. Frau A. arbeitete Vollzeit in ihrer eigenen Firma für Naturkosmetik und beschäftigte mehrere Angestellte. Sie lebte seit vielen Jahren mit ihrem Mann zusammen. Das Paar hatte keine Kinder.

Wegen wiederholt auftretender depressiver Verstimmung und Problemen mit dem Essen hatte Frau A. an einer ambulanten Gruppentherapie teilgenommen. Es bereitete ihr beispielsweise große Schwierigkeiten, in der Öffentlichkeit zu essen. Eine EMDR-Behandlung hatte sie nach einigen Sitzungen abgebrochen, weil sie meinte, dass sie ihr nicht wirklich half. Die Sitzungen hatte sie zudem als verwirrend empfunden, und auch die Gruppensitzungen hatte sie offenbar als belastend erlebt. In einigen an die Gruppentherapie anschließenden Einzelsitzungen bei derselben Therapeutin erzählte sie zum ersten Mal jemandem davon, dass sie sich manchmal am Bein Schnittwunden zufügte, sich hinterher aber nicht daran erinnern konnte, dass sie es getan hatte. Sie berichtete auch, dass sie als Kind missbraucht worden war, von einem älteren Jungen, der in der Nähe wohnte, glaubte aber nicht, dass das irgendetwas mit ihren aktuellen Problemen zu tun hätte. *Ich hatte trotzdem eine gute Kindheit.*

Allgemeines

Erste Eindrücke. Die Patientin war freundlich und gab auf Fragen rasch Antwort. Sie nahm wenig Blickkontakt auf und hielt eine geschäftsmäßig wirkende Distanz.

Alkohol, Drogen und Medikamente. Sie sagte, sie trinke so gut wie nie Alkohol und habe nie Drogen genommen. Früher habe sie allerdings eine Zeit lang viel Wein getrunken und sei einmal wegen Trunkenheit am Steuer verhaftet worden. Dies habe ihr Angst gemacht, und seitdem habe sie nur noch selten etwas getrunken. Sie habe eine Zeit lang Antidepressiva genommen, sie dann aber abgesetzt, weil sie Nebenwirkungen gehabt und ihr nicht geholfen hätten. Sie nehme keine Medikamente mehr.

(Möglicherweise) traumabedingte Symptome

Probleme mit dem Essen. Die Patientin gab an, dass sie manchmal Schwierigkeiten mit dem Essen habe, besonders in Gegenwart anderer. Das bekümmere sie wirklich, und sie verstehe nicht, woher das komme. Wenn sie allein sei, gehe es mit dem Essen besser. *Ich war aber schon immer ziemlich dünn, wenn auch nicht gerade untergewichtig, und es gibt alle möglichen Sachen, die ich nicht hinunterbekomme, zum Beispiel rotes Fleisch: Ich ekle mich davor, aber ich weiß nicht, warum.* Sie berichtete nicht von Essanfällen. Im Zusammenhang mit den Essproblemen traten weder Stimmenhören noch Amnesien auf.

Schlafstörungen. Die Patientin berichtete, sie schlafe sehr schlecht. Oft traue sie sich aus Angst vor Albträumen nicht, einzuschlafen. Nicht selten sei sie einen großen Teil der Nacht wach. *Manchmal kann ich mir gar nicht vorstellen, wie ich am nächsten Tag arbeiten soll. Wenn ich aufstehe, bin ich todmüde.* Sie berichtete aber nicht davon, Hinweise gefunden zu haben auf eigene nächtliche Aktivitäten, an die sie sich nicht erinnern konnte. Sie wisse auch immer, wo sie sei, und erkenne ihre Umgebung wieder.

Stimmung und Emotionsregulation. Die Patientin sagte, ihre Stimmung könne schnell umschlagen, und es komme vor, dass sie plötzlich von tiefer Hoffnungslosigkeit erfüllt sei. Doch sobald sie an ihren Arbeitsplatz komme, sei alles wieder in Ordnung. Suizidgedanken verneinte sie; sie habe nie einen Suizidversuch unternommen. Meist schaffe sie es, sich zu beruhigen. *Ich rede dann ganz vernünftig mit mir selbst. Und wenn das nicht funktioniert, ist mein Mann mir eine große Hilfe und baut mich wieder auf.*

Angst und Panik. Die Angstsymptome der Patientin ließen sich als PTBS-Symptome interpretieren. *Als Kind wurde ich von einem Nachbarjungen missbraucht. Ich denke, damit hat es etwas zu tun. Ich würde mich nicht wirklich als ängstlichen Menschen beschreiben. Im Beruf habe ich nie Angst vor irgendetwas!* Sie erwähnte, dass sie wegen der Erinnerungen an den Missbrauch einige EMDR-Sitzungen wahrgenommen hatte, die ihr aber überhaupt nicht geholfen hätten. *Als die Therapeutin mir sagte, ich soll mich auf ein bestimmtes Bild konzentrieren, ist es einfach verschwunden. Darauf zu fokussieren war mir völlig unmöglich. Und ich habe mich nach diesen Sitzungen schrecklich gefühlt, also habe ich es sein lassen.*

Selbstverletzende Handlungen. Manchmal fügte die Patientin sich selbst Verletzungen zu. *Ja, das ist wirklich gruselig. Manchmal fühle ich mich so schlecht und leer, dass ich anfange, an meinem Arm herumzukratzen, so an der Oberfläche. Ich schneide mich aber auch ins Bein, und diese Schnitte sind sehr tief. Das erschreckt mich wirklich, weil ich mich hinterher nicht erinnern kann, dass ich es getan habe. Wenn ich „zu mir komme", sehe ich dann, dass ich einen wirklich tiefen Schnitt am Bein habe. Ich musste schon ein paar Mal so eine Wunde nähen lassen. Als ich mich zum ersten Mal so tief geschnitten habe, hatte ich vorher eine EMDR-Sitzung gehabt. Ich verstehe das nicht, denn eigentlich ist in der Sitzung gar nichts passiert!*

Selbstbild und Identitätserleben. Die Patientin sagte, im Allgemeinen sehe sie sich selbst sehr positiv, und fügte hinzu: *Eigentlich beschäftige ich mich nicht besonders viel mit mir selbst.* Sie sei sich nicht im Unklaren darüber, wer sie sei, und es tobten keine inneren Kämpfe in ihr. Sie erlebe sich im Allgemeinen als sehr eigenständig und als unabhängig von anderen.

Zwischenmenschliche Beziehungen. Die Patientin gab an, in Beziehungen zu anderen habe sie keine größeren Probleme. *Mit meinem Partner bin ich seit mehr als 15 Jahren zusammen, und ich habe auch einige gute Freundinnen, eine von ihnen seit der Grundschule. Im Grunde bin ich ständig am Arbeiten, für Sozialkontakte bleibt mir nicht viel Zeit.*

Sexualität. Die Patientin gab an, Sex spiele für sie und ihren Mann kaum eine Rolle, und fügte hinzu, glücklicherweise hätten sie auch beide wenig Verlangen danach. Sie räumte aber ein, dass Sex für sie mittlerweile schwierig sei, weil sie dabei immer wieder Bilder von dem Nachbarjungen vor sich sehe. *Das ist neu, oder zumindest kann ich mich nicht erinnern, dass ich so etwas früher schon erlebt habe. Das hat ganz plötzlich angefangen, dass diese Bilder kommen – aber ich lasse ihn das nie wissen.*

Es ist mir peinlich. Eigentlich fühle ich beim Sex ja gar nichts, aber ich habe immer so getan, als ob. Ich kann gut darauf verzichten.

Einschätzung von (möglicherweise) traumabedingten Symptomen

Zwar wirkten die Antworten der Patientin meistens ich-synton (hatten also die Form eines selbstreferenziellen Narrativs in der ersten Person, mit dem sie sich so beschrieb, dass sie stets präsent war und den Überblick über das Geschehen hatte), doch es gab einige Indizien für eine Aufspaltung der Persönlichkeit. Dass sie sich nicht daran erinnern konnte, sich die Schnitte am Bein zugefügt zu haben, deutete auf die Präsenz eines für die Schnitte verantwortlichen dissoziierten Anteils hin. Für das an der Oberfläche bleibende Kratzen am Arm bestand hingegen keine Amnesie. Beim Sex mit ihrem Mann empfand sie nichts, sprach mit ihm aber nicht darüber, weil es ihr zu peinlich war. Dieses Fehlen von Empfindungen ist ein negatives somatoformes Symptom. Es findet sich sehr häufig bei Patienten, die sexuell missbraucht worden sind und Anteile haben, die in der Traumazeit verharren und die mit dem Missbrauch verknüpften Empfindungen „festhalten". Bei einer EMDR-Sitzung war ein Bild, auf das sie fokussieren sollte, plötzlich verschwunden. Dies deutet auf den Einfluss eines dissoziierten Anteils hin, der „dafür sorgte", dass das Bild verschwand. Auffallend ist auch, dass sie viele Dinge mied, über die sie zum Beispiel sagte: *Darüber denke ich nicht so viel nach,* oder: *Ich mache mir deswegen keine großen Sorgen.*

Veränderungen des Bewusstseins

Die Patientin bestätigte, dass sie viele Dinge wie auf Autopilot erledigte (Depersonalisation). *Ist das nicht bei allen Menschen so? Wenn ich zur Arbeit gehe, lege ich einfach einen Schalter um, und in dem Moment, in dem ich ins Büro komme, ist es so, als wäre ich jemand anderes. Auch wenn ich beim Aufstehen niedergeschlagen oder sehr müde war, scheint das plötzlich von mir abzufallen, oder vielleicht merke ich es einfach nicht mehr. Ich spüre ja ohnehin nicht viel, also zum Beispiel Hunger oder Durst. Ich vergesse zu trinken. Ich weiß oft nicht, ob es mir eigentlich gut geht, aber wütend bin ich nie.*

Abgesehen davon, sagte die Patientin, fühle sie sich aber nicht unwirklich. Sie verneinte sämtliche Fragen, die auf Derealisationssymptome zielten. Zum Aspekt Absorptionserleben gab sie an, sie könne sich bei der Arbeit wirklich gut konzentrieren, aber hinterher sei ihre Energie auch völlig aufgebraucht.

Somatoforme Dissoziationssymptome

Die Patientin schilderte eine Reihe von negativen somatoformen Dissoziationssymptomen. Sie hatte mehrmals eine Lungenentzündung gehabt, sich dabei aber nicht wirklich krank gefühlt. Ihre Schmerzwahrnehmung war schwach ausgeprägt. *Anscheinend habe ich eine hohe Schmerzschwelle.* Beim Sex mit ihrem Mann empfand sie nichts, und sie hatte oft Kopfschmerzen.

Psychoforme dissoziative Symptome

Amnesie. Die Patientin beschrieb Amnesie für einige ihrer selbstverletzenden Handlungen, und es war mehrmals passiert, dass sie sich nicht erinnern konnte, wie sie nach einer Therapiesitzung nach Hause gekommen war. *Ich weiß dann wirklich nicht mehr, wie ich ins Auto gestiegen bin. Das ist irgendwie seltsam, aber ich muss in Gedanken vertieft gewesen sein wegen all der Dinge, die in der Therapie hochgekommen waren. Ich laufe dann wie auf Autopilot, und plötzlich bin ich zu Hause.* Sie fügte hinzu, im Alltag habe sie sonst nie Gedächtnisprobleme, weder bei der Arbeit noch in der Freizeit, und Verabredungen vergesse sie nie. *Ich bereite mich immer gut vor und halte alles akribisch fest. In meinem Kalender steht alles, ich käme nicht mehr klar, wenn ich ihn verliere! Wenn ich abends nach Hause komme, wird alles ein wenig verschwommen, aber ich bin dann einfach müde. Manchmal arbeite ich bis nach acht Uhr. Mein Mann sagt, ich verhalte mich zu Hause manchmal kindlich, und er muss mich wie ein kleines Kind ins Bett bringen. Ich weiß wirklich nicht, was er damit genau meint, aber ich frage lieber nicht nach. Mir ist das irgendwie peinlich. Ich selbst habe keine Erinnerung daran. Ich denke, ich muss in diesen Momenten todmüde sein.*

Sie sagte auch, sie könne sich nicht an alles erinnern, was in der Vergangenheit geschehen sei und wie das mit dem Nachbarjungen genau war, und fügte hinzu, schlimme Erinnerungen hätten ja viele Leute.

Schneider'sche Symptome / Intrusionen. Die Patientin sagte, Stimmen höre sie nicht. *Das sind meine eigenen Gedanken. Wenn ich am Arbeiten bin, kann ich mich gut konzentrieren und bin auch sehr zielgerichtet, aber wenn's nicht um die Arbeit geht, kann es chaotisch werden. Was ich denke oder will, ändert sich dann ständig, und das ist ziemlich ermüdend.* Die Patientin gab keine weiteren Schneider'schen Symptome an.

Symptome, die möglicherweise auf eine Aufspaltung der Persönlichkeit hinweisen. Dissoziierte Anteile konnte die Patientin bei sich nicht erkennen. *Ja, manchmal bin ich ein wenig neben der Spur und sehr müde, und dann setzt mein Gedächtnis auch mal aus. Nur das mit den Schnitten am Bein, das beunruhigt mich wirklich. Das muss aufhören, aber ich habe keine Ahnung, was ich da machen kann.*

Diagnostische Überlegungen

Während des Interviews fiel auf, dass Frau A. für alles, was geschehen war, Erklärungen parat hatte. Viele ihrer Symptome führte sie auf Erschöpfung zurück. Nur die Schnittverletzungen am Bein beunruhigten sie wirklich. Sie erwähnte jedoch mehrere Symptome, die deutliche Hinweise auf eine Aufspaltung der Persönlichkeit lieferten. Solche Gedanken konnte sie noch nicht an sich heranlassen. Sie betonte auch, wie peinlich ihr manches war.

- Die Patientin konnte sich an das Kratzen am Arm erinnern, nicht aber daran, wie sie sich die Schnittwunden beigebracht hatte. Es schien ein dissoziierter Anteil zu existieren, der wahrscheinlich durch bestimmte Emotionen getriggert wurde und dem die Schnittverletzungen zuzuschreiben waren. Sie erwähnte auch, dass dies erstmals nach einer EMDR-Sitzung aufgetreten war, in der „gar nichts passiert" sei. Wahrscheinlich hatte die EMDR-Behandlung durchaus einiges aufgerührt, ohne dass ihr das bewusst wurde, und in der Folge hatte ein in der Traumazeit verhafteter Anteil zum Messer gegriffen.
- Manchmal wusste die Patientin auch nicht mehr, wie sie nach der Therapie mit dem Auto nach Hause gekommen war. Sie erklärte das zwar damit, sie sei in Gedanken versunken gewesen, gab aber auch an, sie habe keinerlei Erinnerung daran, wie sie ins Auto eingestiegen und nach Hause gefahren sei. Dies geht über bloßes Absorptionserleben hinaus und weist darauf hin, dass – wohl weil die Therapie bestimmte Dinge wachgerufen hatte – ein dissoziierter Anteil die Regie übernommen hatte, der Auto fahren konnte.
- Wie die Patientin berichtete, war sie manchmal so müde, dass ihr Partner sie *wie ein kleines Kind ins Bett bringen* musste. Sie erklärte sich das mit Erschöpfung, und weil es ihr zu peinlich war, fragte sie ihn lieber nicht nach den Einzelheiten. Wie sie darüber sprach, ließ vermuten, dass die Amnesie hier weiter reichte, als sie zuzugeben bereit war. Sie sagte auch, abends sei *alles ein wenig verschwommen.*
- Die Patientin beschrieb auch verschiedene Formen von Depersonalisation, etwa dass sie keinen Kontakt zu ihren Emotionen habe und oft wie auf Autopilot laufe. Im Büro legte sie einen „Schalter" um und kam sich wie ein anderer Mensch vor.

- Die Patientin erwähnte eine Reihe von negativen somatoformen Dissoziationssymptomen. Mit einer Lungenentzündung und hohem Fieber hatte sie einfach wie gewohnt weitergemacht, ohne etwas davon zu merken oder zu spüren. Hunger oder Durst registrierte sie kaum. Beim Sex empfand sie nichts.
- Schließlich berichtete die Patientin, dass sie bei der Arbeit gut zurechtkomme, weil sie sich wirklich gut vorbereite und sich auf ihren Kalender stützen könne. Abseits der Arbeit gehe es aber oft chaotisch zu; sie wisse dann nicht recht, was sie wolle, und ihr gingen alle möglichen widersprüchlichen Gedanken durch den Kopf. Hierbei könnte es sich um die divergierenden Gedanken dissoziierter Anteile handeln. Ihre rationalen Erklärungsversuche konnten nicht überdecken, dass es Hinweise auf die Existenz dissoziierter Anteile gab, die in der Traumazeit verharrten. Noch unklar war, ob es dissoziierte Anteile gab, die Funktionen und Aufgaben im Alltag übernahmen. Dies ließe sich daraus schließen, wie sie darüber sprach, dass sie bei der Ankunft im Büro plötzlich ganz anders und leistungsfähiger war, und auch daraus, dass es offenbar einen Persönlichkeitsanteil gab, der nach der Therapie am Steuer des Autos gesessen hatte. Sie konnte hierzu aber nicht viel mehr sagen.

Ich bat sie um Erlaubnis, mit ihrem Partner sprechen zu dürfen, doch sie lehnte entschieden ab. Seine Beobachtungen hätten möglicherweise weitere wichtige Hinweise zur Bestätigung einer DIS-Diagnose geliefert.

Die bislang verfügbaren Informationen erfüllten zumindest die ICD-11-Kriterien einer partiellen DIS, doch eine DIS war zweifellos nicht auszuschließen. Die Diagnose OSDD-1 wäre nicht gerechtfertigt gewesen, weil die Patientin von zu vielen amnestischen Episoden berichtete, die die Schnittverletzungen betrafen, die Autofahrten von der Therapie nach Hause und die Abende, an denen sie ihrem Mann wie ein kleines Kind vorkam. In der klinischen Praxis erhalten solche Patienten aufgrund ihrer PTBS-Symptome oft entweder die Diagnose komplexe Posttraumatische Belastungsstörung (kPTBS) oder, weil mehrere dissoziative Symptome gegeben sind, die Diagnose OSDD-1. Im DSM-IV wäre die DDNOS vom Typ 1 die Diagnose gewesen, die am besten gepasst hätte, weil eines ihrer möglichen Symptome Amnesie ist. Die kPTBS ist nur in der ICD-11 eine offizielle diagnostische Kategorie, nicht aber im DSM-5. Sie kam bei dieser Patientin nicht infrage, weil sie, neben der teilweisen Amnesie für den Missbrauch durch den Nachbarjungen, zu viele amnestische Phänomene berichtete. Eingehendere differenzialdiagnostische Überlegungen zur kPTBS werde ich in Kapitel 9 anstellen.

Weiterer Verlauf

Nach der Untersuchung mit dem TADS-I konnte ich diese Patientin auf ihrem weiteren Weg begleiten, denn ich übernahm ihre Behandlung. Im Lauf der Therapie zeigte sich, dass tatsächlich eine DIS vorlag, mit wesentlich mehr Amnesie-Episoden, als ihr selbst klar gewesen war oder als sie mir während des Interviews zu erzählen gewagt hatte. Es schien in der Tat mehrere „Arbeits-Anteile" zu geben, die zu bestimmten Zeiten die Kontrolle über ihr Verhalten übernahmen: Ein Anteil war gut in theoretischem Denken und wusste alles über Naturkosmetik, ein anderer war vor allem für die Kundenkontakte zuständig. Nach und nach wurde ihr klar, dass es im Alltag mehr amnestische Episoden gegeben hatte, als ihr bislang bewusst gewesen war.

Der Anteil, der sie nach der Therapie nach Hause gefahren hatte, entpuppte sich als ein hilfreicher männlicher Anteil, der zu ihr sagte, er werde sie „wegbringen", wann immer zu großes Chaos herrsche, denn sonst ginge auf der Straße Gefahr von ihr aus. Der Anteil, der hinter den tiefen Schnitten ins Bein stand, erwies sich als ein wütender weiblicher Anteil, der ihr die Schuld für das gab, was mit dem Nachbarjungen vorgefallen war. Es gab auch Anteile, die mit ihren Essproblemen zu tun hatten. Ein Anteil war „dafür verantwortlich", dass sie kein rotes Fleisch essen konnte. Dies hing, wie sich herausstellte, mit einem frühkindlichen Trauma zusammen, an das sie anfangs keine Erinnerung hatte. Der Missbrauch durch den Nachbarsjungen hatte viel später stattgefunden. Es gab mehrere Kindanteile, und die Patientin musste schließlich erkennen, dass sie nicht nur von einem Nachbarn missbraucht worden war, sondern auch von ihrem Vater, ihrem Großvater und mehreren anderen Männern. Zum Zeitpunkt des Interviews hatte sie daran keinerlei Erinnerung. Als sie den Mut fasste, sich Einblicken in die Vergangenheit zu öffnen, und die Angst vor den dissoziierten Anteilen nachließ, wurde ihr auch klar, dass die Stimmen in ihrem Kopf zu verschiedenen dissoziierten Anteilen gehörten, und sie konnte ganz allmählich beginnen, Kontakt zu ihnen aufzunehmen.

Frau A.s Fall ist ein Beispiel dafür, wie manche DIS-Patientinnen (die oft ein hohes psychisches Funktionsniveau aufweisen) dank ihrer starken Kontroll- und Rationalisierungsanstrengungen in der Lage sind, ihre dissoziativen Symptome geheim zu halten, was die diagnostische Einschätzung erschwert. Es geht meist nicht darum, etwas vorsätzlich zu verbergen. Frau A. waren vermutlich die meisten ihrer dissoziativen Symptome selbst nicht bewusst, und sie fürchtete sich zu sehr davor, über unerklärliche Dinge wie die tiefen Schnittwunden nachzudenken. Sie war aber sehr motiviert, ihre Symptome und insbesondere die Selbstverletzungen in den Griff zu bekommen. Sie hatte auch den Wunsch, besser schlafen zu können, und ihr war bewusst, dass sie unter PTBS-Symptomen litt. Allerdings war sie nach wie vor nicht in der Lage, sich die Schwere und das Ausmaß ihrer dissoziativen Symptome einzugestehen sowie sich den Missbrauchstraumata zu stellen. Sie neigte dazu, die Symptome herunterzuspielen *(Ist das nicht bei allen Menschen so?)* oder zu rationalisieren *(Ich bin einfach nur erschöpft!)*.

6.4 Fallbericht 3: Patientin mit OSDD-1 (DSM-5) beziehungsweise partieller DIS (ICD-11)

Die 28-jährige Frau K. arbeitete Vollzeit in der IT-Branche. Sie lebte allein in ihrem Haus, das sie vor Kurzem gekauft hatte. Neben der Arbeit ging sie zahlreichen Hobbys wie Gärtnern und Reiten nach. Ihre Therapeutin hatte bei ihr eine kPTBS diagnostiziert, überwies sie aber an mich, um eine zweite Meinung einzuholen. Ihre Frage, ob bei der Patientin eine dissoziative Störung mit separaten dissoziierten Anteilen vorliegen könnte, hatte sich ergeben, weil es während der Therapiesitzungen immer wieder zu Episoden kam, in denen die Patientin traumatische Ereignisse wiedererlebte. Sie verlor dann den Kontakt zu der Therapeutin, und es war schwierig, sie ins Hier und Jetzt zurückzuholen. Manchmal brach der Kontakt fast eine Stunde lang ab.

Bei der Patientin hatten Albträume und dissoziative Flashbacks eingesetzt, nachdem sie, unmittelbar nach dem Tod ihres Großvaters, im Haus einer Freundin eine Fernsehsendung über einen Missbrauchsfall gesehen hatte. Danach wurde sie zwei Jahre lang nur ambulant behandelt. Als Kind war sie von ihrem Großvater sexuell missbraucht worden. Dies war ihr immer bewusst gewesen, doch erst nach seinem Tod begann sie erheblich stärker unter den Folgen des Traumas zu leiden.

Allgemeines

Erste Eindrücke. Frau K. war in der Lage, einen guten Rapport herzustellen und ihre Symptome klar zu schildern. Sie fürchtete, während des Interviews das Trauma möglicherweise wieder zu erleben, aus dem Kontakt zu gehen und nicht mehr fähig zu sein, sich im Hier und Jetzt zu orientieren. Wir vereinbarten, sie werde es mich wissen lassen, wenn das Interview sie überforderte oder wenn sie unter zu große Anspannung geriet. Wir würden dann abbrechen und das Interview bei einem nächsten Termin fortsetzen. Diese Absprache beruhigte sie.

Alkohol, Drogen und Medikamente. In ihrer Zeit auf der weiterführenden Schule hatte die Patientin über mehrere Jahre hinweg an den Wochenenden sehr viel

Alkohol getrunken. Einen „Filmriss“ hatte sie nie erlebt, berichtete aber von Schwindelanfällen und Erbrechen. Als sie das Gefühl hatte, sie werde möglicherweise die Kontrolle über das Trinken verlieren, hörte sie damit auf. Ihre Mutter trank viel, und sie wollte auf keinen Fall sein wie sie. Drogen hatte sie nie genommen. Zum Zeitpunkt des Interviews trank sie gelegentlich bei einer Geburtstagsfeier Wein.

(Möglicherweise) traumabedingte Symptome

Probleme mit dem Essen. Die Patientin berichtete, sie sei magersüchtig gewesen, als sie um die 16 war. *Ich wollte nicht zu viel zunehmen und nicht wie meine Mutter sein. Sie ist schwer übergewichtig. Ich habe also eine Diät gemacht, viel Sport getrieben und auch Abführmittel genommen. Mein niedrigstes Gewicht damals war 47,5 Kilogramm, und meine Periode setzte aus.* Zum Zeitpunkt des Interviews war ihr Gewicht seit Jahren recht stabil, aber sie hatte manchmal Essanfälle, bei denen sie alles Mögliche in sich hineinschlang. Es bestand keine Amnesie für die Essanfälle, aber sie verlor dabei die Kontrolle über das, was sie tat; alles geschah in einer Art Dämmerzustand, und danach verspürte sie den Drang, alles aus ihrem Körper herauszubefördern. Manchmal setzte sie noch immer Abführmittel in hohen Dosen ein, aber nur am Wochenende, damit andere es nicht mitbekamen, wenn sie oft auf die Toilette gehen musste. Stimmen, die ihr Essverhalten beeinflussen wollten, hörte sie nicht.

Einschätzung der Essprobleme. Die Patientin berichtete von keinen dissoziativen Symptomen (wie Amnesie oder Stimmenhören), die mit ihrem Essverhalten zusammenhingen und auf eine Aufspaltung der Persönlichkeit hingewiesen hätten. Sie schilderte ihre Symptome auf eine ich-syntone Weise (in Form eines Narrativs in der ersten Person). Auffallend war, dass sie die Einnahme von Abführmitteln so plante, dass ihr bei der Arbeit nichts dazwischenkam. Im Zusammenhang mit dem Binge-Eating berichtete sie allerdings von Depersonalisationserleben und Erbrechen.

Schlafstörungen. Die Patientin berichtete, dass sie dank eines Schlafmittels zwar meistens einschlafen konnte, aber jede Nacht wach wurde und oft Albträume hatte. Sie wusste hinterher meistens, worum es in den Albträumen gegangen war; sie hatten nicht immer mit dem Missbrauch durch den Großvater zu tun. Sie träumte zum Beispiel, eine sehr gute Freundin sei gestorben. Abgesehen von den Albträumen litt sie auch unter dissoziativen Flashbacks. Sie wusste, dass diese oft dann einsetzten, wenn starke Ängste sie plagten und sie sich körperlich wie gelähmt fühlte; sie bekam dann nicht mehr mit, was geschah, und hatte hinterher Erinnerungslücken. Sobald sie dann wieder im Hier und Jetzt war, fühlte ihr Körper sich an, als sei etwas

Schlimmes geschehen, und sie war erschöpft und durcheinander; sie brauchte dann Zeit, bis sie wieder ganz bei sich war. In solchen Momenten erkannte sie ihr eigenes Haus nicht sogleich wieder. Diese Episoden, in denen sie traumatische Ereignisse von Neuem durchlebte, konnten auch tagsüber auftreten – und zwar immer dann, wenn sie allein zu Hause war oder in einer Therapiesitzung.

Sie fand nie Hinweise auf eigene Handlungen, an die sich hinterher nicht erinnern konnte. Nach dem Aufwachen am Morgen lag sie wie erstarrt im Bett. Sie bekam jede Nacht nur wenige Stunden Schlaf.

Einschätzung der Schlafstörungen. Die dissoziativen Flashbacks, für die vollständige Amnesie bestand, und insbesondere die Desorientierung beim „Zusichkommen" könnten Hinweise auf eine Aufspaltung der Persönlichkeit sein und auf das Eingreifen eines dissoziierten Anteils (Persönlichkeitszustands), der in der Traumazeit verhaftet ist. Ein ähnliches Wiedererleben traumatischer Ereignisse mit anschließender Amnesie hatte auch die Therapeutin beobachtet.

Stimmung und Emotionsregulation. Die Patientin sagte, bei der Arbeit habe sie stets eine „Maske" auf. *Niemand merkt etwas davon, und ich halte das durch, bis ich wieder zu Hause bin. Dann fällt sie ab, und ich bin zu nichts mehr imstande. Vor allem am Abend bin ich müde und apathisch. Solange ich beschäftigt bleibe, geht es mir gut. Ich achte immer darauf, dass ich auch am Wochenende volles Programm habe.* Solange sie mit anderen zusammen sei, habe sie sich im Allgemeinen sehr gut im Griff. Zu Hause aber habe sie keine Kontrolle über ihre Wut, ihre Ängste und die Flashbacks.

Die Patientin sagte, sie schaffe es manchmal nicht, im Kontakt mit ihren Gefühlen zu sein, doch sie habe durchaus mitbekommen, dass sie manchmal gedrückter Stimmung sei und hoffnungslos in die Zukunft blicke. Mehrmals habe sie Tabletten genommen und dazu Alkohol getrunken. Dazu komme es, wenn sie in einer anderen seltsamen Stimmung sei, nämlich aufgewühlt und auch wütend: *Da bin ich ganz anders, als Sie mich jetzt so sehen.* Sie nahm es zwar bewusst wahr, wenn sie die Tabletten nahm, hatte aber nicht das Gefühl, sie selbst zu sein. Für keinen der Suizidversuche bestand Amnesie, doch sie hatte auch keine Kontrolle über die Stimmung, in der sie geschahen und die sie ähnlich beschrieb wie den Dämmerzustand bei ihren Essanfällen. *Etwas in mir drin zwingt mich, das zu tun.* Nach den Suizidversuchen war ihr nie der Magen ausgepumpt worden, und sie war danach nie im Krankenhaus gelandet. *Anscheinend schlucke ich nicht genug Tabletten.* Sie hatte nie Stimmen gehört, die ihr befahlen, Tabletten zu nehmen.

Sie erklärte, wenn sie die ganze Woche viel zu tun habe, gehe es ihr besser, als wenn sie still dasitze. Still dazusitzen löse stets Ängste in ihr aus und münde in unvorhersehbare Situationen. Auf Nachfrage erläuterte sie, dass sie damit Episoden meinte, in denen sie traumatische Ereignisse von Neuem durchlebte, oder Situationen, in denen sie suizidal war oder sich selbst Verletzungen zufügte.

Sie fühlte sich oft leer, doch ihr war nie langweilig.

Einschätzung von Stimmung und Emotionsregulation. Auch in diesem Abschnitt des Interviews berichtete die Patientin von keinen offenkundigen dissoziativen Symptomen, die auf eine Aufspaltung der Persönlichkeit hinwiesen, doch die Art und Weise, in der sie über die Stimmung sprach, in der sie einen inneren Drang spürte, Tabletten zu nehmen, kann ein Hinweis auf die sogenannte passive Beeinflussung durch einen suizidalen dissoziierten Anteil sein. Manchmal deuten Schilderungen dieser Art auch auf einen Borderline-Modus hin, doch bislang lagen keine Informationen vor, die eine komorbide Borderline-Persönlichkeitsstörung nahegelegt hätten.

Angst und Panik. Die Patientin gab an, tagsüber werde sie nie von Ängsten geplagt. *Solange ich mich beschäftigt halte, fühle ich eigentlich gar nichts.* Doch abends sei sie zu Hause oft von Angst und Schrecken erfüllt. Sie fühle sich dann plötzlich ganz klein; sie wisse, dass sie eine erwachsene Frau sei, doch der Körper fühle sich klein an, und sie komme sich wie ein kleines Kind vor.

Die Patientin berichtete sodann von sämtlichen Symptomen, die eine PTBS ausmachen, unter anderem von dissoziativen Flashbacks, Nervosität, einem starken Schreckreflex, von zwanghaften Verhaltensweisen wie dem Sortieren ihrer Garderobe nach Farben, von häufigem Duschen und einem Drang, ausgiebig zu putzen. Für die Episoden, in denen sie traumatische Ereignisse wiedererlebte, bestand zum Teil Amnesie. Außerdem versuchte sie, alles zu meiden, das sie an den einstigen Missbrauch erinnern könnte.

Einschätzung von Angst und Panik. Es waren gravierende chronische PTBS- und Zwangssymptome festzustellen. Dass sie nachts von großen Ängsten erfüllt war und das Gefühl hatte, sie sei ein kleines Kind und ihr Körper sei klein wie der eines Kindes, kann auf eine Aufspaltung der Persönlichkeit und den Einfluss eines dissoziierten (Kind-)Anteils hindeuten. Außerdem bestand teilweise Amnesie für Episoden, in denen sie traumatische Ereignisse wiedererlebte.

Selbstverletzende Handlungen. Die Patientin berichtete, dass sie sich häufig ritzte, vor allem wenn sie wütend war. Ihr war meistens bewusst, dass sie es tat, doch manchmal erinnerte sie sich auch nur daran, wie sie damit angefangen hatte, und an nichts, was darauf folgte. Hinterher sah sie dann, dass sie die Wunden mit Pflaster versorgt hatte. Sie setzte keine tiefen Schnitte und hatte nie die Notaufnahme aufsuchen müssen, um Wunden nähen zu lassen. Sie hatte, ähnlich wie bei ihrem suizidalen Verhalten, das Gefühl, dass das Ritzen nicht immer von ihr selbst ausging. Darüber zu sprechen fiel ihr schwer, und es geschah dabei leicht, dass sie aus dem Kontakt ging. Der Kontakt ließ sich dann schnell wiederherstellen, doch sie war nicht in der Lage, zu erklären, was in ihr vor sich ging. Es war jeweils deutlich zu erkennen, dass sie kurzzeitig nicht im Kontakt war und mich nicht hören konnte. Sie verneinte, dass sie je Stimmen höre, die sie zum Ritzen anhielten.

Einschätzung der selbstverletzenden Handlungen. Die Patientin berichtete, dass sie sich oft ritzte und dass sie das bewusst wahrnahm, doch es traten auch Amnesie-Episoden auf, und im Verlauf des auf Selbstverletzungen bezogenen Interviewabschnitts ging sie kurz aus dem Kontakt mit mir. Dies könnte ein weiterer Hinweis auf eine Aufspaltung der Persönlichkeit und die mögliche Existenz eines am Ritzen beteiligten dissoziierten Anteils sein.

Selbstbild und Identitätserleben. Die Patientin erklärte, dass sie die Hälfte der Zeit sich selbst gegenüber eine ablehnende Haltung habe. Im Beruf fühlte sie sich nicht unsicher; sie wusste eigentlich, dass sie gute Arbeit leistete, war allerdings oft nicht in der Lage, das auch zu glauben. Wenn sie mit Freundinnen zusammen war, war ihr bewusst, dass andere sie positiver sahen als sie sich selbst, doch wenn sie allein zu Hause war, fiel es ihr schwer, an dieser Auffassung festzuhalten. Ihr kamen dann die verschiedensten Gedanken über sich selbst in den Sinn, und sie verfiel ins Grübeln. Sie neigte dazu, sich den Wünschen anderer anzupassen, und schämte sich dafür, dass sie vorgab, eine Person zu sein, die sie nicht war. *Niemand weiß, dass ich manchmal völlig verängstigt bin und mich schmutzig fühle. Ich setze einfach wieder diese Maske auf, und niemand merkt, wer ich wirklich bin.* Es gab in ihr ein fortwährendes Ringen darum, wer sie wirklich war. Sie erlebte dies nicht als Kampf zwischen Stimmen in ihrem Kopf, sondern als Widerstreit zwischen verschiedenen Gedanken und Gefühlen.

Einschätzung von Selbstbild und Identitätserleben. Die Patientin sprach von vielen inneren Kämpfen darum, wer sie wirklich war. Sie schilderte ein Außen (eine Maske tragen) und ein Innen (verängstigt sein und sich schmutzig fühlen). Dem lag ein negatives Selbstbild zugrunde, das nicht dem entsprach, wie andere sie sahen. Sie hörte zwar keine Stimmen, die ein Indiz für eine Aufspaltung der Persönlichkeit gewesen wären, doch wies der beschriebene Widerstreit zwischen verschiedenen Gedanken und Gefühlen durchaus in diese Richtung. Außerdem war nicht auszuschließen, dass die Phasen, in denen sie voller Angst war oder sich schmutzig fühlte, von dissoziierten Anteilen herrührten, die in der Traumazeit verhaftet waren und auf ihr Selbstbild einwirkten.

Zwischenmenschliche Beziehungen. Die Patientin berichtete von stabilen Beziehungen zu anderen; einige ihrer Freundinnen kannte sie schon seit vielen Jahren. Ihr Freundeskreis war nach ihrem Empfinden groß genug. Einige der Beziehungen beschrieb sie als eher oberflächlich *(Zum Glück merken sie nicht, was hinter meiner Maske ist, und ich werde es ihnen nicht zeigen)*, doch gab es auch einige enge Freundschaften.

Konflikten ging sie im Allgemeinen aus dem Weg, und sie neigte dazu, sich an andere anzupassen. Sie hatte das Gefühl, nicht sehr stark auf andere angewiesen zu sein: *Ich versuche, anderen nicht zu sehr zur Last zu fallen und Dinge allein geregelt zu kriegen. Normalerweise komme ich klar.* In ihren Freundschaften habe sie wenige oder nur geringfügige Probleme.

Einschätzung der zwischenmenschlichen Beziehungen. Hauptziel dieses Interviewabschnitts ist nicht das Erfassen einer möglichen Aufspaltung der Persönlichkeit. Die Fragen sollen dazu dienen, einen Eindruck davon zu gewinnen, ob eine Borderline-Organisation vorliegt, die sich in einer ausgeprägten Instabilität zwischenmenschlicher Beziehungen niederschlägt. Bei Frau K. war dies nicht der Fall. Sie hatte stabile und seit Langem bestehende Freundschaften. Sie schilderte keine inneren Konflikte, die ihre verschiedenen Sozialkontakte betrafen. Derartige Konflikte können bei DIS-Patienten durchaus auftreten, wenn verschiedene Persönlichkeitsanteile, die im Alltag Funktionen übernehmen, sich nicht zu denselben Menschen hingezogen fühlen und zu bestimmten Personen, die zum Freundeskreis gehören, unterschiedliche Meinungen haben.

Sexualität. Die Patientin hatte keine Schwierigkeiten damit, sich von Freundinnen und Freunden berühren zu lassen, doch sexuelle Beziehungen waren für sie mit Problemen verbunden. Sie mied Sexualkontakte und hatte eine Abneigung gegen sexuelle Berührungen. Einige sexuelle Begegnungen, auf die sie sich in der Vergangenheit eingelassen hatte, gingen auf ihr Bemühen zurück, sich den entsprechenden Erwartungen des Gegenübers anzupassen. Beim Sex machte sie dann dicht, fühlte sich innerlich taub oder erlebte die Situation so, als befinde sie sich außerhalb ihres Körpers. Sie berichtete auch, dass sie während des Geschlechtsverkehrs manchmal den Missbrauch durch den Großvater wiedererlebt hatte und sich nicht sicher gewesen war, an welchem Ort sie sich befand.

Einschätzung des Aspekts Sexualität. Die Beschreibung ihres sexuellen Erlebens wies auf eine Aufspaltung der Persönlichkeit hin. Sie schilderte, wie sie sich selbst aus der Distanz beobachtete oder nichts mehr fühlte. Manchmal erkannte sie auch ihre Umgebung nicht wieder. Dies ließ vermuten, dass es mindestens einen beobachtenden Anteil gab und einen oder möglicherweise mehrere Anteile, die die sexuellen Kontakte erlebten, und es stand im Einklang mit den von ihr berichteten Intrusionen des Gefühls, „schmutzig" zu sein.

Einschätzung von (möglicherweise) traumabedingten Symptomen

Die Patientin war offensichtlich bemüht, das Geschehen unter Kontrolle zu halten, und stellte sich als eine einheitliche Person dar, doch wenn wir die (möglicherweise) traumabedingten Symptome betrachten, sind Anzeichen einer Aufspaltung der Persönlichkeit zu erkennen. Manche sind recht subtil, etwa wo es um mögliche Intrusionen von dissoziierten Anteilen geht, die Probleme mit dem Essen haben und suizidal sind. Manche der Anzeichen sind deutlicher, etwa die Episoden mit Amnesie, Derealisation (beim Aufwachen oder nach dem Wiedererleben eines traumatischen Ereignisses die eigene Wohnung nicht wiedererkennen) oder Depersonalisation (sich wie ein Kind fühlen und den eigenen Körper als kleiner erleben; außerkörperliche Erfahrungen beim Sex).

Veränderungen des Bewusstseins

Depersonalisation. Die Patientin berichtete insbesondere von dem Gefühl, wie auf Autopilot zu agieren. Dies beschrieb im Kern die „Maske", hinter der sie sich verbarg. Es fiel ihr schwer, Zugang zu ihren Emotionen zu finden. Beim Reiten oder bei der Gartenarbeit hatte sie eher das Gefühl, sie selbst zu sein und die Maske manchmal ablegen zu können – nur um sie sogleich wieder aufzusetzen, sobald andere zugegen waren. Die Erfahrung, wie auf Autopilot zu laufen, trat jede Woche auf und fiel stärker aus, wenn sie unter Ängsten litt, unter Druck stand oder erschöpft war.

Derealisation. Derealisation erlebte die Patientin nur unmittelbar nach einem dissoziativen Flashback. Sie wusste dann nicht, wo sie war, und erkannte ihre Umgebung nicht wieder. So ging es ihr oft auch, wenn sie morgens aufwachte: Sie erkannte ihr eigenes Haus nicht und dachte manchmal, sie sei wieder im Haus ihrer Kindheit oder im Haus der Großeltern.

Absorptionserleben. Die Patientin gab an, sie sei manchmal so in ihren Gedanken versunken, dass sie (eine halbe oder eine ganze Stunde lang) nicht merke, wie die Zeit vergehe. Das kam nicht sehr oft vor, *weil ich immer mit irgendetwas beschäftigt bin.* Sie sagte, sie habe keine lebhafte Fantasie und neige nicht dazu, sich in Tagträumen zu verlieren.

Einschätzung von Veränderungen des Bewusstseins

Die Patientin schildert nicht nur chronische Depersonalisationssymptome, sondern insbesondere auch Derealisationserfahrungen, die auf die Präsenz eines in der Traumazeit verhafteten dissoziierten Anteils verweisen (sie erkennt zuweilen das eigene Haus nicht wieder und wähnt sich im Haus der Eltern). Sie beschreibt auch ausgeprägtes Absorptionserleben, doch aus den Beispielen, die sie nennt, lässt sich nicht eindeutig ableiten, ob es sich tatsächlich um dissoziative Amnesie handelt, die auf die Aktivität eines anderen dissoziierten Anteils zurückzuführen ist.

Somatoforme dissoziative Symptome

Die Patientin berichtete, dass sie manchmal ihre Stimme verlor, sich nicht mehr rühren konnte, nichts mehr sah oder hörte oder mit dem Schlucken Schwierigkeiten hatte. Diese negativen somatoformen Symptome traten vor allem bei dissoziativen Flashbacks auf. Sie war dann bis zu einem gewissen Grad, aber nicht vollständig geistig anwesend. Zuweilen reagierte sie auch überempfindlich auf Geräusche und Licht (was ein positives somatoformes Symptom ist).

Einschätzung der somatoformen dissoziativen Symptome

Die Patientin beschrieb mehrere somatoforme dissoziative Symptome, die starke Indizien für die Einwirkung eines in der Traumazeit verhafteten dissoziierten Anteils zu liefern schienen.

Psychoforme dissoziative Symptome

Amnesie. Abgesehen von einer partiellen Amnesie für dissoziative Flashbacks beschrieb die Patientin keine auf die Gegenwart bezogene Amnesie. Sie könne sich an viele Dinge, die mit dem Missbrauch und eigentlich auch mit jener ganzen Lebensphase zu tun hätten, nicht mehr erinnern. *Jahrelang habe ich nie darüber geredet. Und niemand wusste etwas davon. Als ich einmal bei einer Freundin zu Besuch war, sah ich dort eine Fernsehsendung zum Thema Missbrauch. So etwas schaue ich mir sonst nie an, aber es fiel mir schwer zu sagen, dass ich das nicht sehen wollte. Und plötzlich hörte ich mich selbst, wie ich ihr erzählte, dass mein Großvater dasselbe [mit mir] gemacht hatte! Ich konnte das nicht abstellen. Seitdem sind alle möglichen Erinnerungen wieder wach geworden, nicht nur an den Missbrauch, sondern auch* *an die Zeit auf der weiterführenden Schule. Es ist, als hätte ich das alles in mir verborgen.*

Schneider'sche Symptome/Intrusionen. Die Patientin hörte nur eine Stimme, nämlich die des Großvaters, vor allem wenn sie den Missbrauch von Neuem durchlebte. Manchmal hatte sie durchaus das Gefühl, ihr Verhalten werde von etwas in ihrem Inneren beeinflusst, etwa wenn sie sich selbst Verletzungen zufügte, bei den Essanfällen und als sie sich plötzlich über den Missbrauch durch den Großvater reden hörte.

Symptome, die möglicherweise auf eine Aufspaltung der Persönlichkeit hinweisen. Die Patientin verfügte über die mentale Fähigkeit, aus sich selbst oder aus ihrem Körper herauszutreten, doch sie tat das nicht willentlich, sondern es widerfuhr ihr einfach. Sie sah sich dann von außen. Manchmal nahm sie sich so wahr, wie sie aktuell aussah, doch manchmal auch so, wie sie als kleines Kind ausgesehen hatte. Wenn sie sich klein *fühlte,* sah sie jedoch keinen kleineren Körper vor sich, sondern es war eher eine propriozeptive Empfindung. Freundinnen, die sie gut kannten, erlebten sie oft anders, als sie sich selbst erlebte. Das kam daher, sagte die Patientin, dass sie ihre Maske durchlässiger werden ließ. Wie erwähnt, waren in der Patientin viele innere Kämpfe im Gange. Sie hatte nicht das Empfinden, dass der Grad ihrer Fähigkeiten schwankte, und bemerkte dazu: *Das war immer sehr konstant, bei der Arbeit und auch bei meinen Hobbys.*

Dissoziierte Anteile der Persönlichkeit. Die Patientin sagte, sie könne bei sich keine dissoziierten Anteile erkennen. *Ich weiß, dass ich als Kind missbraucht wurde. Ich versuche, so wenig wie möglich daran zu denken. Ich verstehe wirklich nicht, warum ich meiner Freundin davon erzählt habe. Es wäre besser, ich hätte es nicht getan. Seitdem habe ich diese ganzen Symptome.*

Einschätzung der psychoformen dissoziativen Symptome

Die Patientin berichtete von Amnesie, die sich auf die Vergangenheit und auf dissoziative Flashbacks in der Gegenwart bezog. Manchmal trat sie aus ihrem Körper heraus und beobachtete sich von außen. Sie nahm sich dann als Kind wahr. Sie schilderte auch mehrere Beispiele einer sogenannten passiven Beeinflussung durch dissoziierte Anteile.

Diagnostische Überlegungen

Mehrere Anzeichen sprachen für die Existenz traumabedingter dissoziativer Anteile:

- Manchmal erkannte die Patientin ihre Umgebung nicht wieder, so etwa ihr Schlafzimmer. Sie schien dabei mit den Augen eines (jüngeren) Kindanteils zu sehen. Es geschah nach dem Aufwachen oder nach einem dissoziativen Flashback. Sie berichtete auch viele somatoforme Symptome, etwa dass sie manchmal erstarrte und nicht sprechen konnte.
- Meist fühlte sie sich ihrem Körper entfremdet und spürte nicht viel. Sie sagte auch, tagsüber trage sie immer eine „Maske".
- Sie berichtete, dass sie manchmal außerhalb ihres Körpers war und sah, wie ein kleines Kind missbraucht wurde. In anderen Momenten fühlte sie sich wie ein kleines Kind.
- Sie hörte sich selbst reden, als sie der Freundin von dem Missbrauch erzählte.
- Sie verspürte zuweilen den inneren Drang, sich selbst wehzutun, und konnte sich hinterher manchmal nur zum Teil an das erinnern, was sie getan hatte.
- Sie berichtete von einem inneren Drang, Tabletten zu nehmen.
- Sie berichtete von Amnesie für Ereignisse aus der Vergangenheit, nicht nur für den Missbrauch. Es gab auch eine teilweise Amnesie für dissoziative Flashbacks.

Für eine DIS gab es keine hinreichenden Anhaltspunkte. Die Patientin berichtete keine auf Alltagsereignisse bezogene Amnesie und auch kein Stimmenhören (abgesehen von der Stimme des Großvaters). Sich konnte bei sich keine dissoziierten Persönlichkeitsanteile erkennen.

Aus ihren Angaben ließ sich ableiten, dass die Kriterien einer partiellen DIS gemäß ICD-11 gegeben waren, denn es gab deutliche Hinweise auf dissoziierte Anteile, die in der Traumazeit verhaftet waren. Diese Anteile waren mal im Vordergrund, mal wirkten sie „von innen heraus" auf das Verhalten der Patientin ein. Schließlich waren bei der Patientin auch die Kriterien einer kPTBS erfüllt. Auch in diesem Fall erschien die Diagnose OSDD-1 gemäß DSM-5 problematisch, weil bei der Patientin weitgehende (gegenwartsbezogene) Amnesie für ihre dissoziativen Flashbacks bestand. Dies hatte auch ihre Therapeutin beobachtet, die manchmal über eine Stunde lang keinerlei Kontakt zu ihr herzustellen vermochte.

6.5 Fallbericht 4: Patient mit Depersonalisations-Derealisationsstörung

Der 45 Jahre alte Herr L. war verheiratet, das Paar hatte zwei Kinder. Er war zuvor wegen einer Angststörung in Behandlung gewesen und mit der Bitte um diagnostische Abklärung eines Verdachts auf kPTBS oder eine dissoziative Störung an mich überwiesen worden.

Der Patient war mit zwei jüngeren Geschwistern aufgewachsen. Von klein auf hatte er sich um den Bruder und die kleine Schwester gekümmert. Der Vater arbeitete als Lastwagenfahrer und war die meiste Zeit nicht da; die Mutter hatte psychiatrische Probleme. *Die Atmosphäre zu Hause war immer ziemlich angespannt.* Die Mutter lag oft mit Depressionen im Bett. *Manchmal war sie hysterisch.* Das sei beängstigend gewesen. Sie drohte dann, sich umzubringen oder wegzulaufen. Als Jugendlicher musste er einmal miterleben, wie sie im Rettungswagen abtransportiert wurde, weil sie eine Überdosis Tabletten genommen hatte.

Wenn der Vater zu Hause war, war es kaum besser. Er konnte mit der Depression seiner Frau nicht umgehen und flüchtete sich in die Kneipe. Er trank nicht zu viel, war aber einfach nicht da. Zu einer Großmutter, der Mutter seines Vaters, hatte der Patient ein gutes Verhältnis. Die Kinder waren oft bei ihr, und er hatte schöne Erinnerungen an sie.

Schon früh stand er auf eigenen Beinen und heiratete in jungen Jahren. Etwa im Alter von 40 Jahren war er in einen Autounfall verwickelt, bei dem er gerade noch einem Frontalzusammenstoß entging. Die Schuld lag nicht bei ihm, und er kam mit kleineren Verletzungen davon. Danach entwickelte er PTBS-Symptome und weitere Angstsymptome. Nach einer EMDR-Behandlung litt er mittlerweile nicht mehr unter Episoden, in denen er den Unfall von Neuem durchlebte. Nach dem Unfall sei er aber nicht mehr derselbe gewesen. Viele Erinnerungen an seine Jugend wurden wach. *Bis dahin habe ich nie lange über Dinge nachgedacht. Ich habe einfach weitergemacht. Das geht jetzt anscheinend nicht mehr.*

Auch in Verbindung mit seiner Frau und seinen Kindern zu sein fiel ihm jetzt schwer. Es war, als sei da eine riesige Kluft zwischen ihnen. Die Kinder, mittlerweile 18 und 20 Jahre alt, lebten ihr eigenes Leben.

Allgemeines

Erste Eindrücke. Der Affekt des Patienten wirkte flach. Im Interview war es bis zu einem gewissen Grad möglich, einen Rapport herzustellen. Manchmal tat er sich schwer, etwas in Worte zu fassen oder Beispiele für sein Erleben zu schildern. Er habe das nie gelernt, merkte er an.

Alkohol, Drogen und Medikamente. Der Patient nahm nie Drogen und trank an den Wochenenden gelegentlich ein Bier mit Freunden. Er nahm keine Medikamente ein.

(Möglicherweise) traumabedingte Symptome

Probleme mit dem Essen. Er berichtete von keinen Problemen mit dem Essen.

Schlafstörungen. Mittlerweile hatte der Patient keine Probleme mehr mit dem Schlafen. Nach dem Unfall hatte er zunächst sehr schlecht geschlafen und Albträume gehabt, in denen er den Unfall wieder vor sich sah. Er hatte auch viele Flashbacks erlebt. Nach der EMDR-Behandlung traten diese Symptome nicht länger auf. Manchmal wachte er aber noch mitten in der Nacht auf und machte sich Sorgen um die Zukunft. Die Gedanken kreisten in seinem Kopf, und er zweifelte, ob er sein Leben je wieder so gut bewältigen könne wie vor dem Unfall. Doch alles in allem schlief er wieder gut.
Er wusste noch, dass er als Kind eine Zeit lang schlecht geschlafen hatte, nachdem seine Mutter versucht hatte, sich das Leben zu nehmen. Das habe sich dann aber gegeben und sei bis zu dem Unfall nie wieder aufgetreten.

Stimmung und Emotionsregulation. Der Patient gab an, im Allgemeinen sei er ausgeglichen. *Ich bin froh, dass es bei mir nicht diese Extreme gibt wie bei meiner Mutter.* Er sei nie wirklich niedergeschlagen. Trotz seiner schwierigen Kindheit sei sein Leben bis zu dem Autounfall in geregelten Bahnen verlaufen. Seitdem frage er sich nun oft, ob bei ihm jemals alles wieder in Ordnung sein werde. Es sei alles ganz anders als vor dem Unfall. *Ich fühle kaum etwas, manchmal bin ich wie ein Roboter.* Er habe nie an Suizid gedacht und werde sich auch nie das Leben nehmen, weil er das seiner Frau und seinen Kindern nicht antun wolle.

Angst und Panik. Der Patient sagte, seit dem Unfall habe er manchmal mit Ängsten zu kämpfen. Er gab keinerlei aktuelle PTBS-Symptome an. Manchmal sehe er aber immer noch entsetzliche Bilder vor sich, wie seine Frau oder seine Kinder in einen Unfall gerieten. Er schrecke auch auf, wenn er die Sirene eines Polizei- oder Rettungswagens höre. Bilder von seinem eigenen Unfall sehe er dann nicht mehr vor sich, sondern denke, es könne Menschen aus seinem Umfeld etwas zugestoßen sein. Seit dem Unfall finde er oft überhaupt keinen Zugang zu seinen Gefühlen; er fühle sich ganz leer. Diesen Zustand kenne er aus der Zeit, als er noch bei den Eltern gewohnt habe. Damals habe er auf diese Weise versucht, sich gegen „den ganzen Wirbel" um seine Mutter abzuschirmen.

Selbstverletzende Handlungen. Der Patient berichtete von keinen selbstverletzenden Handlungen. Wie er immer wieder betonte, hatte er angesichts des abschreckenden Beispiels seiner Mutter beschlossen, so etwas niemals zu tun.

Selbstbild und Identitätserleben. Der Patient sagte, eigentlich denke er nicht viel über sich selbst nach, auch nicht darüber, wer er sei. Identitätsunsicherheit sei etwas, das er nicht kenne. *Über solche Fragen habe ich nie nachgedacht. Seit meiner Jugend bin ich meinen eigenen Weg gegangen und wollte mit meinen Eltern so wenig wie möglich zu tun haben. Bis zu dem Unfall lief auch alles normal, so wie bei allen anderen.*

Zwischenmenschliche Beziehungen. Der Patient war seit über 20 Jahren verheiratet. Er habe ein paar Freunde, die er schon seit seiner Ausbildung zum Gärtner kenne. Er kannte auch viele Leute über den Fußball. *Wirklich enge Freundschaften habe ich keine. Meine Frau beklagt sich manchmal, dass ich so still bin und nicht viel sage. Aber das bin ich eben nicht gewohnt. Als ich noch zu Hause war, bin ich besser damit gefahren, nichts zu sagen, weil man nie wusste, wie sie reagieren würde.*
Der Patient sagte, in Beziehungen zu anderen erlebe er kaum Probleme.

Sexualität. Der Patient berichtete von keinen sexuellen Problemen.

Einschätzung von (möglicherweise) traumabedingten Symptomen

Die Fragen nach (möglicherweise) traumabedingten Symptomen ergaben keine Anhaltspunkte für eine Aufspaltung der Persönlichkeit. Der Patient gab indes zu verstehen, dass er kaum Zugang zu seinen Emotionen hatte und dass es sich für ihn anfühlte, als sei er eine Art Roboter.

Veränderungen des Bewusstseins

Depersonalisation. Die Frage, ob er manchmal ein Gefühl der Distanziertheit oder Losgelöstheit von sich selbst habe, bejahte der Patient. *Ich bin anscheinend das Gegenteil meiner Mutter. Sie kreischte immer hysterisch herum, oder sie weinte, oder sie war wütend. Ich bin nicht sehr gefühlsbetont. Das war schon immer so, aber es hat mich nie gestört. Sich in was reinzusteigern ist überflüssig. Ich werde auch kaum* *einmal wütend. Seit dem Unfall hat sich das alles aber verstärkt. Es ist, als ob mich nichts wirklich berührt. Ich mache alles wie auf Autopilot. Vielleicht war das ja schon immer so, und ich habe nie wirklich darüber nachgedacht. Ich erinnere mich, dass ich nichts gefühlt habe, als meine Großmutter starb. Das ist nicht normal, oder? Sie war der einzige Mensch, der wirklich für uns da war. Meine Frau sagt mir auch, ich würde nie meine Gefühle zeigen. Sie findet das schwierig.*

Sorgsames Nachfragen ergab, dass die Depersonalisationssymptome schon sehr lange bestanden. Sie schienen auch nicht mit seinen Angst- und Paniksymptomen zusammenzuhängen, waren aber ständig präsent und durch den Unfall offenbar verstärkt worden.

Derealisation. Der Patient nannte keine Derealisationssymptome.

Absorptions- und Tranceerleben. Der Patient gab zu verstehen, dass Absorptions- oder Trancezustände bei ihm nicht vorkamen. Als Kind sei er immer sehr wachsam und auf der Hut gewesen und habe nie in ein Buch oder einen Film eintauchen können.

Einschätzung von Veränderungen des Bewusstseins

Der Patient beschrieb hauptsächlich chronische Depersonalisationssymptome vom Distanziertheitstyp. Er hatte keinen Zugang zu seinen Emotionen.

Somatoforme dissoziative Symptome

Der Patient berichtete keine somatoformen dissoziativen Symptome.

Psychoforme dissoziative Symptome

Der Patient erwähnte keine psychoformen dissoziativen Symptome. Er berichtete auch keine Amnesie-Episoden und bemerkte: *Ich würde eher sagen, dass ich mich zu gut an Dinge erinnere, und seit dem Unfall habe ich auch viel mehr über die Vergangenheit nachgedacht.*

Er berichtete auch von keinen Schneider'schen oder von anderen Symptomen, die auf eine Aufspaltung der Persönlichkeit hingewiesen hätten.

Diagnostische Überlegungen

Herr L. beschrieb chronische Depersonalisationssymptome, die denen einer Depersonalisations-Derealisationsstörung laut DSM-5 und ICD-11 entsprachen. Die Symptome hatten schon vor dem Autounfall existiert, waren danach aber häufiger und stärker geworden. Die PTBS war behandelt worden; so gut wie keine Symptome waren zurückgeblieben. Die Depersonalisationssymptome schienen nicht ausschließlich in Verbindung mit Angstsymptomen aufzutreten. Differenzialdiagnostisch wurde eine dysthyme Störung in Erwägung gezogen, doch fanden sich dafür nicht genügend Anhaltspunkte.

6.6 Fallbericht 5: Patientin mit einer dissoziativen Störung mit neurologischen Symptomen (ICD-11) bzw. Konversionsstörung mit Krampfanfällen (DSM-5)

Eine Traumatherapeutin, die eine zweite Meinung einholen wollte, überwies die 41-jährige Frau J. an mich. Sowohl Frau J. als auch die Therapeutin hatten das Gefühl, dass die seit gut einem Jahr laufende ambulante Behandlung wenig Fortschritte erbracht hatte. Frau J. arbeitete in der Altenpflege; sie war verheiratet und hatte zwei Kinder, sechs und acht Jahre alt.

Ihre Symptome hatten eingesetzt, nachdem ein verwirrter Demenzpatient sexuell übergriffig geworden war. Sie hatte die Situation zwar gut in den Griff bekommen, doch unmittelbar danach war eine vorwiegend körperliche Anspannung aufgetreten. Beim morgendlichen Aufwachen war sie völlig erstarrt und konnte sich manchmal nicht rühren. Ihre Therapeutin versuchte, die Erinnerungen an das Ereignis mittels EMDR aufzuarbeiten, doch trat bei Frau J. während der Behandlung ein Zustand auf, der starke Ähnlichkeit mit einem epileptischen Anfall hatte. Die EMDR-Behandlung wurde ausgesetzt, und ihre Symptome verschlimmerten sich. Die Therapeutin vermutete einen nicht-epileptischen Anfall, überwies Frau J. aber dennoch an eine Neurologin. Es ergaben sich keine Hinweise auf eine Epilepsie. Zwei weitere Anfälle traten auf, als die Therapeutin zu ergründen versuchte, ob Frau J. in der Vergangenheit sexuellen Missbrauch erlebt hatte.

Frau J. litt auch zunehmend unter Albträumen, Nervosität, Schreckhaftigkeit sowie Paniksymptomen. Manchmal stiegen Bilder in ihr auf, in denen sie bei ihrer Cousine übernachtete und ein Onkel ins Schlafzimmer kam. Sie nahm an, dass sie damals noch recht klein gewesen sein musste, weil sie sieben war, als ihre Eltern sich scheiden ließen, und sie den Onkel und die Cousine danach nie mehr gesehen hatte.

Die überweisende Therapeutin wollte prüfen lassen, ob die nicht-epileptischen Anfälle von einer dissoziativen Störung herrühren könnten.[13]

Allgemeines

Erste Eindrücke. Frau J. konnte einen guten Rapport aufbauen und ihre Symptome genau beschreiben. Sie hatte über dissoziative Symptome gelesen und sagte, einige davon habe sie bei sich feststellen können.

Alkohol, Drogen und Medikamente. Die Patientin trank keineswegs jeden Tag, aber gelegentlich ein Glas Wein. Sie hatte nie Drogen genommen und setzte nur bei Bedarf ein leichtes Schlafmittel ein.

(Möglicherweise) traumabedingte Symptome

Probleme mit dem Essen. Mit dem Essen hatte die Patientin nie Probleme gehabt.

Schlafstörungen. Was das Schlafen anging, hatte die Patientin viele Probleme. Beim Aufwachen hatte sie oft Muskelkrämpfe und konnte sich kaum rühren. Sie hatte viele Albträume, in denen sie meistens von anderen gejagt wurde oder ihnen unterlegen war. Oft ging sie zu spät zu Bett, weil es ihr vor dem Einschlafen graute. Die Schlafprobleme hatten, so sagte sie, nach dem Vorfall am Arbeitsplatz begonnen. Ihr Schlafmuster war starken Schwankungen unterworfen. Mal schlief sie rasch ein, wachte aber viele Male auf, mal fiel sie erst sehr spät in Schlaf und schlief dann durch. Am Morgen war sie immer sehr müde, als hätte sie fast gar keinen Schlaf bekommen. Es gab keine Indizien dafür, dass sie nachts aktiv war und hinterher dann nichts mehr davon wusste; sie verließ das Bett also nicht. Ihr Mann hatte von all dem nicht viel mitbekommen, weil er einen festen Schlaf hatte. Nach dem Erwachen aus einem Albtraum brauchte sie eine Weile, um sich in der Gegenwart zu orientieren.

Stimmung und Emotionsregulation. Die Patientin nannte keine stimmungsbezogenen Symptome und beschrieb sich als meist gut gelaunten Menschen. Sie rege sich in der Regel nicht schnell über etwas auf und könne sich, wenn sie traurig sei, selbst gut trösten. Sie erfahre auch viel Unterstützung durch ihren Mann. Sie habe nie Suizidgedanken gehabt oder einen Suizidversuch unternommen.

---

13 In den Niederlanden ist das Klassifikationssystem DSM-5 maßgeblich. Nicht-epileptische Anfälle werden im DSM-5 bekanntermaßen als Merkmal einer somatischen Belastungsstörung (Konversionsstörung) aufgefasst; dass es um eine dissoziative Störung gehen könnte, findet dabei keine Beachtung.

Angst und Panik. Die Patientin sagte, bis zu dem Vorfall mit dem Demenzpatienten sei sie eigentlich nie sehr ängstlich gewesen. Auch jetzt komme sie bei der Arbeit ziemlich gut zurecht, doch ihr sei aufgefallen, dass sie viel argwöhnischer und schreckhafter sei. Sie beschrieb PTBS-Symptome, zu denen Flashbacks mit dem übergriffigen Demenzpatienten, aber auch mit ihrem Onkel gehörten. Ihr war freilich nicht klar, was mit dem Onkel tatsächlich vorgefallen war. Sie sprach von einem plötzlichen Gefühl der Bedrohung, bei dem sie sich verkrampfte. In ihren Albträumen versuchte sie wegzurennen, konnte es aber nicht.

Selbstverletzende Handlungen. Die Patientin hatte sich nie absichtlich selbst verletzt oder geschädigt und nie andere gefährliche oder destruktive Verhaltensweisen an den Tag gelegt.

Selbstbild und Identitätserleben. Die Patientin hatte im Allgemeinen ein positives Bild von sich selbst. Sie war sich hinsichtlich ihrer Vorlieben und Abneigungen und ihrer Identität nicht unsicher. Sie erlebte keine inneren Kämpfe. Die Anfälle lösten allerdings einige Verwirrung in ihr aus. Dass sie plötzlich aufgetreten waren, empfand sie als beängstigend und befremdlich. Sie fragte sich, ob sie womöglich eine Simulantin war, weil die Anfälle meistens in der Therapie auftraten.

Zwischenmenschliche Beziehungen. Die Patientin hatte einige gute Freundinnen, die sie seit Langem kannte. Vor der Beziehung zu ihrem Mann, mit dem sie seit zehn Jahren verheiratet war, hatte sie mehrere Jahre mit einem anderen Partner zusammengelebt. Im Allgemeinen hatte sie keine Schwierigkeiten damit, anderen Menschen zu vertrauen, und war nicht ängstlich oder konfliktscheu. Sie sagte, sie könne recht gut für ihre eigenen Interessen eintreten und neige nicht dazu, sich immer nach den Wünschen anderer zu richten.

Sexualität. Die Patientin sagte, sie habe anfangs Schwierigkeiten gehabt, sich in einer sexuellen Beziehung sicher zu fühlen. Sie habe angenommen, das liege einfach an ihrer Unerfahrenheit. Die sexuelle Beziehung zu ihrem Mann lief gut, war nun aber wegen des Vorfalls bei der Arbeit und der verschwommenen Bilder von ihrem Onkel schwieriger geworden. Ihr Mann war sehr verständnisvoll und geduldig, und das half ihr. *Er hat nichts dagegen, wenn wir erst einmal nur kuscheln. Mit dem Rest klappt es im Moment nicht so gut.* Sie hörte keine Stimmen, es bestand keine Amnesie für den sexuellen Kontakt mit ihrem Mann, und sie erlebte auch keine auf die Vergangenheit bezogenen dissoziativen Flashbacks. Manchmal bekam sie aber plötzlich Angst, obwohl sie wusste, dass sie bei ihrem Mann war.

Die Patientin war sich ihrer sexuellen Identität nie unsicher gewesen.

Einschätzung von (möglicherweise) traumabedingten Symptomen

Die Patientin beschrieb eindeutige PTBS-Symptome, die mit Symptomen von körperlicher Anspannung und somatoformer Dissoziation einhergingen. In diesem Teil des TADS-I ergaben sich keine weiteren Anhaltspunkte für eine Aufspaltung der Persönlichkeit. Ihr Narrativ war ich-synton, und es gab in diesem Teil des Interviews keine Anzeichen für kurze Dissoziationsmomente.

Veränderungen des Bewusstseins

Depersonalisation. Die Patientin beschrieb leichte Depersonalisationssymptome. Manchmal fühlte sie sich von ihren Gefühlen abgeschnitten. Vor allem seit dem Vorfall mit dem Demenzpatienten kam es ihr bei der Arbeit vor, als laufe sie auf Autopilot. Zu Hause mit ihrem Mann und ihren Kindern sei das aber nicht so.

Derealisation. Die Patientin gab an, dass – außer bei den Anfällen – keine Derealisationssymptome auftraten. Während der Anfälle schien alles sehr weit weg zu sein. Sie hörte die Therapeutin dann noch, konnte sie aber nicht sehr gut sehen.

Absorptionserleben. Die Patientin konnte völlig in ein Buch oder einen Film vertieft sein, doch nicht bis zu dem Punkt, dass ihr das Zeitgefühl abhandenkam. Sie war auch in der Lage, sich jederzeit von einem Buch oder Film zu lösen.

Einschätzung von Veränderungen des Bewusstseins

Die Patientin beschrieb milde Depersonalisations- und Absorptionssymptome. Die Beispiele, die sie nannte, wiesen nicht auf eine Aufspaltung der Persönlichkeit hin.

Somatoforme dissoziative Symptome

Die Hauptsymptome der Patientin wurden bereits genannt: Sie geriet unter Anspannung und verkrampfte sich oft im Schlaf, und sie hatte nicht-epileptische Anfälle. Die Anfälle waren vor allem aufgetreten, wenn es Trigger gab oder sie fortwährend über ihren Onkel befragt wurde. Während der Anfälle ging sie aus dem Kontakt, stürzte meist zu Boden und strampelte dann mit den Beinen. Sie sagte, sie höre dann noch alles, könne aber nicht mehr gut sehen. Es bestand keine Amnesie für die Anfälle. Wenn sie auftraten, veränderte sich die Patientin: Das Gesicht war verzerrt, und die Stimme klang anders. Manchmal gab sie dabei seltsame Laute von sich, aber nicht immer. Die Anfälle dauerten fünf bis zehn Minuten. Danach hatte sie starke

Muskelschmerzen, spürte eine starke Anspannung im Körper und war sehr müde. Es dauerte oft Tage, bis sie ganz wiederhergestellt war.

Die Patientin berichtete keine weiteren somatoformen Symptome wie etwa einen kompletten Stimmverlust oder eine Hör- oder Schluckstörung.

Einschätzung der somatoformen dissoziativen Symptome

Die Patientin berichtete von chronischen somatoformen dissoziativen Symptomen, insbesondere von nächtlicher Anspannung und Verkrampfung. Sie hatte auch mehrere nicht-epileptische Anfälle. Außerdem schien das Aufwachen in einem Zustand der Verkrampfung schon lange vor dem Vorfall bei der Arbeit aufgetreten zu sein.

Psychoforme dissoziative Symptome

Amnesie. Die Patientin verfügte über ein gutes Gedächtnis und konnte detaillierte Angaben machen. Sie sagte, es sei noch nie vorgekommen, dass sie Dinge getan habe, an die sie sich hinterher nicht habe erinnern können. Auch an ihre Kindheit konnte sie sich gut erinnern. Das Einzige, was sie nicht einzuordnen vermochte, waren die inneren Bilder von ihrem Onkel. *Das sind alles undeutliche Bilder, und da ist viel Angst in meinem Körper.* Im Gedächtnis war ihr freilich geblieben, dass sie nicht bei ihrer Cousine übernachten wollte, obwohl sie sie mochte. Es schien also eine Amnesie in Bezug auf mit dem Onkel zusammenhängende Ereignisse zu bestehen.

Schneider'sche Symptome / Intrusionen. Die Patientin hörte keine Stimmen und beschrieb auch keine anderen Schneider'schen Symptome. Es gab keine Symptome, die auf eine Aufspaltung der Persönlichkeit hindeuteten – mit einer Ausnahme: dem veränderten Bewusstseinszustand während der Anfälle.

Einschätzung der psychoformen dissoziativen Symptome

Abgesehen von der Amnesie für Ereignisse, die mit dem Onkel zu tun hatten, berichtete die Patientin keine psychoformen dissoziativen Symptome.

Diagnostische Überlegungen

Aus dem Interview ließ sich keine DIS-Diagnose ableiten. Das für die DIS typische Symptomcluster fehlte völlig. Es gab auch keine Anzeichen für das Vorliegen einer OSDD-1 oder einer partiellen DIS. (Beispielsweise erlebte die Patientin keine Phänomene einer passiven Beeinflussung durch dissoziierte, in der Traumazeit verhaftete Anteile und machte auch keine außerkörperlichen Erfahrungen, bei denen sie sich selbst von außen sah.)

Sie berichtete allerdings von ausgeprägten PTBS-Symptomen, und es gab klare Anzeichen für einen veränderten Bewusstseinszustand (das heißt, die Präsenz eines dissoziierten Anteils) während der Anfälle. Es wurde deutlich, dass eine dissoziative Aufspaltung der Persönlichkeit bestand, bei der ein Anteil Alltagsaufgaben bewältigte und es höchstwahrscheinlich einen anderen Anteil gab, der in der Traumazeit verhaftet war und während eines Anfalls zutage trat.

Klinikerinnen, die sich allein am DSM-5 orientieren, würden bei Frau J. eine PTBS und eine Konversionsstörung diagnostizieren. In Ländern, wo die ICD-11 das maßgebliche Diagnosehandbuch ist, würde bei der Patientin, neben einer PTBS, zusätzlich eine dissoziative Störung mit neurologischen Symptomen, nämlich nicht-epileptischen Anfällen, diagnostiziert werden.

Resümee

In diesem Kapitel habe ich Fallbeispiele von vier Patientinnen und einem Patienten mit dissoziativen Störungen vorgestellt. Bei den ersten zwei Patientinnen lag eine DIS vor; sie unterschieden sich deutlich darin, inwieweit sie über ihre Symptome sprechen konnten. In Kapitel 7 folgen weitere Beispiele zu verschiedenen Erscheinungsbildern einer DIS in psychiatrisch-psychotherapeutischen Settings.

Wie ich in Kapitel 1 dargelegt habe, streiten viele Patienten mit DIS und OSDD-1 ihre Symptome zunächst ab oder spielen sie herunter. Dies ist Folge der *Nichtrealisation* (Janet, 1935). Das Kernphänomen ihrer schweren Traumatisierung besteht darin, nicht fähig und / oder nicht willens zu sein, das zu erfassen, was geschehen ist und was ihnen angetan wurde. Deshalb setzen sie oft auch viel daran, sich der Aufspaltung ihrer Persönlichkeit und der mit ihr einhergehenden Symptome nicht gewahr zu werden, und können bei einer diagnostischen Abklärung wenig dazu sagen. Für die Klinikerin heißt das: Sie steht vor der Aufgabe, die Probleme dieser Patienten nach bestem Vermögen einzuschätzen und sich dabei über deren Tendenz zur Nichtrealisation im Klaren zu sein.

Bei einer somatoformen dissoziativen Störung sind die Symptome derart offenkundig oder lästig, dass der Patient oder die Patientin nicht darum herumkommt, sich ihrer bewusst zu sein – so, wie das bei der letzten in diesem Kapitel vorgestellten Patientin der Fall war. Und doch kann es bei dieser Gruppe von Patienten vorkommen, dass ihnen die eigenen psychischen Probleme, das heißt die Aufspaltung der Persönlichkeit und die zugrunde liegende Traumatisierung, verborgen bleiben. Aus diesem Grund werden oft – und nicht selten über lange Zeit hinweg – nur ihre somatischen Beschwerden behandelt. Doch selbst wenn sie schließlich zur psychologischen Behandlung überwiesen werden, wird im Allgemeinen nicht erkannt, dass ihre Probleme dissoziativer Natur sind. Das hat zum Teil damit zu tun, dass im DSM dissoziative Symptome wie die ihren nicht als solche benannt sind.

In diesem Kapitel habe ich auch von einem Patienten mit einer Depersonalisations-Derealisationsstörung berichtet. Die Störung ist durch Symptome des Losgelöstseins (detachment) gekennzeichnet, die manche Klinikerinnen, wie ich in Kapitel 1 und 3 bereits dargelegt habe, nicht als dissoziative Symptome werten (z. B. Steele et al., 2022; van der Hart, 2021). Die Depersonalisationsstörung fällt tatsächlich aus der Reihe, denn bei ihr ist keine Aufspaltung der Persönlichkeit gegeben und somit ein anderer therapeutischer Ansatz angezeigt.

7. Schwierigkeiten der Differenzialdiagnose von DIS, partieller DIS und OSDD-1

7.1 Einleitung

In Kapitel 1 und 2 habe ich dargelegt, dass die dissoziative Identitätsstörung (DIS) und die Andere näher bezeichnete dissoziative Störung vom Typ 1 (Other Specified Dissociative Disorder Type 1, OSDD-1; in der ICD-11: partielle DIS) polysymptomatische Störungen sind, das heißt, die Patientinnen weisen vielgestaltige Symptome auf (Boon & Draijer, 1993a, 1993b, 1995a, 1995b; Dell, 2006; Draijer & Boon, 1995; van Dyck, 1992). Die in der ICD-11 enthaltene diagnostische Kategorie der partiellen DIS deckt sich größtenteils mit der der OSDD-1. Weil noch keine Studien zu den ICD-11-Kategorien dissoziativer Störungen vorliegen, stütze ich mich in diesem Kapitel weitgehend auf frühere Forschungsarbeiten und klinische Erfahrungen mit DSM-5-Klassifikationen (und mit früheren DSM-Versionen). In Kapitel 6 habe ich unter anderem berichtet, wie Patientinnen mit einer DIS auf Fragen zu (möglicherweise) traumabedingten Symptomen geantwortet haben (an einigen Stellen bin ich auch auf Patientinnen mit OSDD-1 eingegangen). Die Vielzahl traumabedingter Symptome ist genau der Grund dafür, dass dissoziative Störungen oft unerkannt bleiben und Fehldiagnosen gestellt werden. Außerdem stellen sich manche DIS-Patientinnen so vor, dass sie den Eindruck vermitteln, bei ihnen liege eine kPTBS, eine OSDD-1 oder auch eine Depersonalisations-Derealisationsstörung vor, weil sie ihre dissoziativen Symptome, die auf eine Aufspaltung der Persönlichkeit hindeuten, entweder verheimlichen oder sich ihrer nur vage bewusst sind. Oft besteht aber eine eindeutige Komorbidität mit einer DIS, ohne dass diese erkannt würde. In einer Therapie-Outcome-Studie mit Patientinnen mit DIS und DDNOS (n = 290) erfüllten 89 Prozent der Patientinnen auch die Kriterien einer PTBS (n = 242) und 83 Prozent die Kriterien einer affektiven Störung (n = 226); bei 50 Prozent lag eine andere Angststörung (ohne PTBS) vor (n = 136), bei 30 Prozent eine Essstörung (n = 81), bei 22 Prozent eine substanzbezogene Störung (n = 61) und bei 22 Prozent eine somatoforme Störung (n=59) (Brand, Classen, Lanius et al., 2009b).

In diesem Kapitel liegt der Schwerpunkt auf den differenzialdiagnostischen Herausforderungen und Problemstellungen im Zusammenhang mit den zwei am häufigsten beschriebenen und komplexen dissoziativen Störungen: (1) Dissoziative Identitätsstörung (DIS) und (2) Andere näher bezeichnete dissoziative Störung (Other Specified

Dissociative Disorder Type 1, OSDD-1, gemäß DSM-5) beziehungsweise partielle DIS (gemäß ICD-11). In den 1990er-Jahren haben Nel Draijer und ich, ausgehend von unserer Forschungsarbeit mit dem SCID-D, mehrere Artikel und Buchkapitel zum Thema Differenzialdiagnose veröffentlicht (Boon & Draijer, 1991, 1993c, 1995a, 1995b, 2011; Draijer & Boon, 1996, 1999). Ich werde in diesem Kapitel einen Überblick nicht nur über diese früheren Studien geben, sondern auch über die vielen daran anschließenden Jahre, in denen wir diagnostische Untersuchungen mit dem SCID-D und dem IDDTS (Interview for Dissociative Disorders and Trauma-related Symptoms) durchführten, sowie über meine eigene neuere Forschungsarbeit mit dem TADS-I.

Zunächst werde ich noch einmal erläutern, wie unterschiedlich das Erscheinungsbild der DIS in einem diagnostischen Interview ausfallen kann und welche Folgerungen sich daraus für die Differenzialdiagnose ableiten. Im nächsten Schritt werde ich die Herausforderungen in Bezug auf die Diagnosekategorien im DSM-5 und in der ICD 11 herausarbeiten, die häufig mit DIS und OSDD-1 verwechselt werden. Bei manchen Diagnosekategorien gibt es Abweichungen zwischen ICD-11 und DSM-5, die zu weiterer Verwirrung führen können und deshalb besondere Aufmerksamkeit erfordern. Es geht in diesem Kapitel in erster Linie um die Abgrenzung von anderen Störungen, die früher den Achse-I-Störungen zugeordnet waren.

In Kapitel 8 werde ich auf Probleme der Abgrenzung zwischen DIS, OSDD-1 und insbesondere BPS zu sprechen kommen. In Kapitel 9 beschäftige ich mich dann mit den Ähnlichkeiten und Unterschieden zwischen DIS, OSDD-1, partieller DIS, PTBS und komplexer PTBS, und in Kapitel 10 stelle ich Beispiele von falsch positiven Diagnosen sowie von bewusst oder unbewusst „imitierten" DIS-Symptomen vor.

Auch wenn sich eine DIS anhand eines spezifischen Clusters von Dissoziationssymptomen stets von anderen psychischen Störungen abgrenzen lässt, ist dieses Cluster nicht immer einfach auszumachen. Denn das Erscheinungsbild einer DIS kann, wie gesagt, sehr unterschiedlich ausfallen, und die Patientinnen werden nicht immer von sich aus das gesamte Symptomcluster beschreiben. OSDD-1 beziehungsweise partielle DIS sind eben deshalb schwerer von anderen Störungen zu unterscheiden, weil die Patientinnen weniger Amnesiesymptome angeben; zudem ist Amnesie im DSM-5 gar nicht als Kriterium für eine OSDD-1 aufgeführt. Damit sich der polysymptomatische Charakter dieser Störungen besser erfassen lässt, wurde in das TADS-I ein Teil mit Fragen zu (möglicherweise) traumabedingten Symptomen aufgenommen. Die Antworten einer Patientin auf diese Fragen sind eine zusätzliche Informationsquelle für differenzialdiagnostische Überlegungen (siehe auch Kapitel 5).

In Tabelle 7.1 finden sich die wesentlichen Unterschiede im Erscheinungsbild und in den Antwortmustern, auf die Kliniker bei einer auf das TADS-I gestützten Differenzialdiagnose achten sollten.

Tabelle 7.1: Hauptunterschiede von DIS, OSDD-1 und partieller DIS im Vergleich zu anderen psychischen Störungen

Symptome, Erscheinungsbild	DIS, OSDD-1, partielle DIS	andere psychische Störungen
(Möglicherweise) traumabedingte Symptome (Teil 2 des TADS-I) Zu differenzieren ist zwischen:	Einige der Symptome sind durchweg vorhanden, insbesondere PTBS-Symptome.	Es können einige dieser Symptome vorhanden sein.
(1) Symptom tritt in Verknüpfung mit dissoziativen Symptomen auf, die auf eine Aufspaltung der Persönlichkeit hindeuten;	▪ In Verbindung mit dem traumabedingten Symptom treten häufig Anzeichen für eine Aufspaltung der Persönlichkeit mit Symptomen wie Amnesie oder Schneider'schen Symptomen auf.	▪ Keine Hinweise auf eine Aufspaltung der Persönlichkeit: Im Zusammenhang mit dem traumabedingten Symptom treten weder Amnesie noch Schneider'sche Symptome auf.
(2) tritt in Verbindung mit Depersonalisations-, Derealisations- und / oder Absorptionssymptomen auf;	▪ Depersonalisation / Derealisation und / oder Absorptionserleben treten häufig auf, mit oder ohne Verknüpfung mit dem traumabedingten Symptom.	▪ Depersonalisation / Derealisation und / oder Absorptionserleben treten möglicherweise auf, mit oder ohne Zusammenhang mit dem traumabedingten Symptom.
(3) tritt in Verbindung mit beiden Symptomgruppen (1 und 2) auf.	▪ Narrativ ist oft (teilweise) ich-dyston, insbesondere bei der DIS.	▪ Narrativ ist ich-synton.
Veränderungen des Bewusstseins (Teil 3 des TADS-I) Depersonalisation, Derealisation und Absorptionserleben unterscheiden dissoziative Störungen nicht von anderen Störungen.	Fast immer gegeben, insbesondere Depersonalisationssymptome	Häufig gegeben, können mit der jeweiligen Störung zusammenhängen (z. B. Depersonalisation bei Angststörungen oder affektiven Störungen)

Symptome, Erscheinungsbild	DIS, OSDD-1, partielle DIS	andere psychische Störungen
Somatoforme dissoziative Symptome (Teil 4 des TADS-I)	Oft vorhanden	Nicht vorhanden (außer bei funktioneller neurologischer Symptomstörung [ICD-11: dissoziativ-neurologische Symptomstörung], MUPS und Konversionsstörung gemäß DSM-5)
Psychoforme dissoziative Symptome (Teil 5 des TADS-I)		
Amnesie	Tritt in Form von dissoziativer Amnesie auf.	Nicht gegeben (Gedächtnisprobleme infolge von Absorptionserleben oder Aufmerksamkeits- und / oder Konzentrationsschwierigkeiten werden nicht als dissoziative Symptome gewertet)
Schneider'sche Symptome / Intrusionen	Vorhanden	Nicht vorhanden (außer bei psychotischen Störungen – hier insbesondere: Stimmenhören – und manchmal bei der Borderline-Persönlichkeitsstörung, doch haben die Symptome dann eine andere Qualität)
Dissoziierte Anteile	Vorhanden	Nicht vorhanden
Erscheinungsbild während der Untersuchung	■ Häufige Anspannung ■ Unbehagen ■ Dissoziative Zustände ■ Angst und Scham ■ Bagatellisieren, Herunterspielen oder Rationalisieren von Symptomen	■ Keine Anspannung ■ Ungehindertes Sprechen über Symptome ■ Ich-syntones Narrativ (außer bei falsch positivem Erscheinungsbild, siehe weiter unten in diesem Kapitel)

7.2 Varianten der Erscheinungsbilder von DIS, OSDD-1 und partieller DIS

In Kapitel 1 habe ich aufgezeigt, vor welche Herausforderungen uns die verschiedenen möglichen Erscheinungsbilder einer DIS bei der Durchführung eines diagnostischen Interviews stellen können. Nel Draijer und ich diagnostizierten bei einer Gruppe von Patientinnen zunächst eine DDNOS, weil sie nicht in der Lage waren, über ihre dissoziierten Anteile zu sprechen. Wir wählten dafür den Begriff „anfängliches Erscheinungsbild einer DIS" („initial presentation of DID", Boon & Draijer, 1993a, 1995a, 1995b; Spiegel et al., 2011). Kliniker tun sich oft schwer, die verschiedenen Erscheinungsbilder einer DIS von denen einer OSDD-1 oder partiellen DIS abzugrenzen. Eine klare Vorstellung von den DIS-Erscheinungsbildern ist jedoch notwendig, um differenzialdiagnostische Entscheidungen treffen zu können. Deshalb umreiße ich sie im Folgenden.

Erscheinungsbild 1: Eine klassische DIS mit tertiärer struktureller Dissoziation

Eine Patientin von Anfang 40 berichtete ein vollständiges Cluster von Symptomen, das auf eine Aufspaltung der Persönlichkeit hindeutet (Amnesie, Formen von Depersonalisation, Stimmenhören, weitere Schneider'sche Symptome, Hinweise auf dissoziierte Anteile). Sie beschrieb Amnesien für Handlungen und Ereignisse sowohl in der Gegenwart als auch in der Vergangenheit. Die auf die Gegenwart (z. B. auf Aufgaben im Beruf und im Haushalt, soziale Aktivitäten, Versorgung der Kinder) bezogene Amnesie ließ auf die Existenz mehrerer Anteile schließen, von denen einige Aufgaben und Funktionen im Alltag hatten und andere in der Traumazeit verhaftet waren. Die Patientin war sich zumindest ansatzweise der Existenz der dissoziierten Anteile bewusst und konnte etwas über sie sagen. Daran zeigte sich, dass die Anteile jeweils über eigene autobiografische Erinnerungen und eine eigene Ich-Perspektive verfügten (siehe Kapitel 2). Es lag eine tertiäre strukturelle Dissoziation im Sinne der Theorie der strukturellen Dissoziation vor.

Die Patientin gab zwar viele komorbide Symptome an, doch eröffnet der Einsatz eines strukturierten Interviews wie des SCID-D oder des TADS-I dem Kliniker in solchen Fällen die Möglichkeit, anhand eines kohärenten Clusters von dissoziativen Symptomen, die auf eine Aufspaltung der Persönlichkeit hindeuten, eine DIS von anderen psychischen Störungen abzugrenzen.

Erscheinungsbild 2: Anfängliches Erscheinungsbild einer DIS

Der Patient in den Fünfzigern berichtete im diagnostischen Interview ein vollständiges Cluster von Symptomen, das auf eine Aufspaltung der Persönlichkeit hindeutete (Amnesie für Alltagsaktivitäten, mehrere Formen von Depersonalisation, Stimmenhören und weitere Schneider'sche Symptome, Hinweise auf die Existenz dissoziierter Anteile). Seine Selbstbeschreibung ähnelte in jeder Hinsicht derjenigen der Patientin im vorherigen Abschnitt. Doch entweder war ihm die Existenz dissoziierter Anteile noch nicht bewusst, oder sie lösten noch zu viel Anspannung, Scham oder Angst in ihm aus. Er war jedenfalls nicht in der Lage, irgendetwas über sie zu sagen. Für seine dissoziativen Symptome hatte er andere Erklärungen wie etwa: *Mit meinem Kopf stimmt etwas nicht, vielleicht habe ich ja einen Burnout oder eine Frühdemenz.*

Formal gesehen gestaltet sich die Diagnostik anhand von DSM-5- und ICD-11-Kriterien bei dieser Patientengruppe schwierig. Zwar gibt es zahlreiche deutliche Indizien für die Existenz von dissoziierten Anteilen, unter anderem von Anteilen, die für die Bewältigung von Alltagsaufgaben zuständig sind, doch die Patientinnen sind außerstande, sich zu diesen Anteilen zu äußern. Kriterium A ist damit nicht erfüllt, was früher zur Diagnose DDNOS geführt hätte. Nel Draijer und ich sprachen hingegen vom anfänglichen Erscheinungsbild einer DIS. Weil diese Patientinnen von vielen amnestischen Episoden berichten, die aktuelle Aufgaben und Funktionen betreffen, erfüllen sie weder die Kriterien einer OSDD-1 noch einer partiellen DIS gemäß ICD-11. Wie beim Erscheinungsbild 1 einer DIS liegt hier eine tertiäre strukturelle Dissoziation vor. Das heißt, es gibt Belege für die Existenz von mehreren Anteilen, die im Alltag Aufgaben und Funktionen übernehmen, sowie von Anteilen, die noch in der Traumazeit leben.

Auf Grundlage der Angaben zu einem Cluster von dissoziativen Symptomen und der deutlichen Anzeichen für die Existenz dissoziierter Anteile ist es möglich, eine DIS von allen anderen psychischen Störungen abzugrenzen und bei einem Patienten wie dem hier vorgestellten eine vorläufige Diagnose zu stellen. Formal gesehen ist das allerdings nicht zulässig, solange keine zusätzlichen Informationen dazu verfügbar sind, dass die „Merkmale und Symptome [...] von anderen beobachtet oder von der Person selbst berichtet werden" können (siehe Kriterium A laut DSM-5; APA, 2013; dt. 2015, S. 399). In dem geschilderten Fall gab der Patient allerdings keine Einwilligung, dass (von seiner Familie) zusätzliche Informationen eingeholt werden konnten.

Erscheinungsbild 3: DIS mit sekundärer struktureller Dissoziation

Eine Patientin in den Dreißigern beschrieb im diagnostischen Interview ein Cluster von Symptomen, die auf eine Aufspaltung der Persönlichkeit hindeuteten, aber keine Amnesie, die Aufgaben und Funktionen in der Gegenwart betraf. Sie berichtete jedoch von Gedächtnislücken, die sich auf die Vergangenheit bezogen, und manchmal trat auch in den Therapiesitzungen eine Amnesie für Flashbacks auf oder für Verhaltensweisen, die sich in der Traumazeit lebenden Anteilen zuschreiben ließen (z. B. Amnesie für nächtliche Essanfälle oder für selbstverletzende Handlungen). Es gab klare Belege für die Existenz von Anteilen, die noch in der Traumazeit lebten (und die traumatischen Erfahrungen „in sich bargen"). Die Patientin war sich dessen mehr oder weniger bewusst und konnte einiges zu diesen Anteilen sagen. Diese hatten ihr jeweils eigenes autobiografisches Gedächtnis und ihre eigenen Vorstellungen von sich selbst, von anderen und von der Welt. Es lag eine sekundäre strukturelle Dissoziation im Sinne der Theorie der strukturellen Dissoziation vor. Bei dieser Form der DIS findet sich keine Amnesie für Aufgaben und Funktionen des Alltags (es gibt auch nur einen für die Alltagsbewältigung zuständigen Anteil), aber eine partielle Amnesie für die traumatischen Erfahrungen und Verhaltensweisen von Anteilen, die in der Traumazeit verharren. Deshalb ist dieses Erscheinungsbild der DIS anfangs oft schwer von anderen psychischen Störungen zu unterscheiden – vor allem wenn viele komorbide Störungen existieren. Manchmal ist die dissoziative Wand oder Barriere zwischen dem im Alltag funktionierenden Anteil und den in der Traumazeit lebenden Anteilen noch derart „signifikant", dass die Person (beziehungsweise der Anteil, der sich im diagnostischen Interview zeigt) beispielsweise keine Stimmen anderer dissoziierter Anteile hört.

Daher ist dieses Erscheinungsbild der DIS recht schwer von einer partiellen DIS gemäß ICD-11 oder von einer kPTBS abzugrenzen. In Kapitel 9 werde ich auf dieses Thema zurückkommen.

Erscheinungsbild 4: DIS mit vollständig ausgeprägter Co-Bewusstheit

Das erste Beispiel für eine OSDD-1 im DSM-5 beschreibt im Prinzip auch eine aktuelle DIS. Es entspräche dem Erscheinungsbild einer in der Therapie weit fortgeschrittenen DIS-Patientin (Erscheinungsbild 4), die volle Co-Bewusstheit erreicht hat. Das bedeutet, die Existenz dissoziierter Anteile ist ihr weitgehend bewusst, weil bei dem Anteil oder den Anteilen, die im Alltag funktionieren, keine Amnesie (mehr) einsetzt, wenn andere Anteile aktiv sind oder das Verhalten beeinflussen. Manchmal übernehmen diese anderen aber durchaus die Kontrolle über das Handeln der Person. Obwohl es ein Bewusstsein dessen gibt, dass die Anteile alle zu derselben Person gehören, können wir hier von einer DIS sprechen. *Ich weiß sehr gut, dass dieser Anteil ich ist, dass er zu mir gehört, aber es fühlt sich nicht wirklich so an, und ich habe keine Kontrolle über ihn. Ich höre diesen Anteil weinen, ich sehe, wie er sich verhält. Das heißt, ich nehme ihn wirklich bewusst wahr, aber es fühlt sich nicht so an, als ob das ich bin, und ich kann das Weinen nicht beenden.*

Bei diesen Patientinnen kann durchaus noch eine partielle Amnesie im Hinblick auf die traumatischen Ereignisse bestehen. Ihnen ist bewusst, was seinerzeit geschehen ist, doch die Emotionen und Körperempfindungen werden nach wie vor von dissoziierten Anteilen „bewahrt", die in der Traumazeit leben, und sind somit nicht integriert. Diesem Erscheinungsbild liegt gewöhnlich eine sekundäre strukturelle Dissoziation zugrunde, bei der ein Anteil für den Alltag zuständig ist und mehrere Anteile die traumatischen Erfahrungen „bewahren". Diese Konstellation ist indes, wie ich in Kapitel 10 näher erläutern werde, gegen eine imitierte DIS abzugrenzen.

Mit der diagnostischen Kategorie OSDD-1 verbundene Schwierigkeiten

Worauf die Beschreibung der OSDD-1 im DSM-5 tatsächlich zielt, ist schwer nachzuvollziehen. Beschrieben sind Patientinnen, die Identitätsstörungen erleben, welche aber mit weniger stark ausgeprägten Diskontinuitäten des Bewusstseins des eigenen Selbst und des eigenen Handelns oder mit weniger stark ausgeprägten Veränderungen der Identität einhergehen (APA, 2013, 2022; dt. 2015, 418f.). Woran lassen sich diese „weniger stark ausgeprägten Diskontinuitäten" erkennen? Wie lassen sie sich beispielsweise von den Diskontinuitäten oder der Identitätsunsicherheit unterscheiden, die bei der Borderline-Persönlichkeitsstörung oder bei der kPTBS zu beobachten sind? Welches Cluster von dissoziativen Symptomen entspricht ihnen? Das DSM-5 gibt auf diese Frage keine Antwort, und auch in der klinischen Praxis ist die Unterscheidung oft schwierig und die Lage unübersichtlich (Steele, Boon & van der Hart, 2017). Wir bewegen uns hier in einem Graubereich, in dem OSDD-1, kPTBS, dissoziativer Subtyp der PTBS und Borderline-Persönlichkeitsstörung mit PTBS-Symptomen unter Umständen schwer auseinanderzuhalten sind. Welche Diagnose eine Patientin erhält, hängt in solchen Fällen vor allem von den Präferenzen des jeweiligen Klinikers ab. In Kapitel 9 werde ich auf diesen Punkt zurückkommen.

In unseren früheren Studien mit dem SCID-D, in der aktuellen Forschungsarbeit mit dem TADS-I und in meiner über dreißigjährigen klinischen Praxis sind mir vorwiegend die eben beschriebenen vier Formen einer DIS und einer Aufspaltung der Persönlichkeit begegnet, wobei die Erscheinungsbilder 2 und 3 oft der Kategorie DDNOS zuzuordnen waren. In Tabelle 7.2 (siehe Seite 244) versuche ich, die verschiedenen Formen zusammenzufassen, in denen DIS, OSDD-1 und partielle DIS in einem diagnostischen Interview zutage treten können.

7.3 Schizophrenie und psychotische Störungen

Weil Patientinnen mit DIS oder partieller DIS/OSDD-1 akustische Halluzinationen und andere Schneider'sche Symptome berichten, besteht bei ihnen das Risiko, dass die falsch positive Diagnose einer Schizophrenie oder Psychose gestellt wird. Die differenzialdiagnostische Abgrenzung von dissoziativen und psychotischen Störungen setzt Wissen über die Überschneidungen und Unterschiede zwischen psychotischen Störungen und DIS voraus sowie in Bezug auf die qualitativen Unterschiede im Stimmenhören und die inhaltlichen Unterschiede von Wahnvorstellungen und Halluzinationen.

Insbesondere in Ländern, in denen die ICD-11 das maßgebliche Diagnosehandbuch ist, gilt es zu berücksichtigen: Für die Diagnose Schizophrenie müssen bei einer Patientin lediglich zwei von sieben Kriterien erfüllt sein. Dies bedeutet, dass DIS-Patientinnen oder Patientinnen mit partieller DIS sehr leicht übersehen oder fälschlicherweise als schizophren diagnostiziert werden können. Es ist also von entscheidender Bedeutung, dass Kliniker die Symptome ausloten, so gut ihnen dies möglich ist, um Klarheit zu gewinnen, ob ein Cluster von dissoziativen Symptomen, insbesondere mit amnestischen Symptomen, vorliegt.

Trauma, Dissoziation, Psychose und Schizophrenie

In den letzten Jahrzehnten ist das theoretische Interesse an den Zusammenhängen zwischen Trauma, Dissoziation und psychotischen Störungen gewachsen (Moskowitz et al., 2019; Şar & Oztürk, 2019). Anknüpfend an Janet beschrieben van der Hart et al. (1993) den dissoziativen Charakter einer traumabezogenen kurzzeitigen psychotischen Störung. Während Janet (1898) in diesem Kontext von einer hysterischen Psychose spricht, verwenden van der Hart und seine Kollegen den Begriff dissoziative Psychose (van der Hart et al., 1993; van der Hart & Witztum, 2019). Laut Janet ist

Tabelle 7.2: Mit verschiedenen Erscheinungsbildern von DIS, OSDD-1 und partieller DIS verknüpfte Cluster von dissoziativen Symptomen

Symptome	DIS (Erscheinungsbild 1) tertiäre strukturelle Dissoziation	DIS (Erscheinungsbild 2) sekundäre strukturelle Dissoziation	DIS (Erscheinungsbild 3) anfängliches Erscheinungsbild tertiär oder sekundär	DIS (Erscheinungsbild 4) voll ausgeprägtes Co-Bewusstsein sekundär oder tertiär	ICD-11 partielle DIS sekundäre strukturelle Dissoziation	OSDD-1 sekundäre strukturelle Dissoziation
Depersonalisation, Derealisation, Absorptionserleben	zumindest Depersonalisation meist vorhanden	zumindest Depersonalisation meist vorhanden	zumindest Depersonalisation meist vorhanden	zumindest Depersonalisation meist vorhanden	möglicherweise vorhanden	möglicherweise vorhanden
Somatoforme dissoziative Symptome	oft vorhanden	oft vorhanden	oft vorhanden	oft vorhanden	möglicherweise vorhanden	möglicherweise vorhanden
Amnesie, die Gegenwart betreffend	vorhanden	nur wenn es zum Wiedererleben traumatischer Ereignisse oder zum Switchen zu einem in der Traumazeit verhafteten Anteil kommt	bei tertiärer struktureller Dissoziation, im Prozess des Wiedererlebens oder beim Switchen zu einem in der Traumazeit verhafteten Anteil	nicht vorhanden	nur im Prozess des Wiedererlebens oder beim Switchen zu einem in der Traumazeit verhafteten Anteil	nicht vorhanden Co-Bewusstsein ist gegeben

Symptome	DIS (Erscheinungsbild 1) tertiäre strukturelle Dissoziation	DIS (Erscheinungsbild 2) sekundäre strukturelle Dissoziation	DIS (Erscheinungsbild 3) anfängliches Erscheinungsbild tertiär oder sekundär	DIS (Erscheinungsbild 4) voll ausgeprägtes Co-Bewusstsein sekundär oder tertiär	ICD-11 partielle DIS sekundäre strukturelle Dissoziation	OSDD-1 sekundäre strukturelle Dissoziation
Amnesie, die Vergangenheit betreffend	vorhanden	möglicherweise vorhanden	oft vorhanden	möglicherweise teilweise Amnesie für Trauma	möglicherweise vorhanden	möglicherweise vorhanden, auch wenn sie der Patientin nicht bewusst ist
Schneider'sche Symptome/ Intrusionen	vorhanden	vorhanden, aber weniger häufig berichtet	bei tertiärer struktureller Dissoziation vorhanden, bei sekundärer in geringerem Ausmaß	vorhanden	vorhanden, aber manchmal in geringerem Ausmaß als bei tertiärer struktureller Dissoziation	während des Interviews nicht immer erkennbar, können aber vorhanden sein
Anzeichen einer Aufspaltung der Persönlichkeit	vorhanden	vorhanden	vorhanden	vorhanden	vorhanden	während des Interviews nicht immer erkennbar
Gewahrsein dissoziierter Anteile	(teilweise) vorhanden	(teilweise) vorhanden	nicht vorhanden, Patientin kann über Anteile nicht sprechen, ist sich ihrer nicht bewusst	vorhanden	möglicherweise vorhanden, oder Patientin ist sich ihrer nicht bewusst	möglicherweise vorhanden, oder Patientin ist sich ihrer nicht bewusst

eine psychotische Episode als hysterisch zu betrachten, wenn sich ihr dissoziativer Charakter aufzeigen lässt. Seine Kriterien dafür sind:

1. Die Psychose umfasst Dissoziationsphänomene (wie Amnesie und Empfindungslosigkeit);
2. die Psychose ist – wie van der Hart und seine Kollegen es ausdrücken würden – einem dissoziierten Persönlichkeitsanteil zuzuordnen (der im Wechsel mit anderen dissoziierten Anteilen aktiv ist);
3. es liegt somit eine Aufspaltung der Persönlichkeit vor;
4. es treten unbewusste Phänomene auf (wie etwa Äußerungen und Verhaltensweisen, die sich außerhalb des „persönlichen" Bewusstseins abspielen).

Die Abgrenzung dieses dissoziativen Psychosetypus, den Janet und van der Hart und Kollegen herausgearbeitet haben, ist wichtig, weil er im Prinzip psychotherapeutisch und manchmal auch mittels Hypnose behandelbar ist (van der Hart & Spiegel, 1993).

Ross hat einen dissoziativen Subtyp der Schizophrenie beschrieben, für den drei der folgenden sechs Kriterien erfüllt sein müssen (Ross & Keyes, 2004; Şar et al., 2010; Ross, 2019):

1. Dissoziative Amnesie
2. Depersonalisation
3. Die Existenz von zwei oder mehr verschiedenen Identitäten oder Persönlichkeitszuständen
4. Akustische Halluzinationen
5. Umfangreiche Komorbidität
6. Schwere Traumatisierung in der Kindheit

Wenn man diesem Vorschlag folgt und nur die letzten drei Kriterien erfüllt sind, kann sich die kuriose Situation ergeben, dass eine dissoziative Schizophrenie diagnostiziert wird, ohne dass dissoziative Symptome vorliegen. Laferrière-Simard et al. (2014) haben die Kriterien einer dissoziativen Schizophrenie nach Ross und Keyes (2004) einer Überprüfung unterzogen. Sie fanden unter 50 Patientinnen mit einer psychotischen Störung nur vier Patientinnen, auf die eines der von Ross vorgeschlagenen Dissoziationskriterien zutraf (Amnesie, Depersonalisation oder mindestens zwei verschiedene Persönlichkeitszustände). Bei einer der vier Patientinnen waren die Kriterien einer DIS erfüllt, drei gaben Depersonalisationssymptome an. Laferrière-Simard und ihre Kollegen kamen zu dem Schluss, dass bei der ersten Patientin die Hauptdiagnose DIS zu stellen war und dass nur wenig für die Einführung der separaten Kategorie einer dissoziativen Schizophrenie spricht.

Die Ergebnisse dieser Kollegen und meine eigene Forschung und klinische Erfahrung bestärken mich darin, dass ich immer noch offene Fragen zum Konzept der dissoziativen Schizophrenie habe. Ist tatsächlich eine Aufspaltung der Persönlichkeit gegeben – wofür Amnesie und möglicherweise auch Schneider'sche Symptome wichtige Symptome sind –, könnte es sich um eine DIS, OSDD-1 oder partielle DIS handeln. Die Frage ist daher, ob die Einführung der Kategorie dissoziative Schizophrenie nicht eher Verwirrung stiftet als für Klarheit sorgt.

Relevanter scheint hier die Abgrenzung einer traumabezogenen kurzzeitigen psychotischen Episode, die vielleicht als Sonderform der PTBS aufzufassen ist, von anderen Psychosen und von der Schizophrenie, denn für die Behandlung dieser Störung scheint eine (möglicherweise durch Hypnose ergänzte) Psychotherapie erfolgversprechender zu sein als eine (rein) medikamentöse Therapie. Es sind aber weitere Studien zu Prävalenz, Art und Schweregrad der dissoziativen Symptome bei der traumabezogenen kurzzeitigen psychotischen Störung erforderlich. In der Literatur zur dissoziativen Psychose finden sich bislang eine Reihe von Fallberichten und vor allem theoretische Überlegungen (Janet, 1894/5; van der Hart et al., 1993; van der Hart & Witztum, 2019).

In mehreren Studien ist die Prävalenz von dissoziativen Symptomen bei Patientinnen mit einer psychotischen Störung beziehungsweise einer Schizophrenie untersucht worden (Longden et al., 2020; Renard et al., 2016; Schäfer et al., 2019). Bei fast allen handelte es sich um Untersuchungen mit Selbstberichtverfahren, eingesetzt wurde die DES. In einigen dieser Studien ergab sich für schizophrene Patientinnen ein höherer DES-Durchschnittswert als für Patientinnen ohne eine psychische Störung. Es fällt jedoch auf, dass er meist deutlich unterhalb des Cut-off-Werts lag und in den meisten Studien sogar unter dem konservativsten Cut-off-Wert von 20 (Schäfer et al., 2019), während für Patientinnen mit dissoziativen Störungen Durchschnittswerte ermittelt wurden (Lyssenko et al., 2018), die zwischen 38.9 (für alle dissoziativen Störungen) und 48.7 (für DIS allein) liegen. Patientinnen mit Schizophrenie-Spektrum-Störungen berichten vorwiegend von Absorptions-, Depersonalisations- und Derealisationssymptomen, nicht aber von Symptomen, die auf eine Aufspaltung der Persönlichkeit hindeuten. Allerdings berichtet ein erheblicher Teil der Patientinnen mit Schizophrenie oder einer psychotischen Störung von frühkindlicher Traumatisierung (Braehler et al., 2013; Dorahy et al., 2009; Read et al., 2005; Şar et al., 2010; Schäfer et al., 2006, Scott et al., 2018).

Eine Tatsache schränkt die Aussagekraft all dieser Studien ein: Es wird nicht eindeutig definiert, was eine frühkindliche Traumatisierung ausmacht. Außerdem gibt es keine international einheitlichen Konzepte der Psychose und der Schizophrenie. Folglich ist die Wahrscheinlichkeit, dass DIS-Patientinnen als psychotisch oder schizophren diagnostiziert werden, in manchen Ländern viel höher als in anderen.

Psychotische Störungen und DIS: Überschneidungen und Unterschiede

Eine DIS wird also oft als psychotische Störung oder Schizophrenie verkannt. Rein oberflächlich betrachtet ähneln sich bestimmte Symptome, zumal die allermeisten Patientinnen mit DIS Stimmen hören und oft auch andere Schneider'sche Symptome berichten (Brand, Spindler & Cannon, 2019; Foote & Park, 2008; Kluft, 1987a; Laddis & Dell, 2012; Longden et al., 2020; Pilton et al., 2015; Ross et al., 1990b; Steinberg, 2019; Welburn et al., 2003). Mehrere Studien haben ergeben, dass es vor allem bei den positiven Symptomen einer Schizophrenie Überschneidungen gibt, nicht aber bei den negativen Symptomen (Ellason & Ross, 1995; Longden et al., 2020; Tschöke et al., 2011).

Auch Absorptions-, Depersonalisations- und Derealisationssymptome treten sowohl bei DIS als auch bei psychotischen Störungen und Schizophrenie häufig auf (Longden et al., 2020; Moskowitz et al., 2018; Renard et al., 2016). Bei Patientinnen mit DIS ist die Realitätsprüfung gewöhnlich intakt, doch es kommt vor, dass sie für kurze Zeit von traumatischen Erinnerungen, Intrusionen dissoziierter Anteile oder Flashbacks überschwemmt werden und ihre Realitätswahrnehmung dann verzerrt ist. In solchen Momenten ist ihr Bewusstsein vom Erleben dissoziierter Anteile beherrscht, die in der Traumazeit verhaftet sind. Doch selbst wenn die Realitätswahrnehmung eines oder manchmal mehrerer Anteile, etwa im Wiedererleben eines traumatisierenden Ereignisses, verzerrt ist, sind andere Anteile gut im Hier und Jetzt orientiert und können oft auch erklären, was vor sich geht. Allerdings sind letztere Anteile nicht immer unmittelbar zugänglich. Oft muss zunächst einmal der Anteil, der eine traumatisierende Erfahrung von Neuem durchlebt, zur Ruhe kommen; erst dann kann ein anderer Anteil, der gut im Hier und Jetzt orientiert ist, „die Regie übernehmen", sodass die Realität nicht länger verzerrt wahrgenommen wird. Es ist jedenfalls wichtig, solche Halluzinationen gegen das psychotische Erleben von Patientinnen mit einer Schizophrenie-Spektrum-Störung abzugrenzen. Bei Letzteren gibt es keinen „Persönlichkeitsanteil" mit intakter Realitätsprüfung, den wir ansprechen können. In Kapitel 2 habe ich zahlreiche Beispiele für nicht-psychotische Halluzinationen genannt. Allerdings zeigt sich bei einer sorgfältigen Überprüfung: Symptome, die bei einer DIS auftreten können, unterscheiden sich deutlich von den ähnlich scheinenden bei psychotischen Störungen und Schizophrenie. Was eine DIS außerdem deutlich von anderen Störungen abgrenzt, ist ein kohärentes Cluster von dissoziativen Symptomen wie Amnesie und Identitätswechseln (Switchen), das auf eine Aufspaltung der Persönlichkeit schließen lässt (Boon & Draijer, 1993a; Foote & Park, 2008; Steinberg et al., 1994; Welburn et al., 2003). Bei Patientinnen mit psychotischen Störungen und Schizophrenie findet sich kein derartiges Cluster von dissoziativen Symptomen.

Qualitative Unterschiede beim Symptom Stimmenhören

Die allermeisten Patientinnen mit DIS berichten von Stimmen, die sie in ihrem Kopf hören, und manchmal auch von Stimmen, die von außerhalb zu kommen scheinen. Ihnen ist klar, dass andere diese Stimmen nicht hören können. Meist handelt es sich um mehrere Stimmen und oft sowohl um weibliche als auch männliche. Sie können älter oder jünger als die Stimme der Patientin klingen. Patientinnen hören in der Regel auch männliche Stimmen, und umgekehrt hören Patienten auch weibliche Stimmen. Oft hören sie zudem Kinderstimmen oder sogar die eines weinenden Babys. In den meisten Fällen werden zwei oder mehr Stimmen beschrieben, die sich über die Patientin unterhalten, negative Kommentare über ihr Verhalten abgeben, sie zu selbstverletzenden Handlungen anhalten oder ihr untersagen, die Therapie fortzusetzen (oder manchmal auch, weiter beim diagnostischen Interview mitzumachen). Die Stimmen machen sich möglicherweise auch über die Patientin lustig (das heißt über den Anteil, der im Alltag aktiv ist). Es kann aber auch freundliche und zugewandt-fürsorgliche Stimmen geben. Manchmal sprechen die Stimmen eine andere Sprache oder einen anderen Dialekt.

Das Stimmenhören tritt, anders als bei psychotischen Episoden, nicht nur in bestimmten Phasen auf. Viele Patientinnen geben an, dass sie die Stimmen im Grunde ständig hören; sie werden aber meist aktiver, wenn das Stressniveau ansteigt oder schwierige Entscheidungen zu treffen sind. So kann es beispielsweise sein, dass sich während eines diagnostischen Interviews eine Stimme meldet, die der Patientin zu schweigen befiehlt oder ihr androht, sie nach dem Interview zu bestrafen.

Manche Patientinnen berichten nicht von Stimmen, sondern von einer Art Murmeln oder von Hintergrundgeräuschen, während andere von einem disharmonischen Stimmengewirr oder gar von einem Krieg sprechen, der in ihrem Kopf im Gange sei. Viele geben an, dass sie die Stimmen schon seit Langem hören, oft schon seit der Kindheit. Anfangs hätten sie gedacht, das sei ganz normal oder alle anderen könnten diese Stimmen ebenfalls hören. Irgendwann war da die Erkenntnis, dass das eigentlich „nicht normal" sei; sie hätten Angst bekommen und sich geschämt. Wenn das Stimmenhören im Zuge einer diagnostischen Abklärung oder in einer Therapie als psychotisches Symptom interpretiert wurde, kann es sein, dass manche Patientinnen sich fragen, ob sie „verrückt" sind.

Die Stimmen sind kein isoliertes Symptom, sondern gehören zu einem Cluster von dissoziativen Symptomen wie Amnesie, anderen Symptomen passiver Beeinflussung, Depersonalisation, Derealisation und anderen Indizien einer Aufspaltung der Persönlichkeit. Antipsychotika zeigen hier im Allgemeinen keine Wirkung auf das Stimmenhören.

Dorahy et al. (2009) verglichen 29 DIS-Patientinnen mit 34 schizophrenen Patientinnen in Bezug auf das Stimmenhören. DIS-Patientinnen gaben häufiger an, dass das Stimmenhören vor dem Alter von 18 Jahren eingesetzt hatte, dass sie mehr als zwei Stimmen hörten und dass es sich sowohl um Erwachsenen- als auch Kinderstimmen handelte. Sie berichteten auch von mehr optischen, taktilen und olfaktorischen Halluzinationen als die schizophrenen Patientinnen. Manchmal hörten sie auch innere Stimmen, die von außerhalb ihres Kopfes zu kommen schienen.

Formale Denkstörungen kommen bei DIS, partieller DIS und OSDD-1 nicht vor. Anders als bei Schizophrenie oder einer psychotischen Störung ist bei DIS kein inkohärentes oder deutlich desorganisiertes Denken und kein desorganisiertes Sprechen festzustellen. Dissoziierte Anteile können manchmal flach oder depersonalisiert wirken. Die Realitätsprüfung ist intakt, außer wenn dissoziierte, in der Traumazeit verhaftete Anteile das Bewusstsein der Patientin (vorübergehend) bestimmen. Letzteres geschieht vor allem in einem Zustand der Angst oder Panik, etwa beim Wiedererleben traumatischer Ereignisse. Die Patientin wird dann zeitweilig von heftigen Emotionen überflutet und wirkt unter Umständen psychotisch; die Realitätswahrnehmung kann verzerrt sein, und das Verhalten ist möglicherweise desorganisiert. Dieser Zustand hält aber im Allgemeinen nur für kurze Zeit an.

Unterschiede im Inhalt von Wahnvorstellungen und Halluzinationen

Bei einer DIS stehen Halluzinationen und Wahnvorstellungen gewöhnlich im Zusammenhang mit (traumatischen) Erfahrungen der Vergangenheit. Ihr Inhalt wirkt nicht bizarr, kann aber im Fall einer Amnesie für die ursprünglichen traumatischen Erfahrungen bei der Patientin dennoch große Verwirrung auslösen oder das Empfinden, sie sei verrückt. Demgegenüber wirken die Wahnvorstellungen und Halluzinationen bei Schizophrenie und psychotischen Störungen oft bizarr und lassen sich in der Regel nicht mit früheren traumatischen Erfahrungen in Verbindung bringen. So glaubte eine Patientin mit einer psychotischen Störung, ein berühmter Fußballspieler habe sich via TV mit ihr zu einem Rendezvous verabredet. Sie glaubte, ihn durch den Fernseher direkt zu sich sprechen zu hören, und auch die Untertitel las sie als eine unmittelbar an sie gerichtete Botschaft. Ein Patient mit Schizophrenie war sich sicher, dass er, als Jünger Jesu, dazu bestimmt sei, die Menschheit von verderbten politischen Vorstellungen zu erlösen.

In Kapitel 2 habe ich einige Beispiele dafür angeführt, wie Wahnvorstellungen und Halluzinationen bei Patientinnen mit DIS die Realitätsprüfung manchmal für kurze Zeit beeinträchtigen. Vor wenigen Jahren ist die erste Studie erschienen, die Vergleiche anstellte zwischen den Wahnvorstellungen von Patientinnen mit DIS und von Patientinnen mit einer Schizophrenie-Spektrum-Störung (SSD), und zwar im Hinblick auf den Inhalt, auf den Grad des Überzeugtseins und der Beschäftigung mit den Vorstellungen und auf die psychische Belastung (Martinez et al., 2020). Bei den Inhalten der Wahnvorstellungen zeigten sich deutliche Unterschiede. In der SSD-Gruppe wurden mehr unterschiedliche Formen von Wahnvorstellungen berichtet, insbesondere selbstbezügliche, während die DIS-Gruppe mehr Wahnvorstellungen und Merkmale beschrieb, die mit Misstrauen zu tun hatten. Außerdem schienen in der DIS-Gruppe Depersonalisations- und Derealisationserfahrungen mit misstrauensbezogenen Überzeugungen zu korrelieren, während sie in der SSD-Gruppe in keinem Zusammenhang mit irgendwelchen Wahnvorstellungen standen. Starke, auf Misstrauen basierende Überzeugungen lassen sich offenbar auf die massiven traumatischen Erfahrungen zurückführen, von denen die meisten DIS-Patientinnen berichten.

In Tabelle 7.3 fasse ich die Unterschiede und Ähnlichkeiten zwischen DIS, partieller DIS und OSDD-1 auf der einen Seite und Schizophrenie-Spektrum-Störungen und anderen psychotischen Störungen auf der anderen Seite zusammen.

Tabelle 7.3: Unterschiede und Ähnlichkeiten zwischen DIS, partieller DIS und OSDD-1 versus Schizophrenie-Spektrum-Störungen und anderen psychotischen Störungen

Symptome, Verhaltensweisen, Erscheinungsbild	DIS, OSDD-1, partielle DIS	Schizophrenie-Spektrum-Störungen und verwandte psychotische Störungen
(Möglicherweise) traumabedingte Symptome	Treten oft in Verbindung mit Indizien für eine Aufspaltung der Persönlichkeit auf, z. B. Amnesie und Stimmenhören	Treten nicht in Verbindung mit Indizien für eine Aufspaltung der Persönlichkeit auf, wie z. B. Amnesie und Stimmenhören
Depersonalisation, Derealisation, Absorptionserleben	Meist vorhanden	Oft vorhanden, insbesondere während psychotischer Episoden
*Amnesie, Fugue, indirekte Anzeichen von Amnesie**	Insbesondere bei DIS vorhanden, in geringerem Maße bei partieller DIS und OSDD-1	Nicht vorhanden; Absorptionserleben wird manchmal als Amnesie verkannt

Symptome, Verhaltensweisen, Erscheinungsbild	DIS, OSDD-1, partielle DIS	Schizophrenie-Spektrum-Störungen und verwandte psychotische Störungen
Akustische Halluzinationen	Meistens vorhanden, insbesondere bei DIS Die Patientinnen (1) hören in der Regel verschiedenartige Stimmen, sowohl Kinder- als auch Erwachsenenstimmen; (2) erleben die Stimmen meistens so, als seien sie in ihrem Kopf; (3) hören fortwährend Stimmen; (4) haben oft schon vor dem Alter von 18 Jahren Stimmen gehört; (5) hören Stimmen, die dissoziierten Anteilen zuzurechnen sind.	Können insbesondere während psychotischer Episoden vorhanden sein Die Patientinnen (1) berichten von weniger Stimmen (und von keinen Kinderstimmen); (2) hören Stimmen, die in ihrem Kopf sind, und Stimmen, die von außerhalb kommen; (3) hören meistens während psychotischer Phasen und nicht durchgängig Stimmen; (4) Stimmenhören hat mit der ersten psychotischen Episode begonnen.
Andere Schneider'sche Erstrangsymptome (Positivsymptome)	Vorhanden, haben oft „Als-ob"-Qualität ▪ Realitätsprüfung ist zumindest bei einem der Anteile intakt ▪ „Multiple" koexistierende „Realitäten" (die mehreren dissoziierten Anteilen zuzurechnen sind) ▪ Inhalte (insbesondere wenn es um Misstrauen geht) beziehen sich auf traumatische Ereignisse und auf dissoziierte Anteile, die die betreffenden Erinnerungen „bewahren"	Während psychotischer Episoden vorhanden ▪ Realitätsprüfung ist nicht intakt ▪ Nur *eine* wahrgenommene Realität ▪ Inhalte sind oft bizarre, selbstreferenzielle Wahnvorstellungen

Symptome, Verhaltensweisen, Erscheinungsbild	DIS, OSDD-1, partielle DIS	Schizophrenie-Spektrum-Störungen und verwandte psychotische Störungen
Negativsymptome der Schizophrenie: Antriebslosigkeit, chronisch verflachte Affektivität, katatones Verhalten	Nicht vorhanden; Verhaltensweisen von Anteilen mit Depersonalisationserleben werden manchmal als Negativsymptome missverstanden.	Vorhanden, insbesondere bei Schizophrenie
Kognitive Funktionen	Intakt	Nicht intakt; häufig formale Denkstörungen
Anhaltspunkte für dissoziierte Anteile	Vorhanden	Nicht vorhanden
Erscheinungsbild während der Untersuchung	■ Vermeidungsverhalten, Angst und Scham in Bezug auf das Sprechen über dissoziative Symptome ■ Intrusionen dissoziierter Anteile ■ Dissoziation während der Untersuchung oft beobachtbar	■ Kein Vermeidungsverhalten, keine Ängstlichkeit, „offenes" Sprechen über dissoziative Symptome ■ Keine Intrusionen dissoziierter Anteile ■ Während der Untersuchung keine Dissoziation erkennbar

* Patientin sieht sich beispielsweise mit Hinweisen auf Verhaltensweisen oder Handlungen konfrontiert, an die sie sich nicht erinnern kann, oder findet Dinge, von denen sie offenbar nicht mehr weiß, dass sie sie gekauft hat.

Fallbericht: Ein Patient mit Schizophrenie

Herr A. (32) lebte seit einigen Jahren in einer Einrichtung des betreuten Wohnens. Er hatte selbst wegen eines Untersuchungstermins angefragt, weil er sich fragte, ob er unter „Persönlichkeitsspaltung" leide. Darüber hatte er im Internet etwas gelesen. Seine erste psychotische Episode hatte Herr A., der aus einer hochgebildeten religiösen Familie kam, mit 19 Jahren durchlebt, kurz nachdem er begonnen hatte, einen Computerprogrammierkurs zu besuchen. Während dieser ersten psychotischen Episode empfing er Botschaften aus dem Universum, die ihn dazu anhielten, sich gegen das Tierleid in der Welt einzusetzen. Er verbrachte einige Monate in einer psychiatrischen Klinik und konnte den Computerkurs nie abschließen. Zwischen seinen

Aufenthalten in verschiedenen psychiatrischen Einrichtungen wohnte er jeweils wieder bei den Eltern. Erst in den letzten Jahren hatte sein Zustand sich gebessert, und es war keine stationäre Behandlung mehr notwendig gewesen. Er selbst führte das darauf zurück, dass er Antipsychotika mittlerweile in Form von Depotinjektionen verabreicht bekam. Zuvor hatte er mehrmals aufgehört, seine Medikamente zu nehmen, oder war zur „Selbstmedikation" übergegangen.

Allgemeines

Erste Eindrücke. Der Patient wirkte freundlich, aber affektflach. Er war stark übergewichtig. Manchmal gab er sehr ausführliche Antworten, und manchmal fiel es ihm schwer, Beispiele für seine Symptome zu nennen.

(Möglicherweise) traumabedingte Symptome

Der Patient berichtete so gut wie keine traumabezogenen Symptome. Die wenigen, die er beschrieb, gingen nach seinen Angaben nicht mit dissoziativen Symptomen einher. Er nehme derzeit keine Drogen, habe in der Vergangenheit eine Zeit lang, unmittelbar vor seiner ersten psychotischen Episode, „Gras" konsumiert (in den Niederlanden auch schon damals keine illegale Droge). *Mir ist seitdem klar geworden, dass das nicht sehr hilfreich ist,* bemerkte er dazu. Mit seinem Übergewicht infolge der Medikamente kam er nur schlecht zurecht. Er sei früher ein großer, hagerer und athletischer Typ gewesen. Probleme mit dem Essen habe er nie gehabt. Dank der Medikamente habe er einen guten Schlaf; er müsse aufpassen, dass er nicht zu viel Zeit im Bett verbringe. Er gab von sich aus an, dass er sich schwer zu etwas aufraffen könne und manchmal tagelang in seinem Zimmer herumsitze. Er verneinte die Frage, ob er manchmal unter Ängsten leide, und beschrieb keine PTBS-Symptome. Seine flache Stimmungslage führte er auf die Medikamente zurück. In der Vergangenheit war er einige Male suizidal gewesen, weil er sich mit dieser Art von Leben nicht abfinden konnte. Das sei vor allem in der Zeit passiert, als er noch bei den Eltern gewohnt habe.

Seine Eltern hätten Schwierigkeiten, seine Krankheit zu akzeptieren; in der Familie habe bislang niemand eine Psychose gehabt. Seine Schwestern und sein Bruder waren alle beruflich erfolgreich. Von ihm war dasselbe erwartet worden. Er wiederholte, seit er in der Einrichtung für betreutes Wohnen lebe, gehe es ihm viel besser. Besonders während der psychotischen Episoden wisse er nicht mehr, wer er sei. Ihm sei inzwischen klar, dass ihm dann sehr „verrückte Gedanken" durch den Kopf gingen. Er sagte auch, er sei sehr enttäuscht von sich selbst und von dem, was aus ihm geworden sei. Anfangs hatte er versucht, seine Ausbildung fortzusetzen, aber das hatte nicht funktioniert. Auf die Frage, was er mit „gespaltener Persönlichkeit" meine, konnte er keine stimmige Antwort geben. Am Ende sagte er aber: *Vielleicht habe ich gehofft, Sie haben eine andere Therapie für mich. Wenn ich psychotisch bin, bin ich wirklich ein völlig anderer Mensch. Ich habe im Internet Sachen zu Dissoziation gelesen und mich gefragt, ob das so was Ähnliches ist.*

Der Patient hatte ein paar Freunde, die er im psychiatrischen Umfeld kennengelernt hatte. Mit seinen Schulfreunden oder den Leuten, die er am Beginn seiner Ausbildung kennengelernt hatte, bestand kein Kontakt mehr. Er hatte keine sexuellen Kontakte und sagte, derzeit habe er auch kein Bedürfnis danach.

Veränderungen des Bewusstseins

Der Patient schilderte Depersonalisations- und Derealisationssymptome, die in seinen psychotischen Phasen auftraten. Er fühlte sich dann anders, und die Dinge kamen ihm unwirklich vor. Außerkörperliche Erfahrungen, bei denen er sich selbst aus der Distanz sah, hatte er nie gemacht. In der Psychose drehten sich seine Gedanken oft um Tierleid und manchmal um Menschen, die, wie er glaubte, gerettet werden mussten. Wenn er nicht psychotisch war, erlebte er keine Derealisation, fühlte sich dann aber, wie er berichtete, wie eine Art Zombie. In seinem Fall schien das eher mit den bei ihm stark ausgeprägten Negativsymptomen der Schizophrenie zu tun zu haben und möglicherweise mit den Medikamenten, die er erhielt. Er gab an, er könne sich stundenlang in Computerspiele vertiefen. Er hatte schon immer viel Zeit am Computer verbracht, auch in der Schulzeit. In solchen Situationen bekomme er kaum mit, wie die Zeit vergehe.

Somatoforme und psychoforme dissoziative Symptome

Der Patient berichtete keine somatoformen und nur wenige psychoforme dissoziative Symptome. So schilderte er keine Amnesiephänomene und schien ein gutes Erinnerungsvermögen zu haben. In psychotischen Episoden hörte er allerdings eine Stimme, die er für einen Boten des Universums hielt, der ihm wichtige Dinge mitteilte. Die Botschaften kamen stets von außen. Bei ein oder zwei Gelegenheiten hatte er mehr als eine Stimme gehört. Lächelnd fügte er hinzu, das sei ja einleuchtend, weil es auch mehr als einen Propheten gebe. In psychotischen Episoden erhielt er Sonderaufträge und war überzeugt, dass er auf dieser Welt eine Mission zu erfüllen habe.

Sobald er seine Medikamente nehme oder die Dosis erhöhe, lasse der Einfluss der Stimmen nach. Wenn er nicht psychotisch sei, wie etwa jetzt während des Interviews, höre er die Stimmen nicht. Abgesehen von der Stimme, die er während psychotischer

Episoden höre, empfange er auch auf anderem Wege Botschaften, etwa durch Musik im Radio, die eigens für ihn komponiert und an ihn gerichtet sei.

Als er zu dissoziierten Anteilen befragt wurde, sprach er von dem Empfinden, dass seine Identität in der Psychose eine andere sei. *Ich bin dann ein völlig anderer Mensch, und deshalb bin ich auf diesen Begriff gespaltene Persönlichkeit gekommen.* Er frage sich dann mit einem Mal, ob er in einem früheren Leben ein Tier gewesen sei. In psychotischen Episoden sehe er oft Bilder von Straßenhunden vor sich, die auf schreckliche Weise misshandelt würden. Damit, so sagte er, könnten seine psychotischen Episoden vielleicht etwas zu tun haben.

Zusammenfassung und Fazit

Es gab keine Anhaltspunkte für eine dissoziative Störung. Depersonalisations- und Derealisationssymptome sowie das Stimmenhören ließen sich auf die psychotische Störung zurückführen und waren von anderer Art als die Symptome, die DIS-Patientinnen beschreiben.

7.4 Depressive Störungen

Patientinnen mit DIS, partieller DIS oder OSDD-1 berichten von vielen Symptomen, die auch bei einer depressiven Störung auftreten können. Wie ich in Kapitel 1 dargelegt habe, lassen sich bei Patientinnen mit dissoziativen Störungen viele dieser Symptome – wie Dysphorie, Reizbarkeit, Schlafstörungen, Schuldgefühle, Verzweiflung sowie Suizidgedanken und suizidale Handlungen – finden. Sie lassen sich auch als traumabezogene Symptome auffassen, die dann mit bestimmten Persönlichkeitsanteilen in Verbindung stehen oder von ihnen „bewahrt" werden. Außerdem können die klinischen Erscheinungsbilder und Symptommuster je nachdem, welcher dissoziierte Persönlichkeitsanteil gerade das Bewusstsein der Patientin dominiert, stark variieren. Nicht alle Anteile, sondern vor allem diejenigen, die die mit dem Trauma verknüpften Emotionen „bewahren", sind depressiv oder suizidal. Das bedeutet, dass häufigere und schnellere Wechsel zwischen depressiven und nicht-depressiven Stimmungen erfolgen können. Natürlich kann es auch sein, dass eine komorbide depressive Störung besteht. Sobald aber depressive Symptome, Suizidalität und beispielsweise Symptome einer kPTBS gegeben sind, ist es von entscheidender Bedeutung, dass wir prüfen, ob auch eine dissoziative Störung wie DIS, OSDD-1 oder partielle DIS vorliegen könnte. Falls ja, wird neben den zu einer depressiven Störung passenden Symptomen auch ein Cluster von dissoziativen Symptomen erkennbar sein, mit

Amnesie und Stimmenhören, das zum Beispiel auf suizidales Verhalten, aber auch auf andere, nicht-suizidale Verhaltensweisen bezogen sein kann. Suizidale Handlungen werden oft von Anteilen „vollstreckt", die noch in der Traumazeit leben. Bei den für das Funktionieren im Alltag zuständigen Anteilen besteht unter Umständen Amnesie für diese Handlungen. Manche Patientinnen berichten auch, dass eine Stimme ihnen befiehlt, sich umzubringen, oder dass sie sich selbst dabei zusehen, ohne eingreifen zu können. Sie sagen dann beispielsweise: *Das bin nicht ich. Ich sehe zu, wie es passiert. Ich schwebe direkt darüber, ohne verhindern zu können, was da geschieht.*

7.5 Bipolare und verwandte Störungen

Im DSM-5 wird angemerkt, dass eine DIS oft als eine bipolare Störung fehldiagnostiziert wird, dabei am häufigsten als eine Bipolar-II-Störung. Es gibt auch den umgekehrten und wahrscheinlich selteneren Fall, nämlich dass eine DIS in Betracht gezogen oder vermutet wird, aber nicht gegeben ist. Vor allem die schnellen Stimmungsumschwünge bei einer DIS, verursacht durch die verschiedenen dissoziierten Anteile, können für Verwirrung sorgen. Patientinnen mit DIS wirken unter Umständen auch hypoman, doch die Stimmungen und Verhaltensweisen unterscheiden sich qualitativ von denen bei einer bipolaren Störung. Bei DIS-Patientinnen sind Hyperaktivität, sich ständig beschäftigt halten und außerstande sein, in einer oder manchmal mehreren Aktivitäten innezuhalten, häufig anzutreffende Symptome. Die Hyperaktivität kann angstgetrieben sein und mit Vermeidungsverhalten einhergehen. Die Patientinnen haben dann die Tendenz, immerfort weiterzumachen, denn würden sie innehalten, so fürchten sie, könnten sie von quälenden Emotionen und Erinnerungen überwältigt werden. In Kapitel 5 und 6 habe ich einige Beispiele dafür geschildert. Für die Patientinnen fühlt es sich im Wesentlichen so an, als liefen sie vor einem „Tsunami" davon; sie haben Angst, von Gefühlen überrollt zu werden, sobald sie stehen bleiben oder sich hinsetzen. Dieses Muster kann sich bei sogenannten Jahrestagsreaktionen, wenn Erinnerungen an traumatisierende Ereignisse aufsteigen, noch verstärken. Oft fühlen sich die Anteile, die für das Funktionieren im Alltag zuständig sind, zu ständiger Betriebsamkeit gedrängt, bis ihre Kräfte erschöpft sind. Ihnen ist meist nicht bewusst, dass Ängste oder andere Motive sie zum rastlosen Weitermachen antreiben – es ist zu einem selbstverständlichen Überlebensmodus geworden. Hyperaktivität bei einer DIS unterscheidet sich von der bei Patientinnen mit echter Hypomanie. Diese sind nicht von Ängsten getrieben, sondern von einer überbordenden Hochstimmung oder Euphorie erfüllt, so, als würden sie „im siebten Himmel schweben", und manchmal sind auch Größenfantasien im Spiel.

In unsere Studie mit dem SCID-D (Boon & Draijer, 1993b, S. 129 ff.) hatten Nel Draijer und ich eine per Zufallsverfahren gebildete Kontrollgruppe (n=45) ohne dissoziative Störungen einbezogen und stellten fest, dass bei 12 Prozent (n=5) dieser Patientinnen dem SCID-D zufolge ein Cluster von mittelgradigen bis schweren dissoziativen Symptomen gegeben war. Bei allen fünf Patientinnen waren die Kriterien des SCID-D für eine schizoaffektive Störung erfüllt, bei vier von ihnen die Kriterien für eine Persönlichkeitsstörung. Die SCID-D-Schweregradangabe unterscheidet nicht zwischen dissoziativen Symptomen, die auf eine Aufspaltung der Persönlichkeit hinweisen („pathologische Dissoziation"), und anderen Bewusstseinsveränderungen wie Depersonalisation, Derealisation und Absorptionserleben. Folglich kann sich auch für Patientinnen, die keine dissoziative Störung haben, ein relativ hoher SCID-D-Gesamtscore ergeben, wenn bei ihnen der Schweregrad in mehreren der fünf Symptomcluster als hoch eingestuft wird. Patientinnen in der genannten Studie gaben meist an, dass Depersonalisations- und Derealisationssymptome – und, in geringerem Maße, Gedächtnisprobleme – während psychotischer oder manischer Episoden oder kurz danach auftraten. Einige erwähnten auch Identitätsunsicherheit, die mit dem eigenen Verhalten in diesen Phasen in Verbindung stand. Symptome, die auf eine Aufspaltung der Persönlichkeit hinwiesen, berichteten sie keine. Vor einigen Jahren habe ich das TADS-I bei Patientinnen mit bipolarer Störung durchgeführt, bei denen eine DIS vermutet wurde; ihre Antworten im Interview zeigten aber, dass diese Diagnose nicht zutraf. Bei einer dieser Patientinnen lagen, wie der folgende Fallbericht zeigt, auch PTBS-Symptome vor.

Fallbericht: Eine Patientin mit Bipolar-II-Störung

Die Patientin, Mitte 40, lebte allein und hatte zu ihrem erwachsenen Sohn ein gutes Verhältnis. Seit einigen Jahren war sie wegen einer Bipolar-II-Störung in Behandlung und wechselte zwischen depressiven und hypomanen Phasen hin und her. Vor Kurzem war sie während einer hypomanen Phase, nachdem sie einen Abend in einer Bar verbracht hatte, einem sexuellen Übergriff ausgesetzt gewesen. Sie hatte zwar flüchten können und sagte, außer den unangemessenen Berührungen sei ihr eigentlich nichts passiert, doch in der Folge hatten sich bei ihr mehrere PTBS-Symptome entwickelt, insbesondere Hypervigilanz, Flashbacks und Albträume. Nach einigem Zögern erzählte sie ihrem Psychiater davon, der sie zu einer EMDR-Behandlung überwies. In der ersten EMDR-Sitzung wurde sie unerwarteterweise von Erinnerungen an frühere Missbrauchserfahrungen überflutet. Ihre Symptome verschärften sich, und sie sperrte sich gegen eine Fortsetzung der EMDR-Behandlung. Es stellte sich heraus, dass sie im Alter von etwa 14 Jahren über mehrere Monate hinweg von ihrem Schwager sexuell missbraucht worden war. Sie hatte das nicht vergessen, es aber in der Therapie nie erwähnt. Im Interview sagte sie, sie schäme sich, weil sie sich damals nicht gewehrt, sondern eigentlich mitgemacht habe. *Ich war in ihn verliebt, ekelte mich aber auch vor mir selbst. Meine ältere Schwester war schwanger, und er sagte mir, das sei doch wirklich keine große Sache, und in vielen Kulturen hätten Männer ja mehrere Ehefrauen. Er brachte mich aber auch dazu, Dinge zu tun, die ich überhaupt nicht tun wollte. Und er sagte immer wieder, ich würde das doch genießen, und ich würde es selbst wollen. Wirklich furchtbar. Er drohte mir, es würde meine Schwester zugrunde richten, wenn ich ihr jemals davon erzählte. Es war alles meine Schuld. Als er wieder Sex mit ihr haben konnte, wollte er plötzlich nichts mehr mit mir zu tun haben.*

Ihre frühe Kindheit war stark durch die psychotischen Phasen ihrer Mutter geprägt, die häufig stationär eingewiesen wurde. Der Vater arbeitete viel und war einen Großteil der Zeit abwesend. Der Haushalt und die Versorgung des jüngeren Bruders blieben dann der Patientin überlassen. Sie hatte als Kind also unter emotionaler Vernachlässigung gelitten. Die ältere Schwester war schon früh ausgezogen, und von deren Mann war die Patientin dann missbraucht worden.

Weil die EMDR-Sitzung sie in eine Krise gestürzt hatte und sich im DES ein hoher Punktwert (mit einem Durchschnittsprozentwert von 35) ergab, wurde sie zum diagnostischen Interview überwiesen.

Allgemeines

Erste Eindrücke. Die Patientin wirkte in der Interaktion offen und etwas enthemmt. Sie redete in einem fort, war sich dessen aber bewusst und bat deswegen um Entschuldigung. *Ich bin immer noch sehr durcheinander,* sagte sie. Während des Interviews waren keine innere Anspannung und keine Dissoziationsprozesse zu erkennen.

(Möglicherweise) traumabedingte Symptome

Die Patientin berichtete, dass sie hin und wieder viel Alkohol trank, vor allem in hypomanen Phasen. Einen Filmriss habe sie dabei aber nie gehabt. Es gebe auch Zeiten, in denen sie gar nichts trinke. Andere Drogen habe sie nie konsumiert.

Sie berichtete von keinen Problemen mit dem Essen, aber von diversen und wechselnden Schlafstörungen. In depressiven Phasen wache sie sehr früh am Morgen auf, habe aber keine Schwierigkeiten mit dem Einschlafen. In hypomanen Phasen schlafe sie weniger; sie gehe dann wirklich spät ins Bett und bekomme kaum Schlaf, bis sie völlig erschöpft sei. Es gebe auch Zeiten, in denen sie überhaupt keine Probleme mit dem Schlafen habe. Albträume habe sie vor ihrer aktuellen Krise nie gehabt, und an ihren Schwager habe sie seit Jahren nicht mehr gedacht. Ihre Schwester hatte sich kurz nach der Geburt des zweiten Kindes scheiden lassen, und die Patientin war dem Schwager nie mehr begegnet. Nun hatte sie seinetwegen Albträume. Zwar hatte sie wegen dem, was damals passiert war, Schuldgefühle gehabt, aber nie derartige Schlafprobleme erlebt. Dass die Erinnerungen durch die EMDR-Sitzung plötzlich wieder hochgekommen waren, erschütterte sie zutiefst. Sie konnte von keinen Indizien dafür berichten, dass sie nachts aufstand und Dinge tat, an die sie sich hinterher nicht erinnern konnte. Wenn sie aus einem Albtraum erwachte, wusste sie auch immer genau, wo sie war.

Angst- oder Paniksymptome verneinte sie. Ihre Stimmung unterlag starken und schnellen Schwankungen, doch ihre depressiven und hypomanen Phasen waren von längerer Dauer. Psychotisch sei sie nie gewesen, habe manchmal aber „kurz davorgestanden". *Wenn ich hypoman bin, komme ich mit allem klar. Das ist ein tolles Gefühl. Ich habe vor nichts Angst, aber ich weiß auch, dass ich ein paar ziemlich dumme Sachen gemacht habe. Oft habe ich dann aufgehört, meine Medikamente zu nehmen, aber das mache ich jetzt nicht mehr. Ich komme dann an einen Punkt, an dem ich mich völlig verausgabt habe, und das Ganze kippt in eine Depression, die Monate anhalten kann.* Sie habe Suizidimpulse und -gedanken, würde sich aber nie das Leben nehmen. Das könne sie ihrem Sohn nicht antun. Auf die Frage nach möglichen Schwankungen in ihren Fertigkeiten und Fähigkeiten antwortete sie: *Ja klar, wenn ich depressiv bin, bin ich ein ganz anderer Mensch. Ich bekomme nichts auf die Reihe, und das ist völlig anders, als wenn ich hypoman bin.* Die Schwankungen in ihren Fertigkeiten und Fähigkeiten schienen also mit ihren zwei Stimmungsextremen zusammenzuhängen; bei Patientinnen mit DIS stellen sich solche Schwankungen ganz anders dar.

Die Patientin gab keine selbstschädigenden und selbstverletzenden Handlungen an. Ihr Selbstbild schwanke stark, von sehr positiv bis hin zu negativ; das hänge, so glaube sie, mit ihren Stimmungswechseln zusammen. Seit der EMDR-Sitzung, sagte sie, quäle sie sich mit sehr negativen Gedanken über sich selbst und über das, was sie und ihr Schwager damals getan hätten. Sie beschrieb keine inneren Konflikte. Früher habe es die gegeben, aber sie hätten sich immer nur darauf bezogen, ob sie die Medikamente weiterhin einnehmen oder absetzen sollte.

Die Patientin hatte stabile und dauerhafte Freundschaften, eher mit Frauen als mit Männern. Sie habe mehrere Liebesbeziehungen gehabt, wolle aber nie mehr mit jemandem zusammenleben. In hypomanen Phasen sei sie ständig mit Männern im Bett gelandet. Das sei jetzt aber schon seit einigen Jahren nicht mehr so. *Als mein Sohn älter wurde, wollte ich das einfach nicht mehr. Ich wollte für ihn da sein.* Sie gehe sexuellen Kontakten nie aus dem Weg, suche aber auch nie aktiv danach. Sie beschrieb keine dissoziativen Symptome im Zusammenhang mit sexuellen Kontakten, auch nicht für den mit ihrem Schwager. *Eigentlich waren alle Gefühle da: Ich war erregt – es hat mich angemacht –, obwohl ich nicht alles tun wollte, was er von mir wollte. Dann aber habe ich mich vor mir selbst geekelt – ich hätte das niemals tun dürfen. Das passiert jetzt auch in meinen Albträumen. Ich werde zu einer Art perverser Hure.*

Einschätzung von (möglicherweise) traumabedingten Symptomen

Die Patientin berichtete von keinerlei dissoziativen Symptomen, die mit (möglicherweise) traumabedingten Symptomen hätten verknüpft sein können. Sie schilderte zwar Albträume und einige PTBS-Symptome, aber keine Episoden, in denen sie traumatische Ereignisse wiedererlebte. Es war für sie also nicht so, als würde sie die Missbrauchserfahrungen von Neuem durchmachen. Sie war vielmehr von Schuldgefühlen und Selbstekel erfüllt, die auch Thema ihrer Albträume waren.

Veränderungen des Bewusstseins

Die Patientin beschrieb in erster Linie Depersonalisationserfahrungen während hypomaner Episoden. *Man ist dann wirklich nicht sein normales Selbst. Ich fühle mich dann seltsam, aber auf eine angenehme Weise. Es ist, als wäre ich in irgendeinem Film, und meine Fantasie geht mit mir durch. Ich habe dann die großartigsten Pläne und Ideen, und meine Gedanken schießen wild durch die Gegend. Alles wirkt wie völlig übersteuert.* Die Patientin schilderte Absorptions-, aber keine Derealisationsphänomene. *Wenn ich hypoman bin, kann ich stundenlang zu Fuß unterwegs sein. Ich spüre eigentlich keine Müdigkeit und bekomme kaum mit, wo ich gerade bin oder an welchen Orten ich vorbeigekommen bin. Manchmal, wenn ich ganz in meine Gedanken und meine Pläne vertieft bin, verlaufe ich mich auch.* Sie fand sich dann irgendwo wieder, ohne zu wissen, wo sie war oder welchen Weg sie genommen hatte. Diese Situationen schienen aus ihrem Absorptions- und Depersonalisationserleben heraus zu entstehen.

Somatoforme dissoziative Symptome

Die Patientin gab an, während der hypomanen Episoden keinen wirklichen Zugang zu ihrem Körper zu haben. Sie war dann pausenlos aktiv, ohne Hunger oder Durst zu verspüren. Sie merkte auch kaum, wie müde ihr Körper eigentlich war. Von weiteren somatoformen dissoziativen Symptomen berichtete sie nicht.

Psychoforme dissoziative Symptome

Die Patientin schilderte keine Beispiele für dissoziative Amnesie. Insgesamt funktioniere ihr Gedächtnis gut. Manchmal falle es ihr aber schwer, sich zu konzentrieren: Wenn sie ganz in Gedanken versunken war, bekam sie von ihrer Umgebung nichts mit, und ihre Zeitwahrnehmung war verzerrt. Dies geschah vorwiegend in den hypomanen Phasen. Schneider'sche Symptome gab sie nicht an. Sie hatte nie Stimmen gehört oder eine psychotische Episode erlebt. Allerdings antwortete sie auf die Frage, ob manchmal etwas in ihr selbst sie dazu bringe, sich ganz anders zu verhalten als sonst, sie finde in hypomanen Phasen ihr eigenes Verhalten sehr verwirrend. *Wenn da etwas in mir ist, über das ich keine Kontrolle mehr habe, dann kann ich ja anscheinend zwei völlig unterschiedliche Personen sein: Die eine strotzt vor Selbstbewusstsein und kann es mit der ganzen Welt aufnehmen, die andere ist depressiv und bekommt nichts mehr geregelt. Ich weiß natürlich sehr gut, dass das alles mit meiner jeweiligen Stimmung zusammenhängt.* Wie sie ihre zwei Stimmungslagen beschrieb und wie sie zwei anscheinend ganz verschiedene Personen in sich wahrnahm, unterscheidet sich deutlich davon, wie DIS-Patientinnen sich über ihre dissoziierten Anteile äußern.

Zusammenfassung und Fazit

Für eine DIS, partielle DIS oder OSDD-1 ergaben sich keine Anhaltspunkte. Die Patientin schilderte im Interview keine dissoziativen Symptome, die auf eine Aufspaltung der Persönlichkeit hindeuteten. All ihre Symptome waren mit der Diagnose einer Bipolar-II-Störung vereinbar. Zwar ließen sich einige auch als PTBS-Symptome auffassen, doch waren die Diagnosekriterien einer PTBS damit nicht erfüllt. Es gab keine Anzeichen dafür, dass während des Missbrauchs eine Dissoziation eingetreten war und sie ihn jetzt im eigentlichen Sinne wiedererlebte. Sie hatte vor allem mit starken Schuldgefühlen und Scham zu kämpfen. Eine genauere Prüfung des relativ hohen DES-Werts von 35 ergab, dass er hauptsächlich auf hohe Prozentwerte bei Absorptions- und Depersonalisations-Items zurückzuführen war.

7.6 Angststörungen und Zwangsstörung

Patientinnen mit DIS, OSDD-1 und partieller DIS berichten von zahlreichen Angstsymptomen wie Panikattacken und spezifischen Phobien sowie von sich beständig aufdrängenden Gedanken und zwanghaften Verhaltensweisen. Spezifische Phobien stehen meistens in Zusammenhang mit den einstigen Traumata, wobei das den Patientinnen unter Umständen überhaupt nicht bewusst ist. Bei meinen Forschungsarbeiten mit dem TADS-I berichteten alle DIS-Patientinnen von Angstsymptomen; manche erlebten sie täglich, andere gaben an, dass die Häufigkeit stark schwanken konnte (Boon, 2021, unveröffentlichte Daten). *Ich würde mich nicht als ängstlich bezeichnen. Na ja, ... es ist tatsächlich mal so, mal so. Oft tue ich Dinge, von denen meine Freunde sagen, dass sie sich das nie trauen würden, aber ich mache das einfach. Da sind dann nicht viele Gefühle im Spiel und ganz bestimmt keine Angst. In anderen Momenten aber finde ich mich starr vor Angst in einem Schrank versteckt. Oft habe ich dann keine Ahnung, wie ich dort hingekommen bin, aber das Herz schlägt mir bis zum Hals, ich fühle mich ganz klein und erwarte tatsächlich, dass jeden Moment einer kommt und mich umbringt. Ich traue mich dann wirklich nicht aus dem Schrank heraus. Manchmal bleibe ich stundenlang drin. Und dann, Stunden später, finde ich mich irgendwo anders im Haus wieder und kann mich überhaupt nicht erinnern, wie ich aus dem Schrank herausgekommen bin.*

Das Beispiel zeigt, dass das Explorieren von Angstsymptomen DIS-Patientinnen dazu anregen kann, von sich aus von Amnesiesymptomen zu berichten, die mit Ängsten zu tun haben. Dass die Patientin sich im Schrank versteckte, könnte auf einen dissoziierten verängstigten Kindanteil zurückzuführen sein, der in diesem Moment ihr Denken und Handeln bestimmte. Es liegt auf der Hand, dass Patientinnen mit Angststörungen – sofern keine komorbide dissoziative Störung besteht – keine derartigen Beispiele schildern werden.

Patientinnen mit DIS, OSDD-1 oder partieller DIS berichten oft auch von Zwangssymptomen wie zwanghaftem Waschen, Duschen oder Putzen. Auch solche Zwänge „gehören" in der Regel zu bestimmten Persönlichkeitsanteilen und hängen oft mit traumatisierenden Ereignissen zusammen, insbesondere mit sexuellem Missbrauch. Für einen oder mehrere dissoziierte Anteile sind sie eine Strategie, mit übermächtiger Angst zurechtzukommen. Neben dem zwanghaften Verhalten wird dann auch ein Cluster massiver dissoziativer Symptome berichtet.

Das SCID-D wie auch das TADS-I eignen sich dafür, Patientinnen mit Angst- und Zwangsstörungen von Patientinnen mit dissoziativen Störungen zu unterscheiden, denn bei Ersteren fehlt das typische Cluster von dissoziativen Symptomen.

Fallbericht: Eine Patientin mit chronischen Angstsymptomen

Die Patientin, eine 45-jährige alleinstehende Frau, leistete einmal wöchentlich ehrenamtliche Arbeit. Als Kind hatte sie schwere emotionale Vernachlässigung erlebt. Ihre Mutter litt unter gravierenden psychischen Problemen, ihr Vater trank zu viel Alkohol. Auf ihr als der Ältesten von drei Geschwistern lastete viel Verantwortung für ihren Bruder und ihre Schwester. Als Jugendliche hatte sie durch einen Cousin sexualisierte Gewalt erfahren. Wegen ihrer Angstsymptome war sie seit Jahren in psychotherapeutischer Behandlung und hatte von häufigen Depersonalisationssymptomen und von Identitätsunsicherheit berichtet. Ihr Therapeut fragte sich, ob noch weitere dissoziative Symptome vorhanden sein könnten.

Allgemeines

Erste Eindrücke. Die Patientin nahm kaum Blickkontakt auf und gab zu erkennen, dass sie sich nicht sehr wohlfühlte. Im Verlauf des Interviews schien sie sich jedoch ein wenig zu entspannen und vermochte ihre Symptome gut zu beschreiben.

Alkohol, Drogen und Medikamente. Die Patientin trank nie Alkohol und konsumierte auch keine anderen Drogen.

(Möglicherweise) traumabedingte Symptome

Die Patientin berichtete von keinen Problemen mit dem Essen. Sie hatte einen schlechten Schlaf, vor allem, weil sie sich oft Sorgen machte, sie könnte bald sterben, und sich mit Ängsten plagte. Wenn sie aber Medikamente nahm, konnte sie gut schlafen. Sie litt unter Albträumen, die mit dem Missbrauch durch den Cousin zusammenhingen, und es gab Momente, in denen sie das damalige Geschehen von Neuem durchlebte. Sie erklärte, der Missbrauch sei für sie nicht das größte Problem. Schlimmer sei für sie der Gedanke, dass sie nicht leben dürfe oder könne, wie sie eigentlich wolle.

Stimmung und Emotionsregulation. Als die Patientin mit 35 Jahren endlich aus dem Elternhaus auszog, wurde sie depressiv. Der Hausarzt verschrieb ihr Antidepressiva. Zum Zeitpunkt des Interviews war sie nicht mehr depressiv, doch ihre Welt war noch immer sehr klein. Sie hatte viele depressive Phasen durchgemacht, aber nie versucht, sich das Leben zu nehmen.

Angst und Panik. Soweit sie zurückdenken konnte, hatte die Patientin unter Ängsten gelitten, unter anderem davor, dass sie bald sterben oder so krank werden könne, dass sie anderen ausgeliefert sei. Auch Panikattacken traten schon seit Langem bei ihr auf, zum Zeitpunkt des Interviews jede Woche. Sie setzten aus heiterem Himmel ein und gingen mit Übelkeit, Herzklopfen und Schwindel einher. Während der Attacken stellten sich Depersonalisations- und manchmal auch Derealisationssymptome ein. Manchmal klangen sie von allein ab, doch normalerweise nahm sie dann sogleich ein Medikament (Lorazepam) ein. Nach einer Attacke traute sie sich fast nichts zu und war beispielsweise außerstande, im Supermarkt einkaufen zu gehen.

Es fiel ihr dann auch schwer, ihren Hund auszuführen. Über Jahre hinweg hatte sie viele Aktivitäten gemieden und war, wie erwähnt, lange bei den Eltern wohnen geblieben und hatte sich um sie gekümmert.
Neben den Angstsymptomen schilderte die Patientin auch zwanghafte Verhaltensweisen. Beispielsweise folgte sie oft dem Drang, im Kopf eine bestimmte Anzahl von Wiederholungen einer Handlung abzuzählen oder das Licht 20 Mal ein- und auszuschalten. Sie fürchtete auch, sie habe in Wirklichkeit kein Recht, auf der Welt zu sein.

Selbstbild und Identitätserleben. Die Patientin hatte ein negatives Bild von sich selbst und glaubte, dass andere sie nicht wirklich kannten. *Ich traue mich nicht, mich zu öffnen. Ich habe immer Angst, was dann geschehen könnte: dass andere mich ablehnen.* Sie habe das Gefühl, nicht zu wissen, wer sie war und ob sie das Recht habe, zu existieren. Sie passe sich immer an die anderen und an das an, was sie anscheinend von ihr erwarteten.
Sie hatte eine Reihe von Freundinnen und Freunden, die sie seit der Kindheit kannte, empfand ihr Netzwerk aber als zu klein. Immer noch kümmerte sie sich viel um die Eltern. Einmal hatte sie einen Freund gehabt, und sie hatten auch Sex. Zu der Zeit sei sie noch sehr eng an ihre Eltern und die Familie gebunden und nicht eigenständig genug gewesen. Aus diesem Grund habe sie letztlich die Beziehung beendet. *Ich habe mich nicht getraut, mich wirklich auf ihn einzulassen. Und danach hat sich einfach nie wieder eine Beziehung ergeben.* Eine Partnerschaft fehle ihr aber eigentlich nicht.

Einschätzung von (möglicherweise) traumabedingten Symptomen

PTBS-Symptome und dissoziative Symptome, die auf eine Aufspaltung der Persönlichkeit verwiesen hätten, verneinte die Patientin. Ihre Panikattacken gingen oft mit Depersonalisationssymptomen einher. Sie beschrieb außerdem typische Beispiele für Distanz zu anderen Menschen und für Schwierigkeiten, sich auf andere einzulassen. Auch ihre Identitätsprobleme waren von anderer Art als bei einer DIS: Es gab keine inneren Konflikte zwischen dissoziierten Anteilen.

Somatoforme und psychoforme dissoziative Symptome

Auch im Follow-up-Interview berichtete die Patientin keine Symptome, die einer DIS, OSDD-1 oder partiellen DIS entsprochen hätten. Sie gab keine somatoformen dissoziativen Symptome an. Sie hatte ein gutes Gedächtnis und schilderte nichts, was auf eine dissoziative Amnesie hingewiesen hätte. Sie hörte nie Stimmen und berichtete auch von keinen anderen Schneider'schen Symptomen.

Fazit

Bei der Patientin lag offenbar eine Panikstörung vor, möglicherweise mit Symptomen einer vermeidenden Persönlichkeitsstörung.

7.7 Substanzbezogene Störungen

Zu dissoziativen Symptomen bei alkohol- und / oder drogenabhängigen Menschen liegen mehrere Studien vor. Im Folgenden gebe ich einen Überblick über die Ergebnisse und stelle Überlegungen zur Differenzialdiagnose vor.

Daten zu dissoziativen Symptomen bei alkohol- und / oder drogenabhängigen Menschen

Aus den Studien zu den Zusammenhängen zwischen Substanzkonsum, dissoziativen Symptomen und dissoziativen Störungen ergibt sich ein widersprüchliches Bild. So war in mehreren Studien, in denen die DES eingesetzt wurde, kein klarer Zusammenhang zwischen Alkoholabhängigkeit und Dissoziationserleben zu erkennen (Langeland et al., 2002; Schäfer et al., 2007; Schäfer et al., 2010). Schäfer und seine Kollegen führten in Deutschland eine große Multicenterstudie (n=459) zu verschiedenen Formen der Substanzabhängigkeit durch. Alle an dieser Studie teilnehmenden Patientinnen und Patienten waren (ebenso wie in der Studie von Langeland et al., 2002) auf Entzug und konsumierten zu dem Zeitpunkt keine Substanzen mehr. Bei Drogenabhängigen war der DES-Durchschnittswert etwas höher (12.9, mit einer Standardabweichung von 11.7) als bei Alkoholabhängigen (9.9, Standardabweichung 8.8). Der höchste DES-Durchschnittswert ergab sich für die Gruppe der sowohl alkohol- als auch drogenabhängigen Personen (15.1, Standardabweichung 11.3).

In diesen Studien wurde kein diagnostisches Interview eingesetzt, um dissoziative Störungen zu ermitteln oder auszuschließen, und die DES-Punktwerte lagen fast alle deutlich unter den jeweils verwendeten Cut-off-Punkten (von 20, 25 oder manchmal auch 30). Dies lässt eine niedrige Prävalenz dissoziativer Störungen bei den untersuchten Personengruppen vermuten. Freilich schien ein Zusammenhang zu bestehen zwischen dem Durchschnittsniveau der DES-Werte und dem Schweregrad traumatischer Erfahrungen in der Kindheit; das heißt, bei Patientinnen und Patienten, die von Traumatisierung in der Kindheit berichteten, lagen die Werte höher. Eine Erklärung für die in den Studien ermittelten niedrigen DES-Werte könnte sein, dass manche traumatisierten Personen in geringerem Maße zur mentalen Dissoziation in der Lage sind und deshalb eher dazu neigen, Substanzen und insbesondere Drogen zu konsumieren, um weniger zu fühlen oder um sich in eine Art „dissoziativen Zustand" (Langeland et al., 2004) zu versetzen.

Eine andere Studie ging mittels einer Reihe von Erhebungsinstrumenten dem Zusammenhang zwischen PTBS, Substanzabhängigkeit und Dissoziation nach (Najavits & Walsh, 2012). Untersucht wurden 77 Frauen mit PTBS, die aktuell Substanzen konsumierten (ein Teilnahmekriterium war Substanzmissbrauch innerhalb der letzten vier Wochen). Der DES-Durchschnittswert betrug 19.44, bei einer Standardabweichung von 19.26. Die Patientinnen wurden dann in eine Gruppe mit hohen DES-Werten (DES > 30) und eine Gruppe mit niedrigen DES-Werten (DES < 30) unterteilt. Bei 21 Prozent der Patientinnen lag der DES-Wert über 30; sie gaben wesentlich mehr PTBS-Symptome an als die Frauen mit DES-Werten unter 30.

Andere Studien, darunter insbesondere mehrere türkische, zeigten bei Suchtpatientinnen und -patienten einen Zusammenhang zwischen höheren DES-Mittelwerten und eine beträchtliche Prävalenz an dissoziativen Störungen (Evren et al., 2007; Karadag et al., 2005; Tamar-Gurol et al., 2008). So ergab sich für die konsekutiv in die Suchtstation einer großen psychiatrischen Klinik in Istanbul aufgenommenen Patientinnen und Patienten (n=215) ein DES-Durchschnittswert von 24.5 (Standardabweichung 17.5; Karadag et al., 2005). Über 36 Prozent hatten einen DES-Wert von über 30. Die Prävalenz dissoziativer Störungen gemäß DSM-IV in dieser Gruppe (überprüft mittels DDIS oder SCID-D) betrug für alle dissoziativen Störungen zusammen 17.2 Prozent. In mehreren nordamerikanischen Studien wurde bei Patientinnen und Patienten mit Substanzabhängigkeit eine Prävalenz dissoziativer Störungen ermittelt, die zwischen 15.0 Prozent (Dunn et al., 1995) und 39.0 Prozent (Ross et al., 1992) lag. Wie ich mit Blick auf frühere Prävalenzstudien bereits angemerkt habe (siehe Kapitel 1), sind die Resultate von den jeweils verwendeten diagnostischen Instrumenten beeinflusst und möglicherweise auch von kulturell unterschiedlichen Interpretationen der Symptome (Şar, 2011). Mit dem DDIS ermittelte Prävalenzraten fallen typischerweise höher aus (Friedl et al., 2000).

Daten zu Alkohol- und Drogenabhängigkeit bei Patientinnen mit dissoziativen Störungen

In unserer Studie mit 71 DIS-Patientinnen gaben gut 32 Prozent von ihnen an, schon einmal Alkoholprobleme gehabt zu haben, und 14 Prozent berichteten von äußerst schwerwiegenden Suchtproblemen. Gut 22 Prozent von ihnen hatten irgendwann Drogen genommen, und von diesen hatten wiederum 7 Prozent unter einer schweren Sucht gelitten. In anderen Studien wurden sogar noch höhere Prozentzahlen von

Patientinnen mit komorbiden Suchtproblemen ermittelt (Ellason et al., 1996; Ross, Norton & Wozney, 1989).

In einer Therapiestudie mit 280 DIS- und DDNOS-Patientinnen und -Patienten lagen bei 22 Prozent von ihnen komorbide Suchtprobleme oder eine Substanzabhängigkeit vor (Brand, Classen, Lanius et al., 2009). Auch Şar (2011) weist, in einem Artikel zur Epidemologie dissoziativer Störungen, auf die Komorbidität von Suchtproblemen und dissoziativen Störungen hin.

Implikationen für die Diagnostik

Aus den vorliegenden Studien zur Prävalenz von dissoziativen Symptomen und Störungen bei Patientinnen und Patienten mit Suchtproblemen ergibt sich also ein inkonsistentes Bild. Laut Studienlage zu dissoziativen Störungen haben 20 bis 40 Prozent der Patientinnen und Patienten Probleme mit komorbiden Substanzabhängigkeiten. Ein Screening auf eine mögliche dissoziative Störung scheint bei Personen mit Suchtproblemen und PTBS somit durchaus sinnvoll zu sein.

Der Kliniker muss sorgfältig darauf achten, Symptome, die auf eine Aufspaltung der Persönlichkeit hindeuten, von Symptomen abzugrenzen, die in Wirklichkeit von Substanzen herrühren, so etwa durch Ketamin ausgelöste Depersonalisations- und außerkörperliche Erfahrungen oder Blackouts aufgrund von exzessivem Alkoholmissbrauch. Bei meinen Studien mit dem SCID-D und dem TADS-I konnten Patientinnen mit dissoziativer Störung, die auch Substanzen konsumierten, die zwei Arten von Symptomen in der Regel sehr klar voneinander unterscheiden. So machte eine Patientin mit DIS, die gelegentlich viel Alkohol trank, zum Thema Amnesie folgende Angaben.

PATIENTIN: Manchmal fühle ich mich ganz mies, wenn ich aufwache. Mir ist übel und schwindelig, und mein Atem riecht schlecht. Dann weiß ich, es ist wieder passiert.

KLINIKERIN: Was meinen Sie damit?

P: Na ja, das zeigt dann eben, dass ich wieder viel zu viel getrunken habe. Ich finde es furchtbar, und ich kann mich nicht dran erinnern. Es gab aber Zeiten, da wusste ich hinterher noch sehr gut, wie ich in die Bar ging, mich betrank, nach Hause kam und den nächsten Tag wie im Nebel verbrachte.

K: Haben Sie auch Schwierigkeiten mit dem Gedächtnis, wenn Sie nichts getrunken haben?

P: Ich dachte ja immer, es liegt alles nur am Alkohol oder ich habe einfach Korsakow oder so was. Es ist aber so, dass ich nicht immer trinke. Das sind Phasen, und manchmal trinke ich ein paar Monate lang gar nichts. Ich weiß also oft nicht, wie das anfängt. Ich bekomme es erst hinterher mit, weil ich mich so grässlich fühle. Es gibt aber viele andere Dinge, an die ich mich nicht erinnern kann, auch wenn ich überhaupt nichts getrunken habe.

K: Können Sie ein Beispiel nennen?

P: Na ja, ich weiß dann nicht mehr, was ich an einem Tag gemacht habe, und dann sehe ich manchmal, dass ich anscheinend meinen ganzen Papierkram erledigt habe, oder es kann sein, dass ich eine Freundin getroffen habe und mich nicht mehr daran erinnere. Es kann wirklich alles sein.

K: Und woher wissen Sie dann, dass Sie nichts getrunken haben?

P: Oh, wenn ich getrunken habe, bin ich wirklich nicht fähig, irgendwelchen Papierkram zu regeln. Und diese Freundin, sie trinkt keinen Tropfen Alkohol und liegt mir ständig in den Ohren, dass ich bloß damit aufpassen soll! Außerdem ist der Unterschied für mich ganz klar – ich fühle mich völlig anders, wenn ich sehr viel getrunken habe: Wenn ich „zu mir komme", dann ist mir wirklich übel.

Die Patientin berichtete von verschiedenen Formen der Amnesie, die manchmal mit dem Trinken zusammenhingen, oft aber auch gar nichts mit Alkoholkonsum zu tun hatten. Manchmal erinnerte sie sich zwar, wie sie etwas trinken gegangen war, doch schien es einen Anteil zu geben, der viel Alkohol trank und den sie nicht bewusst wahrnahm. Neben der Amnesie bestanden noch viele weitere dissoziative Symptome, etwa dass sie verschiedene Stimmen hörte. Sie sagte, in ihrem Kopf werde viel gestritten. Sie sah sich auch oft aus der Distanz, von außerhalb ihres Körpers: *Ich hab's nicht so mit Geselligkeit und Partys, aber manchmal muss man halt doch hingehen, denke ich. Vor allem zu Familienfesten – ich hasse sie. Manchmal schwebe ich dann den ganzen Abend über mir selbst. Ich bin nicht in meinem Körper drin und kann mich selbst von außen sehen. Das ist wirklich sehr seltsam. Ich fühle dabei auch nichts.*

Ein Patient erklärte, dass er bei Partys Ketamin nahm und aus seinem Körper heraustrat. *Manchmal bin ich dann in einem traumartigen Dämmerzustand und sehe alle möglichen wunderbaren Dinge. Es ist aber auch vorgekommen, dass das völlig danebenging und ich schreckliche Angst bekam, wahrscheinlich weil ich einen Mix aus allen möglichen Substanzen genommen hatte. Wenn ich wirklich schlecht drauf bin, nehme ich oft mehr.*

Dieser Patient, der unter Persönlichkeitsproblemen litt, berichtete sehr wenige dissoziative Symptome. Er hatte nie erlebt, dass er aus seinem Körper heraustrat, ohne dass dabei ein Rauschmittel im Spiel war. Er schilderte auch keine Amnesie und keine Schneider'schen Symptome.

Patientinnen mit Suchtproblemen und Patientinnen mit dissoziativen Störungen lassen sich anhand eines Clusters von dissoziativen Symptomen voneinander unterscheiden. Falls Komorbidität denkbar ist, sollte der Kliniker sorgsam prüfen, ob die Symptome nur nach Substanzgebrauch auftreten oder auch in anderen Situationen. Bei massivem täglichem Substanzkonsum dürfte diese Unterscheidung freilich schwer zu treffen sein. Bei vielen Patientinnen mit DIS oder OSDD-1 existieren aber Anteile (einer oder mehrere), die Substanzen konsumieren, und andere Anteile, die das nie tun oder auch Abscheu davor empfinden. Folglich wird es bei ihnen keinen täglichen, sondern nur einen in periodischen Abständen auftretenden Konsum geben, und sie dürften deshalb viel besser in der Lage ein, zwischen dissoziativen Symptomen und den Wirkungen von Substanzen zu unterscheiden.

7.8 Aufmerksamkeitsdefizit-/Hyperaktivitätsstörung (ADHS)

In den letzten 10 bis 15 Jahren hat die Diagnose ADHS zunehmende Aufmerksamkeit erfahren und ist vermehrt gestellt worden. Zum Zusammenhang zwischen – oder zur Komorbidität von – dissoziativen Störungen und ADHS liegen noch keine Studien vor. Auffallend ist jedoch, dass sich bei mehr und mehr Patientinnen mit dissoziativen Störungen herausstellt, dass sie zuvor die Diagnose ADHS erhalten haben, wobei nicht immer klar ist, ob tatsächlich eine ADHS vorlag oder ob Symptome einer dissoziativen Störung als Teilaspekte einer ADHS aufgefasst wurden. Die Verwirrung rührt daher, dass es bei einigen der Symptome Überschneidungen gibt, so etwa bei Aufmerksamkeits- und Konzentrationsproblemen, Vergesslichkeit, Impulsivität und Hyperaktivität. Zudem zeichnen sich manche Patientinnen mit ADHS durch extreme Reizbarkeit und Gefühlsausbrüche aus, und viele dieser Symptome treten, oberflächlich betrachtet, nun einmal auch bei Patientinnen mit komplexen dissoziativen Störungen und kPTBS auf. Wenn bei Patientinnen, die in der frühen Kindheit schwer traumatisiert wurden, Symptome von Hyperaktivität fehlen und sie vorwiegend von Aufmerksamkeits- und Konzentrationsproblemen berichten, lässt sich schwer auseinanderhalten, ob diese Symptome einer PTBS oder einer ADHS zuzurechnen sind. Auch wenn bei Patientinnen mit ADHS und solchen mit DIS/OSDD-1 schon in einem frühen Alter Überschneidungen bei den psychischen Symptomen zu beobachten sind, unterscheiden sie sich doch in ihrer Qualität und ihrem Kontext. Im Unterschied zu einer DIS oder OSDD-1 gibt es bei ADHS kein Cluster von dissoziativen Symptomen wie Amnesie und Schneider'schen Symptomen, und es sind keine Anhaltspunkte für dissoziierte Anteile zu erkennen. Falls eine dissoziative Störung diagnostiziert wird, zeigt sich oft, dass eine vorherige ADHS-Diagnose unzutreffend war. Allerdings können beide Störungen auch zusammen auftreten.

7.9 Autismus-Spektrum-Störungen (ASS)

Zur Komorbidität von dissoziativen Störungen und Autismus-Spektrum-Störungen (ASS) sind noch keine Studien durchgeführt worden. Bei einigen Symptomen gibt es Überschneidungen zwischen ASS und DIS beziehungsweise OSDD-1, was zu Verwirrung führen kann. Einige dieser Symptome sind im Folgenden aufgelistet:

- Dinge zu wörtlich zu nehmen ist ein Symptom einer ASS. Doch auch bei einer DIS und einer OSDD-1 kommt es vor, dass in der Traumazeit verhaftete Anteile bestimmte Dinge zu wörtlich nehmen.
- Anderen nicht in die Augen schauen zu können ist ein Symptom einer ASS. Auch vielen Patientinnen mit DIS oder OSDD-1 fällt dies schwer, wobei Verlegenheit oder Scham bei ihnen eine besonders große Rolle spielen. Bei der ASS ist der Hauptgrund aber die Unfähigkeit, in Kontakt zu anderen zu treten. Bei einer DIS oder OSDD-1 tun sich, allgemein gesprochen, bestimmte, aber sicherlich nicht alle in der Traumazeit verhafteten Anteile schwer mit Blickkontakt, und daher kann die Art und Weise, wie Patientinnen Kontakt aufnehmen, stark variieren.
- Sich aufzuregen, wenn Dinge anders als erwartet laufen, ist für ASS-Patientinnen typisch. Auch für viele Patientinnen mit DIS und OSDD-1 ist Vorhersehbarkeit sehr wichtig, und Unerwartetes kann sie in hohem Maße verstören. Aus diesem Grund klammern sie sich ebenso wie ASS-Patientinnen an festgefügte Abläufe.
- Ein Symptom von ASS ebenso wie von DIS und OSDD-1 ist, dass es leicht zu einer Überreizung kommt, ob durch Sinnesreize von außen, Überforderung durch innere Prozesse, chaotische Situationen oder Informationsüberflutung. Die sensorische Überempfindlichkeit kann Hör-, Seh-, Riech- oder Geschmackseindrücke sowie taktile Reize wie Berührtwerden oder andere Hautempfindungen betreffen. Sensorische Unterempfindlichkeit (Hyposensibilität) zeigt sich darin, dass Patientinnen Schmerz, Kälte oder Hitze nicht adäquat wahrzunehmen vermögen. Bei Patientinnen mit dissoziativen Störungen sind Hyper- und Hyposensibilität auf frühkindliche Traumatisierung und PTBS-Symptome zurückzuführen. Manche Anteile spüren nichts oder zu wenig, während andere Anteile zu viel spüren. Bei Patientinnen mit ASS ist es wahrscheinlicher, dass Hyposensibilität mit Problemen der Informationsverarbeitung zu tun hat. Manchmal ist aber schwer zu unterscheiden, ob Hyposensibilität auf ein Trauma zurückgeht oder ein Aspekt einer ASS ist (van der Kolk, 2014).

DIS und OSDD-1 lassen sich von einer ASS jedoch anhand eines Clusters von dissoziativen Symptomen abgrenzen, das bei einer ASS fehlt. So kommt Amnesie bei einer ASS ebenso wenig vor wie Stimmenhören und andere Schneider'sche Symptome.

7.10 Geschlechtsdysphorie

Das DSM-5 enthält die diagnostische Kategorie Geschlechtsdysphorie. Sie bezieht sich auf Menschen, deren bei der Geburt zugewiesenes Geschlecht nicht dem Geschlecht entspricht, dem sie sich zugehörig fühlen. Oft haben Patientinnen mit DIS, und manchmal auch Patientinnen mit OSDD-1, sowohl weibliche wie auch männliche dissoziierte Anteile. Das heißt, Frauen mit DIS berichten von Persönlichkeitsanteilen, die sich als Männer oder Jungen sehen, und Männer mit DIS von Anteilen, die sich als Frauen oder Mädchen erleben.

Wenn bei einer DIS Anteile entstehen, die sich mit einem anderen Geschlecht identifizieren als dem, das der Person bei der Geburt zugewiesen wurde, dann handelt es sich meist um eine Überlebensstrategie während bestimmter traumatisierender Erfahrungen. So glauben männliche Anteile einer sexuell traumatisierten Frau oft, sie seien nicht missbraucht worden. Sie sind auch überzeugt, dass sie keine Brüste haben – eine Pseudohalluzination ähnlich der von magersüchtigen Patientinnen, die im Spiegel einen sehr „massigen" Körper vor sich sehen. Bei DIS-Patientinnen ist klar, dass die andersgeschlechtlichen Anteile zum Zeitpunkt des Missbrauchs eine wichtige Funktion hatten. Viele erwachsene Patientinnen tun sich jedoch schwer mit andersgeschlechtlichen dissoziierten Anteilen oder schämen sich ihretwegen sehr. Es kommt aber durchaus vor, dass ein solcher andersgeschlechtlicher Anteil eine Klinik aufsucht, um wegen einer Geschlechtsumwandlung anzufragen. Es ist von entscheidender Bedeutung, dass das Personal in solchen Kliniken sich mit dem Thema dissoziative Störungen genügend auskennt, denn es kann durchaus sein, dass nur einer von mehreren Anteilen einer Person eine Geschlechtsumwandlung wünscht.

Bei Anita, einer jungen Frau Anfang 20, konnte ich die eindeutige Diagnose einer DIS stellen. Auf Ersuchen einer Klinik führte ich einige Jahre später eine weitere diagnostische Abklärung bei derselben Person durch, die nun als junger Mann namens Daniel eine Geschlechtsangleichung anstrebte. Bei der ersten Untersuchung mit dem SCID-D hatte Anita mehrere Persönlichkeitsanteile beschrieben, zu denen ein Junge mit dem Namen Daniel gehörte. Der Psychiater, bei dem Daniel seit einem Jahr in Behandlung war, war in der Krankenakte auf meine SCID-D-Ergebnisse gestoßen, hatte aber bei den wöchentlichen Terminen mit dem Patienten nie Anzeichen einer Dissoziation feststellen können.

Der Patient erklärte, er fühle sich in einem weiblichen Körper nicht heimisch, und das sei schon immer so gewesen. Der Psychiater hatte aber einige Erfahrung mit dissoziativen Störungen und wollte wissen, ob nach wie vor eine DIS gegeben war. Während des zweiten SCID-D-Interviews (das mehr als drei oder vier Jahre nach dem ersten stattfand) gab Daniel zunächst an, bei ihm würden keinerlei dissoziative

Symptome vorliegen, oder er konnte sie „wegerklären". Er beschrieb sich als vergesslich und verträumt und führte seine gelegentlichen Erinnerungslücken, die mehrere Stunden umfassten, auf diesen Umstand zurück. So hatte er keinerlei Erinnerung an das erste Gespräch mit mir. Er räumte ein, dass in ihm innere Dialoge abliefen, meinte aber: *Die hat doch jeder.* Depersonalisations- und Derealisationssymptome verneinte er. Unterschiedliche Persönlichkeitsanteile könne er bei sich nicht erkennen, er habe aber eine weibliche und eine männliche Seite. Auch hier war er überzeugt, dass das bei allen Menschen so sei. Seine weibliche Seite war ballettbegeistert, und so hatte er einen Ballettkurs begonnen, wo er auch gern in einem Tutu tanzte. Außerdem erzählte er, er finde manchmal heraus, dass er offenbar den Ballettkurs besucht habe, ohne dass er sich daran erinnern könne. Auf meine abschließende Frage, ob er dachte, dass ich mit der DIS-Diagnose falschgelegen hatte, und was nach seinem Eindruck jetzt gerade vor sich ging, antwortete er: *Ich glaube nicht, dass Sie eine falsche Diagnose gestellt haben, auch wenn ich mich an unser damaliges Gespräch nicht erinnern kann. Ich denke aber, das ist jetzt kein Thema mehr.* Beim Follow-up-Gespräch teilte ich Daniel mit, dass nach meiner Ansicht noch immer viele Symptome auf eine dissoziative Störung hinwiesen – möglicherweise auf eine DIS. Dies schien ihn nicht besonders zu erschüttern. Der behandelnde Psychiater bot an, die Sitzungen mit ihm fortzusetzen und erst einmal keinen medizinischen Eingriff in die Wege zu leiten. Der Patient war damit einverstanden. Am Ende zog er die Anfrage wegen einer Geschlechtsumwandlung zurück und begann an anderer Stelle eine neue Therapie wegen seiner dissoziativen Störung.

Der wesentliche Unterschied zwischen DIS und Geschlechtsdysphorie ist der, dass bei Letzterer kein Cluster von dissoziativen Symptomen festzustellen ist. Ich habe einige Patientinnen mit Geschlechtsdysphorie mit dem Instrument des TADS-I untersucht. Von Depersonalisationssymptomen berichteten sie durchaus. Eine litt zudem unter einer periodisch auftretenden Depression. Sie beschrieben aber keine Gedächtnisprobleme, kein Stimmenhören und auch keine anderen Schneider'schen Symptome.

Resümee

In diesem Kapitel habe ich mich mit einer Reihe von (früher so bezeichneten) Achse-I-Störungen befasst, die oft mit DIS und OSDD-1 durcheinandergebracht werden. Es sind hier aber keineswegs alle relevanten Störungen dieser Art zur Sprache gekommen. So habe ich beispielsweise in Kapitel 5 bereits dargelegt, dass bei Patientinnen mit DIS und OSDD-1 häufig Probleme mit dem Essen oder Essstörungen festzustellen sind, und bin darauf eingegangen, wie sich Patientinnen mit Essproblemen *und* komorbiden dissoziativen Störungen von den Patientinnen mit Essproblemen unterscheiden, bei denen *keine* komorbiden dissoziativen Störungen gegeben sind. Ich habe dort auch spezifische Schlafstörungen beschrieben, unter denen Patientinnen mit DIS und OSDD-1 häufig leiden. Aufs Ganze gesehen ist es wichtig, dass Kliniker eine klare Vorstellung von den komorbiden Störungen haben, die bei Patientinnen mit dissoziativen Störungen vorliegen können.

8. DIS und OSDD-1 von der Borderline-Persönlichkeitsstörung abgrenzen

8.1 Einleitung

Bei vielen Patienten mit DIS oder OSDD-1 finden sich komorbide Persönlichkeitsstörungen (bzw. Aspekte davon), insbesondere solche, die Cluster B und C zuzurechnen sind (Boon & Draijer, 1993a, 1993c; Brand, Classen, Lanius et al., 2009; Brand, Armstrong et al., 2009; Dorahy et al., 2014; Ellason et al., 1996; Horevitz & Braun, 1984; Korzekwa, Dell & Pain, 2009; Korzekwa, Dell, Links et al., 2009; Loewenstein et al., 2017). Das ist angesichts der ähnlichen ätiologischen Hintergründe in Bezug auf ein unsicheres Bindungsmuster, Erfahrungen affektiver Vernachlässigung und sexualisierte oder körperliche Gewalt nicht weiter verwunderlich.

Der Schwerpunkt der Forschung zur Komorbidität von Persönlichkeitsstörungen und dissoziativen Störungen lag bislang vorwiegend auf der Prävalenz der Borderline-Persönlichkeitsstörung (BPS) bei DIS und DDNOS (heute als OSDD-1 bezeichnet) oder umgekehrt auf der Prävalenz von dissoziativen Symptomen und dissoziativen Störungen bei BPS-Patienten. Dies ist nicht überraschend, weil es in der klinischen Phänomenologie all dieser Störungen Überschneidungen gibt und weil viele Klinikerinnen die BPS für eine traumabedingte Störung halten (Ball & Links, 2009; Herman et. al., 1989; Mosquera et al., 2012; Mosquera & Steele, 2017; van der Hart et al., 2006; van der Kolk et al., 1994). Schon in den 1980er-Jahren haben Herman und van der Kolk die BPS als eine mit frühkindlichen Traumata zusammenhängende Entwicklungsstörung beschrieben (Herman et al., 1989; Herman & van der Kolk, 1987).

In einer neueren Metaanalyse von Lyssenko et al. (2018) ergab sich für BPS-Patienten der vierthöchste DES-Durchschnittswert. Er war damit höher als der DES-Durchschnittswert, den zuvor Zanarini et al. (2000a) für BPS-Patienten ermittelt hatten. Die von Lyssenko und ihren Kolleginnen ausgewerteten Daten stammten aus 27 verschiedenen Studien mit insgesamt 1705 BPS-Patientinnen und -Patienten, und der ermittelte DES-Durchschnittswert lag knapp über dem Cut-off-Wert von 25. In diese neuere Metaanalyse wurden keine Daten zu einer allgemeinen Kategorie von Persönlichkeitsstörungen einbezogen. Daten dieser Art waren aber in die frühere Metaanalyse des DES von van IJzendoorn und Schuengel (1998) eingeflossen. Sie ermittelten für eine Gruppe von Patientinnen und Patienten mit Persönlichkeitsstörungen einen DES-Durchschnittswert von 19.61, der nur knapp unter dem konservativsten

Cut-off-Wert von 20 liegt und auch niedriger ist als der, den Lyssenko et al. (2018) für BPS-Patienten berechneten.

Wie ich in Kapitel 4 aufgezeigt habe, ist es wichtig, sich im Einzelnen anzuschauen, welche der DES-Subskalen bei BPS-Patienten zu den erhöhten Werten beitragen. Eine weitergehende Analyse der erhöhten DES-Werte in Lyssenkos Metaanalyse zeigte, dass die betreffenden Subskalen vor allem auf Absorptions- und Depersonalisationssymptome zielen und in geringerem Maße auf Symptome, die auf eine Aufspaltung der Persönlichkeit hindeuten. Dennoch hält die Debatte darüber, wie BPS insbesondere mit DIS zusammenhängt, seit vielen Jahren an. Manche Klinikerinnen halten die BPS für eine dissoziative Störung (z. B. van der Hart et al., 2006; Howell & Blizard, 2009; Mosquera et al., 2012), während andere die DIS eher als eine Borderlinestörung betrachten und dissoziierte Persönlichkeitsanteile als Borderline-„Modi" auffassen (Huntjens et al., 2019a, 2019b; Huntjens et al., 2020).

In diesem Kapitel will ich zeigen, dass sich DIS und BPS klar unterscheiden und wie sie sich auseinanderhalten lassen. Die Unterscheidung ist von Bedeutung, weil sich daraus Folgerungen für die Behandlung ableiten (Brand, Loewenstein et al., 2019; Nijenhuis et al., 2019). Mehrere Studien haben gezeigt, dass ein Drittel der BPS-Patienten so gut wie keine dissoziativen Symptome berichtet (Zanarini et al., 2009). Es kommt aber durchaus vor, dass sich bei Patienten mit der Diagnose BPS im Verlauf der Therapie herausstellt, dass in Wirklichkeit eine DIS vorliegt.

8.2 Studien zur BPS als einer komorbiden Störung von dissoziativen Störungen

Im Fokus der meisten einschlägigen Studien stand die Prävalenz einer komorbiden BPS bei einer DIS oder einer DDNOS vom Typ 1 (heute als OSDD-1 bezeichnet). In den frühen 1990er-Jahren stellten Nel Draijer und ich fest, dass auf 71 von uns untersuchte DIS-Patienten fünf BPS-Kriterien und auf ein Viertel von ihnen vier der Kriterien zutrafen (Boon & Draijer, 1993a, 1993b). Seit 1994 im DSM-IV das Kriterium von dissoziativen Symptomen hinzugefügt wurde, erhöhte sich aufgrund der phänomenologischen Überschneidung von Symptomen die bei Patienten mit DIS und DDNOS ermittelte Prävalenz einer komorbiden BPS. Die in verschiedenen Studien berichteten Prozentzahlen einer komorbiden BPS reichten von 30 Prozent bis zu fast 80 Prozent (Boon & Draijer, 1993a, 1993b,1993c; Dell, 1998; Ellason et al., 1996; Foote et al., 2008; Korzekwa & Dell, 2022; Korzekwa, Dell & Pain, 2009; Korzekwa, Dell, Links et al., 2009; Ross et al., 1991; Ross et al., 2014; Şar et al., 2003). Allerdings wurden die sehr hohen Komorbiditätsraten einer BPS vor allem bei bestimmten Personengruppen gefunden, so etwa in einer Klinik, in der Patienten behandelt wurden, die in der frühen Kindheit sexuell missbraucht oder auf andere Weise misshandelt worden waren. Außerdem wurden die Ergebnisse zum Teil von den verwendeten Diagnoseinstrumenten beeinflusst. Es sind daher Zweifel angebracht, wie valide die betreffenden Daten sind und inwieweit sich einige der Ergebnisse verallgemeinern lassen (vor allem wenn ein sehr hohes Maß an Komorbidität festgestellt wurde).

Komorbidität kann aber dazu führen, dass dissoziative Störungen unerkannt bleiben, vor allem wenn keine routinemäßige Prüfung auf gravierende dissoziative Pathologie durchgeführt wird. Wie sich zeigte, war bei einer Reihe von Patienten mit DIS und OSDD-1 (im DSM-IV: DDNOS) zunächst eine BPS diagnostiziert worden, ausgehend von entsprechenden Symptomen wie Problemen der Emotionsregulation, Suizidalität und selbstschädigenden Verhaltensweisen. In manchen Fällen stellte sich heraus, dass BPS-Symptome – wie etwa massive Affektdysregulation und Selbstschädigung – als Symptome einer DIS zu werten waren. Bei genauerem Hinschauen zeigte sich, dass keine BPS vorlag, sondern beispielsweise eine vermeidende Persönlichkeitsstörung. Angesichts der Symptomüberschneidungen verwundert es, dass im DSM-5-Abschnitt zur Differenzialdiagnose der BPS weder auf die DIS noch auf irgendwelche anderen dissoziativen Störungen hingewiesen wird und außerdem unerwähnt bleibt, dass dissoziative Störungen häufig zusammen mit einer BPS auftreten (APA, 2013, 2022).

8.3 Forschung zu dissoziativen Symptomen und dissoziativen Störungen bei Patienten mit BPS

Zanarini und Jager-Hyman (2009) sprechen in einem Literaturüberblick von zwei Generationen von Studien zu dissoziativen Symptomen bei BPS-Patienten. In der ersten Generation von Studien, die zwischen 1968 und 1990 durchgeführt wurden, wurden bei etwa der Hälfte der untersuchten BPS-Patienten Depersonalisations- und Derealisationssymptome festgestellt. Auf Grundlage dieser Resultate wurde 1994 in das DSM-IV ein neuntes BPS-Kriterium aufgenommen, das sich auf kurze, vorübergehende, stressabhängige Depersonalisations- und Derealisationsepisoden bezog. In den Studien dieser ersten Generation wurden dissoziative Symptome allerdings nicht mittels standardisierter Instrumente erhoben.

In den Studien der zweiten Generation kam dann die DES zum Einsatz. Sie ergaben eine große Bandbreite von DES-Scores, anhand deren sich mehr oder weniger durchgängig drei Untergruppen von BPS-Patienten unterscheiden ließen. Zanarini et al. (2000a) ermittelten für 290 BPS-Patienten und -Patientinnen einen

DES-Durchschnittswert von 21.8 (Standardabweichung 18.6). Ein Drittel der Patienten berichtete fast keine dissoziativen Symptome (DES < 10), ein Drittel ließ leichte dissoziative Symptome erkennen (DES zwischen 10 und 29), und ein Drittel beschrieb gravierende dissoziative Symptome (DES 35 oder höher). Dissoziative Symptome sind bei BPS-Patienten also unterschiedlich stark ausgeprägt. Diese Befunde wurden in mehreren Studien bekräftigt (Korzekwa, Dell, Links et al., 2009; Scalabrini et al., 2017).

Zanarini et al. (2000b) arbeiteten eine Reihe von Risikofaktoren heraus, das heißt Faktoren, die mit hohen DES-Werten korrelierten: (1) unbeständige Versorgung durch primäre Bezugspersonen; (2) sexueller Missbrauch durch primäre Bezugspersonen; (3) als Kind Zeuge sexualisierter Gewalt gewesen sein; (4) Vergewaltigung im Erwachsenenalter. Außerdem ergab diese auf zehn Jahre angelegte Krankheitsprogressionsstudie, in der den Teilnehmenden alle zwei Jahre die DES vorgelegt wurde, dass bei einem Teil der oben genannten dritten Gruppe (hier lag der DES-Durchschnittswert bei 40) im Lauf der Zeit die hohen DES-Werte kaum absanken, wohingegen die Werte von Patienten, die anfangs weniger extrem ausgefallen waren, mit der Zeit zurückgingen. Dies stützt die Hypothese, dass dissoziative Symptome sich nicht abschwächen, solange gravierende komorbide dissoziative Störungen unerkannt und unbehandelt bleiben (Korzekwa, Dell & Pain, 2009).

Zur Prävalenz von dissoziativen Symptomen und dissoziativen Störungen bei BPS-Patienten liegen mehrere Studien vor, in denen neben einer großen Bandbreite von Screening-Instrumenten ein strukturiertes Interview für dissoziative Störungen (das SCID-D) zum Einsatz kam. In zwei Studien mit ambulant behandelten BPS-Patientinnen und -Patienten (Korzekwa, Dell, Links et al., 2009; Şar et al., 2003) trafen auf über zwei Drittel der Patienten auch die DSM-IV-Kriterien für eine dissoziative Störung und auf ein Viertel die DSM-IV-Kriterien für eine DIS zu. Aufgrund der geringen Zahl der Patienten und einer Stichprobenverzerrung war die Aussagekraft der Studien begrenzt. So wurde die Studie von Korzekwa et al. (2009) in einer ambulanten Klinik durchgeführt, wo schwer traumatisierte Patienten behandelt wurden. In der BPS-Gruppe waren bei 86 Prozent der Patienten mit einer komorbiden dissoziativen Störung auch die Kriterien einer PTBS erfüllt, sodass sich die Ergebnisse nicht einfach verallgemeinern lassen. In dieser Studie gab es vermutlich eine Untergruppe, die der dritten Gruppe in der Studie von Zanarini et al. (2000a, 2000b) mit den höchsten DES-Werten entsprach.

Wie Zanarini et al. beschrieben auch Korzekwa, Dell, Links et al. (2009) im Hinblick auf Dissoziationsmerkmale drei Untergruppen von BPS-Patienten, bei denen der Schweregrad der Dissoziation vor allem mit dem Schweregrad des psychischen

Traumas oder des früheren Missbrauchs und mit dem Schweregrad der Bindungsprobleme zusammenhing.

Im Jahr 1993 verglichen Nel Draijer und ich Patienten, die unter DIS oder DDNOS litten, mit Patienten, bei denen Cluster-B-Persönlichkeitsstörungen (insbesondere BPS) vorlagen, und fanden ebenfalls drei Gruppen von BPS-Patienten (Boon & Draijer, 1993a, 1993c):

1. Eine BPS-Gruppe mit so gut wie keinen dissoziativen Symptomen, die Zanaris Gruppe ähnelte, bestand aus BPS-Patienten der Kontrollgruppe der SCID-D-Validierungsstudie.
2. Eine zweite Gruppe von BPS-Patienten, die wegen einer vermuteten dissoziativen Störung (die dann ausgeschlossen werden konnte) an uns überwiesen worden waren, berichtete von häufigen und zum Teil chronischen Depersonalisations- und Absorptionssymptomen und oft auch von PTBS-Symptomen.
3. Die dritte Gruppe bestand aus BPS-Patienten mit komorbider DIS oder DDNOS und berichtete das vollständige Cluster von massiven dissoziativen Symptomen, darunter Amnesie und Schneider'sche Symptome.

Die drei Gruppen unterschieden sich im Hinblick auf Art und Schweregrad ihrer dissoziativen Symptome beträchtlich voneinander. Als charakteristische Symptome erwiesen sich insbesondere Amnesie, Schneider'sche Symptome und Identitätswechsel, nicht aber Depersonalisation und Derealisation (Boon & Draijer, 1993a,1993c). Auch was Art und Schweregrad der traumatisierenden Erfahrungen anging, unterschieden sich die Gruppen deutlich; die massivste Traumatisierung fand sich in der Gruppe der DIS-Patienten, während in der Gruppe der BPS-Patienten (ohne DIS) emotionale Vernachlässigung im Vordergrund stand. Bei der Einstufung des Schweregrads der Symptomcluster im SCID-D stießen Nel Draijer und ich auf einige Schwierigkeiten. So erlaubten die Fragen zu Depersonalisations- und Derealisationssymptomen keine Differenzierung zwischen allgemeineren Symptomen und solchen, die auf eine Aufspaltung der Persönlichkeit hindeuteten. Ein anderes SCID-D-Cluster, das der Identitätsunsicherheit, erlaubte nicht immer eine *quantitative* Differenzierung zwischen BPS und DIS, da für beide Störungen oft ein hoher Schweregrad vorlag. *Qualitativ* hingegen unterschieden sich die Beschreibungen von Identitätsunsicherheit, die DIS-Patienten gaben, *sehr stark* von denen der BPS-Patienten. Bei den DIS-Patienten stand die Unsicherheit in Zusammenhang mit anderen dissoziativen Symptomen wie Amnesie und Schneider'schen Symptomen und mit dem Einfluss dissoziierter Anteile. Ohne weitere Aufforderung schilderten sie, dass mehrere Stimmen, Gedanken oder Persönlichkeitsanteile miteinander kämpften, und gaben an, dass sie wegen eigener Handlungen, für die Amnesie bestand, verunsichert waren. Die BPS-Patienten beschrieben einen fortwährenden polarisierten inneren Kampf zwischen zwei Gedanken oder Seiten (wie Gut – Böse, Leben –

Tod). Beim SCID-D-Cluster Identitätsunsicherheit war in beiden Gruppen ein hoher Schweregrad feststellbar, weil die Patienten sich im Unklaren darüber waren, wer sie eigentlich waren, doch beruhte die Verunsicherung auf unterschiedlichen Phänomenen (Boon & Draijer, 1993a).

Laddis et al. (2017) verglichen mittels des Multidimensionalen Inventars dissoziativer Symptome (Multidimensional Inventory of Dissociation, MID) DIS- und BPS-Patienten und beschrieben unterschiedliche Prozesse, die der dissoziativen Pathologie bei den beiden Störungen zugrunde liegen. Die Studie bestätigte die qualitativen Unterschiede zwischen DIS- und BPS-Symptomen, die ich bereits erwähnt habe. Es gab Überschneidungen in den Symptomen, etwa was Identitätsunsicherheit und Gedächtnisprobleme anging, aber auch deutliche (qualitative) Unterschiede. Bei DIS wurden die dissoziativen Symptome durch die Aktivität dissoziierter Persönlichkeitsanteile ausgelöst, während bei BPS die meisten Dissoziationserfahrungen mit Losgelöstheit *(detachment)* und intensivem Absorptionserleben einhergingen oder mit psychischer Belastung oder raschen Wechseln zwischen (emotionalen) Bewusstseinszuständen zu tun hatten.

Kurz gesagt zeigen die vorliegenden Studien deutlich, dass BPS-Patienten eine heterogene Gruppe bilden: Eine erste Untergruppe hat keinerlei dissoziative Symptome; bei einer zweiten finden sich hauptsächlich Absorptions- und / oder Depersonalisations- und manchmal auch PTBS-Symptome; eine dritte Gruppe lässt gravierende dissoziative Symptome erkennen, die auf eine Aufspaltung der Persönlichkeit hindeuten. Diese letzte Gruppe besteht aus BPS-Patienten mit DIS, OSDD-1 oder partieller DIS und manchmal auch kPTBS (worauf ich im nächsten Kapitel eingehen werde). In Tabelle 8.1 am Ende dieses Kapitels stelle ich entsprechende Symptomprofile vor. In Kapitel 10 werde ich mich mit einer vierten Gruppe von Patienten befassen, zu der vor allem Patienten mit Borderline-Persönlichkeitsstörung oder theatralisch-histrionischer Persönlichkeitsstörung gehören. Ihre Punktwerte in Selbstbeurteilungsfragebögen fielen extrem hoch aus, was auf eine Tendenz zu Übertreibung oder Imitation hinzuweisen schien. Bei einer ausführlichen diagnostischen Abklärung mit dem SCID-D oder TADS-I zeigt sich, dass dies Patienten mit einer falsch positiven DIS-Diagnose sind. In einer Reihe von Fällen beruht die falsche Diagnose auf Unkenntnis der Klinikerin, in anderen hat sich die Klinikerin durch die überzeugende DIS-Imitation des Patienten zu einer unzutreffenden DIS-Diagnose verleiten lassen. Viele Patienten dieser Gruppe haben im Internet viel über dissoziative Symptome gelesen und schildern bei der diagnostischen Untersuchung dementsprechend Beispiele „wie aus dem Lehrbuch" (Boon & Draijer, 1993a, 1993b, 1995a, 1999; Draijer & Boon, 1999; Pietkiewicz et al., 2021).

8.4 Was allgemein für die Abgrenzung dissoziativer Störungen (mit oder ohne BPS) von einer BPS zu beachten ist

Weil es *unterschiedliche* Gruppen von BPS-Patienten gibt, kristallisieren sich bei diagnostischen Untersuchungen auch unterschiedliche Profile heraus. Borderline-Patienten mit einer Vorgeschichte von körperlicher Misshandlung und sexuellem Missbrauch und mit komorbider kPTBS weisen im TADS-I (und auch im SCID-D) andere Symptomprofile auf als BPS-Patienten, bei denen es um rein emotionale Vernachlässigung geht. Auch für alle anderen Persönlichkeitsstörungen, insbesondere für die zu Cluster B und C gehörigen, ergeben sich im TADS-I spezifische Symptomprofile. In unserer Studie mit dem SCID-D stellten wir fest, dass die DIS-Gruppe (retrospektiv) von wesentlich gravierenderen und früher einsetzenden Missbrauchserfahrungen berichtete als die BPS-Gruppe (Boon & Draijer, 1993a, 1993c).

In Kasten 8.1 ist eine Reihe von wichtigen Punkten aufgeführt, die Klinikerinnen bei der Durchführung des TADS-I (oder eines anderen diagnostischen Interviews) im Blick behalten sollten. Die Liste kann dabei helfen, zwischen den verschiedenen BPS-Gruppen, aber auch zwischen verschiedenen Persönlichkeitsstörungen zu differenzieren. Die schwierigste Aufgabe besteht darin, OSDD-1-Patienten von der (zweiten) Gruppen von Patienten abzugrenzen, bei denen sowohl BPS- als auch (k)PTBS-Symptome vorliegen. Manchmal wird auch eine sorgfältige diagnostische Abklärung nicht genügend Informationen liefern, um hier klar unterscheiden zu können (siehe auch Kapitel 1). Auf diesen Punkt werde ich in Kapitel 9, wo es um Ähnlichkeiten und Unterschiede zwischen PTBS, kPTBS und den dissoziativen Störungen geht, näher eingehen und die betreffenden Symptomprofile beleuchten.

Bislang liegen noch keine Studien zu der neuen diagnostischen ICD-11-Kategorie partielle DIS vor. Die Kriterien für eine partielle DIS können auch Probleme bei der Differenzialdiagnose der BPS aufwerfen. Insbesondere die in der ICD-11 beschriebene Unterscheidung zwischen „Modi“ und (dissoziativen) Persönlichkeitszuständen dürfte in der Praxis nicht leicht zu treffen sein (siehe Kapitel 1).

Kasten 8.1: Bei der Differenzialdiagnose von DIS, OSDD-1, BPS und anderen Persönlichkeitsstörungen zu berücksichtigende Aspekte

1. Beim Erkunden der *(möglicherweise) traumabedingten Symptome* ist es wichtig, im Zusammenhang mit dem jeweiligen Symptom nicht nur auf Anzeichen für Veränderungen des Bewusstseins wie Depersonalisation oder Absorptionserleben zu achten, sondern auch auf Anhaltspunkte für eine Aufspaltung der Persönlichkeit (siehe Kapitel 2 und 3).
2. Die TADS-I-Abschnitte sowohl zu *Schlafstörungen* und als auch zu *Angst und Panik* enthalten Fragen zur PTBS. Gibt es irgendwelche Hinweise auf eine PTBS? Falls ja, lassen die PTBS-Symptome dann Zusammenhänge mit frühkindlichen Traumata, neueren Traumata oder mit beiden erkennen? Schlimme Träume oder Albträume sind für sich genommen keine hinreichenden Hinweise auf eine PTBS. Eine solche lässt sich tatsächlich nur aus dem Wiedererleben und aus Flashbacks von traumatischen Erfahrungen ableiten.
3. Im Interviewabschnitt zu *Selbstbild und Identitätserleben* ist zu prüfen, ob es einen polarisierten inneren Kampf zwischen zwei Seiten (z. B. zwischen Gut und Böse, Schwarz und Weiß) gibt, der auf eine borderlinetypische Aufspaltung hindeutet, oder einen Kampf zwischen mehreren Stimmen, dissoziierten Anteilen oder Gedanken. Unsicherheit in Bezug auf die eigene Identität oder sexuelle Identität, ein negatives Selbstbild oder Geschlechtsdysphorie kommen bei Patienten mit BPS häufig vor, doch auch bei Patienten mit anderen Persönlichkeitsstörungen und bei Patienten mit dissoziativen Störungen. Außerdem können wir zwischen einem höchst wechselhaften, instabilen Selbstbild (bei BPS) und einem vorwiegend negativen Selbstbild (bei kPTBS und den meisten Patienten mit dissoziativen Störungen; siehe auch Kapitel 9) unterscheiden.
4. *Somatoforme dissoziative Symptome:* BPS-Patienten mit starken Zügen von Losgelöstheit (detachment) haben im Allgemeinen wenig Kontakt zum eigenen Körper. Nicht selten haben sie ein Empfinden von Benommenheit, doch finden sich keine Hinweise auf eine Aufspaltung der Persönlichkeit.
5. *Psychoforme dissoziative Symptome:* Beim Erfassen von Gedächtnisproblemen ist es von entscheidender Bedeutung, Konzentrations- und Gedächtnisprobleme, die von Absorptions- oder Depersonalisationserleben herrühren, klar zu trennen von dissoziativer Amnesie, die auf das Eingreifen dissoziierter Anteile zurückgeht. Manche BPS-Patienten berichten von Amnesie, die sich ausschließlich auf unerwünschtes oder schambehaftetes Verhalten bezieht oder nur in psychisch belastenden Situationen auftritt, wenn sie sich definitiv außerhalb ihres „Toleranzfensters“ bewegen. Ähnliches gilt für manche Patienten mit antisozialen Zügen, bei denen Amnesie sich nur auf antisoziale Verhaltensweisen erstreckt.
   Schneider'sche Symptome: Einige BPS-Patienten hören auch Stimmen. Bei manchen kommt das nur in kurzen psychotischen Episoden vor, andere hören fortwährend oder häufig abschätzige Kommentare über sich selbst. BPS-Patienten mit PTBS hören manchmal (während sie traumatisierende Ereignisse von Neuem durchleben) die Stimme der Person, von der sie missbraucht wurden. Stimmenhören kann unterschiedliche Formen annehmen:

Kasten 8.1: Bei der Differenzialdiagnose von DIS, OSDD-1, BPS und anderen Persönlichkeitsstörungen zu berücksichtigende Aspekte

DIS-Patienten hören oft ein (kakophones) Stimmengewirr, das sie seit der Kindheit kennen, oder „ein Murmeln und Tuscheln von allen möglichen Leuten" (zu den Unterschieden zu psychotischen Störungen siehe Kapitel 7). Falls BPS-Patienten Stimmen hören, berichten sie meistens von nur einer oder zwei Stimmen, die ihnen oft vertraut sind (beispielsweise eine tadelnde oder wütende Elternstimme).

6. *Erscheinungsbild:* Vielen Patienten mit DIS und manchmal – in geringerem Maße – auch Patienten mit OSDD-1 fällt es schwer, über ihre Symptome zu sprechen. Das ist bei BPS-Patienten anders. Manche von ihnen haben das Gefühl, nie genügend beachtet zu werden, und brennen sogar darauf, von ihren Symptomen erzählen zu können.
7. *Traumavorgeschichte:* Das TADS-I (wie auch das SCID-D) enthält keine Fragen zu traumatischen Ereignissen, doch es ist wichtig, zu einem anderen Zeitpunkt eine sachgerechte Trauma-Anamnese zu erheben (siehe Kapitel 11). Dabei ist zu unterscheiden zwischen einer Traumatisierung durch Mangel an Zuwendung, Fürsorge und Aufmerksamkeit (emotionale Vernachlässigung, als Kind nicht gesehen werden) und einer Traumatisierung durch sexuelle und körperliche Gewalt oder durch das Miterleben von Gewalt von klein auf (gewöhnlich in Verbindung mit Vernachlässigung). In unserer oben erwähnten Studie (Boon & Draijer, 1993a, 1993c) war die erste Gruppe der BPS-Patienten hauptsächlich der erstgenannten Form von Traumatisierung ausgesetzt gewesen (manchmal in Verbindung mit Mobbing oder Ausgrenzung). Die zweite und dritte Gruppe hatte meist eine Kombination von Vernachlässigung und sexuellem Missbrauch und/oder körperlicher Misshandlung oder andere Formen von Gewalt erlebt. Bei DIS und OSDD-1 (mit oder ohne komorbide BPS) findet sich fast immer eine Mischung aus Vernachlässigung und massiven Formen von körperlicher Misshandlung und/oder sexuellem Missbrauch in der frühen Kindheit oder anderen Gewalterfahrungen.

8.5 BPS-Patienten ohne komorbide PTBS

Klinikerinnen sollten sich im Klaren darüber sein, dass jeder BPS-Patient anders ist, nicht nur was Art und Schwere möglicher dissoziativer Symptome angeht, sondern auch im Hinblick auf das gesamte Symptomprofil. Die Diagnose einer BPS nach dem DSM-5 setzt voraus, dass fünf von neun Kriterien erfüllt sind. Schon allein daraus ergeben sich zahlreiche mögliche Symptomkombinationen, die zur Diagnose einer BPS hinführen können.

TADS-I-Profil für BPS-Patienten ohne PTBS oder kPTBS

Im Folgenden erläutere ich, wie das TADS-I-Symptomprofil eines Patienten mit Borderline-Persönlichkeitsstörung eindeutig von den Profilen von Patienten mit DIS und OSDD-1 abzugrenzen ist.

(Möglicherweise) traumabedingte Symptome

Im Prinzip ist jede Kombination von potenziell traumabedingten Symptomen denkbar. Manchmal gehen sie mit leichten Depersonalisations-, Derealisations- und Absorptionssymptomen einher. Die BPS-Patienten geben aber, wenn sie nach (möglicherweise) traumabedingten Symptomen gefragt werden, *keine* dissoziativen Symptome an, die auf eine Aufspaltung der Persönlichkeit hindeuten.

Es sind keine PTBS-Symptome festzustellen. Falls es Schlafstörungen gibt, unterscheiden sie sich in ihrem Charakter von denen, die Patienten mit PTBS und DIS beschreiben. BPS-Patienten sprechen beispielsweise von lebhaften Träumen oder Albträumen, die mit Vernachlässigung zu tun haben, oder vom Grübeln darüber, dass sie sich nicht gesehen fühlen, aber sie berichten nicht, dass sie vergangene Ereignisse von Neuem durchlebt haben. Sie beschreiben auch keine Hypervigilanz, keine extreme Schreckhaftigkeit und kein ständiges nächtliches Erwachen. Vielmehr schlafen diese Patienten oft viel und lang, manchmal auch unterstützt durch Medikamente.

Häufige Symptome sind Depressionen (auch mit Suizidgedanken oder -versuchen), Ängste, selbstverletzende Handlungen und Substanzmissbrauch.

Den Kern des Störungsbilds bilden Probleme mit dem Selbstbild und in zwischenmenschlichen Beziehungen, oft in Verbindung mit einer großen Angst davor, im Stich gelassen zu werden.

Die oft massiven Identitätsprobleme sind von anderer Art als bei Patienten mit komplexen dissoziativen Störungen (insbesondere DIS). Oft sehen sich BPS-Patienten in einen polarisierten Kampf zwischen einem „guten“ und einem „bösen Ich“ verstrickt, zwischen Leben und Tod, Schwarz und Weiß. Das ist vielleicht so, als lägen zwei „Seiten des Selbst“ miteinander im Streit (manchmal wird der „böse“ Teil des Selbst mit einem anderen Namen angesprochen). Manche Patienten haben das starke Empfinden, dass sie vor allem in der Kindheit von anderen nicht gesehen wurden. Sie sind möglicherweise verunsichert, wie sie sich verhalten und wie die anderen sie haben wollen, wer sie sind und wie sie selbst sein wollen. Manche sind sich zudem über ihre sexuelle Orientierung nicht im Klaren.

Veränderungen des Bewusstseins

Es können (leichte bis schwere) Depersonalisations- und Derealisationssymptome vorliegen, doch die Beispiele, die die Patienten dafür im Interview nennen, beziehen sich vorwiegend auf Phänomene der Losgelöstheit und ein Empfinden der Entfremdung von sich selbst und anderen. Sie schildern keine Beispiele für Depersonalisation oder Derealisation (etwa dass sie sich so erleben, als seien sie buchstäblich außerhalb des eigenen Körpers und nähmen sich von außen wahr), die auf eine Aufspaltung der Persönlichkeit hindeuten könnten. Die Depersonalisationssymptome und das Empfinden des Losgelöstseins *(detachment)* können aber so stark ausgeprägt sein, dass sich daraus die Diagnose Depersonalisations-Derealisationsstörung nach DSM-5 oder ICD-11 ableiten lässt.

Unter Umständen liegen Aufmerksamkeits- und / oder Gedächtnisprobleme vor, die mit Absorptions- / Imaginationserleben und manchmal mit Tagträumen einhergehen. Letztere können so beherrschend sein, dass sie pathologische Formen annehmen, und sind manchmal von der Sehnsucht bestimmt, anders und perfekt zu sein und ein ideales Leben mit idealen zwischenmenschlichen Beziehungen zu führen. Oft steht dies in Kontrast zur Realität des Patienten, die von Inaktivität gekennzeichnet ist.

Abgesehen von Tagträumen, die dauerhaft präsent sein können, treten die Bewusstseinsveränderungen vor allem im Kontext von Belastungs- oder Erschöpfungsphasen auf.

Somatoforme dissoziative Symptome

Die Patienten berichten gelegentlich von somatoformen Symptomen wie Taubheitsgefühlen, Schmerzen oder anderen „Konversionssymptomen“.

Psychoforme dissoziative Symptome

Amnesie. Wenn Patienten Gedächtnisprobleme angeben, hängen sie gewöhnlich mit Absorptions- und manchmal auch Depersonalisationserleben zusammen. Manche Patienten beschreiben Amnesie für negativ bewertete Verhaltensweisen (wie z. B. Wutausbrüche) oder für chaotisches Verhalten. Sie berichten aber nicht von Fugues oder von echten, durch dissoziierte Anteile verursachten „Gedächtnislücken“, und sie vergessen auch keine persönlichen Daten wie Name, Alter und Adresse.

Widerstands- und vorbehaltslos (ohne Anzeichen von Scham) sprechen sie über ihre Gedächtnisprobleme, die sie psychisch nicht zu belasten scheinen, und können offen über all ihre Symptome reden. Es gibt keine Anzeichen für eine passive Beeinflussung durch dissoziierte Anteile.

Schneider'sche Symptome / Intrusionen. Manche Patienten geben an, dass sie Stimmen hören, doch es handelt sich typischerweise um eine oder zwei und nie (wie bei DIS) um viele verschiedene Stimmen. Meistens sind es Stimmen von Menschen, mit denen die Patienten vertraut sind – oft die Stimme eines (strafenden) Elternteils. Auch Fragen nach Stimmenhören lösen bei ihnen kein Widerstreben und keine inneren Konflikte aus, und es fällt ihnen nicht schwer, darüber zu sprechen. Viele sind sich nicht sicher, ob sie tatsächlich Stimmen hören oder nur Gedanken oder negative innere Kommentare über sich selbst wahrnehmen, was in der Schematherapie als strafender oder fordernder Elternmodus bezeichnet wird (Young et al., 2003; dt. 2005).

Andere Schneider'sche Symptome kommen bei BPS-Patienten kaum vor.

Dissoziierte Persönlichkeitsanteile. Es gibt keine Hinweise auf dissoziierte Persönlichkeitsanteile. Manche Patienten verspüren aber die (regressive) Sehnsucht, klein zu sein, umsorgt zu werden und keinerlei Verantwortung tragen zu müssen. Es kann auch sein, dass sie mitunter in kindliche Gefühlszustände verfallen, in denen sie sich beispielsweise klein und verletzlich, einsam und ungeliebt fühlen oder sehr wütend sind. Unter Umständen erleben sie diese kindlichen Emotionen und Bedürfnisse so, als seien es dissoziierte Anteile (siehe Kapitel 10). Es handelt sich aber eher um Ichzustände oder „Borderline-Modi" (Young et al., 2003). Diese Ichzustände haben keine „eigenständigen Erinnerungen" und keine eigene Perspektive der ersten Person: Sie werden als zum Selbst gehörig, als ich-synton erlebt (siehe auch die Beschreibung in Kapitel 1).

Negativ besetzte oder impulsive Verhaltensweisen (die von Gedächtnisproblemen betroffen sein können) werden manchmal als „nicht zum Selbst gehörig" erlebt (Wut, Essanfälle, Stehlen, sexuelles Ausagieren).

Diese Patienten (insbesondere BPS-Patienten mit theatralischen Zügen) verlieren sich in ihren Rollen oder passen sich, wie ein Chamäleon, fortwährend Situationen oder anderen Menschen an. Es besteht keine Amnesie für die Rollen, deren sie sich sehr wohl bewusst sind; sie erleben ihr Verhalten außerdem als ich-synton, obwohl sie es nicht immer unter Kontrolle haben. Allerdings werden destruktive Verhaltensweisen möglicherweise als ich-dyston („nicht ich") erlebt.

Erscheinungsbild

Das Sprechen über „heikle" Themen wie selbstverletzende Handlungen und Suizidalität, Verlust des Zeitgefühls oder Identitätsunsicherheit löst im Allgemeinen weder psychische Belastung, Scham noch Angst aus.

Es gibt im Interview keine erkennbaren „nonverbalen" Anzeichen von Dissoziation, keine emotional erregten Reaktionen auf das Interview und keine inneren Stimmen, die sich während des Gesprächs einmischen oder es stören.

Trauma-Vorgeschichte

Die Patienten berichten meist von emotionaler Vernachlässigung und emotionalem Missbrauch, von Eltern, die nicht präsent waren oder mit Sucht- oder anderen psychischen Problemen zu kämpfen hatten; manchmal auch von Gewalt oder häufigem Streit zwischen den Eltern oder von Mobbing in der Schule.

Fallbericht: Eine Patientin mit Borderline-Persönlichkeitsstörung (BPS)

Die 32-jährige Frau J. nahm in einer Tagesklinik an einem BPS-Behandlungsprogramm teil. Vor einigen Monaten hatten sie und ihr Freund sich getrennt, und seither lebte sie allein. Als sie davon erzählte, war sie ziemlich aufgewühlt. Sie hatte die Diagnose BPS erhalten und empfand sie als zutreffend. Nach ihrem Schulabschluss hatte sie zunächst ein Fachhochschulstudium begonnen, war damit aber nicht zurechtgekommen und hatte seitdem oft die Arbeitsstellen gewechselt. Sie sei nicht in der Lage, einen Job sehr lange zu behalten, sagte sie. An mich war sie überwiesen worden, weil sie in letzter Zeit „Aussetzer" gehabt hatte und ihr Therapeut sich fragte, ob auch eine dissoziative Störung vorliegen könnte.

Zusammen mit ihrem Freund hatte sie eine Zeit lang viel Alkohol getrunken und auch Partydrogen konsumiert. Mittlerweile war sie abstinent, denn das war die Bedingung für die Teilnahme an dem Behandlungsprogramm. In der Vergangenheit hatte sie wiederholt alkoholbedingte Aussetzer gehabt.

(Möglicherweise) traumabedingte Symptome

Die Patientin sagte, mit dem Schlafen habe sie keine Probleme: *Im Gegenteil, ich schlafe eher zu viel.* Manchmal habe sie Albträume. *In denen geht es immer darum, dass ich allein bin und von jemandem im Stich gelassen wurde oder dass ich nie-*

manden finde, der was mit mir zu tun haben will. Das sind schreckliche Träume. Wenn ich aufwache, bin ich immer erleichtert.

Allein zu sein sei eines ihrer größten Probleme: Damit komme sie einfach nicht klar. Wenn sie aus einem solchen Albtraum erwache, sei sie sogleich zeitlich und räumlich orientiert. Manchmal hatte sie Angst davor, wieder einzuschlafen und womöglich wieder einen schlimmen Traum zu haben. Sie beschrieb keine PTBS-Symptome; Flashbacks und ein Wiederleben traumatischer Ereignisse kamen bei ihr nicht vor.

In der Adoleszenz hatte sie Probleme mit dem Essen gehabt: *Meine Eltern steckten damals mitten in einer schmutzigen Scheidung, und meine Mutter hatte sich davongemacht. Sie hat uns bei meinem Vater zurückgelassen, einfach so. Mich hat er komplett ignoriert und war ganz versessen auf meinen älteren Bruder. Ich hatte das Gefühl, ich zähle überhaupt nicht. Da habe ich mit den Diäten angefangen. Ich weiß noch, wie ich dachte, ich bin dick und hässlich, und deswegen mag mich mein Vater nicht. Ich hatte auch Essanfälle, vor allem wenn ich sehr niedergeschlagen war und mich einsam fühlte. Essen war irgendwie tröstlich. Ich erinnere mich, wie ich in den Supermarkt ging, um alle möglichen ungesunden Sachen wie Chips und Süßkram zu kaufen.* Die Patientin war in der Lage, ein sehr klares und detailliertes Narrativ in der ersten Person zu entwerfen, und es gab keine Hinweise auf eine Aufspaltung der Persönlichkeit. Sie berichtete weder von Amnesie noch von Stimmen im Zusammenhang mit ihren Essproblemen, aber von Essanfällen und dass sie währenddessen manchmal in einer Art Dämmerzustand war. *Manchmal saß ich stundenlang allein in meinem Zimmer und war in Gedanken versunken oder zappte durch die Fernsehkanäle. Ich stopfte dann dieses ganze Junkfood in mich rein, fast ohne es mitzukriegen, bis mir so übel war, dass ich mich übergeben musste. Das ist eigentlich immer dann passiert, wenn ich mich sehr einsam fühlte. Tatsächlich haben sich die Essprobleme gegeben, als ich mit 17 zu meiner Mutter zog. Die Beziehung zu ihr renkte sich dann wieder ein. Mein Bruder war da schon von zu Hause ausgezogen.*

Bei der Beschreibung von Angstsymptomen verstärkte sich der Eindruck, dass ihre größte Angst die vor dem Verlassenwerden war. Mehrere Liebesbeziehungen seien daran gescheitert. Sie befürchtete, nie eine dauerhafte Beziehung haben zu können und allein zu bleiben. Sie neigte zu extremen Stimmungsschwankungen, die sich aber abgeschwächt hatten, seit sie Medikamente nahm. Ohne die Medikamente wechselte ihre Stimmung zwischen überglücklich und todunglücklich. *Das beste Beispiel ist wieder dieser Mann, mit dem ich zusammen war. Ich freute mich zum Beispiel total auf einen schönen gemeinsamen Abend mit ihm. Ich hatte ein leckeres Abendessen gekocht und den Tisch schön gedeckt. Dann aber sagte er in letzter Minute ab oder vergaß unsere Verabredung, und für mich war es, als würde die Welt untergehen. Ich fiel in ein tiefes Loch und war entweder untröstlich oder außer mir vor Wut.*

Sie war zeitweise sehr deprimiert gewesen und hatte auch an Suizid gedacht, aber nie wirklich versucht, sich umzubringen. Doch immer dann, wenn für sie eine Welt zusammenbrach, erschien ihr alles aussichtslos. Ihr Selbstbild war sehr instabil: *Wenn so gar nichts klappt, fühle ich mich oft einfach wie eine Versagerin. Es ist aber mal so, mal so. Manchmal fühle ich mich auch sehr gut. Ich bin dann plötzlich sehr aktiv und packe alle möglichen Dinge an. Als es gut lief mit meinem Freund, fühlte ich mich stark, so, als könnte mir fast alles gelingen.* Auf die Frage, ob sie manchmal einen inneren Kampf in sich wahrnehme, antwortete sie: *Das geht die ganze Zeit so. In mir gibt es immer einen Ja-Nein-Konflikt. Angefangen hat es mit diesen Essanfällen: Soll ich essen oder nicht essen? Bei mir ist das immer ein schreckliches Schwarz und Weiß: Entweder finde ich etwas absolut großartig, oder es ist das völlige Gegenteil. Manchmal verstehe ich wirklich nicht, warum es bei mir so sehr hin- und hergeht.*

Die Patientin hatte einige Freundinnen; nach Konflikten waren aber einige Freundschaften sehr plötzlich zerbrochen. Die heftigsten Konflikte hatte sie in ihren Liebesbeziehungen mit Männern erlebt. *Ich habe mich manchmal wie ein wütendes, hysterisches kleines Kind aufgeführt, vor allem wenn mein Freund seine eigenen Wege gegangen ist. Oder wenn er bei etwas nicht mitmachen wollte, das mir gefiel. Das war dann oft ein Trigger.* Mit Sexualität habe sie keine Probleme, passe sich aber oft an die Wünsche des Gegenübers an. *Oft hatte ich Sex, weil das die Erwartung an mich war, nicht weil ich Lust hatte. Ich denke, ich habe mich oft drauf eingelassen, damit der Mann bei mir bleibt, aber natürlich funktioniert das so nicht.* Nach über einem Jahr intensiver Therapie begann sie, sich mehr Gedanken über ihre Situation zu machen, und war besser in der Lage, Grenzen für sich zu definieren.

Einschätzung von (möglicherweise) traumabedingten Symptomen

Die Patientin beschrieb eine Reihe von Symptomen, die zum Befund einer BPS passten. Sie vermochte eine klar umrissene ich-syntone Geschichte zu formulieren (ein Narrativ in der ersten Person). Probleme mit dem Essen hatte sie nur in der Adoleszenz gehabt; vor allem während der damaligen Essanfälle waren leichte Depersonalisationssymptome aufgetreten. Sie schilderte auch Absorptionssymptome (stundenlang in Gedanken versunken sein). Es gab keine Hinweise auf Symptome, die an eine Aufspaltung der Persönlichkeit denken ließen. Vor allem mit ihrem letzten Freund hatte es heftige Auseinandersetzungen gegeben; sie nahm an, dass es da mit „der Dissoziation" angefangen habe, denn an einige der Streitereien konnte sie sich nicht mehr erinnern.

Veränderungen des Bewusstseins

Manchmal hatte die Patientin, wenn sie von starken Emotionen erfüllt war, das Gefühl zu schweben: *Als ob ich nicht wirklich da wäre.* Auf die Frage, ob sie dann außerhalb ihres Körpers sei, antwortete sie: *Nein, das ist nicht das, was ich meine, so ist das bei mir nie. Es ist so ein Gefühl, als würde ich schweben.* Sie erzählte auch, dass sie manchmal wie ein Roboter agiere, vor allem wenn sie unter großer Anspannung stehe. Sie berichtete keine Derealisationserfahrungen. Es gebe aber Zeiten, in denen sie in sich gekehrt und in Gedanken oder manchmal auch in Tagträumen versunken sei. In ihrer Jugend hätten solche Zustände manchmal stundenlang angehalten, doch das sei jetzt nicht mehr so.

Einschätzung von Veränderungen des Bewusstseins

Die Patientin beschrieb leichte Depersonalisations- und Absorptionssymptome, die vor allem unter Stress auftraten.

Somatoforme dissoziative Symptome

Die Patientin sprach von Spannungskopfschmerzen und starken stressbedingten Schmerzen in Nacken und Rücken. Abgesehen davon beschrieb sie keine somatoformen dissoziativen Symptome im eigentlichen Sinne.

Psychoforme dissoziative Symptome

Amnesie. Die Patientin berichtete von mehreren Gedächtnisaussetzern, die sie während der kürzlich zerbrochenen Paarbeziehung gehabt hatte. Die meisten ließen sich darauf zurückführen, dass sie und ihr Partner viel getrunken hatten, doch bei einem der Aussetzer war kein Alkohol im Spiel gewesen. Sie war in einem heftigen Streit auf den Freund losgegangen und hatte auf ihn eingeschlagen. Sie wusste noch genau, wie er sie provoziert und zur Weißglut getrieben hatte, erinnerte sich aber überhaupt nicht mehr daran, wie sie ihn geschlagen hatte. Dass er Rippenprellungen davongetragen hatte, war ihr schrecklich peinlich. Danach hatte es noch eine ähnliche Situation gegeben. *Das sieht mir überhaupt nicht ähnlich, denn so wütend werde ich eigentlich nie.* Bis dahin hatte die Patientin nur Aussetzer gehabt, wenn sie zu viel getrunken hatte. Sie berichtete von keinen weiteren Amnesiesymptomen. Ihr Gedächtnis funktionierte ansonsten sehr gut. Sie hatte auch nie eine Fugue erlebt oder sich nicht mehr an elementare persönliche Daten erinnern können. Abgesehen von den zwei Situationen mit ihrem Exfreund, in denen sie ausgerastet war, war sie nie auf Hinweise darauf gestoßen, etwas getan zu haben, an das sie sich nicht mehr erinnern konnte.

Schneider'sche Symptome / Intrusionen. Die Patientin hatte nie Stimmen gehört und schilderte auch keine anderen Schneider'schen Symptome. Als sie nach dissoziierten Anteilen gefragt wurde, antwortete sie: *Na ja, da bin ich mir nicht so sicher. Mein Freund sagte, als ich so fuchsteufelswild war, da war ich ganz anders. Er sagte, da war ich ein anderer Mensch, und hat im Internet Informationen zu dem Thema gesucht. Er hat mir dann diese Sachen über Dissoziation erzählt. Ich kann mir das nur so erklären, dass er mich quälen wollte, so, wie das mein Vater immer gemacht hat. Der wusste genau, wie er mir wehtun und mich auf die Palme bringen kann. Es ist, als würde ich immer noch meinen Vater mit allen seinen kritischen Kommentaren hören. Er hat mich dauernd niedergemacht, und mit meinem Freund war das genau dasselbe. Ich glaube, das hat wirklich was miteinander zu tun.*

Auf Nachfrage sagte die Patientin, sie fühle sich manchmal ganz klein und unselbstständig, und dann sei sie manchmal voller Wut. Sie war sich dessen klar bewusst, auch wenn es ihr schwerfiel, die – oft wutentbrannten – Impulse unter Kontrolle zu halten. Das klinische Bild, das sich ergab, entsprach dem einer BPS mit typischen Stimmungsschwankungen, nicht aber dem einer Persönlichkeit mit dissoziierten Anteilen.

Fazit

Es gab keine Indizien für eine DIS oder eine andere dissoziative Störung. Die Patientin beschrieb einige Depersonalisations- und Absorptionssymptome, erwähnte aber keine Symptome, die auf eine Aufspaltung der Persönlichkeit hingewiesen hätten. Die Aussetzer hatte sie im Zustand eines extremen Hyperarousals: *Alles wurde schwarz.* Außerdem lässt sich nicht völlig ausschließen, dass dabei doch Alkohol im Spiel war. Die Patientin gab zu verstehen, dass ihr der „Schemamodus-Ansatz" bekannt war und sie ihn einleuchtend fand. Nach dem diagnostischen Interview wurde ihr bewusst, dass sie vor allem Probleme in Liebesbeziehungen mit Männern hatte und noch immer von dem Wunsch erfüllt war, alte Wunden aus der Beziehung zu ihrem Vater zu heilen.

TADS-I-Profile anderer Persönlichkeitsstörungen

Patienten mit anderen Persönlichkeitsstörungen weisen ganz ähnliche Dissoziationsprofile auf wie die gerade vorgestellte BPS-Patientin. Das Erscheinungsbild von Patienten mit histrionischer Persönlichkeit ist meist recht dramatisch oder übersteigert. Typisch wäre eine Patientin, die beschreibt, wie sie in verschiedene Rollen schlüpft: kleines unselbstständiges Mädchen, verführerische Frau und am Arbeitsplatz effiziente Organisatorin. Eine Patientin berichtete: *Ich komme mir vor wie ein Chamäleon, ich passe mich immer und an jede Situation an. Mich völlig unterschiedlich zu geben ist für mich ganz selbstverständlich. Ich finde das großartig! Und spielen wir im Leben nicht alle Rollen? Verhalten wir uns nicht alle je nach Situation verschieden, reden also mit dem Müllmann anders als in der Oper? Ja, manchmal verliere ich mich in einer Rolle und lasse mich völlig gehen. Ich glaube, mein Verhalten kann anderen ziemlich auf die Nerven gehen. Ich weiß sehr gut, was ich da mache, aber ich kann es nicht abstellen. Es hat viel damit zu tun, wie ich mich gerade fühle. Ich kann sehr anhänglich werden, wenn ich mich ganz klein fühle, aber wenn ich wütend bin, führe ich mich auf wie eine kaltherzige Karrierezicke. Aber fragen Sie mich nicht, wer ich wirklich bin! Mir würde dazu nichts einfallen, denn das hängt immer von der Situation ab. Wenn ich allein bin, fühle ich mich manchmal ganz leer.*

Die Patientin schilderte keine Symptome, die auf eine Aufspaltung der Persönlichkeit hindeuteten, keine Amnesie und keine PTBS-Symptome. Sie hörte keine Stimmen und beschrieb auch keine anderen Schneider'schen Symptome. Es gab keine Hinweise auf dissoziierte Anteile. Bemerkenswert war, wie dramatisch sie ihre Symptome darstellte und unter welch großem Leidensdruck sie stand. Auch ihre Werte in Selbstbeurteilungsfragebögen (der DES-Score betrug 35.7) fielen relativ hoch aus, ohne dass etwas auf eine dissoziative Störung hinwies. Wahrscheinlich war dabei eine gewisse Tendenz zur Übertreibung im Spiel.

Fallbericht: Ein BPS-Patient mit antisozialen und narzisstischen Zügen

Der 25-jährige Patient war seit einigen Jahren wegen depressiver Symptome und aggressiver Impulshandlungen in einer Tagesklinik in Behandlung. Mehrere kurze Aufenthalte in psychiatrischen Kliniken hatten ihm nicht geholfen. Er war sogar angespannter und aggressiver als vorher bzw. zeigte ein stark regressives Verhalten. In zwischenmenschlichen Interaktionen hatte der Patient große Probleme und geriet oft mit anderen in Konflikt. Nach seinem Schulabschluss besuchte er eine Techniker-Fachschule, wo er sich derart heftig mit seinen Lehrerinnen und Lehrern stritt, dass er der Schule verwiesen wurde. Danach fing er verschiedene Jobs an, geriet aber immer wieder in Konflikt mit Vorgesetzten und kündigte dann oder wurde entlassen.

Untersuchung mit dem TADS-I

Der Patient nahm Medikamente in hohen Dosen ein (Sedativa wie Oxazepam, in einer Dosis von 50 Milligramm) und trank oft Alkohol. Ihm war klar, dass Alkohol bei seinen Aggressionsausbrüchen eine Rolle spielte. Oft wurde er aber auch aggressiv, ohne dass er zuvor etwas getrunken hatte. *Mir brennt einfach leicht die Sicherung durch. Die Leute müssen eben rücksichtsvoll mit mir umgehen. Wenn sie etwas Falsches sagen, dann lasse ich sie das wissen. Ich lasse es ihnen nicht durchgehen, wenn sie mir wehtun oder mich beleidigen.*

Der Patient gab an, dass er oft mit Suizidgedanken an den Eisenbahngleisen entlanglief. Manchmal, so fügte er hinzu, könne er sich daran hinterher kaum noch erinnern. Nachfragen ergaben, dass er in solchen Fällen zuvor wahrscheinlich hohe Dosen von Benzodiazepinen (Oxazepam) eingenommen hatte. Er war mehrmals beschuldigt worden, bei der Arbeit etwas gestohlen zu haben, und sagte, er habe daran keine klaren Erinnerungen. *Ja, das sagen sie, aber na ja, so genau weiß ich es wirklich nicht mehr. Ich habe für große Reinigungsfirmen und in einem Warenlager von IKEA gearbeitet. Die merken es ja nicht mal, wenn etwas fehlt. Das sind doch alles Großkapitalisten.*

Gedächtnisprobleme traten nur nach exzessivem Alkoholkonsum oder Einnahme von Benzodiazepinen auf. Andere Beispiele für Gedächtnisprobleme fielen dem Patienten nicht ein.

Er sagte, ein negatives Selbstbild habe er nicht. Er war überzeugt, dass er über viele Fähigkeiten verfügte, aber einfach keine Gelegenheiten bekam, sie zu entfalten. Wenn er bei etwas scheiterte, sah er die Verantwortung stets bei anderen. *Die haben es offenbar die ganze Zeit auf mich abgesehen, aber so war das schon immer in meinem Leben.*

Depersonalisations- und Derealisationserleben konnte sich bei ihm auch dann einstellen, wenn er keine Benzodiazepine genommen hatte. *Ich fühle mich als Außenseiter, ich gehöre nirgends dazu. Ich bin wie eine Maschine, und wenn jemand den falschen Knopf an der Maschine drückt, gehe ich in die Luft. Manchmal ist die Welt ganz weit weg und ein bisschen wie im Nebel, oder es fühlt sich an, als wäre ich in einem Fischglas.* Depersonalisations- und Derealisationssymptome traten vor allem dann und in massiver Form auf, wenn er unter starkem Stress stand oder Substanzen konsumiert hatte. Solche Zustände hielten aber nicht die ganze Zeit an. Der Patient kam sich wie „eine Art Dr. Jekyll und Mr. Hyde“ vor, also wie der Protagonist der Erzählung von Robert Louis Stevenson, die er in der Schule gelesen hatte. Alle aggressiven und antisozialen Verhaltensweisen waren Rob zuzuschreiben, wie er diesen Teil von sich genannt hatte. Er machte Rob für die Verhaltensweisen verantwortlich und erklärte, er selbst habe keinerlei Kontrolle darüber. *So bin ich überhaupt nicht!* Nach seinem Empfinden wurden die aggressiven Verhaltensweisen und die Diebstähle immer von anderen provoziert. Das verunsichere oder verwirre ihn nicht, denn diese andere Person, das sei ja nicht er. Ihm sei sehr klar, wer er sei und wozu er fähig sei. Was seine sexuelle Identität anging, war er allerdings unsicher. Er sprach von homosexuellen Regungen, und auch das löste starke Anspannung und Aggression in ihm aus.

Er hörte keine Stimmen und gab auch keine anderen Schneider'schen Symptome an. Abgesehen von „Rob", der für die schlechte Seite seines Selbst stand, gab es keine Hinweise auf dissoziierte Anteile. *Wenn ich mich in Rob verwandle, habe ich darüber keine Kontrolle, es passiert einfach.* Auf die Frage, ob er wisse, was Rob tue, erwiderte er: *Ja, normalerweise bekomme ich das mit, aber ich kann nichts dagegen machen. Manchmal bekomme ich es erst hinterher mit.* Letzteres geschah offenbar dann, wenn er betrunken war oder eine hohe Dosis von Benzodiazepinen eingenommen hatte.

Fazit

Es lag *keine* DIS, OSDD-1 oder partielle DIS vor, sondern eine BPS mit antisozialen Zügen. Der Patient berichtete von Erinnerungsproblemen in Bezug auf antisoziale Verhaltensweisen wie gewalttätige Handlungen und Diebstähle, die er einer anderen Persönlichkeit namens Rob zuschrieb. Zwar vermittelte er den Eindruck, er täusche die Gedächtnisprobleme vor, weil er keine Verantwortung für diese Verhaltensweisen übernehmen wollte, die angeblich „immer von anderen provoziert" waren, doch manche der Erinnerungslücken hingen wohl auch mit Alkohol- und Medikamentenkonsum zusammen. Er gab keine anderen Symptome an, die auf eine Aufspaltung der Persönlichkeit hindeuteten. Seine Identitätsunsicherheit war echt, doch er war kaum in der Lage, über seine Verwirrung zu sprechen. Seine homosexuellen Regungen machten ihm große Angst. Er wollte keine „Schwuchtel" sein.

Im Interview war er in Abwehrhaltung und versuchte, die Dinge zu verharmlosen, oder er zeigte sich verärgert. Er sagte, das Untersuchungsergebnis, dass bei ihm keine dissoziative Störung vorliege, habe er bereits erwartet, und für ihn wäre es Zeitverschwendung, sich erneut einer derartigen Untersuchung zu unterziehen. Es gab keine Hinweise auf Dissoziationsprozesse, und er war trotz seiner abwertenden Haltung in der Lage, alle Fragen zu beantworten.

Die Lebensgeschichte des Patienten stimmt eher traurig. Die Mutter hatte unter einer psychischen Störung gelitten und sich das Leben genommen, als er 16 war. Der Vater trank seitdem zu viel. Der Patient, ein Einzelkind, war seiner Erinnerung nach nur einer Großmutter nahe gewesen, die aber starb, als er zehn war. Seinen Vater sah er nur selten.

Resümee

Generelle Depersonalisations- und Derealisationssymptome kommen bei Patienten mit Persönlichkeitsstörungen häufig vor. Sie gehen meist mit starken Phänomenen des Sich-Losgelöst-Fühlens einher und können derart massiv und chronisch sein, dass die Kriterien einer *Depersonalisations-Derealisationsstörung* erfüllt sind. Außerdem berichten viele dieser Patienten von Absorptionsphänomenen, die oft mit Gedächtnisproblemen verknüpft sind. Das Absorptionserleben kann auch pathologische Ausmaße annehmen, wenn die Patienten sich in Tagträumen verlieren und darüber keine Kontrolle mehr haben (Somer, 2002; Somer, Somer et al., 2016a, 2016b).

Viele Patienten mit Persönlichkeitsstörungen sind in Bezug auf ihre Identität und manchmal auch ihre sexuelle Identität verunsichert. Oft geben sie an, dass sie sich zeitweise leer fühlen oder gelangweilt sind. Falls eine Identitätsunsicherheit besteht, ist die Selbstwahrnehmung häufig polarisiert (sodass sie sich entweder als gut oder als schlecht wahrnehmen). Manche tun sich schwer, ihr „böses Selbst" als einen Teil von sich anzuerkennen und Verantwortung für ihre problematischen Verhaltensweisen zu übernehmen. Sie schildern keine Symptome, die auf eine Aufspaltung der Persönlichkeit hindeuten, erleben sich aber durchaus so, dass sie zwischen dem guten Selbst („ich") und einem schlechten Selbst („nicht ich") hin- und herwechseln.

Wenn eine komorbide PTBS oder eine komplexe PTBS vorliegt, ergeben sich andere Symptomprofile (siehe Kapitel 9). Im nächsten Kapitel werde ich auf die Symptomprofile von Patienten mit dem dissoziativen Subtyp der PTBS laut DSM-5 und mit komplexer PTBS laut ICD-11 eingehen. Diese Störungsbilder können natürlich mit Persönlichkeitsstörungen gekoppelt sein. Tabelle 8.1 gibt einen Überblick über Symptomprofile einer BPS mit und ohne eine kPTBS und/oder mit einer dissoziativen Störung.

Tabelle 8.1: Dissoziative Symptome bei BPS-Patienten mit und ohne kPTBS und/oder mit dissoziativer Störung*

Symptome, Verhaltensweisen	BPS	BPS plus (k)PTBS	BPS plus OSDD-1	BPS plus DIS
(Möglicherweise) traumabedingte Symptome (Komorbidität) (Teil 2 des TADS-I)	Kann vorhanden sein. Keine Hinweise auf eine Aufspaltung der Persönlichkeit im Zusammenhang mit traumaassoziierten Symptomen	Vorhanden; mindestens PTBS, gelegentlich Hinweise auf eine Aufspaltung der Persönlichkeit in Verbindung mit einigen der traumaassoziierten Symptome	Vorhanden; mindestens PTBS oder kPTBS, oft mit Hinweisen auf eine Aufspaltung der Persönlichkeit	Vorhanden; mindestens PTBS, kPTBS, meist mit Hinweisen auf eine Aufspaltung der Persönlichkeit
Identitätsprobleme/Identitätsunsicherheit	Oft vorhanden; Polarisierung in Gut/Böse, innerer Konflikt	Oft vorhanden; Polarisierung in Gut/Böse, innerer Konflikt	Sind möglicherweise an traumabezogene Persönlichkeitsanteile geknüpft; Amnesie, Hören von Stimmen, die manchmal gegensätzlich Pole repräsentieren	Verwirrung über verschiedene Stimmen, Gedanken, Handlungen, Amnesie, häufig interner Konflikt zwischen mehr als zwei Stimmen
Bewusstseinsveränderungen (Teil 3 des TADS-I)	Möglicherweise vorhanden	Üblicherweise vorhanden	Oft vorhanden	Oft vorhanden
Depersonalisation; sich selbst als seltsam oder unwirklich erleben (Losgelöstsein/detachment)	Möglicherweise vorhanden	Möglicherweise vorhanden	Oft vorhanden	Oft vorhanden
Derealisation; Umgebung wird als unwirklich erlebt	Möglicherweise vorhanden	Möglicherweise vorhanden	Möglicherweise vorhanden	Möglicherweise vorhanden
Absorptionserleben	Möglicherweise vorhanden	Möglicherweise vorhanden	Möglicherweise vorhanden	Möglicherweise vorhanden
Trance und Tagträumen	Möglicherweise vorhanden	Möglicherweise vorhanden	Möglicherweise vorhanden	Möglicherweise vorhanden

Symptome, Verhaltensweisen	BPS	BPS plus (k)PTBS	BPS plus OSDD-1	BPS plus DIS
Somatoforme dissoziative Symptome (Teil 4 des TADS-I)	Möglicherweise vorhanden; keine Hinweise auf eine Aufspaltung der Persönlichkeit; treten im Zusammenhang mit Anspannung auf	Möglicherweise vorhanden; manchmal Hinweise auf eine Aufspaltung der Persönlichkeit	Üblicherweise vorhanden; verknüpft mit Hinweisen auf eine Aufspaltung der Persönlichkeit	Üblicherweise vorhanden; verknüpft mit Hinweisen auf eine Aufspaltung der Persönlichkeit
Psychoforme dissoziative Symptome (Teil 5 des TADS-I)	Nicht vorhanden	Möglicherweise vorhanden	Vorhanden	Vorhanden
Amnesie				
Direkte und indirekte Hinweise darauf, dass die Person bestimmte Dinge getan hat	Nicht vorhanden; Konzentrationsprobleme und auf Absorptionserleben zurückgehende Probleme werden manchmal als dissoziative Amnesie fehlgedeutet	Möglicherweise vorhanden; beziehen sich dann auf Vergangenheit / Traumata und das Wiedererleben von Traumata oder auf nichtepileptische Anfälle	Möglicherweise vorhanden; beziehen sich dann auf Vergangenheit / Traumata und das Wiedererleben von Traumata, manchmal auch auf Handlungen von „in der Traumazeit verhafteten Anteilen" oder auf nichtepileptische Anfälle	Vorhanden; beziehen sich auf Handlungen von Anteilen, die für das Funktionieren im Alltag zuständig sind (gegenwartsbezogene Amnesie), und auf die Vergangenheit / die Handlungen von „in der Traumazeit verhafteten Anteilen"
Menschen oder die Umgebung nicht wiedererkennen	Nicht vorhanden	Kann beim Wiederleben von Traumata vorkommen	Möglicherweise vorhanden	Üblicherweise vorhanden
Fugue	Nicht vorhanden	Nicht vorhanden	Möglicherweise vorhanden; es sind dann „in der Traumazeit verhaftete Anteile" aktiv	Üblicherweise vorhanden; es sind im Alltag funktionsfähige Anteile und „in der Traumazeit verhaftete Anteile" aktiv

Symptome, Verhaltensweisen	BPS	BPS plus (k)PTBS	BPS plus OSDD-1	BPS plus DIS
Schneider'sche Symptome/ Intrusionen				
(Pseudo-)Halluzinationen	Möglicherweise vorhanden	Möglicherweise vorhanden	Üblicherweise vorhanden	Oft vorhanden
Stimmenhören; Art der Stimmen	Möglicherweise vorhanden; Polarisierung in Gut/Böse (ein oder zwei Stimmen)	Möglicherweise vorhanden; traumabezogen, z. B. Stimme(n) von Misshandelnden, manchmal von Kindern	Üblicherweise vorhanden; traumabezogen, z. B. Stimme(n) von Misshandelnden, manchmal von Kindern	Oft vorhanden; meist mehrere Stimmen, manchmal als kakophones Stimmengewirr beschrieben; männliche, weibliche und Kinderstimmen; Beginn des Stimmenhörens oft in der Kindheit
Gedankenentzug/Gedankenabreißen	Nicht vorhanden	Nicht vorhanden	Unter dem Einfluss dissoziierter Persönlichkeitsanteile manchmal vorhanden	Unter dem Einfluss dissoziierter Persönlichkeitsanteile häufig vorhanden
Unerwartete Gedankenintrusionen	Nicht vorhanden	Meist nicht vorhanden	Manchmal vorhanden; hängen dann mit einem traumabezogenen Persönlichkeitsanteil zusammen	Häufig vorhanden; hängen mit dissoziierten Persönlichkeitsanteilen zusammen
Beeinflussung von Verhalten, Denken und Fühlen	Nicht vorhanden	Meist nicht vorhanden	Manchmal vorhanden; hängen dann mit einem traumabezogenen Persönlichkeitsanteil zusammen	Häufig vorhanden; hängen mit dissoziierten Persönlichkeitsanteilen zusammen

Symptome, Verhaltensweisen	BPS	BPS plus (k)PTBS	BPS plus OSDD-1	BPS plus DIS
Symptome, die (möglicherweise) auf eine Aufspaltung der Persönlichkeit / dissoziierte Persönlichkeitsanteile hindeuten	Nicht vorhanden	Meistens nicht vorhanden; manchmal Hinweise auf „in der Traumazeit verhafteten Anteil“	Vorhanden; Hinweise auf „in der Traumazeit verhaftete Anteile“	Vorhanden; es existieren sowohl Anteile, die für das Funktionieren im Alltag zuständig sind, als auch „in der Traumazeit verhaftete Anteile“
Emotionale Reaktion auf die diagnostische Abklärung; Dissoziation; Aus-dem-Kontakt-Gehen	Nicht vorhanden; keine Schwierigkeiten damit, über „dissoziative Symptome“ zu sprechen	Diagnostische Abklärung kann Angst auslösen, insbesondere wenn nach PTBS-Symptomen gefragt wird	Üblicherweise vorhanden; Sprechen über dissoziative Symptome ist mit Angst und Ambivalenz behaftet; phobische Reaktionen auf dissoziierte Persönlichkeitsanteile	Oft vorhanden; Sprechen über dissoziative Symptome ist mit Angst und Ambivalenz behaftet; phobische Reaktionen auf dissoziierte Persönlichkeitsanteile

* Um Symptomprofile von BPS-Patienten, die sich nur einbilden, sie würden unter einer DIS leiden, oder diese Störung vortäuschen, wird es in Kapitel 10 gehen.

9. Dissoziativer Subtyp der PTBS gemäß DSM-5 und komplexe PTBS gemäß ICD-11

9.1 Einleitung

Im DSM-5 wurde neu die separate Kategorie der trauma- und belastungsbezogenen Störungen eingeführt, zu denen die PTBS zählt. Bis dahin (im DSM-IV-TR und in den vorherigen DSM-Versionen seit 1980) wurde die PTBS den Angststörungen zugerechnet. Im DSM-5 wird auch auf einen Zusammenhang zwischen PTBS und dissoziativen Störungen verwiesen. Aus diesem Grund schließt im DSM-5 das Kapitel zu dissoziativen Störungen an das Kapitel zu trauma- und belastungsbezogenen Störungen an. Wie ich in Kapitel 1 erläutert habe, finden sich die genannten Störungen vor allem deshalb nicht im selben Kapitel, weil eine Traumatisierung nicht zu den Kriterien für eine dissoziative Störung zählt. Mehrere Studien mit der DES und der DES-T haben jedoch gezeigt, dass Patientinnen mit PTBS in diesen Fragebögen deutlich erhöhte Dissoziations-Scores aufweisen (Carlson et al., 2012; Lyssenko et al., 2018; van IJzendoorn & Schuengel, 1996; Waller et al., 1996).

Der kPTBS wurde im DSM-5, anders als in der ICD-11, keine eigene Kategorie zugewiesen. Die Kriterien der PTBS wurden jedoch um ein Kriterium D erweitert (negative Veränderungen in mit dem Trauma assoziierten Kognitionen oder Stimmungen; APA, 2013, 2022). Außerdem wurde ein Untertyp hinzugefügt, „PTBS mit dissoziativen Symptomen“, und zwar für Patientinnen, bei denen die PTBS-Kriterien erfüllt sind und außerdem anhaltende oder wiederkehrende Symptome von Depersonalisation und/oder Derealisation festgestellt werden. Die Einführung dieses PTBS-Untertyps stützte sich auf Studien mit großen Gruppen von PTBS-Patienten und -Patientinnen, zu denen sowohl Kriegsveteranen als auch Patientinnen mit anderen traumatisierenden Erfahrungen gehörten (Lanius et al., 2010). Aus neurobiologischen und epidemiologischen Studien sowie aus Symptomprofilen lässt sich ableiten, dass zwischen zwei PTBS-Untergruppen zu unterscheiden ist: einer sogenannten nicht-dissoziativen und einer dissoziativen Gruppe (Ginzburg et al., 2006; Lanius et al., 2010; Lanius et al., 2012; Steuwe et al., 2012; Wolf, Lunney et al., 2012; Wolf, Miller et al., 2012). In einer großen epidemiologischen Studie von Stein et al. (2013) mit über 25.000 Patientinnen und Patienten aus 16 Ländern gaben 14 Prozent der von PTBS Betroffenen Depersonalisations- und Derealisationssymptome an. Die PTBS-Gruppe berichtete auch von mehr Flashbacks und mehr Amnesie-Episoden (was ebenfalls typische Dissoziationssymptom sind), nicht aber, dass mehr von den anderen PTBS-Symptomen aufgetreten seien. Schließlich ließ diese Gruppe höhere Raten von früheren Traumata, von schädigenden Kindheitserfahrungen, von Suizidalität, von komorbiden psychiatrischen Problemen vor dem Einsetzen der PTBS und von Beeinträchtigungen psychischer Funktionen erkennen. Stein und seine Kolleginnen und Kollegen kamen zu dem Schluss, ihre Befunde entsprächen den Merkmalen einer komplexen PTBS (kPTBS) oder einer Störung durch Extrembelastung, nicht anderweitig bezeichnet (Disorder of Extreme Stress Not Otherwise Specified, DESNOS), doch es seien weitere Studien erforderlich, um die Zusammenhänge zwischen kPTBS und dem dissoziativen PTBS-Untertyp laut DSM-5 zu klären. Verschiedene Studien ergaben eine Prävalenz des dissoziativen Subtyps bei PTBS-Patientinnen von 12 bis 44 Prozent (Armour et al., 2014; Hansen et al., 2017; Müllerová et al., 2016; Wolf, Miller et al., 2012). In einer neueren Untersuchung von Swart et al. (2020) zeigte sich, dass bei 54 Prozent der Patientinnen mit dem dissoziativen PTBS-Subtyp eine komorbide dissoziative Störung vorlag.

Zwar ist es ein Fortschritt, dass der Zusammenhang zwischen PTBS und Dissoziation im DSM-5 nun formale Anerkennung findet, doch ist die Kategorie des dissoziativen Subtyps durchaus diskussionswürdig. Dorahy und van der Hart (2015) haben sich zu ihrem begrenzten Nutzen geäußert. Die Bezeichnung dissoziativer Subtyp suggeriere, dass eine „klassische" PTBS von ihrem Wesen her nicht dissoziativ sei, obwohl doch mehrere wesentliche PTBS-Kriterien, insbesondere Amnesie und Flashbacks, *zentrale dissoziative Symptome* seien. Ihr zweiter Kritikpunkt ist, dass der Fokus aller berücksichtigten Forschungsarbeiten nur auf zwei negative dissoziative Symptome gerichtet war, nämlich auf Depersonalisation und Derealisation. Dies liegt vor allem daran, dass in den meisten Studien die Clinician Administered PTSD Scale (CAPS) (Blake et al., 1995) oder Selbstbeurteilungsfragebögen verwendet wurden. Die CAPS enthält nur einige wenige Fragen zu Depersonalisation und Derealisation. Dasselbe gilt für einige Selbstbeurteilungsfragebögen wie das Global Psychotrauma Screen[14] (GPS) (Olff et al., 2020). Außerdem besteht keine Einigkeit darüber, ob die zwei genannten Symptome unter den Begriff Dissoziation fallen (siehe Kapitel 1). In künftigen Studien wird zu prüfen sein, wie PTBS und das gesamte Spektrum positiver und negativer dissoziative Symptome miteinander zusammenhängen (ausführliche Überlegungen zum Thema bei: Dorahy & van der Hart, 2015; Nijenhuis, 2015, 2017).

14 Auf Deutsch hier herunterladbar: ↗ https://de.global-psychotrauma.net/_files/ugd/893421_287dd6a1dfac48e8bb0aaf81fedeb6c7.pdf

9.2 DIS, OSDD-1 und dissoziativer Subtyp der PTBS im DSM-5

Bei den weitaus meisten Patientinnen mit DIS und OSDD-1 sind viele, wenn nicht gar sämtliche Kriterien einer „klassischen" PTBS gegeben (Boon & Draijer, 1993a; Loewenstein et al., 2017; Rodewald, Wilhelm-Gößling et al., 2011; Spiegel et al., 2011; Spiegel et al., 2013). In unserer SCID-D-Studie mit DIS-Patientinnen waren bei 80 Prozent der insgesamt 71 Patientinnen auch die Kriterien einer PTBS erfüllt. Auf die verbleibenden 20 Prozent der Patientinnen traf das Kriterium A einer PTBS nicht zu, weil zum Zeitpunkt des Interviews vollständige Amnesie für die Trauma-Vorgeschichte und oft auch für einen Teil der Kindheit bestand; alle übrigen PTBS-Symptome waren aber feststellbar. Die Patientinnen berichteten von Flashbacks, von Symptomen, die Ähnlichkeit mit dem Wiedererleben traumatischer Erfahrungen hatten, und davon, dass sie bestimmte Situationen mieden. Ihnen war nicht klar, woher diese Symptome rührten. Außerdem gaben sie viele Hyperarousal-Symptome wie Reizbarkeit, Panik und Schreckhaftigkeit mit Zwischenphasen von emotionaler Taubheit an. Auch in neueren Untersuchungen mit dem TADS-I beschrieben fast alle Patientinnen mit DIS und OSDD-1 das gesamte Spektrum von PTBS-Symptomen.

Hinzu kommt, dass sowohl in der früheren Studie mit dem SCID-D als auch in der aktuellen mit dem TADS-I fast alle Patientinnen mit DIS und OSDD-1 (vormals als DDNOS bezeichnet) von chronischem massivem Depersonalisationserleben berichteten, was bedeutet, dass bei fast allen von ihnen auch die Kriterien des neuen Subtyps der PTBS erfüllt waren. Differenzialdiagnostisch gesehen ist die hohe Komorbiditätsrate von dissoziativem PTBS-Subtyp und dissoziativen Störungen ein Problem (Swart et al., 2020). Eine DIS oder OSDD-1 ist leicht zu übersehen – vor allem wenn bei einer diagnostischen Abklärung im Kontext einer PTBS das Augenmerk nur auf Depersonalisation und Derealisation und nicht auf dem gesamten Spektrum der dissoziativen Symptome liegt. In Kapitel 7 habe ich darauf hingewiesen, dass der dissoziative Subtyp der PTBS oft schwer von einer OSDD-1 zu unterscheiden ist, vor allem bei Patientinnen, die noch nicht in der Lage sind, über dissoziierte Anteile zu sprechen, die das Thema unbedingt vermeiden wollen oder die darauf beharren, bei ihnen gebe es keine dissoziierten Anteile.

9.3 Komplexe PTBS gemäß ICD-11

Das Konzept der komplexen PTBS (kPTBS) ist nicht neu, auch wenn es nun erstmals in der ICD enthalten ist. Wie ein Vergleich der entsprechenden Konzepte in DSM-5 und ICD-11 zeigt, besteht auch noch viel Verwirrung und Uneinigkeit darüber, was unter einem komplexen Trauma und unter einer kPTBS im Einzelnen zu verstehen ist (ter Heide et al., 2014, 2016). Die International Society for Traumatic Stress Studies (ISTSS) definiert ein komplexes Trauma wie folgt: „*Belastung durch wiederholte, über einen längeren Zeitraum anhaltende oder multiple Formen von interpersonellen Traumata, oft unter Umständen, in denen aufgrund von körperlichen, psychischen, reifungsbedingten, familiären / umfeldbezogenen oder sozialen Zwängen ein Entkommen unmöglich ist*" (Cloitre et al., 2012, S. 4). Auf diese Definition nehmen viele Kliniker Bezug.

Geschichte des kPTBS-Konzepts

Lenore Terr (1991) hat zwischen Typ-I- und Typ-II-Traumatisierung bei Kindern differenziert. Diese Unterscheidung wird in der klinischen Praxis noch immer verwendet, und zwar nicht nur für Kinder, sondern auch für Erwachsene. Eine Typ-I-Traumatisierung geht auf eine einmalige traumatische Erfahrung zurück, während eine Typ-II-Traumatisierung durch wiederholte, sich über einen langen Zeitraum erstreckende traumatische Erfahrungen entsteht. Terr beschrieb auch unterschiedliche Symptomcluster bei Kindern mit Typ-I- versus Typ-II-Traumatisierung. Bei Typ II spielt Dissoziation eine größere Rolle.

Judith Herman (1992a) beschrieb als Erste kPTBS bei Erwachsenen und sprach seinerzeit von einem „Syndrom bei Überlebenden einer anhaltenden und wiederholten Traumatisierung". Aus ihrer Sicht spiegelte die diagnostische Kategorie PTBS im DSM-III nicht in angemessener Weise das wesentlich komplexere Erscheinungsbild wider, das sich bei Patientinnen fand, die in der frühen Kindheit beispielsweise durch (wiederholten) sexuellen Missbrauch oder (andauernde) körperliche und häusliche Gewalt traumatisiert worden waren, oder bei Patientinnen, deren Traumatisierung auf eine Geiselnahme, auf Kriegserlebnisse, Kriegsgefangenschaft oder Internierung in einem Konzentrationslager zurückging. Es ging dabei nicht nur um Art und Schweregrad der traumatischen Erfahrung, sondern auch um das Ausmaß „totalitärer Kontrolle" über das Opfer. Zusammen mit Bessel van der Kolk teilte sie Symptome, die diesem Konzept der kPTBS entsprachen, in sechs Gruppen ein, um auf die Einführung einer neuen diagnostischen Kategorie im DSM-IV hinzuwirken, der *Störungen durch Extrembelastung, nicht anderweitig bezeichnet (Disorders of*

Extreme Stress Not Otherwise Specified, DESNOS) (Herman, 1992a; Herman & van der Kolk, 1987; Pelcovitz et al., 1997). In Tabelle 9.1 sind die damals vorgeschlagenen diagnostischen Kriterien aufgelistet:

Tabelle 9.1: Kriterien für eine Störung durch Extrembelastung, nicht anderweitig bezeichnet (DESNOS)

Kriterien der DESNOS
1. Veränderungen in der Regulation von Affekten und Impulsen
2. Veränderungen in Aufmerksamkeit und Bewusstsein
3. Veränderungen der Selbstwahrnehmung
4. Veränderungen in Beziehungen zu anderen
5. Somatisierung
6. Veränderung von Lebenseinstellungen

Für die Feldstudien zur Ausarbeitung des DSM-IV wurden zwei ähnliche diagnostische Interviews entwickelt, die auf die Erfassung einer kPTBS zielten: das Structured Interview for Disorders of Extreme Distress (SIDES: Pelcovitz et al., 1997; dt. Adaption: Interview zur komplexen PTBS [I-kPTBS]) und das Structured Clinical Interview for DSM-IV Disorders of Extreme Stress Not Otherwise Specified (SCID-DESNOS: van der Kolk et al., 1992). SIDES wird weltweit häufig eingesetzt. In niederländischer Sprache ist neben dem Interview auch eine Selbstbeurteilungsversion von SIDES verfügbar (van Dijke & van der Hart, 2002; van Dijke et al., 2018). Dem Einsatz von SIDES sollte jedoch stets ein Interview wie das CAPS (Clinician Administered PTSD Scale) vorausgehen, das auf die Erfassung einer PTBS zielt.

Trotz aller Anstrengungen, die Herman und viele Kolleginnen und Kollegen seit den 1990er-Jahren unternommen haben, sind weder DESNOS noch kPTBS als unabhängige diagnostische Kategorien ins DSM aufgenommen worden, angeblich weil die Forschungsresultate (der betreffenden Feldstudie) keine hinreichende Grundlage für eine separate DESNOS-Kategorie waren. Van der Kolk et al. (2005) teilten diese Einschätzung allerdings nicht. International besteht weitgehende Einigkeit darüber, dass für die Diagnostik und Behandlung der kPTBS separate Leitlinien erforderlich sind, wie sie die ISTSS anbietet (Bisson et al., 2019; Courtois & Ford, 2009; Ford et al., 2005; Ford & Courtois, 2020; Herman, 1992b; van der Kolk et al., 2005; ISTSS: Cloitre et al., 2012).

kPTBS-Kriterien in der ICD-11

In der ICD-11 ist der kPTBS eine von der PTBS getrennte diagnostische Kategorie zugewiesen. Anhand der Leitlinien der Weltgesundheitsorganisation (WHO) lässt sich eine kPTBS einfacher diagnostizieren als die zuvor vorgeschlagene DESNOS. Laut den WHO-Leitlinien erhöht die Einfachheit einer diagnostischen Klassifikation den klinischen Nutzen und sorgt dafür, dass die diagnostischen Kategorien der ICD in der weltweiten klinischen Praxis leichter anwendbar sind (Cloitre, 2020). Die Auswahl der Einschlusskriterien stützt sich hauptsächlich auf das Konzept von Cloitre (2020) und ist im Vergleich zu der ursprünglich von Herman und van der Kolk vorgeschlagenen Klassifizierung stark vereinfacht (Maercker et al., 2013). Die Kategorie der kPTBS umfasst drei Cluster von PTBS-Symptomen und drei Cluster von kPTBS-Symptomen (siehe Tabelle 9.2). Es wird entweder eine PTBS oder eine kPTBS diagnostiziert, aber nicht beides. Voraussetzung einer kPTBS-Diagnose ist aber, dass auch die PTBS-Kriterien erfüllt sind. Die Kriterien wurden zum Teil aus Symptomen abgeleitet, die in früheren Studien bei Patientinnen mit komplexer Traumatisierung am häufigsten zu finden waren (van der Kolk et al., 2005), und zum Teil aus klinischen Beurteilungen von Experten (Cloitre et al., 2011).

Es gibt gewisse Überschneidungen mit anderen Störungen wie der BPS. Trotzdem ist eine kPTBS anhand der ICD-11-Kriterien gut von einer BPS zu unterscheiden, und zwar auch bei BPS-Patientinnen mit PTBS-Symptomen (Brewin et al., 2017; Cloitre et al., 2014; Hyland, Karatzias et al., 2019). Folgende Symptomcluster finden sich bei einer BPS, aber nicht bei einer kPTBS: 1) verzweifelte Versuche, ein Verlassenwerden abzuwenden; 2) instabiles Selbstgefühl; 3) instabile Beziehungen und intensive zwischenmenschliche Beziehungen; 4) Impulsivität.

Anhand dieser Cluster lassen sich die beiden Störungen gegeneinander abgrenzen (Hyland, Karatzias et al., 2019).

Tabelle 9.2: ICD-11-Kriterien einer komplexen Posttraumatischen Belastungsstörung (kPTBS)

ICD-11-Kriterien einer komplexen Posttraumatischen Belastungsstörung (kPTBS)
Konfrontation mit einem Ereignis oder einer Reihe von Ereignissen extrem bedrohlicher oder schrecklicher Natur; meist handelt es sich um lang andauernde oder sich wiederholende Ereignisse, denen man nur schwer oder gar nicht entkommen kann, wie Folter, Internierung in Konzentrationslagern, Sklaverei, Völkermordkampagnen und andere Formen organisierter Gewalt, über lange Zeit andauernde häusliche Gewalt, wiederholter sexueller Missbrauch oder körperliche Misshandlung in der Kindheit.

ICD-11-Kriterien einer komplexen Posttraumatischen Belastungsstörung (kPTBS)

Nach dem traumatischen Ereignis kommt es zur Entwicklung aller drei Kernelemente einer Posttraumatischen Belastungsstörung, die mindestens über mehrere Wochen hinweg anhalten:

- Wiedererleben des traumatischen Ereignisses oder der traumatischen Ereignisse, wobei diese nicht einfach in Erinnerung gerufen, sondern so erlebt werden, als würden sie sich im Hier und Jetzt von Neuem abspielen. Dies geschieht typischerweise in Form von lebhaften intrusiven Erinnerungen oder inneren Bildern, von Flashbacks, die in milder (flüchtiges Empfinden, dass das Ereignis sich in der Gegenwart wiederholt) bis hin zu einer massiven Ausprägung (Gewahrsein der aktuellen Umgebung geht völlig verloren) auftreten können oder in Form von sich wiederholenden Träumen oder Albträumen, die thematisch mit den traumatischen Ereignissen zusammenhängen. Das Wiedererleben ist typischerweise von starken und überwältigenden Emotionen wie Angst oder Entsetzen und von starken Körperempfindungen begleitet. Es kann auch damit einhergehen, dass die Person von denselben intensiven Emotionen überflutet wird, wie sie während der traumatischen Ereignisse präsent waren, ohne dass es dabei einen hervorstechenden kognitiven Aspekt gibt. Wiedererleben kann durch Trigger ausgelöst werden, die an die Ereignisse erinnern. Von einem Wiedererleben können wir hingegen nicht sprechen, wenn die Person lediglich über die Ereignisse nachdenkt oder über sie nachgrübelt und sich dabei an die Gefühle erinnert, die sie seinerzeit erlebt hat.
- Willentliches Vermeiden von Triggern, die wahrscheinlich ein Wiedererleben traumatischer Ereignisse in Gang setzen würden. Es kann sich dabei um ein aktives, nach innen gerichtetes Vermeiden von Gedanken und Erinnerungen handeln, die mit den Ereignissen verknüpft sind, oder um ein nach außen gerichtetes Vermeiden von Menschen, Gesprächen, Aktivitäten oder Situationen, die Erinnerungen an die Ereignisse wachrufen. In extremen Fällen verlässt die Person ihr Umfeld (zieht beispielsweise um oder wechselt die Arbeitsstelle), um Triggerreizen aus dem Weg zu gehen.
- Persistierendes Empfinden einer erhöhten aktuellen Bedrohung, das sich zum Beispiel in Hypervigilanz oder einer gesteigerten Schreckreaktion etwa auf unerwartete Geräusche zeigt. Hypervigilante Personen nehmen sich ständig vor Gefahren in Acht und haben das Gefühl, sie selbst oder ihnen nahestehende Menschen seien in bestimmten Situationen oder ganz allgemein einer unmittelbaren Bedrohung ausgesetzt. Sie entwickeln möglicherweise neue Verhaltensweisen, um sich sicherer fühlen zu können (sich nicht mit dem Rücken zu einer Tür setzen; im Auto ständig prüfend in den Rückspiegel schauen). Bei einer komplexen Posttraumatischen Belastungsstörung kann die Schreckreaktion manchmal abgeschwächt anstatt gesteigert sein.

Schwere und tiefgreifende Probleme der Affektregulation. Beispiele sind: verstärkte Gefühlsreaktionen auf kleinere Stressfaktoren; Wutanfälle; leichtsinniges oder selbstschädigendes Verhalten; dissoziative Symptome in Belastungssituationen; Gefühlstaubheit, insbesondere die Unfähigkeit, sich zu freuen und positive Emotionen zu verspüren.

ICD-11-Kriterien einer komplexen Posttraumatischen Belastungsstörung (kPTBS)
Persistierende Vorstellungen, beeinträchtigt, unterlegen oder wertlos zu sein, verknüpft mit starken und überflutenden Empfindungen von Scham, Schuld oder Versagen, die mit dem traumatisierenden Ereignis zusammenhängen. Die Person hat beispielsweise Schuldgefühle, weil sie einer traumatisierenden Situation nicht entkommen konnte, sich den widrigen Umständen nicht widersetzt hat oder weil sie nicht in der Lage war, Leid von anderen abzuwenden.
Persistierende Schwierigkeiten, Beziehungen aufrechtzuerhalten und Nähe zu anderen zu erleben. Es kann sein, dass die Person Beziehungen zu anderen und soziale Bindungen im Allgemeinen durchweg meidet, sie abwertet oder wenig Interesse daran hat. Oder es gibt in ihrem Leben hin und wieder intensive Beziehungen, doch es fällt ihr schwer, sie aufrechtzuerhalten.
Die Störung führt zu bedeutsamen Beeinträchtigungen in persönlichen, familiären, sozialen, schulischen, beruflichen oder anderen wichtigen Funktionsbereichen. Wenn die Funktionsfähigkeit erhalten bleibt, dann nur durch erhebliche zusätzliche Anstrengung.
Vorläufige deutsche Übersetzung, nach der *International Classification of Diseases Eleventh Revision* (ICD-11), 2022, übernommen von der Website des Bundesinstituts für Arzneimittel und Medizinprodukte (↗ https://is.gd/sFx3pc). Die WHO ist nicht verantwortlich für den Inhalt oder die Genauigkeit dieser Übersetzung. Bei Unstimmigkeiten zwischen der englischen und deutschen Fassung ist die ursprüngliche englische Fassung die verbindliche und originale Ausgabe.

Beim Vergleich der aktuellen ICD-11-Kriterien (Tabelle 9.2) mit den früheren DESNOS-Kriterien (Tabelle 9.1) fällt als Erstes auf, dass das wichtige Kriterium „Veränderungen in Aufmerksamkeit und Bewusstsein" in der ICD-11 weggefallen ist. Durch diese Streichung spielt Dissoziation – bei der DESNOS noch ein Hauptsymptom – nun praktisch keine Rolle mehr, und das ist eine wesentliche Schwachstelle der neuen diagnostischen Kategorie kPTBS. Dazu passt, dass die Kurzversion des International Trauma Questionnaire (ITQ: Cloitre et al., 2018), der ITQ-12, kein einziges Item zu dissoziativen Symptomen enthält (Frewen, 2021). In einer neueren Studie ging es um den Schweregrad von Dissoziationserfahrungen einer Gruppe von Patientinnen und Patienten, bei denen, ausgehend von Selbstbeurteilungen im ITQ, anhand der ICD-11-Kriterien eine PTBS oder kPTBS festgestellt worden war (Hyland, Shevlin et al., 2019). Die Dissoziationserfahrungen wurden mithilfe einer Kurzversion der Dissociative Symptoms Scale erfasst, deren Fokus nicht ausschließlich auf Depersonalisation und Derealisation liegt (DSS: Carlson et al., 2016). Für die kPTBS-Patientinnen und -Patienten ergab sich ein deutlich höherer DSS-Durchschnittswert als für diejenigen, bei denen nur eine PTBS vorlag. Das verdeutlicht, dass Dissoziation bei der kPTBS eine wichtige Rolle spielt.

Die Aussagekraft dieser Studie ist begrenzt, denn es wurden nur zwei sehr kurze Selbstbeurteilungsfragebögen verwendet. Außerdem bestand die Stichprobe zu 93 Prozent aus Frauen. Bei 69 Prozent (n=67) waren die Kriterien einer kPTBS erfüllt, bei 9,3 Prozent (n=9) die Kriterien einer PTBS und bei 21,6 Prozent (n=21) die Kriterien für keines der Störungsbilder. Alle berichteten von traumatischen Erfahrungen, insbesondere von körperlicher (95,1 Prozent) und sexueller Gewalt (83,5 Prozent). In weiteren Studien wird zu prüfen sein, ob derselbe Schweregrad von Dissoziationserfahrungen auch bei anderen Personengruppen zu finden ist. Zu beachten ist: Die Stichprobe in der genannten Studie lässt einige Ähnlichkeiten mit Gruppen von Patientinnen mit einer dissoziativen Störung erkennen, in denen meist Frauen ebenfalls in der Mehrheit sind und ähnliche Traumata berichten.

Beim Vergleich der komplexen PTBS gemäß ICD-11 mit dem dissoziativen PTBS-Subtyp gemäß DSM-5 zeigt sich: Trotz aller berechtigten Kritik schenkt das DSM-5 der Dissoziation als einem Symptom – auch bei der Beschreibung der PTBS – mehr Beachtung als die ICD-11. Frewen (2021) merkt an, dass die aktuelle DSM-Diagnosekategorie dem früheren DESNOS-Konzept genau genommen ähnlicher ist als die aktuelle ICD-11-Kategorie.

9.4 DIS, partielle DIS und kPTBS in der ICD-11

Zu den Unterschieden und möglichen Überschneidungen zwischen der kPTBS, wie sie derzeit in der ICD-11 definiert ist, und der DIS oder partiellen DIS sind bislang noch keine Studien durchgeführt worden. Das einzige eindeutige Dissoziationssymptom, das in den PTBS-Kriterien der ICD-11 berücksichtigt ist, ist das „Wiedererleben des traumatischen Ereignisses oder der traumatischen Ereignisse in der Gegenwart“. Das bedeutet, dass sowohl laut der Theorie der strukturellen Dissoziation als auch laut dem TRASC-Modell (Trauma-Related Altered States of Consciousness, TRASC) neben dem Persönlichkeitsanteil, der für das Funktionieren im Alltag zuständig ist, mindestens ein weiterer Persönlichkeitsanteil (EP, emotionaler Persönlichkeitsanteil) oder veränderter Bewusstseinszustand existieren muss (siehe Abbildung 1.1). Diesen veränderten Bewusstseinszustand oder vielmehr diesen anderen Persönlichkeitsanteil, der bei einer PTBS gegeben ist, hat Charlotte Delbo (1985, S. 13 f.; dt. Übersetzung zitiert nach van der Hart et al., 2008 [2006], S. 60), eine französische Widerstandskämpferin, die in Auschwitz interniert wurde, in ihrer Autobiografie sehr treffend beschrieben:

> „Glücklicherweise schreie ich in meinem Schmerz auf. Der Schrei weckt mich, und ich tauche erschöpft aus dem Alptraum auf. Es dauert einige Tage, bis alles wieder in den Normalzustand zurückkehrt, bis die Erinnerung wieder ‚aufgefüllt' und die Haut der Erinnerung verheilt ist. Ich werde wieder ich selbst, diejenige, die Sie kennen, die mit Ihnen über Auschwitz sprechen kann, ohne irgendein Anzeichen für Schmerz oder Emotion erkennen zu lassen. ... Ich habe das Gefühl, daß diejenige, die im Lager war, nicht ich bin, daß sie nicht die Person ist, die hier steht und Sie anschaut. ... Und alles, was jener anderen widerfahren ist, derjenigen, die in Auschwitz war, hat nun für mich keine Bedeutung, es betrifft mich nicht, so deutlich voneinander getrennt sind diese tiefsitzenden und die gewöhnlichen Erinnerungen."

In ihren Albträumen ist Charlotte Delbo zurück in der Vergangenheit und durchlebt ihre Erfahrungen in Auschwitz erneut, als ereigneten sie sich im Hier und Jetzt. In der Gegenwart ist das „Selbst, das im Lager war" ein anderes Selbst als das von heute.

Wie ich bereits ausgeführt habe, sind bei der überwiegenden Mehrzahl der Patientinnen mit DIS und OSDD-1 die DSM-Kriterien einer PTBS erfüllt. Laut den aktuellen ICD-11-Kriterien liegt außerdem eine kPTBS vor, wenn eine Patientin neben PTBS-Symptomen Symptome in folgenden drei Bereichen berichtet:
1. Probleme bei der Affektregulierung,
2. negative Selbstwahrnehmung und
3. Probleme in zwischenmenschlichen Beziehungen.

Weil dissoziative Symptome in den ICD-11-Kriterien für eine kPTBS kaum eine Rolle spielen (und bei einer Verwendung des ITQ keinerlei Überprüfung dieser Symptome erfolgt), besteht die Gefahr, dass komplexere dissoziative Störungen übersehen werden. Wenn neben der kPTBS auch eine DIS vorliegt, wird die Patientin neben den kPTBS-Symptomen auch ein Cluster von dissoziativen Symptomen berichten, insbesondere Amnesie in Bezug auf traumatische Erfahrungen sowie auf Abläufe im Alltag; Schneider'sche Symptome, zu denen gewöhnlich Stimmenhören und Intrusionen dissoziierter Persönlichkeitsanteile gehören; Hinweise auf die Existenz dissoziierter Anteile. Wenn diese Symptomcluster adäquat erfasst werden, kann ein diagnostisches Interview klären helfen, ob die kPTBS-Symptome Aspekte einer dissoziativen Störung sind.

9.5 Beispiele von Patientinnen, bei denen im TADS-I eine kPTBS gemäß ICD-11 festgestellt oder ausgeschlossen wurde

Teil 2 des TADS-I enthält Abschnitte mit Fragen zu PTBS-Symptomen und zu den für das DESNOS-Konzept vorgeschlagenen diagnostischen Kriterien. Aus einer vollständigen Durchführung des TADS-I ergeben sich genügend Informationen nicht nur zum möglichen Vorliegen einer dissoziativen Störung, sondern auch zum Schweregrad von PTBS- und / oder kPTBS-Symptomen. Eine Trauma-Anamnese ist nicht Teil des TADS-I und muss, um eine PTBS- oder kPTBS-Diagnose stellen zu können, eigens erhoben werden.

In Kapitel 6 habe ich drei recht ausführliche Fallberichte zum Einsatz des TADS-I bei Patientinnen mit DIS, partieller DIS und OSDD-1 vorgestellt. Die drei Patientinnen berichteten auch von Symptomen, die sich dem dissoziativen Subtyp der PTBS laut DSM-5 zurechnen lassen, und bei zwei von ihnen waren auch die ICD-11-Kriterien einer kPTBS erfüllt. Bei der dritten waren die ICD-11-Kriterien nicht gegeben, denn sie berichtete weder von einem negativen Selbstbild (Kriterium 2 der ICD-11) noch von Problemen in zwischenmenschlichen Beziehungen (Kriterium 3 der ICD-11). Diese Beispiele in Kapitel 6 machen deutlich, wie wichtig es ist, bei Patientinnen, die wegen Verdachts auf kPTBS oder auf den dissoziativen Subtyp der PTBS überwiesen werden, sorgfältig das gesamte Cluster von dissoziativen Symptomen zu prüfen. Andernfalls passiert es leicht, dass eine komplexere dissoziative Störung übersehen wird. Der folgende Fallbericht veranschaulicht dies am Beispiel einer Patientin mit kPTBS.

Fallbericht: Eine Patientin mit kPTBS (gemäß ICD-11)

Die 30-jährige Patientin war an mich überwiesen worden, um eine zweite Meinung zu der Frage einzuholen, ob bei ihr eine dissoziative Störung vorlag. Sie war alleinstehend und arbeitete in der Altenpflege. Ihre Eltern hatten beide unter psychiatrischen Störungen gelitten, und als sie noch klein war, hatte das Jugendamt sie und ihren kleinen Bruder in Obhut genommen. Später lebte sie abwechselnd bei ihrem Vater und ihrer Mutter (die Eltern waren inzwischen geschieden). In der Grundschulzeit wurde sie aufgrund ihres damaligen Übergewichts von anderen Kindern massiv gemobbt und fühlte sich als Außenseiterin. Später an der weiterführenden Schule begann sie mit einer sehr strengen Diät. Mit 16 hatte sie ihren ersten Freund und fühlte sich zum ersten Mal in ihrem Leben von jemandem wahrgenommen. Anfangs war er äußerst aufmerksam und machte ihr Komplimente und Geschenke.

Er entpuppte sich dann aber als sogenannter Loverboy, als junger Mann, der Mädchen und jungen Frauen zunächst eine Liebesbeziehung vorgaukelt, sie dann aber als Zuhälter zum Sex mit anderen Männern nötigt. Über ein Jahr lang zwang er sie, sich zu prostituieren. Mit 18 versuchte die Patientin, sich das Leben zu nehmen, und landete in der Psychiatrie. Ein Follow-up-Behandlungsprogramm, das ihr ein sicheres Wohnumfeld bot, half ihr, von dem Mann loszukommen. Später lebte sie eine Zeit lang mit einem anderen Mann zusammen, doch die Beziehung scheiterte. Sie sei zu misstrauisch gewesen, erzählte sie, und habe ihn verdächtigt, ihr untreu zu sein, weil es mit dem Sex nicht gut lief. Deshalb hatte er sich von ihr getrennt.

Allgemeines

Erste Eindrücke. Die Patientin war entgegenkommend und gab sich offensichtlich Mühe, die Fragen so gut zu beantworten, wie sie konnte. Sie war offen und zugänglich, wobei ihre Antworten manchmal etwas weitschweifig ausfielen.

Alkohol, Drogen und Medikamente. In der Zeit mit dem Loverboy hatte sie Drogen konsumiert, vor allem Speed und andere Partydrogen, danach aber nie mehr. Alkohol trank sie nur gelegentlich bei geselligen Anlässen. Sie nahm antipsychotische Medikamente in niedriger Dosierung sowie Schlafmittel ein.

(Möglicherweise) traumabedingte Symptome

Probleme mit dem Essen. Die Patientin sagte, sie habe nach wie vor Probleme mit dem Essen. *Ich fühle mich oft einsam, und dann fange ich an, zu viel zu essen. Es sind keine regelrechten Essanfälle – ich bin dann einfach abends die ganze Zeit am Essen. In anderen Phasen denke ich, ich bin viel zu dick und hässlich, und dann esse ich ein paar Wochen kaum etwas und nehme stark ab. Es ist so eine Art Jo-Jo-Effekt mit viel Auf und Ab.*

Sie gab keine Symptome an, die auf eine im Zusammenhang mit den Essstörungen stehende Aufspaltung der Persönlichkeit hingedeutet hätten. Außerdem konnte sie auch keine mit dem Überessen einhergehenden Depersonalisationssymptome erkennen.

Schlafstörungen. Wenn sie Schlafmittel nahm, schlief die Patientin einigermaßen gut. Ohne Medikamente hatte sie oft Albträume, die sich vor allem um die Zeit mit dem Loverboy drehten. Sie berichtete auch von anderen schlimmen Träumen, in denen es um Verlassenwerden oder Einsamkeit ging. Manchmal wirkten die Albträume derart realistisch, als würde sie die schrecklichen Situationen von Neuem durchleben. Wenn sie aus einem solchen Traum aufwachte, brauchte sie eine Weile, bis sie sich wieder in der Gegenwart orientiert hatte. Mehrmals hatte sie versucht, ohne Medikamente auszukommen, war dann aber zu angespannt und fand kaum Schlaf. Abgesehen davon schilderte sie keine Symptome, die an eine Aufspaltung der Persönlichkeit denken ließen.

Stimmung und Emotionsregulation. Die Patientin berichtete, sie sei immer wieder deprimiert, vor allem wenn sie über die Zukunft nachdenke. Ihr Traum von einer glücklichen Familie und eigenen Kindern schien ihr unerreichbar. *Daraus wird nichts – das war mir schon klar, als ich noch ganz klein war und das Jugendamt mich von zu Hause wegholte. Mir ist klar, dass meine Eltern krank waren, aber sie hätten niemals Kinder bekommen sollen.* Ihren Suizidversuch hatte sie in lebhafter Erinnerung und beschrieb ihn als Akt der Verzweiflung: Sie habe nicht gewusst, wie sie dem Loverboy jemals hätte entkommen können. Danach hatte sie keinen Suizidversuch mehr unternommen, auch wenn sie nach wie vor oft in depressiver Stimmung war.

Sie reagierte schnell gekränkt, und es fiel ihr dann schwer, sich zu beruhigen. Sie hatte auch Schwierigkeiten mit starken Emotionen wie Wut. Manchmal kam sie sich sehr unvernünftig vor, auch bei der Arbeit, weil sie keine Ungerechtigkeit ertragen konnte. *Ich kann sehr böse auf Kolleginnen werden, wenn ich sie so Sachen über die alten Leute sagen höre. Aber sie wissen, dass ich manchmal so bin, und lassen es mir durchgehen – oder ich gebe zu, dass ich überreagiert habe. Ich vermute, das hat alles nach der Zeit mit dem Loverboy angefangen.*

Schnelle Stimmungsumschwünge konnte die Patientin bei sich nicht erkennen. Im Allgemeinen sei sie recht ausgeglichen, doch ihr sei aufgefallen, dass sie bei der Arbeit manchmal wie auf Autopilot laufe.

Angst und Panik. Die Patientin berichtete von Ängsten, mit denen sie seit den Erfahrungen mit dem Loverboy zu kämpfen hatte. Lange Zeit hatte ihr davor gegraut, er könnte sie aufspüren, und noch immer war sie auf der Hut. Manchmal glaubte sie ihn wiederzuerkennen, doch dann stellte sich immer heraus, dass es ein ganz anderer Mann war. Es gab auch noch bestimmte Trigger, die sie an ihn erinnerten. Sie ging vielen Dingen aus dem Weg und sah sich beispielsweise nie Fernsehsendungen an, in denen es um die Loverboy-Masche ging. Hin und wieder kam es vor, dass sie bestimmte Ereignisse von Neuem durchlebte, als würden sie in der Gegenwart geschehen. *Es ist seltsam, aber ich mache nicht nur die scheußlichen Dinge noch einmal durch, sondern auch, wie ich mich in ihn verknallt habe und wie lieb er am Anfang war. Und genau das macht mir dann am meisten Angst, und ich werde misstrauisch.* Im Zuge einer traumafokussierten Behandlung (Narrative Expositionstherapie,

NET: Schauer et al., 2011), berichtete sie, hätten ihre PTBS-Symptome nachgelassen, seien aber nicht verschwunden. *Wenn ich allein zu Hause bin und mich so einsam fühle – ein sehr altvertrautes Gefühl –, stürzt das manchmal wieder auf mich ein. Dann kann es passieren, dass ich auch Sehnsucht nach seiner netten Seite habe. Ich bin einfach behämmert. Ich verliere mich dann und erlebe das plötzlich alles noch einmal, so, als würde es jetzt geschehen.* Sie hatte gelernt, sich abzulenken, um solche Momente zu vermeiden. Sie beschrieb sich als überwachsam und höchst schreckhaft; manchmal sei sie sehr jähzornig.

Selbstverletzende Handlungen. In der Zeit mit dem Loverboy hatte die Patientin sich oft an den Armen geritzt und mit dem Kopf gegen die Wand geschlagen, seitdem aber nicht mehr. Sie habe das damals durchaus bewusst gemacht, weil sie so verzweifelt gewesen sei. Sie berichtete von keinen Depersonalisations- oder Amnesiesymptomen im Zusammenhang mit diesen Verhaltensweisen.

Selbstbild und Identitätserleben. Die Patientin hatte ein schwaches Selbstbild und sah sich meistens negativ. *Schon als ich noch ganz klein war, hatte ich die Vorstellung, es wäre besser, wenn es mich nicht gibt, und dass ich hässlich und fett bin. Und bestimmt wäre nicht jede so blöd, dass sie sich in diesen Idioten verknallt. So was passiert einfach, weil ich denke, ich bin nichts wert, und das hat er ganz genau kapiert. In der Beziehung danach hat sich das nur bestätigt. Ich war sehr misstrauisch, und ich konnte ihm sexuell auch nicht das bieten, was er von mir wollte.*

Davon abgesehen bestand bei ihr keine Unsicherheit darüber, wer sie war, auch wenn sie sich manchmal schwertat, die positiven Beurteilungen zu glauben, die sie bei der Arbeit erhielt. Ihr war bewusst, dass andere ein weniger negatives Bild von ihr hatten als sie selbst, doch das änderte nichts an ihrem Denken. Innere Kämpfe nahm sie bei sich nicht wahr. Sie wusste recht gut, was sie wollte, glaubte aber nicht, dass sie es würde erreichen können.

Zwischenmenschliche Beziehungen. Es fiel der Patientin schwer, anderen zu vertrauen, und sie hatte Angst davor, Menschen zu nahe an sich heranzulassen. *Ich war schon als Kind allein und traute mich nicht, Freundinnen mit nach Hause zu bringen, weil ich nie wusste, wie ich meine Eltern vorfinden würde. Ich schämte mich für sie und für unser schmutziges Haus. Oft war nicht einmal etwas zu essen da, sodass ich und mein kleiner Bruder auf uns gestellt waren. Manchmal ging ich zu einer Nachbarin, die nett war. Ich denke, sie war es, die das Jugendamt benachrichtigt hat. Meine Eltern hatten so viele Probleme mit sich selbst. Sie haben uns einfach nicht wahrgenommen.*

Die Patientin hatte einen kleinen Kreis von Bekannten, zu denen sie nur oberflächliche Kontakte hatte.

Sexualität. Seit ihr Partner sie verlassen hatte, hatte die Patientin keine sexuelle Beziehung gehabt und verspürte auch nicht den Wunsch danach. Sie sagte, sie fühle sich unwohl in ihrem Körper und schäme sich für ihr Aussehen. Beim Sex habe sie nicht viel gefühlt, so, als hätte sie abgeschaltet. Das sei auch mit dem Loverboy so gewesen: *Ich ließ es einfach über mich ergehen.*

Einschätzung von (möglicherweise) traumabedingten Symptomen

Im Interviewteil zu (möglicherweise) traumabedingten Symptomen wurde sehr deutlich, dass bei der Patientin nach wie vor eine PTBS bestand, auch wenn sie sagte, diese habe nachgelassen. Es kam noch immer vor, dass sie traumatisierende Ereignisse von Neuem durchlebte, und sie schilderte „negative Veränderungen in mit dem Trauma assoziierten Kognitionen oder Stimmungen“ (Diagnosekriterium D einer PTBS im DSM-5) und Losgelöstheitssymptome. Durch die Erfahrungen mit dem Loverboy hatten sich die zuvor durch die Vernachlässigung in der Kindheit entstandenen Probleme verschärft. Sie hatte ein negatives Bild von sich selbst, und dem Loverboy sei sie zum willigen Opfer geworden, weil sie „so dumm“ gewesen sei. Sie mied soziale Kontakte und hatte Schwierigkeiten, auf andere zuzugehen. Zudem erwähnte sie auch Hyperarousal-Symptome. Somit waren bei ihr sowohl nach dem DSM-5 als auch nach der ICD-10 die Kriterien einer PTBS gegeben.

Auch die ICD-11-Kriterien einer kPTBS waren bei ihr erfüllt, denn sie …
1. beschrieb Probleme mit der Affektregulation,
2. hatte ein sehr negatives Selbstbild und
3. hatte erhebliche Probleme in zwischenmenschlichen Beziehungen, war misstrauisch und tat sich schwer damit, auf andere zuzugehen.

Außerdem ergaben sich aus dem, was sie beschrieb, allgemeine Hinweise auf Losgelöstheitserleben. Das Interview lieferte keine Anhaltspunkte für eine BPS, sondern eher für ausgeprägte Vermeidungstendenzen.

Der nächste Teil des Interviews

Im Interviewteil zu (möglicherweise) traumabedingten Symptomen hatten sich keine Anzeichen für eine Aufspaltung der Persönlichkeit ergeben, und das blieb auch in den folgenden Abschnitten des TADS-I so. Die Patientin beschrieb keine Gedächtnisprobleme und keine Amnesie, hatte nie Stimmen gehört und gab auch keine anderen Schneider'schen Symptome an. Dissoziierte Anteile konnte sie bei sich nicht erkennen. Sie schilderte allerdings wiederholt auftretende Depersonalisationssymptome, insbesondere in Form von emotionaler Distanziertheit. Sowohl in sozialen Situationen als auch bei der Arbeit agierte sie oft wie auf Autopilot. Sie beschrieb keine Derealisations-, aber Absorptionserfahrungen. Wenn sie allein war, verlor sie sich manchmal in Tagträumen, die jedoch gelegentlich in ein Wiedererleben traumatischer Situationen übergingen, was sie um jeden Preis zu vermeiden versuchte.

Fazit

Bei der Patientin waren die ICD-11-Kriterien einer kPTBS und die DSM-5-Kriterien des dissoziativen Subtyps einer PTBS gegeben. Viele der kPTBS-Symptome, etwa ein negatives Selbstbild und Probleme in zwischenmenschlichen Beziehungen, waren bereits früh entstanden, weil die Eltern nicht für sie da waren und sie emotional vernachlässigten. Später, infolge der Erfahrungen mit dem Loverboy, waren die PTBS-Symptome entstanden und hatten bereits bestehende negative Kognitionen und Überzeugungen verstärkt. Die Behandlung war bislang auf die Traumatisierung durch den Loverboy fokussiert gewesen, und die PTBS-Symptome hatten sich abgeschwächt, waren aber nicht ganz verschwunden. Wie die Patientin zu verstehen gab, wollte sie nicht, dass die Behandlung sich auf die einstigen belastenden Erfahrungen der Vernachlässigung durch die Eltern oder auf ihre Scham und Einsamkeit konzentrierte. Sie war erleichtert, dass sie keine dissoziative Störung hatte.

Fallbericht: Ein Patient mit dissoziativem Subtyp einer PTBS (DSM-5), aber keiner kPTBS (ICD-11)

Bei dem Patienten im folgenden kurzen Beispiel zeigte sich im TADS-I, dass die Kriterien des dissoziativen Subtyps einer PTBS erfüllt waren, nicht aber die Kriterien einer dissoziativen Störung oder einer kPTBS gemäß ICD-11.

Allgemeines

Der 35-jährige Patient war ein Geflüchteter aus Syrien. Etwa ein Jahr lang war er von einem Land zum nächsten gezogen und hatte schließlich die Niederlande erreicht. Aufgrund dessen, was er im Krieg (Freunde von ihm waren ermordet worden, und er war der Tötung durch Assads Armee nur knapp entronnen) und auf der Flucht erlebt hatte, litt er unter einer massiven PTBS. In Syrien war er nach dem Musikstudium Mitglied eines Orchesters gewesen. Er war auch Musiklehrer. Viele seiner Verwandten waren noch in Syrien. Er lebte seit einigen Jahren in den Niederlanden und war zusammen mit einem jüngeren Bruder geflohen, für den er sich sehr verantwortlich fühlte. Er sprach bemerkenswert gut Niederländisch.

(Möglicherweise) traumabedingte Symptome

Im TADS-I traten in dem Teil, der sich um (möglicherweise) traumabedingte Symptome dreht, vor allem gravierende PTBS-Symptome zutage. Andere Symptome berichtete der Patient so gut wie keine, und es gab keine Hinweise wie Amnesie oder Stimmenhören, die auf eine Aufspaltung der Persönlichkeit hingedeutet hätten. Vor dem Krieg war er seinen Schilderungen zufolge ein fröhlicher Mensch mit vielen Freunden und engen familiären Bindungen gewesen. Sein mittlerweile verstorbener Vater war ebenfalls Musiker gewesen. Der Patient war tief betrübt, weil er nicht bei der Beerdigung hatte dabei sein können. Vor dem Krieg hatte der Patient klare Pläne für seine Zukunft als Musiker gehabt.

Er beschrieb häufige Flashbacks und Episoden, in denen er seine Kriegstraumata von Neuem durchlebte. Vor allem Geräusche waren für ihn starke Trigger. Das liege vermutlich daran, sagte er, dass er als Musiker auf akustische Reize stärker reagiere als auf optische. Er versuchte alles zu meiden, was mit Krieg zu tun hatte, was aber unmöglich war, weil er noch immer in einer Unterkunft für Asylbewerber untergebracht und somit oft im Kontakt mit anderen war, die ähnliche Erfahrungen hinter sich hatten.

Es fanden sich keine weiteren Hinweise auf Symptome, die sich dem kPTBS-Symptomcluster im Sinne der ICD-11 zuordnen ließen. Probleme mit der Affektregulation waren nicht erkennbar; er erlebte sich vor allem als emotional betäubt. Ein negatives Selbsterleben war zweifellos nicht gegeben, auch wenn ihn manchmal Schuldgefühle plagten, weil er seine Mutter und seine Schwestern zurückgelassen hatte. In zwischenmenschlichen Beziehungen, so gab er an, habe er nie Probleme gehabt. Er war aber manchmal, wenn er an die Zukunft dachte, angespannt und niedergeschlagen, weil sich das Verfahren zur Feststellung des Flüchtlingsstatus so lange hinzog und der Ausgang ungewiss war. Diese ganz realen Probleme waren jedoch mit keinem der kPTBS-Kriterien zu fassen. Der Patient tat alles, was ihm möglich war, um sich in die niederländische Gesellschaft zu integrieren und sich ein neues Leben aufzubauen, und strengte sich sehr an, die Landessprache zu lernen. Hier half ihm sein musikalisches Talent, und er kam dabei gut voran. Mit einer niederländischen Familie, die ihn und seinen jüngeren Bruder in vielfacher Weise unterstützte, verstand er sich gut.

Veränderungen des Bewusstseins

Neben dem Wiedererleben traumatischer Erfahrungen schilderte er auch häufige Depersonalisationserfahrungen. *Ich bin nicht mehr ich selbst, nicht mehr der fröhliche Typ, der ich in Syrien war. Ich weiß nicht, wer ich jetzt bin. Im besten Fall fühle ich nichts, keinen Kummer, nichts. Ich bin dann völlig gefühlsleer. So fühle ich mich die meiste Zeit. Das ist unangenehm, aber viel weniger schrecklich als die Momente, in denen ich scheinbar zurück in Syrien bin und alles höre, die Schüsse, die Bomben, die Angstschreie.*

Psychoforme dissoziative Symptome

Der Patient gab keine Symptome an, die auf eine Aufspaltung der Persönlichkeit hindeuteten. Vielmehr sagte er, seine Erinnerungen an den Krieg seien zu eindringlich: *Ich wünschte, ich könnte mehr vergessen.* Er beschrieb keine Schneider'schen Symptome, und es gab keine Hinweise auf dissoziierte Anteile.

Fazit

Die Symptome des Patienten fügten sich ins Bild des dissoziativen Subtyps der PTBS. Weder die Kriterien einer dissoziativen Störung nach DSM-5 noch die einer kPTBS nach ICD-11 waren erfüllt.

Abgrenzung der kPTBS von der partiellen DIS (ICD-11) und des dissoziativen Subtyps der PTBS von der OSDD-1 (DSM-5)

In den zwei obigen Fallbeispielen lassen sich sowohl der dissoziative Subtyp der PTBS als auch die kPTBS gut gegen eine dissoziative Störung wie DIS, OSDD-1 und partielle DIS abgrenzen. Die Patientin und der Patient berichteten keine Symptome, die auf eine Aufspaltung der Persönlichkeit oder auf Intrusionen dissoziierter Anteile hinwiesen. Laut der Theorie der strukturellen Dissoziation der Persönlichkeit ist beim dissoziativen Subtyp der PTBS auch eine dissoziative Organisation der Persönlichkeit gegeben, mit einem Anteil, der den Alltag bewältigt, und einem Anteil, der in der Traumazeit feststeckt. Dies wird als primäre strukturelle Dissoziation bezeichnet (siehe Abbildung 1.1). In den zwei Beispielen geht es nicht um eine chronische Traumatisierung, die in der Kindheit begann, sondern um eine Traumatisierung in einem späteren Alter, auch wenn bei der zuerst vorgestellten Patientin viele von einer frühkindlichen Traumatisierung durch schwere Vernachlässigung und Bindungsunsicherheit sprechen würden. Für sich genommen zieht aber schwere emotionale

Vernachlässigung gewöhnlich keine PTBS und keine dissoziative Störung, sondern andere psychische Probleme nach sich (siehe Kapitel 11). Der Patient aus Syrien ließ ein eindeutig sicheres Bindungsmuster erkennen, und seine Probleme rührten von seinen Erfahrungen im Krieg her.

Kommen bei Kindern zur emotionalen Vernachlässigung noch körperliche Misshandlung, sexueller Missbrauch oder höchst lebensbedrohliche Situationen hinzu, sind die langfristigen Folgen meist andere. Gewöhnlich entsteht aus einer solchen Traumageschichte heraus zumindest eine kPTBS oder der dissoziative Subtyp einer PTBS, häufiger aber eine dissoziative Störung. In diesen Fällen ist es viel schwieriger, diagnostisch zwischen kPTBS oder dem dissoziativem Subtyp der PTBS und einer OSDD-1 oder partiellen DIS zu differenzieren, vor allem wenn (teilweise) Gedächtnisprobleme (Amnesie) im Hinblick auf die traumatischen Erfahrungen bestehen. Dies habe ich an den Fallbeispielen in Kapitel 6 und 7 deutlich zu machen versucht. Die Symptome der im folgenden Fallbericht vorgestellten Patientin erfüllten die Kriterien für den dissoziativen Subtyp der PTBS und für die kPTBS gemäß ICD-11, doch manches sprach auch für die Diagnose einer partiellen DIS.

Fallbericht: Eine Patientin mit dissoziativem Subtyp einer PTBS, einer kPTBS oder einer partiellen DIS?

Bei der 35-jährigen Patientin waren zuvor eine komplexe PTBS und eine BPS diagnostiziert worden. Die Diagnose leuchtete ihr ein, doch ihre Therapeutin fragte sich, ob auch eine dissoziative Störung im Spiel sein könnte. Tatsächlich war nie fachgerecht abgeklärt worden, ob dissoziative Symptome vorlagen.

Allgemeines

Die Patientin hatte wegen ihrer Borderline-Symptomatik eine intensive Therapie in einer Tagesklinik durchlaufen und war zwei Jahre vor dem Interview kurz in stationärer Behandlung gewesen, wo EMDR und Expositionstherapie eingesetzt wurden. Die erste Therapiewoche, so berichtete sie, sei gut verlaufen. In der zweiten Woche sei sie jedoch von traumatischen Erinnerungen überflutet worden, die sich im Rahmen dieser Kurzzeitbehandlung nicht alle bearbeiten ließen. Sie kam nach wie vor nicht gut zurecht, und die Einrichtung, in der die Behandlung stattfand, hatte ihr keine ambulante Nachbetreuung angeboten.

Die Patientin lebte mit ihrem Freund zusammen. Nach der intensiven Traumatherapie hatte sie ihre Ausbildung zur Zahnarzthelferin abgebrochen, weil sie noch immer sehr unter Flashbacks und dem Aufwallen übermächtiger Emotionen litt.

Alkohol, Drogen und Medikamente. Die Patientin gab an, sie habe früher Drogen genommen, seit Beginn der Behandlung ihrer Borderline-Symptomatik aber nicht mehr. Außerdem habe sie immer viel Alkohol getrunken und tue das alle paar Wochen immer noch. Sie habe sich dann nicht unter Kontrolle und könne nicht aufhören, bis sie betrunken sei. Oft habe sie Alkohol als Mittel benutzt, um ihre Gefühle zu regulieren. Wenn sie getrunken habe, setzten ihr die Dinge nicht so sehr zu.

Als Schlafmittel nahm sie ein Antipsychotikum ein.

(Möglicherweise) traumabedingte Symptome

Probleme mit dem Essen. Die Patientin beschrieb keine gravierenden Essstörungen. In Stressphasen hatte sie manchmal Essanfälle und aß dann zu viel. Essen habe eine beruhigende oder tröstliche Wirkung auf sie. Sie hatte keinen guten Zugang zu ihrem Körper und spürte weder Hunger noch Sättigung. Es gab keine mit dem Essen verknüpften dissoziativen Symptome (wie Amnesie und Stimmenhören), die an eine Aufspaltung der Persönlichkeit denken ließen.

Schlafstörungen. Dank der Medikamente, sagte die Patientin, könne sie schlafen, sich dabei aber nicht wirklich entspannen und komme auch im Schlaf nicht zur Ruhe. Beim Aufwachen sei sie oft sehr müde. Wenn sie die Medikamente weglasse, schlafe sie sehr schlecht, und es stellten sich zahlreiche PTBS-Symptome ein: Agitiertheit, Flashbacks und Angst davor, die Augen zu schließen und dann Albträume und Flashbacks zu erleben.

Zum Zeitpunkt des Interviews litt sie auch tagsüber unter häufigen Flashbacks und dem Wiedererleben traumatischer Ereignisse. Meistens wusste sie, was die inneren Bilder zu bedeuten hatten; dass sie die meisten, aber nicht alle wiedererkannte, machte ihr Angst. Manchmal wusste sie nicht, ob die Bilder mit früheren Erlebnissen zu tun hatten. *Manchmal ist da in mir drin etwas, das sagt, es ist wirklich passiert.* Sie konnte nicht sagen, was dieses „etwas" war, und dachte so wenig wie möglich darüber nach. Wenn sie aus einem schlimmen Traum erwachte, brauchte sie einen Moment, um sich in der Gegenwart zu orientieren. Es war aber nie vorgekommen, dass sie beim Erwachen aus einem Albtraum nicht wusste, wo sie war und wer sie war. Sie war auch nie auf Hinweise darauf gestoßen, dass sie nachts Dinge getan hatte, von denen sie nichts mehr wusste.

Stimmung und Emotionsregulation. Die Patientin berichtete von abrupten Stimmungsumschwüngen, die sie sehr ermüdeten. Sie wurde dann, wenn sie niedergeschlagen war, noch niedergeschlagener und mit einem Mal sehr wütend. Die Wut richtete sich oft gegen ihren Partner, weswegen sie dann Schuldgefühle bekam. Vor allem wenn sie aufgedreht war, mündeten die Stimmungsschwankungen manchmal in höchst destruktives Verhalten: Sie gab beispielsweise zu viel Geld aus, hatte ungeschützten Sex oder betrank sich. Außerhalb der Wohnung wurde leicht ihre Wut getriggert. Sie sagte, sie könne manchmal „sehr aufbrausend" sein. Gelegentliche traurige Phasen versuchte sie vor anderen zu verbergen: *Das macht einen angreifbar, dann können dir die Leute nur noch mehr wehtun.* Sie regte sich schnell auf und hatte dann Mühe, sich wieder zu beruhigen, wobei ihr dies inzwischen etwas besser gelang als vor der Therapie. Manchmal sei sie sehr deprimiert, vor allem, weil sie oft den ganzen Tag allein in der Wohnung war. Sie quälte sich mit dunklen, negativen Gedanken über sich selbst, etwa dass sie zu nichts gut sei und alles kaputtmache. Sie habe nie versucht, sich das Leben zu nehmen. Zwar habe sie zwanghafte Suizidgedanken, aber sie gebe ihnen nicht nach. Sie bestätigte, dass sie intensive Gefühle innerer Leere kenne, doch langweilig sei ihr nie. Sie habe immer viel zu tun, doch manchmal falle es ihr schwer, sich auf eine Sache einzulassen, und dann verharre sie in Passivität.

Angst und Panik. Die Patientin sagte, sie werde nicht von Ängsten geplagt, meide aber bestimmte Dinge, die ihr Angst machen könnten – vor allem Einkaufen, Menschenmengen und starke Reize. Sie hatte auch einige spezifische Ängste wie etwa die vorm Alleinsein im Dunkeln. Sie mied bestimmte Orte, an denen sie missbraucht worden war. Außerdem beschrieb sie Symptome wie ständige Wachsamkeit und Schreckhaftigkeit. Im Freien behielt sie fortwährend ihre Umgebung im Blick und wurde misstrauisch, wenn jemand dicht hinter ihr ging oder für längere Zeit in ihrer Nähe war. Zusammenfassend ist festzustellen, dass sie das gesamte Spektrum gravierender PTBS-Symptome beschrieb.

Selbstverletzende Handlungen. In der Vergangenheit hatte die Patientin sich immer wieder Schnittverletzungen zugefügt, die aber nie so gravierend ausfielen, dass sie genäht werden mussten. Sie hatte damit aufgehört, als die BPS-Therapie anfing. Die selbstverletzenden Handlungen hatte sie bewusst wahrgenommen (es bestand keine Amnesie dafür), war aber nicht in der Lage gewesen, davon abzulassen, wenn sie im Gange waren. Sie gab an, sie erlebe dabei eine gewisse Entfremdung von sich selbst und fühle oft keinen Schmerz (oder erst später). Es geschehe wie unter einem inneren Zwang. Zum Zeitpunkt des Interviews regten sich hin und wieder Impulse, sich zu verletzen, aber sie gab ihnen nicht nach. Eine wichtige Rolle für den Wunsch, die Impulse unter Kontrolle zu haben, spielte die Beziehung zu ihrem Freund. Sie hörte keine Stimmen, die ihr Befehle gaben, sich auf problematische Weise zu verhalten. Allerdings sei der innere Drang, den sie verspüre, manchmal sehr stark. Wenn sie ihm dann aber nicht nachgebe, fühle sie sich hinterher besser. Gegen die Impulse anzugehen löse keine Angst in ihr aus.

Selbstbild und Identitätserleben. Die Patientin ließ ein negatives Selbstbild erkennen. Es gab bei ihr eine starke Identitätsunsicherheit, die auch ihre sexuelle Identität und ihre sexuellen Vorlieben betraf. Außerdem zweifelte sie oft an den eigenen Entscheidungen und daran, wie sie ihr Leben führte oder führen sollte. Sie rang auch häufiger mit sich, ob sie zur Therapie gehen sollte oder nicht. Oft war in ihr ein innerer Kampf zwischen mehreren verschiedenen Meinungen im Gang. Sie beschrieb dies nicht als einen Streit zwischen Stimmen, sondern als einen Denkprozess.

Zwischenmenschliche Beziehungen. Die Patientin sprach von sehr instabilen Beziehungen, wobei es ein paar wenige Ausnahmen gab. Sie hatte eine enge Freundin und lebte nun seit einigen Jahren mit ihrem Freund zusammen. Es falle ihr sehr schwer, anderen zu vertrauen und – weil sie Angst hatte, verletzt zu werden – sich zu öffnen. Sie scheute davor zurück, Kontakte zu vertiefen, und hatte Schwierigkeiten, mit Konflikten umzugehen. Wut war ein Problem für sie, aber sie konnte auch derart verunsichert sein, dass sie sich selbst für alles die Schuld gab. Oft dachte sie, andere täten ihr mit Absicht weh, und beschrieb sich als leicht kränkbar. Auch hatte sie Angst, im Stich gelassen zu werden. Sie hatte das Gefühl, dass sie in ihren zwischenmenschlichen Beziehungen viele Probleme hatte.

Sexualität: Die Patientin mochte es im Allgemeinen nicht, berührt zu werden, vor allem wenn sie nicht darauf gefasst war. Beim Sex ließ sie den Partner „sein Ding machen“. Sie war dann in der Situation präsent, aber gleichzeitig nicht präsent und sprach von „Wegdriften“. Es stellte sich zwar keine Amnesie ein, aber sie war beim Sex innerlich nicht wirklich beteiligt. Vor ihrer aktuellen Beziehung hatte sie viel Gelegenheitssex gehabt, meistens mit Männern und manchmal mit Frauen. Häufiger, als ihr das recht war, dachte sie zwanghaft an Sex, und Sie war sich über ihre sexuelle Identität seit jeher unsicher. Sexualität war für sie ein Dauerproblem.

Zusammenfassung zu (möglicherweise) traumabedingten Symptomen

Bei der Patientin waren alle Kriterien einer PTBS und einer kPTBS erfüllt. Außerdem gab sie viele Borderline-Symptome an. Es war ihr gelungen, wesentlich mehr Kontrolle über impulsive und selbstverletzende Handlungen zu gewinnen. Die dissoziativen Symptome, die sie beschrieb, gaben keine klaren Hinweise darauf, dass eine Aufspaltung der Persönlichkeit vorlag, doch einige der Symptome legten dies durchaus nahe. Das Dissoziieren, das beim Sex einsetzte, bezeichnete sie als „Wegdriften“. Sie fand auch wenig oder gar keinen Zugang zu ihrem Körper und bekam nicht mit, ob sie hungrig oder durstig war. Sie berichtete zudem, es gebe „etwas“ in ihrem Innern, das ihr bei einem Flashback sage, er gehe auf eine reale traumatische Erfahrung zurück, an die sie sich dann aber nicht erinnern könne. Dieses „Etwas“ konnte sie nicht näher beschreiben, und vermied es offenbar, darüber nachzudenken. Schließlich sprach sie nicht von einem polarisierten Kampf in ihrem Innern (wie er für eine BPS typisch gewesen wäre), sondern von einem Streit zwischen verschiedenen Meinungen. Zusammengenommen lassen sich diese Beispiele möglicherweise als dezente Anzeichen einer Aufspaltung der Persönlichkeit auffassen.

Veränderungen des Bewusstseins

Depersonalisation und Derealisation. Die Patientin schilderte zahlreiche Depersonalisationssymptome. Sie hatte oft das Empfinden, sich selbst fern zu sein, und fühlte sich manchmal außerstande, wirklich in Verbindung zu sich selbst zu treten. Manchmal tat sie Dinge, ohne zu verstehen, warum sie sie tat, etwa wenn sie sich ein Tattoo machen oder ein Piercing stechen ließ. So etwas sehe ihr nicht ähnlich. Sie bekam bewusst mit, dass sie diese Dinge tat, und konnte detailliert davon berichten, folgte in solchen Momenten aber Impulsen, über die sie keine Kontrolle hatte. Vielleicht, so überlegte sie, habe sie die Tendenz, eine Weile lang auf Autopilot zu schalten, wann immer ihr eine Situation über den Kopf wachse. Das passendste Bild dafür schien eine Art Kurzschluss in ihrem Kopf zu sein. Das sei, als schalte sie sich selbst ab und fange an, wie ein Roboter zu funktionieren. Sie war dann auch von ihren Gefühlen abgeschnitten und hatte beispielsweise keinen Zugang zu ihrem Kummer, auch wenn sie wusste, dass er da war. Derealisationssymptome beschrieb die Patientin keine.

Absorptions- und Tranceerleben. Wie die Patientin berichtete, konnte sie manchmal ganz in einer Aktivität versinken und verlor dann das Gefühl für die Zeit. Das konnte geschehen, wenn sie intensiv mit etwas beschäftigt war. Gelegentlich saß sie aber auch stundenlang auf dem Sofa, ohne irgendetwas zu tun. In solchen Situationen war es, wie sie sagte, „als ob das Licht ausgeht“, und sie konnte sich hinterher an nichts erinnern. Es wies aber nichts darauf hin, dass sie in solchen Phasen Dinge tat, die einem anderen dissoziierten Persönlichkeitsanteil zuzuschreiben waren. Möglicherweise erlebte sie traumatische Ereignisse wieder. Jedenfalls kam sie nach einer Weile zu sich und saß wie zuvor auf dem Sofa. *Ich hatte nicht einmal eine zweite Tasse Kaffee getrunken.*

Somatoforme dissoziative Symptome

Symptome wie Ohnmacht und Kraftverlust oder Lähmung in Armen oder Beinen kamen bei der Patientin nicht vor. Zuweilen hatte sie aber Schwierigkeiten mit dem Schlucken. Auch konnte sie, wie erwähnt, manchmal keinen guten Kontakt zu ihrem Körper herstellen. Außerdem reagierte sie zeitweilig überempfindlich auf Klänge, Licht und Gerüche (was zu den schweren PTBS-Symptomen passte).

Psychoforme dissoziative Symptome

Amnesie. Einerseits hatte die Patientin ein beeindruckend gutes Gedächtnis. Andererseits sagte sie, dass sie sich an einige Abschnitte ihrer Vergangenheit nicht mehr erinnern konnte und dass manchmal eine Flut von Erinnerungen über sie hinwegging und sie sich bei Flashbacks an unangenehme Dinge erinnerte, die sie bis dahin vergessen hatte. Vor allem in Phasen mit vielen Flashbacks fiel es ihr schwer, sich genau in Erinnerung zu rufen, was sie an dem Tag getan hatte. Sie war dann weniger bei der Sache, und ihr Zeitgefühl war manchmal löcherig, wie ein Sieb. Es gab aber jeweils *keine* Hinweise darauf, dass sie Dinge getan hatte, die von einem anderen dissoziierten Persönlichkeitsanteil ausgingen. Einmal kam sie in dem Dorf, in dem sie wohnte, an einer Stelle zu sich und wusste nicht, warum sie sich dort befand oder wie sie hingekommen war. Sie berichtete keine weiteren Beispiele aus jüngerer Zeit für eine Amnesie, die alltägliche Aufgaben und Abläufe betraf, und sagte, Stress und Anspannung hätten sicherlich Einfluss darauf, wie gut ihr Gedächtnis arbeitete. Sie erweckte nicht den Eindruck, als würde sie absichtsvoll Informationen zurückhalten, und dissoziierte während des Interviews auch nicht. Für einige ihrer traumatischen Erfahrungen bestand allerdings Amnesie.

Schneider'sche Symptome / Intrusionen. Die Patientin sagte, sie höre keine Stimmen. Sie berichtete allerdings, dass sie sich selbst hörte, wie sie sich in ihrem Kopf die eigenen Gedanken vorlas (sie hörte also ihre eigene Stimme). Das sei schon immer so gewesen, so lange sie zurückdenken könne. Der Tonfall der vorlesenden Stimme konnte ein wenig wechseln, je nachdem, wie ihre Gedanken sich veränderten. Die innere Stimme konnte beispielsweise ärgerlicher oder trauriger klingen. Die Gedanken lagen manchmal in heftigem Widerstreit miteinander. Im Interview war das hauptsächliche Streitthema der Gedanken, ob sie zutreffende Antworten gab oder nicht und ob sie aufrichtig war.

Dissoziative Persönlichkeitsanteile. Die Patientin hatte nicht das Empfinden, innerlich derart zerrissen zu sein, dass von dissoziierten Persönlichkeitsanteilen die

Rede sein konnte. Ihr Partner hatte gesagt, sie verhalte sich recht unterschiedlich, mal durchsetzungsstark, mal kindlich. Ihr selbst war das nicht bewusst, und sie nahm an, es sei Teil ihrer Borderline-Symptomatik.

Diagnostische Überlegungen

Alle Symptome, die die Patientin berichtete, ließen sich dem dissoziativen Subtyp einer PTBS und einer kPTBS gemäß ICD-11 zuordnen. Außerdem beschrieb sie viele dissoziative Symptome, insbesondere Gedächtnisprobleme, die vor allem die Vergangenheit betrafen. In der Gegenwart bezogen sich Amnesien auf Episoden des Wiedererlebens von traumatisierenden Ereignissen. Sie berichtete von chronischem Depersonalisationserleben. Stimmenhören trete bei ihr nicht auf, doch hörte sie offenbar schon ihr ganzes Leben lang die eigene Stimme, so, als ob sie ihr vorlese. Der Ton der eigenen Stimme wechselte. Es ist gut möglich, dass es sich eben doch um dissoziationsbedingte Stimmen handelte, zumal sie einander widersprechende Meinungen vertraten. Die Symptome hätten demnach auf eine dissoziative Störung wie die partielle DIS zurückgehen können, und auch eine maskierte DIS ließ sich nicht ganz ausschließen.

Die Patientin erwähnte mehrere Situationen, in denen sie einem inneren Drang, der nicht ihrem Wesen entspreche, nicht habe widerstehen können, etwa dem Impuls, sich ein Tattoo machen zu lassen. Ein solcher Drang war wahrscheinlich in höherem Maße ich-dyston als der Einfluss eines Borderline-Modus. Auch bei den Themen Selbstverletzung und Essen sprach sie von drängenden inneren Impulsen. Dabei handelte es sich möglicherweise um Intrusionen dissoziierter Anteile, die aber anhand der vorliegenden Informationen schwer von potenziellen Borderline-Modi zu unterscheiden waren. Denn bei der Patientin waren auch die Kriterien einer BPS gegeben.

Es ist nicht unwahrscheinlich, dass bei der Patientin mindestens ein, möglicherweise aber auch mehrere traumabedingte dissoziierte Anteile existierten, denn sie berichtete von häufiger Amnesie für das Wiedererleben traumatisierender Ereignisse und von einem „Wegdriften“ beim Sex. Sie war in solchen Momenten abwesend. Die Diagnose einer OSDD-1 wäre auch hier problematisch gewesen, denn dass die Patientin von häufiger Amnesie berichtete, passt nicht zur aktuellen Definition einer OSDD-1. Am ehesten könnte wohl die Diagnose einer partiellen DIS passen. Vor einigen Jahren wäre bei der Patientin wohl eine DDNOS laut DSM-IV festgestellt worden. Bei diesem Fallbeispiel treten die Überschneidungen zwischen dissoziativem Subtyp der PTBS, DDNOS laut DSM-IV-TR und kPTBS laut ICD-11 sehr deutlich hervor.

Aus Sicht der strukturellen Dissoziation der Persönlichkeit besteht zwischen kPTBS und OSDD-1 kein Unterschied, denn es liegt in beiden Fällen eine sekundäre strukturelle Dissoziation der Persönlichkeit vor (siehe Abbildung 1.1), mit einem Anteil, der im Alltag funktionsfähig ist, und mehreren Anteilen, die in der Traumazeit feststecken.

In der klinischen Praxis beziehe ich, wie oben zu sehen, in den Bericht über eine Patientin stets eine detaillierte Beschreibung der dissoziativen Symptome und meine diagnostischen Überlegungen mit ein.

Resümee

In diesem Kapitel habe ich versucht zu zeigen, dass sich eine kPTBS (das heißt eine in einer Vorgeschichte frühkindlicher Traumatisierung gründende PTBS) nicht immer klar gegen eine dissoziative Störung wie OSDD-1 oder partielle DIS abgrenzen lässt. Ebenso lässt sich, wenn die Patientin (noch) keine entsprechenden Beispiele angeben kann, nicht immer eindeutig sagen, ob eine Aufspaltung der Persönlichkeit besteht. Und noch komplizierter wird das Ganze durch die unterschiedlichen Klassifikationssysteme des DSM-5 und der ICD-11. Schließlich gibt es in Fällen einer Aufspaltung der Persönlichkeit ein Kontinuum, was die „Ausarbeitung" dissoziierter Persönlichkeitsanteile betrifft: Die Anteile können über eine mehr oder weniger ausdifferenzierte Lebensgeschichte und über mehr oder weniger spezifische Vorstellungen von sich selbst, von anderen und von der Welt verfügen.

Manche Anteile, sowohl solche, die für die Bewältigung des Alltags zuständig sind, als auch solche, die in der Traumazeit feststecken, haben nur eine sehr begrenzte Funktion. Vor allem bei einer sekundären strukturellen Dissoziation der Persönlichkeit sind nicht alle in der Traumazeit verhafteten Anteile gleichermaßen „entwickelt"; manche sind ausschließlich auf eine Handlung, eine Emotion oder eine Körperempfindung ausgerichtet. Doch alle Anteile bergen Kognitionen, Emotionen und Körperempfindungen in sich, die der Integration bedürfen und die das Individuum sich als Ganzes „aneignen" muss. Insbesondere in der Traumazeit verhaftete Anteile werden von dem / den für die Alltagsbewältigung zuständigen Anteil(en) oft als „nicht zum Ich gehörig" wahrgenommen. Das obige Zitat von Charlotte Delbo bringt das gut zum Ausdruck. Bei der diagnostischen Abklärung vor allem von Patientinnen mit OSDD-1 oder partieller DIS ist aber meistens ganz unklar, wie weit die jeweiligen dissoziierten Anteile entwickelt sind. Dies kommt erst im Laufe der Behandlung allmählich ans Licht.

Am wichtigsten bei der Untersuchung von PBTS-Patientinnen ist, dass sie unabhängig vom verwendeten Klassifikationssystem immer eingehend zu dissoziativen Symptomen befragt werden sollten. Eine zutreffende Diagnose ist die Voraussetzung, um einen adäquaten Behandlungsplan erstellen zu können. Je komplexer die dissoziativen Symptome sind, desto mehr Beachtung müssen wir ihnen schenken. Darauf werde ich in Kapitel 11 kurz eingehen.

10. Unzutreffende (falsch positive) DIS-Diagnosen und vorgetäuschte oder imitierte DIS

10.1 Einleitung

Wie ich in Kapitel 1 festgestellt habe, sind die meisten Patienten, bei denen eine DIS diagnostiziert wird, zuvor auf andere psychische Störungen hin behandelt worden. Die 71 DIS-Patientinnen und -Patienten, die Nel Draijer und ich in den 1980er- und 1990er- Jahren untersuchten, waren im Durchschnitt acht Jahre lang psychiatrisch und psychotherapeutisch behandelt worden und hatten drei verschiedene Diagnosen erhalten, ehe dann die Diagnose DIS gestellt wurde (Boon & Draijer, 1993a). Weltweit wurden dazu andere Studien durchgeführt, deren Befunde unsere Ergebnisse bestätigten (Dorahy et al., 2014; ISSTD, 2011; Loewenstein et al., 2017). Da der Grad der Komorbidität bei DIS hoch ist, kommt es zu vielen falsch negativen Diagnosen bei Patienten, deren DIS unerkannt bleibt, weil ihnen keine (oder keine hinreichend geeigneten) Fragen zu dissoziativen Symptomen gestellt werden oder weil keine strukturierte Untersuchung durchgeführt wird. Zudem prägen bei Patienten mit echter DIS, wie in Kapitel 1 und 7 erläutert, gewöhnlich nicht typische dissoziative, sondern komorbide Symptome das Erscheinungsbild. Schließlich wird die DIS-Diagnostik auch dadurch kompliziert, dass die Validität dieser diagnostischen Kategorie, ob aus Unwissen oder Voreingenommenheit, noch immer angezweifelt wird. Manche Klinikerinnen glauben nicht, dass es die dissoziative Identitätsstörung gibt, und unternehmen daher auch keine entsprechenden diagnostischen Anstrengungen. Stoßen sie trotzdem auf eine „DIS", handelt es sich oft um Patienten, die ihre Symptome in dramatischer und unglaubwürdiger Weise präsentieren, was häufig zu einer falsch positiven DIS-Diagnose führt.

In solchen Fällen trägt das trügerische Erscheinungsbild leicht dazu bei, Vorbehalte gegenüber der Diagnose DIS zu bekräftigen, denn unerfahrene Klinikerinnen sind nicht immer dazu in der Lage, es von dem Erscheinungsbild einer echten DIS zu unterscheiden.

Eine korrekte Diagnose hat natürlich Konsequenzen für die Therapie, die bei Patienten mit einer echten DIS ganz anders aussehen muss als bei Patienten ohne DIS, die fälschlicherweise mit einer DIS diagnostiziert wurden. Falsch positive DIS-Diagnosen führen dazu, dass Patienten länger „krank" bleiben, da ihr „DIS-Verhalten" von Klinikerinnen belohnt und aufrechterhalten wird (Draijer & Boon, 1999).

Insbesondere Patienten mit einer histrionisch-hysterischen Dynamik versuchen durch ihr symptomatisches Verhalten, Aufmerksamkeit auf sich zu ziehen. Dies hängt mit dem zusammen, was Balint (1968) als „Grundstörung" (basic fault) bezeichnet hat, das heißt mit der Tendenz zur Regression um ihrer selbst willen. Es besteht dann die Gefahr einer negativen therapeutischen Reaktion und einer zunehmenden Dysregulation, die in Invalidität, Suizidalität und Hospitalisierung münden kann – alles Dinge, die vermieden werden sollten (Draijer, 2008). In der Psychotherapie eines Patienten, bei dem fälschlicherweise eine DIS diagnostiziert wurde, ist eine radikal andere Herangehensweise notwendig, bei der wir uns nicht auf die weiterhin von ihm eingenommene Rolle des Kranken konzentrieren, sondern auf sein Gefühl, „nicht gesehen zu werden". Sowohl an Behandlungszentren, die auf dissoziative Störungen spezialisiert sind, als auch an niedergelassene Expertinnen werden immer häufiger Patienten mit dem Verdacht auf eine DIS überwiesen. Bei der diagnostischen Prüfung stellt sich dann oft heraus, dass weder eine DIS noch eine andere dissoziative Störung noch eine kPTBS vorliegt.

Manchmal kommen Fehldiagnosen auch auf Grundlage einer diagnostischen Abklärung mithilfe eines strukturierten Interviews wie dem SCID-D zustande, manchmal auf Grundlage der Ergebnisse von Selbstbeurteilungsfragebögen wie der DES oder dem DIS-Q. Oft wurden Symptome wie Depersonalisation, Absorptionserleben und Identitätsunsicherheit festgestellt und dann für eine unzutreffende DIS-Diagnose herangezogen. In manchen Fällen geht die Fehldiagnose allein von der Therapeutin aus, in anderen ist der Patient selbst überzeugt, er habe eine DIS, oder legt dies (manchmal im Zusammenspiel mit wichtigen Bezugspersonen) der Therapeutin nahe. Leider kommt es auch häufig vor, dass Patienten mehrere Jahre lang wegen einer DIS behandelt werden, die bei ihnen gar nicht gegeben ist. Dieses Phänomen habe ich in den letzten zwei Jahrzehnten in den Niederlanden und anderen europäischen Ländern beobachtet.

Zusammenfassend lässt sich sagen, dass mehrere Faktoren zu einer unzutreffenden DIS-Diagnose beitragen können (Boon & Draijer, 1995a; Brick & Chu, 1991; Chu, 1991; Draijer & Boon, 1999; Kluft, 1987b):

1. Klinikerinnen stellen bei Patienten, die unter anderen psychischen Störungen leiden, eine falsche DIS-Diagnose, und die Patienten übernehmen diese Einschätzung oder werden in Bezug auf ihre Symptome verunsichert.
2. Klinikerinnen stellen bei Patienten, bei denen sich später herausstellt, dass eine andere dissoziative Störung vorliegt, eine falsche DIS-Diagnose, und die Patienten übernehmen diese Einschätzung oder werden in Bezug auf ihre Symptome verunsichert.

3. Patienten ahmen (bewusst oder nicht bewusst) eine dissoziative Störung nach oder sind in ihrer Identität verunsichert und denken, sie hätten eine DIS, und Klinikerinnen schließen sich dieser Selbsteinschätzung an oder werden unsicher, welche Diagnose die richtige ist.

In der klinischen Praxis sind bei unzutreffenden DIS-Diagnosen also offenbar häufig Kombinationen der wechselseitigen Einflussnahme von Patienten und Therapeutinnen im Spiel.

10.2 Ältere Studien

Als Nel Draijer und ich in den späten 1980er-Jahren unsere SCID-D-Validierungsstudie begannen, trafen wir nur selten auf Patienten, bei denen Klinikerinnen eine falsch positive DIS-Diagnose gestellt hatten oder die eine DIS imitierten. In den USA hatten einige Kolleginnen bereits Artikel zum Thema simulierte oder iatrogene DIS publiziert (Brick & Chu, 1991; Chu, 1991; Coons, 1978, 1988, 1989, 1991; Kluft, 1987b; Kluft 1989), doch im Allgemeinen wussten Klinikerinnen noch recht wenig über dissoziative Störungen und dissoziative Symptome. Außerdem war damals weltweit das Kontinuum-Modell der Dissoziation bestimmend (siehe Kapitel 1). Klinikerinnen unterschieden nicht zwischen dissoziativen Symptomen, die auf eine Aufspaltung der Persönlichkeit hindeuten, und anderen Bewusstseinsveränderungen wie (milden Formen von) Depersonalisation, Derealisation und Absorptionserleben. Nach wie vor ist das Wissen vieler Klinikerinnen über dissoziative Störungen und insbesondere DIS begrenzt. In den Niederlanden liegt das auch daran, dass viele psychiatrische und psychotherapeutische Einrichtungen vor der Behandlung von Patienten mit schweren dissoziativen Störungen zurückscheuen. Außer in den recht wenigen spezialisierten Abteilungen und Privatpraxen gibt es entsprechend wenig Erfahrung in der Behandlung dieser Störungen. Außerdem findet die DIS, wie ich in Kapitel 1 erläutert habe, in Ausbildungsprogrammen für Psychiaterinnen und Psychologinnen eher wenig Beachtung, weil die diagnostische Erfassung der Störung komplex und schwierig ist. Eine echte DIS zu diagnostizieren ist für eine Klinikerin nicht einfach, wenn sie wenig Erfahrung mit dem Störungsbild hat und nicht weiß, woran eine dissoziative Organisation der Persönlichkeit abzulesen ist. Auch der Umstand, dass viele Patienten, die denken, sie hätten eine DIS, der Klinikerin die „klassischen" Symptome mehr oder weniger auf dem Silbertablett servieren, also so, wie sie in den Medien, im Internet oder in Büchern zum Thema dargestellt werden, erschwert es möglicherweise, eine imitierte DIS zu erkennen oder eine fälschlicherweise gestellte DIS-Diagnose zu korrigieren. Am schwierigsten gestaltet sich die Aufgabe, eine DIS auszuschließen, wenn nicht nur die Patienten selbst, sondern auch Freunde oder

Verwandte „ganz sicher“ sind, dass eine DIS vorliegt, und dann manchmal „Beweise“ für die Diagnose vorbringen.

Manch ein Patient, der eine DIS imitiert, hat sich intensiver mit dem Thema beschäftigt als die durchschnittliche Klinikerin, die eine Diagnose stellen soll. Auch kann die Diagnose DIS den Patienten durch die Aufmerksamkeit und „Unterstützung“, die sie dann bekommen, einen primären oder sekundären Krankheitsgewinn verschaffen. Sie sind deshalb wenig erfreut, wenn sich die Diagnose beim Einholen einer zweiten Meinung nicht bestätigt. Für manche ist die Diagnose Teil ihrer Identität geworden, und sie empfinden es dann so, als würde ihnen etwas weggenommen oder „gestohlen“.

Hervorheben möchte ich: In all unseren Studien seit den späten 1980er-Jahren stellte sich nur bei einem sehr niedrigen Prozentsatz der Patienten heraus, dass sie bewusst und mit Absicht eine DIS nachahmten. Die übergroße Mehrheit der Patienten und oft auch ihre Therapeutinnen sind sich, wenn es um dissoziative Symptome und die Diagnose DIS geht, wirklich unsicher. Deshalb habe ich weiter oben darauf hingewiesen, dass die Bezeichnung „vorgetäuschte DIS“, so wie sie im DSM-5 definiert wird, nicht ganz zutreffend ist. Wir ziehen es vor, von Imitation der DIS zu sprechen (Boon & Draijer, 1995a; Draijer & Boon, 1999; Pietkiewicz et al., 2021). Vorgetäuscht ist eine Störung dann, wenn Symptome aus internalen psychischen Beweggründen wie dem Bedürfnis, sich in der Rolle des Kranken einzurichten, bewusst nachgeahmt werden. Simulation meint ein vorsätzliches Imitieren, das auf einen konkreten externen Nutzen abzielt (zum Beispiel Leistungen einer Renten- oder Krankenversicherung oder das Abwenden einer Bestrafung). Viele Patienten vermitteln aber den Eindruck, dass sie das Störungsbild nicht bewusst vortäuschen oder simulieren, sondern dass es sich um ein Bemühen handelt, sich selbst zu verstehen und sich einen Reim auf gravierende Identitätsprobleme, inneres Chaos und das Gefühl einer ungeheuren Leere zu machen. Wahr ist freilich auch, dass sie mit der Diagnose DIS zusätzliche Aufmerksamkeit auf sich ziehen, weil sie auf viele Therapeutinnen faszinierender wirkt als die einer Persönlichkeitsstörung. Bei manchen Therapeutinnen löst sie allerdings starke Verunsicherung aus, sodass sich die Wahrscheinlichkeit erhöht, dass sie sich nicht auf eine Behandlung einlassen. Was die Patienten betrifft, so bekommen sie leider, wenn ihnen die Diagnose durch eine zweite Meinung „weggenommen“ wird, erneut das Gefühl, nicht gesehen, nicht verstanden und abgewiesen zu werden, und sehen sich so von Neuem mit ihren Kernthemen konfrontiert.

Viele der Patienten, bei denen wir seinerzeit anhand des SCID-D eine imitierte DIS diagnostizierten, und andere Patienten, bei denen ich in den letzten Jahren mithilfe des TADS-I zum selben Schluss gekommen bin, fragten sich, wer sie eigentlich sind; sie kämpften mit Identitätsproblemen und einer enormen Verunsicherung. Manchmal kamen auch Fragen der Geschlechtsidentität mit ins Spiel. Wie erwähnt, wurden viele von ihnen als Kinder von ihren Bezugspersonen nicht genügend „gesehen". Irgendwann kamen sie dann mit dem Thema Dissoziation und dissoziative Störungen in Berührung oder lernten einen Mitpatienten mit derartigen Problemen kennen. Sie fingen an, sich über das Thema zu informieren, besuchten womöglich Tagungen oder gingen zu Treffen einer Selbsthilfegruppe und gelangten, oft zusammen mit ihrer Therapeutin, zu der Überzeugung, sie litten unter einer DIS. Manche fühlten sich von dem Störungsbild angezogen, weil sie annahmen, es sei besser behandelbar als eine Persönlichkeitsstörung oder eine Schizophrenie. Außerdem kann eine DIS-Diagnose als Ausrede für Verhaltensprobleme oder antisoziales Verhalten herhalten.

Zur Zunahme der Fälle von imitierter DIS hat auch das Aufkommen des Internets beigetragen. Dort sind viele Informationen zur DIS abrufbar, beispielsweise zahlreiche Videos von DIS-Patienten auf YouTube und Posts von Bloggern und Videobloggern in den sozialen Medien. Viele Internetvideos sind sehr dramatisch gestaltet und entsprechen damit eher der oft melodramatischen Darstellung der DIS in den Medien und nicht so sehr dem tatsächlichen Erscheinungsbild (siehe Kapitel 1).

Coons und Milstein (1994) haben als Erste Patienten mit echter DIS und Patienten mit vorgetäuschter DIS systematisch miteinander verglichen. Bei 10 Prozent (n = 11) von 112 Patientinnen und Patienten, die nacheinander in eine Klinik für die Behandlung dissoziativer Störungen aufgenommen wurden, stellten sie fest, dass sie eine DIS imitierten. Im Vergleich mit den Patienten und Patientinnen, bei denen eine echte DIS vorlag (n = 50), wiesen die Imitierenden wesentlich mehr Symptome auf, die für eine vorgetäuschte Störung kennzeichnend sind, wie etwa dramatische Selbstdarstellung, Übertreibung von Symptomen, *pseudologia fantastica* (pathologisches Lügen), *Belle indifférence*[15], selektive Amnesie und Lügen. Im Gegensatz zu Patienten mit echter DIS sperren sich Patienten mit imitierter DIS häufig dagegen, dass kollaterale Interviews[16] durchgeführt werden. Coons und Milstein heben hervor, dass einige von denen, die eine DIS imitierten, DIS und „Teilpersönlichkeiten" auf recht naive und einfache Weise verkörperten. Andere hingegen waren selbst für erfahrene Klinikerinnen viel schwerer von Patienten mit echter DIS zu unterscheiden. Auffällig war aber, dass auch 44 Prozent der Patientinnen und Patienten mit

15 *Belle indifférence*, das Fehlen von Anzeichen eines Leidensdrucks trotz bestehender Symptome. Das zuerst in der französischen psychiatrischen Fachliteratur des 19. Jahrhunderts beschriebene Symptom fand Eingang in das psychoanalytische Konzept der Hysterie. Das Phänomen gilt seit Langem als wichtiger Beleg für die Sinnhaftigkeit der diagnostischen Kategorie der sogenannten Konversionsstörung, ist aber auch bei neurologischen Störungen zu finden (Vermeulen & van der Linden, 2012).

16 Kollaterale Interviews sind Gespräche (Interviews) mit Menschen, die einen Patienten im Alltag direkt miterleben und beobachten können. Sie sollen klären helfen, ob bestimmte Symptome und Verhaltensweisen nicht nur von ihm selbst beschrieben werden, sondern auch von anderen, die ihn gut kennen.

echter DIS ein histrionisches Erscheinungsbild boten. Dies ist ein wesentlich höherer Prozentsatz als der von Kluft (1987) ermittelte von 4 bis 6 Prozent und als der von 11,5 Prozent, der sich in unserer systematischen Studie mit dem SCID-D ergab (Boon & Draijer, 1993a, 1993b, 1995). Am wahrscheinlichsten ist, dass es sich in der Studie von Coons und Milstein um eine recht spezifische Gruppe von DIS-Patientinnen und -Patienten handelte, weil sie alle in eine Klinik für die Behandlung dissoziativer Störungen aufgenommen worden waren.

Nel Draijer und ich waren die Ersten, die mit dem SCID-D strukturierte Untersuchungen bei einer Gruppe von Patienten durchführten, die eine DIS imitierten oder bei denen wir uns nicht sicher waren, ob eine DIS vorlag (Boon & Draijer, 1995, 2003; Draijer & Boon, 1999; siehe auch Tabelle 10.1). Die meisten von ihnen waren von einer Therapeutin überwiesen worden, die eine zweite Meinung einholen wollte. Die 36 Patienten (33 Frauen und 3 Männer, im Durchschnitt 30 Jahre alt) hatten fast alle eine lange psychiatrische Vorgeschichte; ein Viertel von ihnen war mehr als sieben Mal in einer psychiatrischen Klinik gewesen. Die häufigsten Symptome waren Substanzmissbrauch, Probleme mit dem Essen, mit Stimmungsschwankungen und mit der Impulskontrolle, Suizidalität und selbstverletzende Handlungen. Ausgehend von der klinischen Phänomenologie unterteilten wir die Patientinnen und Patienten in zwei Gruppen: Die erste Gruppe umfasste hauptsächlich Menschen mit Borderline-Persönlichkeitsstörung und außerdem einige mit einer anderen Achse-I-Störung und komorbiden Persönlichkeitsproblemen (n=20). Die zweite Gruppe bildeten die Patientinnen und Patienten mit histrionischer Persönlichkeit (n=16). Vor allem in der zweiten Gruppe war es bei mehreren Symptomclustern des SCID-D (insbesondere Amnesie und Identitätswechsel) nicht möglich, eine Einstufung vorzunehmen: Die Patienten stellten „Standardsymptome" übertrieben dar, beschrieben Beispiele wie aus einem Lehrbuch[17] *(und dann habe ich natürlich völlig mein Zeitgefühl verloren)* und waren nicht bereit oder in der Lage, in eigenen Worten authentische, für sie selbst typische Beispiele zu schildern. Bemerkenswert war auch, dass sie oft wütend wurden, wenn sich an eine bestimmte Antwort detaillierte Nachfragen anschlossen. Sie schienen sich dann angegriffen zu fühlen. Zwei typische Antworten waren: *Sie sind ja schließlich die Expertin, also muss ich Ihnen das nicht erklären – ich habe mich da bereits sehr klar ausgedrückt.* Und: *Sie wissen ja bestimmt, was mit Ge-*

---

17 Typisch für die Darstellung der betreffenden Symptome und Fallgeschichten in den Massenmedien ist, dass markant unterschiedliche Erscheinungsbilder von dissoziierten Persönlichkeitsanteilen beschrieben werden, die völlig verschiedene Vorlieben haben, etwa was Kleidungsstil oder Essen anbetrifft *(einer mag seinen Kaffee mit Milch und Zucker, ein anderer schwarz ohne Zucker und ein anderer nur mit Milch; der eine will immer rosa Sachen anziehen, aber ich kann Rosa nicht ausstehen)*. Die meisten Patienten, die wirklich unter DIS leiden, versuchen solche Unterschiede, falls es sie gibt, um jeden Preis zu verheimlichen. Bei einer diagnostischen Abklärung würden sie sie auch nicht von sich aus und nicht auf diese Weise zur Sprache bringen.

dächtnislücke gemeint ist, zumindest hoffe ich das! Das Thema „sich nicht verstanden fühlen“ war bei diesen Untersuchungen fortwährend im Spiel und hatte – anders als bei Patienten mit echter DIS – einen speziellen Übertragungs- und Gegenübertragungsprozess zur Folge: Der Patient sah sich als Opfer der Untersuchungsmethode und wies der Klinikerin die Rolle einer Polizistin zu, die ein Verhör führte. (Eine Patientin sagte, als sie gebeten wurde, ein Beispiel näher auszuführen: *Ich fühle mich, als müsste ich mich vor einem Tribunal rechtfertigen.*) In einigen Fällen kam es zu dramatischen Darstellungen von vorgeblichen dissoziierten Anteilen. Eine Patientin zog zur Demonstration Stofftiere hervor und sagte: *Jetzt werde ich eine Weile lang X* (Kindername) *sein.* Für die meisten Patienten dieser zweiten Gruppe schien die DIS-Diagnose Teil ihrer Identität geworden zu sein.

Die zur ersten Gruppe gehörenden Patientinnen und Patienten (und hier vor allem diejenigen mit BPS) waren in der Lage, die Fragen des SCID-D angemessen zu beantworten, und schienen angesichts ihrer dissoziativen Symptome wirklich verwirrt zu sein. Es gelang ihnen, authentisch wirkende Beispiele für ihre Symptome zu benennen. Bei mehreren von ihnen lagen auch PTBS-Symptome vor, und sie berichteten außerdem vor allem von Depersonalisationssymptomen. Ein kleiner Teil dieser Patientinnen und Patienten gab an, dass sich Amnesie bei ihnen nur auf unerwünschte eigene Verhaltensweisen erstreckte (wie Stalking oder Aggression gegen eine Partnerin oder gegen Kinder), nicht aber auf Verhaltensweisen, die (von anderen) neutral oder positiv bewertet wurden. Die Patienten dieser Gruppe waren im Allgemeinen nicht defensiv eingestellt oder vergleichsweise wenig, und sie waren bereit, eine alternative Erklärung für ihre Symptome in Betracht zu ziehen. Sie beschrieben kein typisches Cluster von DIS-Symptomen, etwa mit ausgeprägter Amnesie (unter anderem für Alltagsaufgaben und -tätigkeiten) und Schneider'schen Symptomen. Vielmehr ließen sie meist ein bemerkenswert gutes Erinnerungsvermögen erkennen, wenn sie zu ihrer psychiatrischen Vorgeschichte, zu ihrer bisherigen Behandlung oder zu anderen Symptomen wie Essstörungen oder Suizidalität befragt wurden. Außerdem waren sie in der Lage, ihre Lebensgeschichte nachvollziehbar und zeitlich strukturiert darzustellen (siehe auch Thomas, 2001).

Die Symptome Depersonalisation, Derealisation und Identitätsunsicherheit eigneten sich jedoch nicht dafür, diese Gruppe von Patienten mit echter DIS zu unterscheiden. (Dies leuchtet ein, weil sie auch bei vielen BPS-Patienten zu finden sind.) Allerdings unterschieden die Symptome sich in Qualität und Schweregrad von denen, die Patienten mit echter DIS beschreiben. Denn es waren große Ähnlichkeiten mit den Symptombeschreibungen von BPS-Patienten zu erkennen, die im letzten Kapitel Thema waren. Die Patientinnen und Patienten schilderten vorwiegend ein Erleben von Losgelöstsein (detachment) und keine Symptome, die auf eine Aufspaltung der

Persönlichkeit hinwiesen. Die Fragen nach Symptomen von Identitätsunsicherheit förderten ein stark in Gut und Böse polarisiertes Selbstbild zutage.

Bei der zweiten Gruppe, den histrionischen Patientinnen und Patienten, die davon ausgingen, dass in ihnen alle möglichen „Anteile" existierten, ergab sich ein anderes Bild. Alle an der Studie Beteiligten, eindrücklicher aber die zu dieser zweiten Gruppe gehörigen, sprachen ganz unbefangen und offen über ihre dissoziativen Symptome und ihre unterschiedlichen „Persönlichkeiten", ganz ohne das typische Widerstreben gegen deren Existenz oder irgendwelche Scham oder Angst erkennen zu lassen. Abgesehen von dem ungewöhnlichen und betont dramatischen Präsentieren der Symptome waren die Patientinnen und Patienten der zweiten Gruppe mit histrionischem Erscheinungsbild schwerer von Patienten mit einer echten DIS zu unterscheiden, weil sie viele Beispiele für ihre angeblich „schweren" dissoziativen Symptome nannten und oft ein vollständiges Symptomcluster beschrieben, das auf eine Aufspaltung der Persönlichkeit hinzudeuten schien. Es sind also Patienten wie die zu dieser Gruppe gehörenden, die unerfahrene Klinikerinnen vor die größten Herausforderungen stellen.

Ann Thomas (2001) beschrieb 18 Patienten mit imitierter DIS, die sie mithilfe des SCID-D untersucht hatte, und erstellte eine Liste von Merkmalen dieser Gruppe. Viele der Merkmale decken sich mit denen, die wir in unserer Studie bei der histrionischen Gruppe fanden, weniger aber mit dem Erscheinungsbild der BPS-Patientinnen und -Patienten. Ich möchte auf einige aufschlussreiche Unterschiede zwischen europäischen Studien und der Studie von Thomas, die in den USA durchgeführt wurde, hinweisen. In der Studie von Thomas, wie auch in vorherigen US-Studien von Coons und Milstein, waren offenbar bei Patienten mit echter DIS dramatischere (histrionische) Symptome zu erkennen als bei Patienten, wie wir sie in den Niederlanden und anderen europäischen Ländern sehen. So berichtete Thomas, dass die meisten der Patienten mit imitierter DIS in ihrer Studie von sich durchweg in der ersten Person Singular („ich") sprachen, während Patienten mit echter DIS den Plural („wir") verwendeten. In den Niederlanden und anderen europäischen Ländern dagegen sprechen Patienten mit imitierter DIS von sich stets im Plural („wir"), während Patienten mit echter DIS zu kaschieren versuchen, dass es um ein „Wir" gehen könnte (aus Scham und aus Vermeidung). Bei der diagnostischen Abklärung sprechen sie von sich eher in der ersten Person. Nur Patienten mit echter DIS, die seit Längerem in Behandlung sind und die Angst vor den eigenen Anteilen überwunden haben, sagen manchmal „wir". Es gibt auch eine kleine Zahl von Patienten mit komorbider histrionischer Persönlichkeit, die bei der diagnostischen Untersuchung manchmal im Plural von sich sprechen. Sie berichten aber auch, anders als die Gruppe mit imitierter DIS, von Scham und Ängsten und lassen Verwirrung und Ambivalenz erkennen.

In der folgenden Tabelle sind Merkmale aufgelistet, die Klinikerinnen helfen können, zwischen echter DIS und imitierter DIS zu differenzieren.[18]

Tabelle 10.1: Echte und fälschlicherweise diagnostizierte oder imitierte DIS*

Symptome, Erscheinungsbild, Funktionen von Symptomen	DIS	DIS mit histrionischem Erscheinungsbild	Falsch positive DIS-Diagnose / imitierte DIS mit Borderline-Erscheinungsbild	Falsch positive DIS-Diagnose / imitierte DIS mit histrionischem Erscheinungsbild
(Möglicherweise) traumabedingte Symptome	■ Vorhanden ■ Immer vorhanden: kPTBS-Symptome, oft mit Depersonalisation, sowie Hinweise auf eine Aufspaltung der Persönlichkeit ■ Patienten lenken selten von sich aus die Aufmerksamkeit auf „andere Anteile".	■ Vorhanden ■ Immer vorhanden: kPTBS-Symptome, oft mit Depersonalisation, sowie Hinweise auf eine Aufspaltung der Persönlichkeit ■ Patienten sprechen manchmal von „anderen Anteilen".	■ Möglicherweise vorhanden, manchmal in Kombination mit Depersonalisation / Gefühl der Losgelöstheit ■ Keine Hinweise auf Aufspaltung der Persönlichkeit ■ Patienten sprechen nur von anderen Anteilen, wenn es um Aggression, selbstverletzende Handlungen oder andere schambesetzte Verhaltensweisen geht.	■ Möglicherweise vorhanden, manchmal in Kombination mit Depersonalisation / Gefühl der Losgelöstheit ■ Keine Hinweise auf Aufspaltung der Persönlichkeit ■ Patienten sprechen oft über „andere Anteile", ohne dass sie danach gefragt werden und in histrionischer Manier *(Suzy hat Probleme mit dem Essen).*

18 Dies ist die bearbeitete Version einer Tabelle, die in folgendem Artikel veröffentlicht wurde: Draijer, N. & Boon, S. (1999). The imitation of dissociative identity disorder: Patients at risk, therapists at risk. *Journal of Psychiatry & Law,* 27, S. 423–458. In der aktualisierten Version der Tabelle sind auch die neueren, mit dem TADS-I gewonnenen Daten berücksichtigt.

Symptome, Erscheinungsbild, Funktionen von Symptomen	**DIS**	**DIS mit histrionischem Erscheinungsbild**	**Falsch positive DIS-Diagnose / imitierte DIS mit Borderline-Erscheinungsbild**	**Falsch positive DIS-Diagnose / imitierte DIS mit histrionischem Erscheinungsbild**
Identitätsprobleme	■ Vorhanden ■ Meist Verwirrung und innerer Kampf zwischen mehreren Anteilen oder Stimmen ■ In vielen Fällen Tendenz zum Bagatellisieren / Verharmlosen, vor allem was Aktivität / Einwirkung von Persönlichkeitsanteilen angeht ■ Im Hintergrund steht ein vorwiegend negatives Selbstkonzept.	■ Vorhanden ■ Meist Verwirrung und innerer Kampf zwischen mehreren Anteilen oder Stimmen, auf die der Patient manchmal in dramatischer Weise die Aufmerksamkeit lenkt ■ Offenes Vorzeigen von Anteilen ■ Im Hintergrund steht ein vorwiegend negatives Selbstkonzept.	■ Vorhanden ■ Meist massive Verwirrung, wechselndes, (in gut / schlecht) polarisiertes Selbsterleben und innere Kämpfe ■ Patienten erleben ihre schlechten Seiten manchmal als „anderen Anteil" von sich.	■ Vorhanden ■ Meist massive Verwirrung und höchst wechselhaftes Selbsterleben, manchmal auch extreme innere Leere ■ Patienten passen sich wie ein Chamäleon an verschiedene Situationen an, bestehen darauf, über „Anteile" zu sprechen und verlieren sich unter Umständen in Rollen.
Depersonalisation, Derealisation, Absorptionserleben, Trance, Tagträume	Meist vorhanden, oft massiv	Meist vorhanden, oft massiv	Möglicherweise vorhanden, manchmal auch massiv	Möglicherweise vorhanden, manchmal auch massiv
Somatoforme dissoziative Symptome	Meist vorhanden	Meist vorhanden	Selten berichtet	Manchmal erhebliche Somatisierung, die aber keinen dissoziativen Charakter aufweist

Symptome, Erscheinungsbild, Funktionen von Symptomen	DIS	DIS mit histrionischem Erscheinungsbild	Falsch positive DIS-Diagnose/ imitierte DIS mit Borderline-Erscheinungsbild	Falsch positive DIS-Diagnose/ imitierte DIS mit histrionischem Erscheinungsbild
Amnesie, Fugue; indirekte Hinweise auf gegenwartsbezogene Amnesie	Vorhanden, auch in Bezug auf Alltagsaufgaben und -funktionen	Vorhanden, auch in Bezug auf Alltagsaufgaben und -funktionen	Keine Amnesie oder, in manchen Fällen, Amnesie ausschließlich für negativ wahrgenommenes oder schambesetztes Verhalten (z. B. Aggression, selbstverletzende Handlungen)	Patienten berichten von substanzieller Amnesie, die viele Aspekte betrifft, scheuen und schämen sich nicht, darüber zu sprechen, und schildern viele stereotype Beispiele.
Vergangenheitsbezogene Amnesie	Oft vorhanden in Bezug auf Alltagsaktivitäten in der Vergangenheit und auf Traumata	Oft vorhanden in Bezug auf Alltagsaktivitäten in der Vergangenheit und auf Traumata	Nicht vorhanden, Gedächtnis ist vielmehr oft bemerkenswert gut	Patienten berichten oft von Amnesie für vergangene Ereignisse, haben aber ansonsten meist ein sehr gutes Gedächtnis.
Schneider'sche Symptome/ Intrusionen	■ Vorhanden ■ Intrusionen dissoziierter Anteile, Stimmenhören und andere Symptome	■ Vorhanden ■ Intrusionen dissoziierter Anteile, Stimmenhören und andere Symptome	■ Selten oder nicht angegeben, manchmal Hören einer (vertrauten) Stimme	■ Patienten geben oft an, sie würden Stimmen hören, berichten aber keine anderen Schneider'schen Symptome.
Anzeichen einer Aufspaltung der Persönlichkeit	Anhaltspunkte für Anteile, die Funktionen im Alltag übernehmen, und für Anteile, die in der Traumazeit verharren	Anhaltspunkte für Anteile, die Funktionen im Alltag übernehmen, und für Anteile, die in der Traumazeit verharren	Keine Anhaltspunkte für dissoziierte Anteile; manchmal gibt es eine „andere Seite von mir" mit unerwünschten Verhaltensweisen	Patienten behaupten, „alle möglichen verschiedenen Persönlichkeitsanteile" zu haben.

Symptome, Erscheinungsbild, Funktionen von Symptomen	DIS	DIS mit histrionischem Erscheinungsbild	Falsch positive DIS-Diagnose/ imitierte DIS mit Borderline-Erscheinungsbild	Falsch positive DIS-Diagnose/ imitierte DIS mit histrionischem Erscheinungsbild
Erscheinungsbild	■ Das Beantworten von Fragen zu dissoziativen Symptomen oder das Sprechen über dissoziierte Anteile fällt oft schwer und löst Angst oder Scham aus. ■ Tendenz zum Herunterspielen, Verbergen oder Bagatellisieren ■ Schwierigkeiten, DIS zu akzeptieren und anzuerkennen	■ Erscheinungsbild wechselhaft, manchmal mit Scham; Patient kann aber meistens recht offen über dissoziative Symptome und Persönlichkeitsanteile sprechen ■ Tendenz zum offenen Darbieten von Symptomen und Anteilen ■ Symptome sind manchmal zum Teil der Identität geworden ■ Manchmal plötzliches „Switchen" zu anderem Anteil	■ Beantworten von Fragen zu dissoziativen Symptomen fällt nicht schwer ■ Recht unbefangenes Sprechen über Symptome, kein Widerstand dagegen; recht gut in der Lage, Fragen der Klinikerin zu beantworten und gemeinsam mit ihr alternative Erklärungen für Symptome zu prüfen	■ Beantworten von Fragen zu dissoziativen Symptomen fällt nicht schwer ■ Recht eifriges und unbefangenes Sprechen über Symptome, kein Widerstand dagegen; ist allerdings kaum in der Lage, Fragen der Klinikerin zu beantworten und gemeinsam mit ihr alternative Erklärungen für Symptome abzuwägen ■ Ist sehr verärgert, voller Groll und fühlt sich nicht gesehen, wenn Klinikerin nachfragt oder um weitere Beispiele bittet ■ Schildert oder präsentiert „Beweise" für DIS (z. B. Zeichnungen, unterschiedliche Handschriften, schriftlich festgehaltene Dialoge zwischen „Anteilen" oder mit „Switchen")

Symptome, Erscheinungsbild, Funktionen von Symptomen	**DIS**	**DIS mit histrionischem Erscheinungsbild**	**Falsch positive DIS-Diagnose/imitierte DIS mit Borderline-Erscheinungsbild**	**Falsch positive DIS-Diagnose/imitierte DIS mit histrionischem Erscheinungsbild**
Nonverbale Anhaltspunkte	Oft (kurze) Momente der Dissoziation			
Funktionen von Symptomen				
Keine Verantwortung übernehmen müssen	Nicht vorhanden	Bei einigen Patienten möglicherweise vorhanden	In Bezug auf unerwünschtes Verhalten oft vorhanden	In Bezug auf unerwünschtes Verhalten oft vorhanden
Aufmerksamkeit bekommen; „gesehen werden“	Nicht vorhanden	Bei einigen Patienten möglicherweise vorhanden	Vorhanden	Vorhanden
Ordnung in die Innenwelt und das Selbsterleben bringen	Nicht vorhanden	Bei einigen Patienten möglicherweise vorhanden	Vorhanden	Vorhanden
Gegenübertragung; Verärgerung oder Unglaube	Nicht vorhanden	Bei einigen Patienten möglicherweise vorhanden	Mal vorhanden, mal nicht	Vorhanden

* In dieser Tabelle wird (statt „vorgetäuschter DIS“) die neutralere Bezeichnung „fälschlicherweise diagnostizierte/imitierte DIS“ verwendet, weil es nicht immer um eine bewusst simulierte DIS geht. Wie in der Einleitung zu diesem Kapitel erwähnt, beeinflussen sich Klinikerinnen, die bei ihren Patienten eine DIS vermuten, und die Patienten oft gegenseitig. Auch Angehörige können dazu beitragen, dass sich bei Patienten eine „imitierte DIS“ herausbildet.

10.3 Mit dem TADS-I gewonnene Erkenntnisse

In den letzten 15 Jahren habe ich zunächst mit dem IDDTS und ab 2014 mit dem TADS-I gearbeitet. In dieser Zeit hatte ich mit einer wachsenden Zahl von Patienten mit fälschlicherweise gestellten DIS-Diagnosen zu tun. Wie ich in Kapitel 4 erläutert habe, wurden Patienten, bei denen der Verdacht auf eine DIS oder eine andere dissoziative Störung bestand, an mich überwiesen, und sie kamen zunächst in das Trauma-Zentrum, an dem ich arbeitete, und später in meine Privatpraxis. Es handelt sich also um eine vorselektierte Gruppe von Patienten, bei denen die Wahrscheinlichkeit eines „falschen Verdachts" und des Aufdeckens einer falsch positiven DIS-Diagnose weit höher ist als bei der Gesamtgruppe psychiatrischer Patienten, bei der eher falsch negative DIS-Diagnosen vorkommen. Ähnlich wie in unserer früheren SCID-D-Studie schienen die meisten der an mich überwiesenen Patienten durch ihre Symptome verunsichert zu sein oder waren (wie manchmal auch die überweisenden Kolleginnen) zu der Überzeugung gelangt, es handle sich um die Symptome einer DIS. Für einige dieser Patienten war die Diagnose DIS bereits Teil ihrer Identität geworden. Sie berichteten von zahlreichen DIS-Symptomen und reagierten gekränkt, wenn ihnen die Diagnose „weggenommen" wurde. Alle hatten Bücher oder Internettexte über das Störungsbild gelesen. Manche hatten an Treffen von Selbsthilfeorganisationen teilgenommen, andere hatten sich Videoclips zum Thema auf YouTube angeschaut. Zur DIS sind heutzutage wesentlich mehr Informationen zugänglich als in den 1990er-Jahren, als wir unsere Studie mit dem SCID-D durchführten (Pietkiewicz et al., 2021).

Das TADS-I weist einige Vorteile auf, die das Aufdecken falsch positiver DIS-Diagnosen erleichtern können. Der umfangreiche zweite Teil enthält Fragen zu möglicherweise traumabezogenen Symptomen wie Essstörungen, Ängsten und Stimmungsschwankungen. Dazu zählen Fragen zu dissoziativen Symptomen, die auf eine DIS, OSDD-1 oder partielle DIS hindeuten können, doch die Mehrzahl der Fragen zielt nicht auf diese Störungen. Enthalten sind auch Fragen zu PTBS und kPTBS.

In den vergangenen 15 Jahren habe ich folgende Erfahrung gemacht: Wenn eine fälschlicherweise gestellte DIS-Diagnose vermutet wurde, kristallisierte sich oft schon im ersten Teil des Interviews ein klares Bild des Patienten heraus. Abgesehen von einigen stark histrionischen Patienten (siehe den Fallbericht zu imitierter DIS in diesem Kapitel) entwarfen die meisten ein klares, stimmiges und ich-syntones Narrativ ihrer Symptome, das nicht zu einer DIS-Diagnose passte. Sie konnten sich gut daran erinnern, wie die Symptome eingesetzt hatten und welche Emotionen mit ihnen verbunden gewesen waren. Eine Patientin sagte über ihre Probleme mit dem Essen Folgendes: *Ich weiß noch genau, wie ich noch neu an der weiterführenden Schule war und das Ausgehen mit Freundinnen und Freunden wichtig wurde. Ich war viel zu dick. Zu Hause aßen wir immer sehr fetthaltige Sachen, auch meine Mutter war immer übergewichtig, und ich fand das wirklich furchtbar. In der Grundschule hatte das alles keine so große Rolle gespielt, aber im ersten Jahr der weiterführenden Schule habe ich dann mit einer Diät angefangen. Ich weiß noch genau, wie das war, es fühlte sich so gut an, schlanker und schlanker zu werden. An einem bestimmten Punkt begannen meine Eltern sich dann Sorgen zu machen. Lustigerweise gefiel mir das sogar, weil ich immer das Gefühl hatte, sie haben keine Zeit für mich und nehmen mich kaum wahr. Ich schaffte es, mit den Diäten aufzuhören, und bin dann nie wieder so stark übergewichtig geworden. Später, in einer Phase, als ich mich sehr einsam fühlte, hatte ich manchmal aber Essanfälle. Das ging nicht sehr lang. Ich glaube, das hatte einfach mit dieser Lebensphase zu tun. Meine Schwester hatte damals einen Unfall, und das wirbelte in unserer Familie einiges durcheinander. Wenn du Essen so in dich hineinstopfst, kapierst du nicht wirklich, was du da tust. Du futterst ganze Tüten voller Süßkram, ohne es mitzubekommen. Ich weiß aber noch, wie ich sicherstellte, dass ich genügend Süßigkeiten kaufte, vor allem wenn es mir schlecht ging. Ich war eifersüchtig auf meine Schwester, die die ganze Aufmerksamkeit bekam, und fühlte mich wegen meiner Eifersucht schuldig. Zum Glück schaffte ich es, auch mit den Essanfällen aufzuhören. Dieses Völlegefühl und diese Übelkeit hinterher – das wollte ich einfach nie mehr erleben müssen!*

Auf die Frage, ob sie schon einmal Hinweise darauf gefunden hatte, dass sie in der Nacht aufgestanden war, um etwas zu essen, und sich dann nicht mehr daran erinnern konnte, antwortete sie: *Nein, das ist nie passiert. Ich hatte eigentlich immer einen guten Schlaf. Manchmal habe ich schlechte Träume, vor allem seit ein paar Jahren, aber davor war das nie so. Sachen in mich reinzuschlingen war etwas, das ich tagsüber in meinem Zimmer machte, wenn ich mich einsam fühlte.*

Was fällt an den Angaben der Patientin auf? Erstens hat sie keine Mühe, sich zu erinnern: Sie kann sehr detailliert und zeitlich geordnet darlegen, wann sie anfing, Diäten zu machen, und aus welchen Gründen später eine Phase mit Essanfällen einsetzte. Sie ist auch in der Lage, ihre Emotionen und Motive zu erläutern. Schließlich bezieht sie sich mehrmals auf ihr Körperempfinden (schlank zu sein war schön; nach einem Essanfall war ihr übel, und sie fühlte sich übersättigt). Das zeigt, dass sie mitbekam, wie es ihr sowohl emotional als auch körperlich ging. Wenn dagegen DIS-Patienten überhaupt in der Lage sind, etwas wie Diäthalten oder Essanfälle zu beschreiben, ist es dann fast immer ein anderer dissoziierter Anteil, „der das macht" oder von dem das Verhalten ausgeht. Der Persönlichkeitsanteil, der im Interview agiert, weiß oft nicht, warum das Diäthalten oder das Binge-Eating angefangen hat, und weist meistens darauf hin, dass er keine Kontrolle über das Verhalten hat. Das Essverhalten geht manchmal mit Depersonalisation oder auch mit Amnesie einher.

Der im Interview präsente Anteil äußert oft keine Emotionen und wirkt sehr affektflach. Außerdem haben DIS-Patienten im Allgemeinen wenig oder kein Gespür für den eigenen Körper und sagen uns daher, sie würden nicht mitbekommen, ob sie hungrig oder „übersättigt" seien. Manche hören Stimmen, die ihnen das Essen befehlen oder verbieten.

Auf die Frage nach möglicher Amnesie für nächtliches Essen erwiderte die Patientin, das sei nie passiert, und gab von sich aus an, sie habe einen guten Schlaf. Mit dieser Antwort nahm sie den nächsten Abschnitt des TADS-I zu Schlafstörungen bereits vorweg, und somit war klar, dass auch diese bei ihr keine relevante Rolle spielten. Dies ist ein weiterer, für DIS-Patienten höchst ungewöhnlicher Befund, denn sie leiden typischerweise unter erheblichen Schlafstörungen sowie unter PTBS-Symptomen. In Kapitel 5 habe ich, anhand von Beispielen von Patienten mit und ohne dissoziative Störung, sämtliche möglicherweise traumabezogenen Symptome ausführlich erörtert. Insbesondere Klinikerinnen, die noch wenig Erfahrung mit der Diagnostik dissoziativer Störungen haben, möchte ich dazu ermuntern, den betreffenden Abschnitt in Kapitel 5 („Einschätzung von (möglicherweise) traumabezogenen Symptomen: Teil 2 des TADS-I") immer mal wieder zu lesen, um besser einschätzen zu können, ob ein Patient fälschlicherweise eine DIS-Diagnose erhalten hat. Außerdem ist der Überblick zu TADS-I-Profilen von BPS-Patienten in Kapitel 8 von Interesse. Bei vielen Patienten, die durch ihre dissoziativen Symptome verunsichert sind, liegen auch Symptome einer Borderline-Persönlichkeitsstörung vor (zu denen etwa ein immer wieder auftretendes Depersonalisationserleben gehört).

Ein weiterer Vorteil, den das TADS-I für die Einschätzung potenziell falsch gestellter DIS-Diagnosen bietet: Klinikerinnen eröffnet es die Möglichkeit, Bewusstseinsveränderungen, die nicht auf eine Aufspaltung der Persönlichkeit hindeuten, von dissoziativen Symptomen zu unterscheiden, die auf eine solche Aufspaltung schließen lassen. Patienten (und ihre Therapeutinnen), die von dissoziativen Symptomen keine klare oder eine falsche Vorstellung haben, nennen oft Beispiele von Depersonalisations-, Derealisations- und insbesondere Absorptionserleben, aber keine Symptome, die klar auf eine Aufspaltung der Persönlichkeit verweisen (eine Ausnahme bilden hier *sehr histrionisch agierende* Patienten, für die ihre DIS-Diagnose von großer Bedeutung ist). Bei manchen Patienten in der TADS-I-Studie waren die Kriterien einer Depersonalisations-Derealisationsstörung gegeben. Bei zwei Patienten lag eine problematische Form des Tagträumens vor (fehlangepasstes Tagträumen). Sie verloren sich manchmal stundenlang in ihren Tagträumen, was bei beiden auf einer mehr oder weniger bewussten Entscheidung beruhte und bei einem der beiden fast suchtartige Züge annahm (Somer, 2002).

Schließlich enthält das TADS-I einen Anhang mit Fragen für den Fall, dass eine fälschlicherweise gestellte DIS-Diagnose vermutet wird. Es finden sich Fragen dazu, woraus sich die Diagnose ergeben hat oder mit welchen Methoden diagnostiziert wurde. Der Anhang umfasst auch Fragen dazu, was die DIS-Diagnose für den Patienten und sein Umfeld bedeutet und ob er etwas über das Störungsbild gelesen oder Menschen mit DIS kennengelernt hat. Manche dieser Aspekte sind im Interview möglicherweise bereits zur Sprache gekommen, insbesondere bei den Fragen zur psychiatrischen Vorgeschichte des Patienten.

In einer neueren Studie mit dem TADS-I werden sechs polnische Patienten mit der Diagnose imitierte DIS eingehend beschrieben (Pietkiewicz et al., 2021). Dissoziative Störungen und DIS erfahren in Polen zwar nicht so viel Aufmerksamkeit wie etwa in den Niederlanden, doch fünf Merkmale dieser Patienten waren denen, die wir bei histrionischen Patienten im SCID-D und später im TADS-I feststellten, sehr ähnlich:

1. Für alle Patienten war die Diagnose DIS ein wesentlicher Teil ihrer Identität geworden.
2. Alle hatten Texte über DIS gelesen oder entsprechende YouTube-Videos gesehen, und diese Informationen wirkten sich auf das klinische Erscheinungsbild ihrer Symptome aus.
3. Die Diagnose DIS und insbesondere die Vorstellung, es gäbe dissoziative Persönlichkeitsanteile, lieferten ihnen eine Erklärung für ihre Identitätsunsicherheit und für miteinander im Konflikt stehende Ichzustände.
4. Ihre vorgeblichen „dissoziierten Persönlichkeitsanteile“ waren in der Interaktion mit anderen ein wichtiges Gesprächsthema.
5. Sie reagierten frustriert und verärgert, wenn ihnen mitgeteilt wurde, dass die Diagnose DIS auszuschließen war.

Vier der sechs Patienten gaben an, eine Klinikerin habe ihnen gesagt, dass bei ihnen eine DIS vorliegen könne, und danach hatten sie begonnen, sich über das Krankheitsbild zu informieren. Die zwei anderen Patienten hatten sich die Diagnose selbst gestellt, nachdem sie online etwas über DIS gelesen hatten.

10.4 Zur Phänomenologie von Patienten mit falsch positiver DIS-Diagnose: Auf dem TADS-I basierende Fallberichte

In diesem Abschnitt werde ich drei Patientinnen vorstellen, bei denen fälschlicherweise eine DIS-Diagnose gestellt worden war. Zwei fragten selbst bei mir an, um eine zweite Meinung einzuholen, die dritte wurde von ihrer Therapeutin überwiesen. Bei den ersten beiden Patientinnen lag kein histrionisches Erscheinungsbild vor, aber sie hatten beide die Vorstellung entwickelt, dass sie eine DIS haben könnten. Das Auftreten der dritten Patientin war von stark dramatischem und histrionischem Charakter, und sie hatte sich die Diagnose DIS selbst gestellt.

Fallbericht 1: Falsch positive DIS-Diagnose bei einer Patientin mit Bipolar-I-Störung

Die 40-jährige Patientin hatte eine lange psychiatrische Vorgeschichte. Etwa im Alter von 20 Jahren war sie in einer psychotischen Episode zum ersten Mal in eine psychiatrische Klinik aufgenommen worden. Die Psychosesymptome wurden auf eine Bipolar-I-Störung zurückgeführt. Es folgten viele Zwangseinweisungen in die Psychiatrie, zu denen es jeweils kam, weil sie ihre Medikamente nicht mehr einnahm. Manische Dekompensation wurde oft durch Verliebtsein getriggert. Sie hatte zwei jüngere Geschwister, eine Schwester und einen geistig behinderten Bruder. Weil die Mutter dagegen war, dass ihr Sohn, was eigentlich notwendig gewesen wäre, andernorts betreut wurde, war die Familie starken Belastungen ausgesetzt. Die Patientin war eine gute Schülerin und hatte nach ihrem Schulabschluss eine landwirtschaftliche Fachschule besucht, die Ausbildung wegen ihrer psychischen Probleme aber nicht abschließen können. Sie war der Liebling ihres Vaters. Er hatte gehofft und erwartet, dass sie den landwirtschaftlichen Betrieb der Familie weiterführen werde, weil es keinen Sohn gab, der in seine Fußstapfen treten konnte. Er hatte großen Druck auf sie ausgeübt. Ihr war kein Raum für eine eigenständige Entwicklung und die Umsetzung eigener Vorstellungen geblieben. Und doch bewunderte sie ihren Vater. Ihre Mutter hatte wiederkehrende depressive Phasen, und um die Ehe der Eltern stand es nicht gut. Zur Mutter hatte die Patientin kein gutes Verhältnis. Sie fühlte sich sehr für ihren jüngeren Bruder verantwortlich, dachte aber auch, dass sie seinetwegen das Elternhaus nicht hatte verlassen können, obwohl sie sich das, als sie um die 20 war, sehr gewünscht hatte.

Während einer manischen Episode im Alter von etwa 30 Jahren war sie Opfer eines sexuellen Übergriffs geworden. Sie wohnte allein, mit einigen Haustieren, hatte einen kleinen Freundeskreis, und sah ihre Familie sehr selten; ihr Vater war bereits vor langer Zeit gestorben. Nach seinem Tod war der Bruder der Patientin in eine Wohneinrichtung für geistig Behinderte aufgenommen worden. Während ihrer letzten psychotischen Episode, die zu einer stationären Behandlung führte, hatte die Patientin sich zu fragen begonnen, ob sie möglicherweise von ihrem Vater missbraucht worden war, und sprach darüber mit einer Therapeutin. Bislang hatte sie sich, außer in ihren psychotischen Episoden, nie vorstellen können, dass ihr Vater sie missbraucht haben könnte, doch jetzt war sie sich nicht mehr sicher.

Die Patientin sagte, während einer psychotischen Episode sei sie typischerweise „wirklich so richtig irre" und empfange dann Befehle aus dem Fernsehapparat oder glaube, als Jüngerin eines Propheten die Welt retten zu müssen. Sie war auch mehrere Male überzeugt gewesen, sie sei Mathilde Willink[19], und hatte sich viele extravagante Kleider zugelegt und sich dafür verschuldet. In ihrer Identität als Mathilde fühle sie sich großartig. Eine Therapeutin war zu der Überzeugung gelangt, bei der Patientin liege eine DIS vor, und hatte sie über mehrere Jahre hinweg auf diese Störung hin behandelt und ihr erklärt, sie müsse wie eine Mutter für ihre Persönlichkeitsanteile sorgen.

Sie sagte, sie habe eine rege Fantasie und lasse sich leicht von dem beeinflussen, was andere ihr suggerierten. Sie hatte bei mir wegen einer zweiten Meinung angefragt, weil es sie sehr beunruhigte, dass bei ihr nie eine sachgerechte diagnostische Untersuchung durchgeführt worden war, und weil sie – zumindest hin und wieder – große Zweifel an der DIS-Diagnose hegte. Sie wies wiederholt darauf hin, dass sich das Verhältnis zu ihren Angehörigen, insbesondere zu ihrer jüngeren Schwester und ihrer Mutter, wegen ihres Verdachts, vom Vater missbraucht worden zu sein, massiv verschlechtert hatte.

Vor der diagnostischen Abklärung hatte sie mir viele E-Mails zu ihrer Lebensgeschichte geschickt und zu all dem, was sie darüber dachte. Sie wirkte dabei hypoman, als könne sie ihren Gedankenstrom kaum bremsen. Einige der E-Mails, so sagte sie, seien von dissoziierten Anteilen verfasst worden: von einem kämpferischen Anteil und von einem verletzlichen und empfindsamen Kindanteil. Wie die Patientin diese Anteile beschrieb, passte allerdings nicht ins Bild einer echten DIS. Die Darstellung „dissoziierter Anteile" hatte etwas Naives und Kindliches.

---

19 Mathilde Willink (1938–1977) war die dritte Frau des niederländischen Malers Carel Willink. Bekannt wurde sie als sein Modell, aber auch als eine Fashionista, die extravagante Kreationen der Modedesignerin Fong Leng trug.

Allgemeines

Erste Eindrücke. Die Patientin wirkte klar und strukturiert. Anders als die weitschweifigen E-Mails hätten erwarten lassen, konnte sie die Fragen in angemessener Weise beantworten. Sie konnte sich gut ausdrücken, war reflektiert und hatte Humor. Während der gesamten gut dreistündigen Untersuchung registrierte ich keinen einzigen Moment der Dissoziation. Es entstand auch nicht der Eindruck, dass sie Symptome gezielt abstritt oder bagatellisierte oder dass sie sie umgekehrt überbetonte und überzeichnete. Es wurde deutlich, dass sie mittlerweile zutiefst verunsichert war, ob sie nun unter DIS litt oder nicht und ob in ihr dissoziative Anteile existierten.

(Möglicherweise) traumabedingte Symptome

Die Patientin entwarf ein klares und stimmiges „Ich-Narrativ". Sie berichtete von keinen mit (möglicherweise) traumabedingten Symptomen zusammenhängenden dissoziativen Symptomen. Sie bestätigte, dass es bei ihr die typischen mit hypomanen oder manischen Episoden verknüpften Schlafprobleme gab und dass weitere Schlafstörungen hinzukamen, wenn sie depressiv war. Sie gab keine PTBS- und auch keine anderen angstbezogenen Symptome an. Sie hatte schwer depressive Episoden durchgemacht, aber nie einen Suizidversuch unternommen. Die hauptsächlichen Probleme in ihrem Leben waren durch manische Dysregulation entstanden. Das Selbstbild der Patientin schwankte stark und tendierte mal zu einem positiven, mal zu einem negativen Pol hin. Mit zwischenmenschlichen Beziehungen klarzukommen fiel ihr schwer, vor allem wenn sich eine größere Nähe entwickelte. Sie hatte Angst, Freunde zu verlieren oder im Stich gelassen zu werden, und erkannte bei sich ein Muster aus Anziehung und Abstoßung. Wie sie über ihre Freundschaften redete, entsprach einem unsicheren Bindungsmuster. Sie gab zu verstehen, dass sie mit sexuellen Beziehungen keine größeren Probleme habe. Derzeit habe sie aber keinen Partner. Früher sei sie sich allerdings ihrer sexuellen Identität unsicher gewesen.

Veränderungen des Bewusstseins

Die Patientin berichtete einige Depersonalisationssymptome, die insbesondere während und unmittelbar nach einer hypomanen Episode auftraten. *Ich bin dann überhaupt nicht ich selbst, es fühlt sich ein wenig so an, als würde ich schweben, alles läuft wie in einem Traum ab, schnell, aber auch angenehm, bis ich wirklich zu spinnen anfange. Ich denke und tue dann sehr seltsame Dinge.* Sie beschrieb kein chronisches oder massives Depersonalisationserleben. Manchmal verliere sie sich in ihren Gedanken. Vor allem seit sie oft allein zu Hause sei, mache sie sich häufig viele Sorgen, und der ganze Tag könne vorbeigehen, ohne dass sie irgendetwas erledigt bekomme. In diesem Zusammenhang beschrieb sie vorwiegend Absorptionssymptome. Derealisationssymptome traten in psychotischen Episoden auf, nicht aber im normalen Alltag.

Somatoforme Dissoziationssymptome

Die Patientin sah bei sich keines der Symptome gegeben, nach denen in diesem Abschnitt des TADS-I gefragt wird.

Psychoforme Dissoziationssymptome

Amnesie. Die Patientin beschrieb keine dissoziative Amnesie. Sie hatte nie Erinnerungslücken erlebt und nie Dinge getan, an die sie sich hinterher nicht erinnern konnte. Eine Fugue war bei ihr nie aufgetreten. Im manisch dysregulierten Zustand war ihre Zeitwahrnehmung verzerrt. Außerdem verlor sie, wenn sie grübelte oder ganz in Gedanken versunken war, das Zeitgefühl und stellte irgendwann fest, dass es viel später war, als sie dachte.

Schneider'sche Symptome / Intrusionen. Die Patientin berichtete, sie habe noch nie Stimmen gehört, auch nicht in ihren psychotischen Episoden. In diesen Episoden empfing sie manchmal Befehle, die über den Fernseher übermittelt wurden. Dass sie sich für Mathilde Willink hielt, war zum ersten Mal im Alter von etwa 25 Jahren in einer manischen Episode vorgekommen, nachdem sie etwas über die Prominente gelesen hatte. Weitere Schneider'sche Symptome berichtete sie nicht.

Dissoziierte Persönlichkeitsanteile. Die Patientin gab an, die „dissoziierten Anteile" seien im Verlauf der Therapie zutage getreten. Davor habe sie nie bemerkt oder gespürt, dass die Anteile existierten. In der Therapie hatte sie ihnen Namen gegeben; alle waren Mädchen. Seit sie nicht mehr wegen DIS behandelt wurde, waren die meisten Anteile von selbst verschwunden. Sie konnte sich im Grunde nicht erklären, wie es dazu gekommen war. Die Persona „Mathilde Willink" war vor allem in psychotischen Episoden in Erscheinung getreten, als sie noch jünger war. Etwa im Alter von 30 Jahren hatte sie eingewilligt, dass ein Gericht sie unter finanzielle Vormundschaft stellte, weil sie sich mit dem Kauf von „Willink-Kleidern" hoch verschuldet hatte.
Sie erklärte, gegenüber ihren Therapeutinnen habe sie begonnen, sich wie ein kleines Kind zu verhalten und mit einer Kinderstimme zu sprechen. Sie sahen dies als eine Bestätigung der DIS-Diagnose. Offensichtlich hatte keine der Therapeutinnen viel Erfahrung mit DIS gehabt. Die Patientin selbst war aber nach wie vor ambivalent, was die Existenz von Anteilen anging; auch jetzt schrieb sie manchmal noch Dialoge nieder zwischen einer couragierten und einer verletzlichen Seite ihrer selbst,

denen sie Namen gegeben hatte. Sie nahm dies sehr bewusst wahr – für die Dialoge bestand keine Amnesie. Es gab keine DIS-typischen Kämpfe zwischen dissoziierten Anteilen und keine damit zusammenhängende Scham und Angst. Die Haltung der Patientin (im Erwachsenen-Modus) als „Mama ihrer zwei inneren Kinder" war auch eine andere als die, die wir bei einer DIS beobachten können. Es war keine Angst vor Kindanteilen oder anderen Anteilen festzustellen. Die Anteile wirkten eher wie unterschiedliche Stimmungszustände, Modi oder Ichzustände.
Sowohl vor als auch unmittelbar nach der diagnostischen Abklärung schickte die Patientin mir E-Mails, die aus Dialogen zwischen Anteilen bestanden, und zwischendurch E-Mails, in denen sie erklärte, dass es sich bei diesen Anteilen durchweg um erlernte Verhaltensweisen handele. Ihre Verwirrung und Ambivalenz mit Blick auf die Existenz verschiedener Anteile beziehungsweise verschiedener Modi hielt noch eine ganze Weile an, doch schließlich schrieb sie mir, sie könne die DIS-Diagnose nun hinter sich lassen und in ihrem Leben vorwärtsgehen.

Fazit

Es fanden sich keine Anhaltspunkte für eine DIS; die Patientin beschrieb, abgesehen von der Vorstellung, es könne in ihr verschiedene Anteile geben, keine Symptome oder Symptomcluster, die auf eine Aufspaltung der Persönlichkeit hindeuteten. Wenn dissoziierte Anteile existiert hätten, dann hätte sie auch ein entsprechendes Cluster von dissoziativen Symptomen berichtet. Ein solches Cluster gab es nicht. Im TADS-I zeigte sich, dass die Diagnose DIS auf diese Frau nicht zutraf. Es lag eine Bipolar-I-Störung mit psychotischer Dekompensation und fragiler Persönlichkeit (Borderline-Persönlichkeitsorganisation) vor. Sie hatte zudem eine rege Fantasie und war sehr empfänglich für Suggestionen. Letzteres dürfte bei ihren Therapeutinnen für zusätzliche Verwirrung gesorgt haben. Sie hatte zwar Zweifel an der Diagnose gehabt und mich gebeten, eine diagnostische Überprüfung vorzunehmen, doch zuvor hatte sie begonnen, in Ansätzen „das Leben einer Frau mit DIS zu führen". Sie war offenbar nicht in der Lage gewesen, sich sogleich von den letzten „Anteilen" zu verabschieden, und fuhr zunächst fort, Dialoge zwischen zwei von ihnen aufzuschreiben.

Fallbericht 2: Falsche DIS-Diagnose bei einer Patientin mit Borderline-Persönlichkeitsstörung

Die 38-jährige Patientin war geschieden und hatte einen 18-jährigen Sohn, der im Alter von sechs Jahren von Behörden in Obhut genommen worden war. Zum Zeitpunkt des Interviews war ihr Verhältnis zu ihm gut. Die Patientin war die Älteste von vier Geschwistern und hatte in ihrer Kindheit an vielen Orten in verschiedenen Ländern gelebt, weil ihr Vater als Missionar tätig war. Sie berichtete, dass beide Eltern in ihrer Kirche sehr aktiv waren und die Kinder zu Hause nur wenig Aufmerksamkeit erfuhren. Außerdem hatte sie als die Älteste sich oft um ihre drei Brüder kümmern müssen. Als sie 14 war und mit der Familie auf einer Missionsstation im Ausland lebte, hatte ein Gärtner versucht, sie zu vergewaltigen. Einer ihrer Brüder sei in den Garten gerannt gekommen, und daraufhin habe der Mann von ihr abgelassen. Sie hatte nicht gewagt, ihren Eltern davon zu erzählen. Mit 15, zurück in den Niederlanden, war sie zum ersten Mal depressiv geworden und wurde an eine christliche Jugendhilfe verwiesen. Mit 18 wurde sie nach einem Suizidversuch in eine psychiatrische Klinik eingewiesen; es schloss sich eine intensive Behandlung in einer psychiatrischen Tagesklinik an. Zu der Zeit hatte sie gerade die Schule abgeschlossen. In der Tagesklinik wurde bei ihr eine BPS mit wiederkehrenden depressiven Episoden und einer Angststörung diagnostiziert. Nach dem Ende der Therapie wurde sie von ihrem ersten Freund ungewollt schwanger. Sie heiratete ihn, aber die Ehe hielt nicht lange. Ihre Eltern und die Kirchengemeinde verurteilten sie wegen der ungeplanten Schwangerschaft, und ihr Verhältnis zu ihnen verschlechterte sich von da an.

Wegen der erwähnten Symptome war die Patientin seit dem Alter von 15 Jahren fast ununterbrochen in Behandlung gewesen. Doch traten die Symptome nicht immer in derselben Intensität auf. Es hatte auch Phasen gegeben, in denen sie besser zurechtgekommen war. Eine Zeit lang hatte sie als Verwaltungsangestellte gearbeitet. Einige Jahre vor dem Interview war sie aber arbeitsunfähig geworden und erhielt eine volle Invalidenrente. Ihre Familie sah sie kaum noch. Sie hatte sich einer anderen Kirchengemeinde angeschlossen, von der sie Unterstützung erfuhr.

In ihren wöchentlichen Psychotherapiesitzungen hatte sie begonnen, sich auf ihre Kindheitserinnerungen zu fokussieren. Sie sagte, vor allem in Entwicklungsländern habe sie viele „schlimme Dinge" wie Armut, Hunger und Gewalt gesehen, und das sei zu Hause nicht aufgefangen worden. Sie hatte angefangen, über die Themen Trauma und Dissoziation zu lesen, und bei sich Anzeichen einer DIS festgestellt.

Als sie ihre Therapeutin um Rat fragte, sagte diese, sie wisse nicht genug über Dissoziation, und überwies die Patientin an mich, um eine zweite Meinung einzuholen.

Allgemeines

Erste Eindrücke. Die Patientin war eine freundliche Frau und leicht übergewichtig. Sie vermochte ihre Symptome klar darzustellen. Sie wirkte robust, doch im Interview konnten ohne Weiteres auch starke Emotionen zum Vorschein kommen, vor allem wenn sie über ihre frühere und jetzige Einsamkeit sprach. Je nach Thema, um das es jeweils ging, wechselte ihr Affekt auf adäquate Weise. Der Affekt war nicht verflacht, und sie dissoziierte während des Interviews auch nicht. Es fiel ihr leicht, über ihre Symptome zu reden.

Alkohol, Drogen und Medikamente. Die Patientin erzählte, dass sie während der Behandlung in der Tagesklinik gekifft hatte, was nicht gestattet war. Andere Patienten hatten sie zum Mitrauchen animiert; sie hatte sich nicht getraut, Nein zu sagen. Danach hatte sie es nie mehr getan. Bei geselligen Anlässen trank sie gelegentlich Wein.

(Möglicherweise) traumabedingte Symptome

Probleme mit dem Essen. Die Patientin gab an, sie neige dazu, sich zu oft einen Snack zwischendurch zu genehmigen, und müsse sich sehr anstrengen, um nicht zu viel an Gewicht zuzulegen. Meistens hatte sie ihr Essverhalten unter Kontrolle, doch wenn es ihr manchmal schlecht ging, versagte diese Kontrolle. *Ich bin dann nicht ich selbst.* Auf Nachfrage, was sie damit meine, sagte sie, manchmal fühle sie sich, als schwebe sie, und esse dann wie in einem Dämmerzustand. *Das passiert mir ziemlich oft, und es fühlt sich an, als wäre ich nicht ganz da.* Auf die Frage, ob sie sich erinnern könne, wie sie an die Süßigkeiten komme, erwiderte sie: *Ja, also ich kaufe die natürlich selbst – ich weiß sehr gut, ich sollte das nicht machen, aber ich kann dann nicht widerstehen. So ein Lebensmittelladen ist ja voll von leckeren Sachen!* Im Zusammenhang mit den Essproblemen trat keine Amnesie auf, und sie hörte auch keine Stimmen.

Schlafstörungen. Sie schlief nachts im Durchschnitt sieben Stunden und nahm als Schlafmittel ein Antipsychotikum. Manchmal hatte sie Albträume, die mit unangenehmen Erlebnissen in den Ländern zu tun hatten, wo ihr Vater gearbeitet hatte. In den Träumen hatte sie sich oft verirrt oder wurde allein irgendwo zurückgelassen. Sie berichtete nicht von einem Wiedererleben traumatischer Ereignisse oder echten Flashbacks, auch nicht im Zusammenhang mit dem sexuellen Übergriff. Sie beschäftigte sich viel mit ihrer Vergangenheit, und seit sie in der Therapie begonnen hatte, über ihre Kindheit zu sprechen, dachte sie viel darüber nach. PTBS-Symptome gab sie keine an.

Stimmung und Emotionsregulation. Die Patientin schilderte höchst wechselhafte Stimmungszustände. Beim Aufstehen war sie guter Dinge, wurde dann aber nach jeder Enttäuschung plötzlich sehr trübsinnig und passiv und neigte dazu, sich in ihrer Wohnung zu verkriechen. Wenn es ihr gut ging, war sie sehr aktiv und arbeitete ehrenamtlich in einem Streichelzoo. Bei ihrem Suizidversuch mit 15 hatte sie eine hohe Dosis Paracetamol geschluckt, danach aber nie einen weiteren Versuch unternommen. Sie konnte sich gut daran erinnern, wie sie das Paracetamol gekauft und wo und wann sie es eingenommen hatte. Sie hatte immer wieder Suizidgedanken und befürchtete, sie könne sich zu gefährlichen Impulshandlungen hinreißen lassen und beispielsweise absichtlich einen Autounfall verursachen. Ihre religiösen Überzeugungen halfen ihr aber, solchen Gedanken nicht nachzugeben, und außerdem hatte sie auch noch nie etwas in der Art getan.

Angst und Panik. Die Patientin berichtete vor allem von Symptomen einer Sozialphobie: Sie fühlte sich anderen gegenüber unsicher, vor allem gegenüber Gleichaltrigen. Außerdem hatte sie Angst, plötzlich an einem Herzinfarkt zu sterben oder, wie erwähnt, gefährlichen Impulsen nachzugeben. Sie scheute sich auch, sich auf enge Verbindungen zu anderen einzulassen, weil so viele Beziehungen zerbrochen waren. Es gab daher viele Situationen, die sie mied.

Selbstverletzende Handlungen. Mit 20, in der Zeit der Behandlung in der Tagesklinik, hatte sie angefangen, sich die Arme zu ritzen. Sie ging dabei nie so weit, dass die Wunden genäht werden mussten. Beim Ritzen sei sie, ganz wie beim Verschlingen der Süßigkeiten, in einer Art Dämmerzustand und nicht ganz bei sich gewesen. Das Ritzen sei seit Jahren nicht mehr vorgekommen.

Selbstbild und Identitätserleben. Die Patientin erklärte, dass die Frage, wer sie war, sie sehr verwirrte. Ihr Selbsterleben war starken Schwankungen unterworfen. Die Eltern hatten ihr immer gesagt, in ihr gebe es einen kleinen Engel und einen kleinen Teufel, denn sie sei einerseits sehr lieb und andererseits manchmal unglaublich jähzornig. Seit sie über Dissoziation gelesen hatte, dachte sie, dies sei eine gute Beschreibung von unterschiedlichen Teilen ihrer selbst. Ihre Hauptangst war, sie könnte die Kontrolle über den kleinen Teufel verlieren. Dieser Anteil, so glaubte sie, verhielt sich manchmal seltsam und war schrecklich impulsiv. Manchmal überkämen sie wirklich sadistische Gedanken, die ebenfalls nicht Teil ihrer normalen Persönlichkeit seien. Sie war jetzt vor allem wütend auf ihre Eltern, die sie von einem Ort zum anderen „mitgeschleift" und ihr „eine extrem rigide Glaubenslehre aufgezwungen" hätten. Jedes Mal, wenn sie sich gerade irgendwo eingerichtet hätten, seien sie wieder weitergezogen.

In ihr spielte sich ein fortwährender innerer Kampf ab. *Es ist eher ein Kampf zwischen Gedanken, und es geht immer um Gut gegen Böse.*

Zwischenmenschliche Beziehungen. Die Patientin hatte große Angst davor, verlassen zu werden, und neigte dazu, sich den Wünschen anderer anzupassen. Doch wann immer jemand etwas tat, das sie verletzte oder enttäuschte, kam „der kleine Teufel" in ihr zum Vorschein und gab sehr gehässige Dinge von sich. Sie schämte sich deswegen, konnte sich dann aber nicht bezähmen. Auf diese Weise hatte sie viele Freundinnen verloren. Stabile Beziehungen hatte sie nun vorwiegend mit älteren

Mitgliedern der Kirchengemeinde, sowohl mit Männern als auch mit Frauen. Sie war derzeit mit einer Frau zusammen, aber es war eine eher instabile On-off-Beziehung.

Sexualität. Sex sei in ihrem Leben nicht sehr wichtig, doch manchmal seien ihre sexuellen Regungen intensiv; Sex sei für sie dann ein Ventil, um Spannung abzubauen. Sie erwähnte keine mit sexuellen Kontakten verknüpften dissoziativen Symptome. Sie mied sexuelle Begegnungen nicht, und es fiel ihr auch nicht schwer, darüber zu sprechen.

Einschätzung von (möglicherweise) traumabedingten Symptomen

Auch dieser Teil des TADS-I erbrachte keine Hinweise auf eine Aufspaltung der Persönlichkeit. Mit anderen Worten: Man konnte nicht auf eine zugrunde liegende dissoziative Störung schließen. Die Patientin war in der Lage, eine sehr ich-syntone Erzählung zu entfalten, und berichtete keine PTBS-Symptome.

Veränderungen des Bewusstseins

Milde Formen von Depersonalisation traten immer wieder auf, vor allem wenn die Patientin unter Druck stand oder etwas zu Ende bringen musste. Manchmal hatte sie das Gefühl, von ihren Gefühlen abgeschnitten zu sein oder wie auf Autopilot zu laufen. Wie sie an einem früheren Punkt des Interviews berichtet hatte, war sie, wenn sie viel Süßes aß oder sich am Arm ritzte, manchmal nicht ganz bei sich. Sie hatte aber nie erlebt, dass sie von außen auf den eigenen Körper blickte.

Freilich war sie manchmal so in ihren Gedanken versunken, dass sie ihr Zeitgefühl verlor. Sie saß dann auf dem Sofa und starrte vor sich hin. Nie hatte sie jedoch Hinweise darauf gefunden, dass sie in der Zwischenzeit aufgestanden war und etwas getan hatte, an das sie sich nicht erinnern konnte, wenn sie wieder zu sich kam. Sie war dann einfach geistesabwesend.

Somatoforme Dissoziationssymptome

Die Patientin gab an, dass ihr oft schwindlig sei. Früher sei sie auch häufiger ohnmächtig geworden, in letzter Zeit aber nicht mehr. Nachdem sie sich einen Online-Vortrag zu somatoformen dissoziativen Symptomen angehört hatte, fragte sie sich, ob das etwas mit Dissoziation zu tun hatte. Der Schwindel stellte sich vor allem dann ein, wenn sie sich gestresst fühlte oder unter vielen Menschen war, aber beispielsweise nicht in der Kirche, wo sie sich sicher fühlte. Oft hatte sie auch Spannungskopfschmerzen. Weitere Symptome berichtete sie nicht. Auf sogenannte Konversionssymptome fanden sich keine Hinweise.

Psychoforme Dissoziationssymptome

Amnesie. Die Patientin sagte, sie habe ein schlechtes Gedächtnis, doch fiel auf, wie präzise, detailreich und zeitlich geordnet sie von ihrer Kindheit, den vielen Ortswechseln und anderen Erfahrungen zu erzählen wusste. Auch die Fragen zu traumabezogenen Symptomen hatten keine Indizien für Amnesie zutage gefördert. Nachfragen ergaben, dass Gedächtnisprobleme vor allem im Zusammenhang mit Absorptionsepisoden auftraten. Sie schilderte auch Konzentrationsschwierigkeiten unter Anspannung. Seit sie nicht mehr arbeitete, waren ihre Tage weniger strukturiert. Außerdem hatte sie in letzter Zeit über ihre Kindheit und über mögliche dissoziative Symptome nachgegrübelt. Sie hatte aber keine Hinweise darauf gefunden, dass sie Dinge tat, an die sich hinterher nicht erinnern konnte, und beschrieb auch keine Fugue. Im Jahr zuvor hatte sie angefangen, ihre ganzen alten Tagebücher wieder zu lesen. Vieles darin mache ihr klar, wie unglücklich sie damals gewesen sei. Sie könne sich nicht daran erinnern, diese Dinge geschrieben zu haben, sehr wohl aber daran, dass sie sich so gefühlt habe. Inzwischen frage sie sich deshalb, ob es da einen anderen Teil von ihr gebe, der das geschrieben habe.

Schneider'sche Symptome / Intrusionen. Die Patientin sagte, durch den Kampf zwischen Gedanken ihrer christlichen (engelhaften) Seite und „dieses kleinen Teufels" gehe es in ihrem Kopf hektisch zu. Sie glaubte, manchmal auch ein sehr trauriges Kind zu hören. Allerdings wusste sie nicht, ob sie es wirklich hörte oder ob das mehr ein Gefühl war. Im Lauf des letzten Jahres sei ihr klar geworden, wie einsam sie als Kind gewesen sei. Schneider'sche Symptome konnte sie bei sich nicht feststellen.

Dissoziierte Persönlichkeitsanteile. Die Patientin glaubte, in ihr gebe es mindestens drei Anteile, doch ergaben sich keine klaren direkten oder indirekten Hinweise darauf, dass sie wirklich existierten.
Sie beschrieb eine gute, christliche und eine böse, teuflische Seite sowie ein sehr verängstigtes und trauriges kleines Mädchen. In der Therapie hatte sie diesen Teilen Namen gegeben. Sie konnte nicht sagen, ob sie jeweils ein eigenes Gedächtnis hatten, doch seit sie sich derart eingehend mit ihrer Kindheit und der Möglichkeit einer dissoziativen Störung beschäftigte, fragte sie sich, ob irgendwelche Dinge geschehen waren, an die sie sich nicht erinnern konnte. Nach ihrem Empfinden passten die sadistischen Gedanken und Impulse der teuflischen Seite überhaupt nicht zu ihr, und sie verstand nicht recht, wie es in ihr einen solchen Anteil geben konnte. Allerdings wusste sie noch, wie sie als Kind plötzlich sehr wütend werden konnte, vor allem auf ihre Mutter. In der Kirchen- und Missionsarbeit sei die Mutter unermüdlich für andere dagewesen, doch ihren Söhnen und ihrer Tochter habe sie nie Beachtung geschenkt. Ärger und Wut, so sagte die Patientin, seien zu Hause nicht toleriert worden, und ihr sei beigebracht worden, entsprechende Verhaltensweisen zu unterdrücken.

Einschätzung des Interviews und der DES-Resultate

Der DES-Punktwert der Patientin war mit 57 sehr hoch. Bei der diagnostischen Abklärung mit dem TADS-I ergaben sich jedoch keine Hinweise auf dissoziative Symptome, die auf eine Aufspaltung der Persönlichkeit hätten schließen lassen. Ihre Antworten auf die TADS-I-Fragen wollten ganz und gar nicht zu den hohen Prozentangaben in der DES passen. Im Interview stellte sie ihre Symptome aber nicht übertrieben dar und war zu durchaus nuancierten Antworten in der Lage. Tatsächlich war auffallend, wie stimmig und zeitlich gut geordnet sie ihre Lebensgeschichte und ihre Symptome zu schildern vermochte. Sie nannte keine eindeutigen Beispiele für Amnesie. Die Gedächtnisprobleme schienen sich auf Absorptionserfahrungen zu beschränken. Sie erwähnte jedoch Depersonalisationssymptome, die vor allem unter Anspannung auftraten. Sie sagte, sie höre keine Stimmen; ihr machten eher stark polarisierte Gedanken zu schaffen.

Wie die Patientin ihre „Anteile" beschrieb, entsprach nicht dem typischen Bild von dissoziierten Anteilen bei einer DIS, sondern eher dem von Borderline-Modi. Es war auch zu sehen, dass das Sprechen über die Anteile in ihr keine Anspannung oder Angst auslöste. Vielmehr war ihr offenbar sehr daran gelegen, sich selbst und ihre Anteile besser zu verstehen.

Sie hatte begonnen, über die Themen Trauma und Dissoziation zu lesen, und auch einige Vorträge besucht, die eine Vereinigung von DIS-Patienten organisiert hatte. Ihre Verwirrung hatte dort sogar noch zugenommen, weil sie sich in den Geschichten, die sie hörte, nur zum Teil wiedererkannte. Sie fand auch kaum etwas, von dem sie in dem Buch *Traumabedingte Dissoziation bewältigen* (Boon, Steele & van der Hart, 2011) über DIS-Patienten gelesen hatte, bei sich selbst wieder. Am Ende war sie sogar erleichtert zu hören, dass bei ihr keine dissoziative Störung vorlag, und konnte mit den Erläuterungen zu Borderline-Modi etwas anfangen. Ihr Erleben von Einsamkeit und Losgelöstsein ließ sich mit ihrer Lebensgeschichte erklären.

Fallbericht 3: Imitierte DIS

Die 28-jährige Patientin hatte selbst wegen eines Termins angefragt, nachdem sie auf meiner Website von der TADS-I-Studie gelesen hatte. In ihrem Brief schrieb sie, bei ihr seien viele Fehldiagnosen, unter anderem BPS, gestellt worden, und sie sei zu hundert Prozent überzeugt, dass sie eine DIS habe. Die falsche BPS-Diagnose habe Behandlungsversuche nach sich gezogen, die ihr nicht geholfen hätten. Sie wollte sich gerne bescheinigen lassen, dass bei ihr Bedarf für einen Assistenzhund bestehe, denn sie hatte gelesen, ein solcher Hund könne für Patienten mit PTBS und DIS sehr unterstützend sein. Aus diesem Grund war ihr daran gelegen, sich die Diagnose von einer Expertin bestätigen zu lassen.

Allgemeines

Erste Eindrücke. Die Patientin wirkte hochintelligent. Sie verwendete auffallend viel „Fachjargon", wenn es um die Themen Trauma, Dissoziation und DIS ging. Sie war recht mitteilsam und ließ eine extreme Unzufriedenheit mit all den Therapieversuchen erkennen, bei denen sie sich „überhaupt nicht verstanden gefühlt" habe. Bereitwillig und höchst detailreich erzählte sie mir, was sie alles durchgemacht habe, seit ihre Mutter sie, als sie zehn Jahre alt war, zu einer Therapeutin gebracht habe. Sie habe sich in dieser Zeit geweigert, zur Schule zu gehen, und laut ihrer Mutter sei sie manchmal grundlos wütend und dann wieder in sich gekehrt und unzugänglich gewesen. Sie schilderte ausführlich, wie sie sich in ihr Zimmer zurückgezogen habe, um ihre Mutter zu reizen. Ihre Mutter sei nie nett gewesen. *Sie hat mich nur mit nervigen und strengen Regeln bombardiert.* Ihren Vater bezeichnete sie als Narzissten. Als ich fragte, wie sie zu dieser Einschätzung komme, erwiderte sie, sie habe viel darüber gelesen, und sein Verhalten entspreche dem Profil einer narzisstischen Persönlichkeit. Schon lange wohnte sie nicht mehr bei den Eltern und hatte den Kontakt zu ihnen abgebrochen. Sie habe zwei Beziehungen mit Jungen gehabt, die ganz wie ihr Vater gewesen seien, und einer habe sie missbraucht. Derzeit lebe sie mit ihrem Freund zusammen, der viel Verständnis für ihre DIS aufbringe und oft mit ihren dissoziativen Anteilen interagiere. Seit sie 16 war, sei sie ständig in Therapie gewesen, aber jetzt brauche sie das nicht mehr. Dank der Unterstützung ihres Partners und einer internationalen Chatgruppe für Menschen mit DIS habe sie große Fortschritte gemacht und keine Behandlung mehr nötig.
Sie war bei einem IT-Unternehmen angestellt, derzeit aber krankgeschrieben. Die Arbeit dort sei eigentlich zu schwer für „jemanden mit DIS". Sie sei froh, jetzt endlich bei einer „Expertin" auf dem Feld der DIS gelandet zu sein, die ihr die Diagnose bestätigen werde. Sofort war offenkundig, dass das Sprechen über ihre Symptome keinerlei Angst oder Ambivalenz in ihr auslöste und dass sie darauf brannte, über ihre DIS zu berichten.

Alkohol, Drogen und Medikamente. Die Patientin hatte nie Drogen genommen und trank nur gelegentlich ein Bier. Eine Weile lang hatte sie zu viele Benzodiazepine genommen, jetzt aber damit aufgehört. Sie war auch einige Monate lang mit Antipsychotika behandelt worden, hatte sie aber abgesetzt, weil sie zu viel Gewicht zulegte. Die Medikamente seien ihr verordnet worden, weil sie manchmal sehr aggressiv werden könne.

(Möglicherweise) traumabedingte Symptome

Probleme mit dem Essen. Die Patientin sagte, sie habe nie Probleme mit dem Essen gehabt, und merkte dazu an: *Natürlich essen manche von denen* [den Anteilen] *etwas, wenn ich es nicht mitbekomme. Außerdem hat jeder von ihnen – sie wissen ja, wie das bei DIS ist – seine eigenen Vorlieben. Das ist aber kein Problem, denn wir passen alle zusammen sehr gut auf unseren Körper auf, und wir sind uns bei unserem Gewicht völlig einig.*
Das Thema Probleme mit dem Essen ist eines der ersten, die im TADS-I angesprochen werden. Bemerkenswerterweise kam die Patientin sofort auf die Existenz von Anteilen zu sprechen und lenkte die Aufmerksamkeit auf sie. Auffällig war auch die etwas naive und klischeehafte Schilderung *(jeder von ihnen hat seine eigenen Vorlieben).* Selbst wenn es keine offensichtlichen Essprobleme gibt, sind bei einer DIS verschiedenste Positionen zum Thema Essen im Spiel: Essen – ja oder nein? Und wenn ja, was? Was könnte ein passendes Körpergewicht sein? Dass es in diesen Punkten keine Konflikte gibt oder dass „alle Anteile gemeinsam für den Körper sorgen", wäre ungewöhnlich.

Schlafstörungen. Die Patientin berichtete keine typischen PTBS-Symptome, gab allerdings an, sie habe Angst vorm Einschlafen. Sobald sie aber eingeschlafen sei, schlafe sie dann immer acht Stunden ohne Unterbrechungen durch. Bei Personen mit DIS kommt das kaum vor. Ihr Schlaf wird gewöhnlich durch Ängste, Albträume oder Flashbacks unterbrochen oder von Episoden, in denen sie traumatische Ereignisse wiedererleben. Die Patientin berichtete, sie habe herausgefunden, dass sie am besten schlafen könne, wenn ihr Freund den „Annie-Anteil" zu Bett bringe – ein kleines Mädchen, das immer einsam gewesen sei. Ihre Mutter habe ihr nie aus einem Buch vorgelesen, und sie habe immer allein schlafen gehen müssen. Nun mache es ihrem Partner Freude, sie ins Bett zu bringen und ihr vorzulesen. Sie war stolz, dass sie zusammen mit ihm darauf gekommen war.
Dies machte deutlich, dass die selbstdiagnostizierte DIS und die Rolle des kleinen Mädchens ihr besondere Zuwendung vonseiten ihres Partners einbrachten und dass ihr das sehr gefiel. Auch dass keine Scham zu erkennen war, passte nicht zu einer echten DIS (wobei extrem histrionische DIS-Patienten hier eine Ausnahme bilden). Selbst bei Patienten mit echter DIS und histrionischer Persönlichkeit gibt es gewöhnlich Anteile, bei denen eine solche Situation Ambivalenz oder Scham auslösen würde. Die allermeisten DIS-Patienten versuchen nicht nur, ihre DIS vor ihren Partnerinnen zu verbergen, sondern würden bei einer diagnostischen Abklärung nie in dieser Weise über einen dissoziierten Anteil sprechen.

Stimmung und Emotionsregulation. Die Patientin erklärte, sie sei hypersensibel und erlebe viele Emotionen. Und das gelte für alle ihre Persönlichkeitsanteile. Sie hatte ihr Psychologiestudium nicht abgeschlossen, musste aber noch ein Studiendarlehen zurückzahlen. Bei der Arbeit, so berichtete sie, komme sie nicht gut zurecht, und ihr Freund sei der einzige Mensch, der sie verstehe. Die intensive Emotionalität, von der sie sprach, passte zu der Traurigkeit und Hilflosigkeit, die sie beschrieb. Mit der Hausärztin und anderen Ärztinnen gab es oft Diskussionen über somatische Probleme, doch sie geriet auch mit ihren Vorgesetzten am Arbeitsplatz aneinander: *Ich switche dann zu Ariane. Sie kann sehr böse werden, wenn Leute kein Verständnis dafür haben, wie sehr wir leiden.* Die Patientin gab an, in der Schulzeit habe sie Suizidversuche unternommen und im Wald nach giftigen Pilzen gesucht. Damals habe auch der Anteil namens Ariane oft mit einem Zirkel die Arme aufgeritzt. *Wir hängen aber alle am Leben, also machen wir das nicht mehr.* Sie gab auch an, dass ihre Stimmung sich von einem Moment zum anderen ändern könne. *Eigentlich ist das aber ein schnelles Switchen,* fügte sie hinzu.
Auch hier fiel die Verwendung von Fachjargon auf, ebenso wie die etwas naive Beschreibung von Anteilen, „die alle von intensiven Emotionen bewegt sind". Bemerkenswert ist außerdem, dass sie von sich durchweg im Plural („wir") sprach. Bei Patienten mit echter DIS gibt es in der Regel Anteile, die (zu) intensive Gefühl haben, und Anteile, die (zu) wenig spüren. Es kommt bei ihnen kaum vor, dass alle dissoziierten Anteile hypersensibel sind oder dass alle dieselben intensiven Emotionen erleben.

Angst und Panik. Die Patientin beschrieb sich als sehr ängstlich. Vor allem in großen Räumen fühle sie sich unwohl. Sie machte allerdings keinen ängstlichen Eindruck. Auffallend war, dass sie bei unerwarteten Geräuschen im Gebäude nicht zusammenzuckte, obwohl sie sich als schreckhaft und überwachsam darstellte. Sie erklärte, sie arbeite an allen schlimmen Erinnerungen eng mit ihren Anteilen zusammen. Deshalb komme es bei ihr nicht zu Flashbacks oder zu Episoden, in denen sie traumatische Ereignisse wiedererlebe. *Wir wissen genau, was zu tun ist, wenn es einer von uns schlecht geht.* Sie beschrieb keine PTBS-Symptome.
Wie sie zusammen mit ihren Anteilen angeblich alle schlimmen Erinnerungen entschärfte, war nicht charakteristisch für eine DIS, zumal für eine Person, deren DIS nie behandelt worden ist. Obwohl sie viel über DIS gelesen und sich an Online-Chats beteiligt hatte, hatte sie offenbar keine rechte Vorstellung von den Problemen und inneren Kämpfen, die eine echte DIS mit sich bringt. Ihre leidvollen Erinnerungen drehten sich stets um die emotionale Vernachlässigung durch ihren Vater und um seine narzisstische Wut. Bemerkenswert ist auch, dass all ihre angeblichen Anteile sich bei diesem Thema einig waren und dass kein typischer Konflikt erkennbar war zwischen Anteilen, die gegenüber den Eltern loyal waren, und Anteilen, die wütend auf sie waren oder sich vor ihnen fürchteten.

Selbstverletzende Handlungen. Die Patientin sagte, seit der Schulzeit habe „sie“ sich keine Verletzungen mehr zugefügt, konnte aber nicht erklären, wie sämtliche Anteile zu der gemeinsamen Entscheidung gelangt waren, die selbstverletzenden Handlungen einzustellen.

Selbstbild und Identitätserleben. Die Patientin glaubte, im Umgang mit ihrer DIS habe sie sehr viel erreicht, und verneinte Gefühle der Wertlosigkeit. *Ich habe natürlich all diese verschiedenen Wünsche und Sehnsüchte in mir, aber ich kenne sie und habe sie alle im Blick. Ist das nicht bei allen Menschen so?* Auf die Frage, ob sie manchmal einen inneren Kampf bei sich wahrnehme, schilderte sie einen polarisierten Konflikt zwischen dem kleinen Mädchen Annie, das lieb und sanft sei, und der jugendlichen Ariane, die voller Wut sei. *Da geht es die meiste Zeit hin und her. Am Ende haben wir aber alle dieselben Ziele und arbeiten sehr gut zusammen, um sie zu erreichen, und es gibt praktisch keinen Streit mehr. Und ich habe sie alle im Blick, und mein Freund ebenso.* Die Patientin gab an, sie gebe nie klein bei und sei ziemlich eigensinnig. Deshalb gerate sie so häufig mit anderen aneinander.
Auch diese Beschreibung ihres Selbstbilds und ihres Identitätserlebens unterschied sich stark von dem, was wir bei Patienten mit echter DIS finden. Sie schildern ausnahmslos, dass sie unter einem negativen Selbstbild leiden und darunter, dass sie sich als wertlos empfinden. Auch wenn ihre Behandlung schon sehr weit fortgeschritten ist, führt das schmerzliche Erkennen von bestimmten Aspekten ihrer Persönlichkeit und ihrer Lebensgeschichte oft noch zu inneren Konflikten oder zu Verunsicherung.

Zwischenmenschliche Beziehungen. Die Patientin schilderte höchst turbulente zwischenmenschlichen Beziehungen. Sie habe viele Freundinnen verloren, weil sie sich nie angepasst habe. In früheren Paarbeziehungen sei sie schlecht behandelt worden, doch sie habe sich zu wehren gewusst: *Wir haben einander bis aufs Blut bekämpft.*
Unkraut vergeht nicht, sagte sie. Am Ende sei es irgendwie immer gut für sie ausgegangen. Sie habe keine Angst davor, verlassen zu werden, denn immer werde sie diejenige sein, die zuerst gehe. Sie wolle nicht von anderen verletzt werden. Sie fühle sich auch nicht auf andere angewiesen, und nach ihrem Empfinden habe sie wenig Probleme in Beziehungen zu anderen.
Bemerkenswert ist, dass sie an diesem Punkt des Interviews mit einem Mal aufhörte, über Anteile zu sprechen, und ein ziemlich übersteigertes Selbstgefühl an den Tag legte. Sie schien tatsächlich wenig Einsicht in ihre zwischenmenschlichen Probleme zu haben.

Sexualität. Nachdem sie von einem früheren Freund missbraucht worden sei, habe sie viele Probleme mit Sex gehabt. Vorher sei das nie so gewesen. Jetzt habe sie aber einen Partner, der alles tue, was sie wolle, und der rücksichtsvoll mit ihr umgehe.

Deshalb laufe es gut mit ihnen; sie hätten nicht sehr häufig Geschlechtsverkehr, kuschelten aber viel.

Einschätzung von (möglicherweise) traumabedingten Symptomen

In diesem ersten Teil der Untersuchung wich die Art, in der die Patientin ihre Symptome beschrieb, eklatant von Beschreibungen ab, die Patienten mit echter DIS äußern. Gleich zu Beginn lenkte sie die Aufmerksamkeit ständig auf „die anderen" (also auf die angeblichen Persönlichkeitsanteile). Patienten mit DIS tun dies üblicherweise nicht. Wie sie über dissoziierte Anteile und deren gegenseitige Beziehungen sprach, war zuweilen naiv *(alle arbeiten zusammen und verfolgen dasselbe Ziel)* und stand in starkem Kontrast zu der dissoziativen Organisation und den inneren Konflikten von Patienten mit echter DIS. Das Sprechen über die Anteile war für sie nicht mit Scham, Scheu oder Angst verbunden, und in ihrer Paarbeziehung schien das Thema DIS eine wichtige Funktion zu erfüllen.

Im zweiten Teil des Interviews schilderte die Patientin viele stereotype und medientypische Beispiele für dissoziative Symptome wie Amnesie und Stimmenhören. Sie wurde mehrere Male ärgerlich, als ich sie um eine Erläuterung oder um Beispiele bat. *Ich habe das Gefühl, Sie glauben mir nicht, obwohl Sie ja wissen müssten, wie das bei jemandem mit DIS so ist. Muss ich das denn wieder und wieder erklären?* Ihre Antworten ließen sich daher nicht auswerten.

Veränderungen des Bewusstseins

Die Patientin war nicht in der Lage, eindeutige Beispiele für Depersonalisation und Derealisation zu nennen. Beim Malen, so erklärte sie, sei sie völlig geistesabwesend, und gab zu verstehen, dass da auch ein anderer Anteil von ihr am Werk sei. Zum Beweis zeigte sie mir viele ihrer Gemälde, von denen einige von ihr selbst stammten und andere von einem Anteil von ihr. Ich konnte keinen markanten Unterschied in Stil oder Motiven erkennen. Es waren alles „liebliche" Gemälde mit Blumen- und Naturmotiven. Zwar sagte sie, sie könne sich völlig im Malen verlieren, und beschrieb Absorptionserleben *(Ich bin dann gar nicht mehr da),* erläuterte jedoch ausführlich, welche Art von Malerei ihr gefiel, welche Farben sie mochte und was sie in einem Malkurs gelernt hatte. Sie erwähnte nichts, was auf eine dissoziative Barriere (in Form von Amnesie oder Depersonalisation) zwischen ihr selbst und einem malenden Anteil (oder malenden Anteilen) hinwies. Falls es wirklich einen separaten Persönlichkeitsanteil gegeben hätte, hätte es glaubhafter geklungen, wenn die Initiative zum Besuch des Kurses zumindest manchmal von diesem Anteil ausgegangen wäre oder wenn er dort in Erscheinung getreten wäre. Ein Patient mit echter

DIS würde beispielsweise berichten, dass er sich manchmal selbst von einem Punkt außerhalb seines Körpers beim Malen zusieht, ohne sein Tun steuern zu können, oder dass er sich an eine Kursstunde nicht oder nur sehr vage erinnern kann. Die Patientin schien keine klare Vorstellung davon zu haben, was sich bei einer echten DIS abspielt.

Somatoforme Dissoziationssymptome

Die Patientin ließ durchblicken, ihre Anteile hätten diverse „Konversionssymptome". Ein Anteil könne manchmal nicht schlucken, ein anderer leide unter Muskelschwäche. Sie konnte dies aber nicht weiter ausführen und reagierte gereizt, als ich nachfragte.

Psychoforme Dissoziationssymptome

Amnesie. Die Patientin gab an, ihr Gedächtnis sei „wie ein Sieb" mit großen Löchern, und schilderte weitreichende amnestische Phänomene. Sie werde ständig damit konfrontiert, dass sie offenbar Dinge getan habe, die ihr aber entfallen seien, etwa wenn sie im Verlauf des Internet-Browsers sehe, was sie offenbar gelesen oder nachgeschaut habe, und sich nicht daran erinnern könne. Sie berichtete auch, dass sie sich manchmal an Orten wiederfand, ohne zu wissen, wie sie dort hingekommen sei, und beispielsweise ganz in ihren Gedanken versunken im Schlafzimmer zu sich komme. Solche Gedächtnisstörungen träten jeden Tag auf. Sie habe auch große Schwierigkeiten mit dem Zeitempfinden und könne sich an ihre Lebensgeschichte oft nicht in der richtigen Reihenfolge erinnern. Dies stand in völligem Widerspruch zum ersten Teil des Interviews, in dem sie sehr ausführlich über ihre Vergangenheit (und die Gegenwart) gesprochen hatte. Sie merkte an, ihre Gedächtnisstörungen würden niemandem auffallen, weil sie eine hochbegabte Frau sei, die in der Lage sei, fast alles zu überspielen.
Art und Schweregrad der berichteten Gedächtnisprobleme ließen sich anhand der Kriterien des TADS-I nicht einordnen. Ich gewann den Eindruck, dass keinerlei Gedächtnisprobleme gegeben waren, möglicherweise aber einige mit Absorptionserleben verknüpfte Probleme. Jedes Mal, wenn ich sie bat, ihre Gedächtnisprobleme näher zu erläutern, empfand sie das offenbar als unzumutbar und reagierte wieder gereizt.

Schneider'sche Symptome / Intrusionen. Die Patientin sagte, sie höre schon ihr ganzes Leben lang „kleine Stimmen". Sie seien eigentlich eher wie Gedanken; vorherrschend seien die Stimmen von Annie, dem kleinen Mädchen, und von Ariane, der wütenden Jugendlichen. Sie habe in einem Artikel gelesen, dass Menschen mit

DIS schon im jungen Alter Stimmen hörten und dass das bei Menschen mit Schizophrenie anders sei.

Dissoziierte Persönlichkeitsanteile. Als Beleg für die Existenz ihrer Anteile zeigte mir die Patientin eine Zeichnung, die ihre Innenwelt darstellte und auf der zwölf verschiedene Anteile zu sehen waren. Der Anteil namens Annie habe ihr dabei geholfen. Die Anteile seien zum Vorschein gekommen, als sie und ihr Freund eine US-amerikanische Fernsehserie über eine Frau mit DIS gesehen hätten. Beide hätten darin viele Probleme der Patientin wiedererkannt. Sie habe dann angefangen, über DIS zu lesen und im Internet nach Informationen darüber zu suchen, und sei schließlich auf die Chatgruppe gestoßen. Dies sei für sie ungemein hilfreich gewesen, und es sei immer offensichtlicher geworden, dass sie eine DIS habe. Ihre Anteile hätten unterschiedliche Handschriften und Hobbys. Lachend erklärte sie, es sei ein Vollzeitjob, dafür zu sorgen, dass alle etwas machen konnten, das sie mochten. Sie führte eine Art Protokoll, um die Zeit gerecht aufteilen zu können. Schließlich erklärte sie, eine Integration der Anteile sei für sie und ihren Partner kein erstrebenswertes Ziel, denn das werde nur zu Leere und Einsamkeit führen. Die Anteile arbeiteten ja sehr gut zusammen und stritten sich nie, sodass sie sich von ihnen überhaupt nicht gestört fühle. In diesem Punkt, so räumte sie ein, unterscheide sich ihr Erleben tatsächlich von dem anderer Menschen mit DIS. Ihre Erklärung dafür war: *Ich glaube, das liegt daran, dass wir so feinfühlig und begabt sind. Wir wissen wirklich selbst sehr gut, was zu tun ist.*

Einschätzung des gesamten Interviews

Die Diagnose DIS war im Interview von Beginn an Thema. Die Patientin sprach durchweg von einem „Wir" und wies immer wieder und ohne jedes Widerstreben darauf hin, dass es in ihr dissoziierte Anteile gebe. Dies weicht in jeder Hinsicht von der Art und Weise ab, wie sich Patienten mit DIS präsentieren. Die Darstellung der Symptome war widersprüchlich, oberflächlich und naiv. Auch der Inhalt der Symptome war nicht charakteristisch für eine echte DIS: Es fehlten die typischen Spannungen zwischen dissoziierten Anteilen; alle waren gefühlsbetont, und alle arbeiteten zusammen. Sie schienen sich in ihren Gedanken über die Eltern und in ihren Gefühlen und Loyalitätsverhältnissen ihnen gegenüber nicht zu unterscheiden. Alle Anteile waren sich einig, dass die Mutter sich nicht hinreichend um die Tochter gekümmert hatte und dass der Vater ein übler Narzisst war. Es wurden massive Bindungsprobleme deutlich, die die Patientin aber abstritt. Sie wirkte recht narzisstisch, und ihre Selbstdarstellung wies histrionische Züge auf. Es fiel ihr schwer zu akzeptieren, dass sie auf andere angewiesen war. Ihre Abhängigkeitsbedürfnisse und ihre kindliche Sehnsucht, umsorgt zu werden, lagerte sie in den Anteil namens Annie aus. Für die Beziehung zu ihrem Partner schien das gut zu passen, und er ließ sich gerne einbinden. Als Erwachsene schienen die beiden wenig gemeinsam zu haben. Ihr Partner sei süchtig nach Computerspielen und Pornofilmen, sagte mir die Patientin, und wenn er nicht arbeite, hänge er im Prinzip die ganze Zeit am Computer. Im zweiten Teil des Interviews stellte sie alle dissoziativen Symptome, die sie anführte, übertrieben dar und legte mir „Beweise" für die Diagnose DIS vor. Außerdem wurde sie mit der Zeit immer ärgerlicher; wenn ich um glaubhafte Beispiele bat oder nachfragte, wie der Prozess der internen Kommunikation zwischen den Anteilen im Einzelnen ablaufe, reagierte sie abwehrend oder wütend.

Zusammenfassend ist zu sagen, dass bei dieser Patientin alle Merkmale einer imitierten DIS gegeben waren.

Fazit zu den drei Fallberichten

Die vorgestellten drei Patientinnen litten nicht an einer DIS, sondern in erster Linie an anderen psychischen Problemen und an Persönlichkeitspathologie. Worin sie sich unterschieden, war einmal ihre Motivation, sich der diagnostischen Abklärung zu unterziehen. Auch waren sie sich ihrer Symptome in ganz unterschiedlichem Maße bewusst, und jede von ihnen akzeptierte die Möglichkeit, dass sie sich in Bezug auf die DIS-Diagnose irrten, mal mehr und mal weniger. Die erste Patientin hatte die Diagnose von einer Klinikerin erhalten und wurde dann unsicher, ob sie tatsächlich zutraf. Die beiden anderen waren eigenständig zu dem Schluss gekommen, sie hätten eine DIS. Die Beispiele verdeutlichen auch, dass eine Klinikerin gut ausgebildet sein muss, um das Erscheinungsbild einer echten DIS von dem einer vorgetäuschten oder imitierten DIS unterscheiden zu können.

10.5 Untersuchungsergebnisse mit Patienten besprechen

Eine weitere Herausforderung besteht darin, Patienten in geeigneter Weise zu erklären, dass bei ihnen keine DIS vorliegt. Hier ist wichtig, wie wir das in Worte fassen. Am besten formulieren wir es so, dass die Diagnose DIS nicht gestellt oder nicht bestätigt werden kann (anstatt zu sagen: „Nein, Sie haben keine DIS!").

Bei den ersten zwei Patientinnen war dieser Schritt nicht sonderlich problematisch. Beide stellte ihre Beschwerden nicht übertrieben dar und waren durch ihre Symptome verunsichert, aber auch bereit, eine andere Erklärung als eine DIS-Diagnose zu akzeptieren. Sie reagierten während des Interviews nicht abwehrend oder verärgert. Die erste Patientin hatte zwar selbst starke Zweifel an der DIS-Diagnose, doch es fiel ihr schwer, sich davon zu lösen; nach der diagnostischen Untersuchung schrieb sie einige weitere Dialoge aus der Perspektive von „Anteilen“ nieder.

Es empfiehlt sich in der Regel, die Erklärung der Untersuchungsergebnisse etwa wie folgt einzuleiten:

Klinikerin: Ich möchte Ihnen nun erklären, warum ich die Diagnose einer DIS nicht bestätigen kann, und möchte mir für die Begründung so viel Zeit nehmen, wie dafür notwendig ist. Erstens möchte ich Ihnen sagen: Es ist keineswegs verwunderlich, dass Sie auf den Gedanken gekommen sind, Sie hätten eine dissoziative Störung. Der Begriff Dissoziation sorgt noch immer für viel Verwirrung. Menschen können dissoziative Symptome oder ähnliche Symptome haben, auch ohne dass sie unter einer dissoziativen Störung leiden. Das kommt sehr häufig vor, weil dissoziative Symptome auch bei anderen psychischen Problemen und Störungen auftreten. Viele Menschen haben manchmal das Gefühl, dass sie sich selbst fremd sind oder dass sie, wenn sie unter starkem Druck stehen, nicht sie selbst sind. Auch sind sich viele gelegentlich unsicher, was für ein Mensch sie eigentlich sind – vor allem wenn sie sich als Kinder von ihren Eltern oder von anderen Bezugspersonen nicht hinreichend gesehen oder anerkannt fühlten. Und viele haben nicht das Gefühl, eine in sich geschlossene Person zu sein, sind verunsichert und verwirrt und fühlen sich zerrissen. Das kommt nicht nur bei DIS vor. Es ist also tatsächlich kein Wunder, dass Sie – oder Ihre Therapeutin – angefangen haben, sich über eine dissoziative Störung Gedanken zu machen.

Nach einer allgemeinen psychoedukativen Einführung in die Themen Dissoziation, Bindung und manchmal auch PTBS fasst die Klinikerin sorgfältig zusammen, was der Patient berichtet hat, gestützt auf seine Beispiele zu Depersonalisation, Derealisation und Absorptionserleben. Im nächsten Schritt empfiehlt es sich, ihm zu erklären, warum diese Symptome nicht zu einer DIS passen. Patienten der ersten Gruppe (also die mit Borderlinestörung oder anderen psychischen Problemen, zu denen die erste und die zweite Patientin zählten) können dies gewöhnlich gut annehmen. Bei Patienten mit histrionischer Persönlichkeit hingegen gestaltet sich die Interaktion an diesem Punkt fast immer sehr schwierig, und sie wollen die Erklärung nicht akzeptieren. Die Diagnose DIS ist für sie zu einem wichtigen Teil ihrer Identität geworden, und wenn sie ihnen weggenommen wird, fühlen sie sich angegriffen. Zweifellos erfüllt die „DIS-Identität“ für sie außerdem die Funktion, sich durch sie gesehen zu fühlen und ihre innere Leere zu füllen. Oft spielen auch wichtige Bezugspersonen eine bedeutsame Rolle für die Aufrechterhaltung der „DIS-Identität“. Ihnen liefert die Diagnose Erklärungen für das Verhalten des Patienten. Manchmal ziehen sie auch selbst Gewinn aus ihr („Mein Partner ist etwas ganz Besonderes“), so wie bei der dritten Patientin, deren Partner die Vorstellung einer DIS offenbar interessant fand. Manchmal hilft es ihnen auch, dem Patienten ein in ihren Augen lästiges oder antisoziales Verhalten nachzusehen. Das gemeinsame Überzeugtsein und das gemeinsame Leben mit DIS kann unter Umständen die Form einer sogenannten Folie à deux annehmen.

Bei manchen Patienten weckt die Diagnose DIS Hoffnungen auf neue Behandlungsmöglichkeiten, vor allem wenn sie verzweifelt sind wegen der Behandlungsoptionen für die Probleme, unter denen sie tatsächlich leiden. So bat mich eine junge Frau mit Schizophrenie explizit darum, ihren Eltern zu erklären, dass sie keine DIS hatte. Sie hatte an der Diagnose DIS selbst Zweifel gehabt, und sie verstand und akzeptierte meine Erklärung. Doch sie sagte: *Meine Mutter denkt, dass Schizophrenie etwas ganz Grauenvolles ist. Sie kann diese Diagnose nicht akzeptieren, und sie kann auch mich nicht akzeptieren. Sie hat sich sehr eingehend mit DIS beschäftigt und ist überzeugt, dass meine Stimmen von einer DIS herrühren. Sie will unbedingt, dass ich wegen DIS behandelt werde, denn das würde bedeuten, dass es Hoffnung gibt. Ich habe das irgendwann auch geglaubt, obwohl ich die meisten Symptome bei mir nicht wiedererkannt habe.*

Das Tragische war, dass die junge Frau sich von ihren Eltern auf doppelte Weise nicht gesehen fühlte: Als Kind hatte sie immer das Gefühl gehabt, ihnen nicht wichtig zu sein. Nun, als junge Erwachsene, erlebte sie dasselbe noch einmal, weil sie die Diagnose Schizophrenie nicht akzeptieren wollten.

Die meisten Patienten mit einem histrionischen Auftreten sind gekränkt, wenn ihnen das Untersuchungsergebnis mitgeteilt wird. Sie fühlen sich ein weiteres Mal nicht gesehen und missverstanden und werden deshalb wütend. Fast ohne Ausnahme zeigen sie eine starke Reaktion. Manche machen ihrem Ärger Luft, manche führen noch mehr „Beweise" für eine DIS an und halten der Klinikerin vor, sie habe ihre Probleme überhaupt nicht begriffen. *Ich dachte, Sie wären eine Expertin und hätten kapiert, dass die Stimmen mir nicht erlaubt haben, Ihnen mehr als die Hälfte von allem preiszugeben. Sie haben einfach ein Urteil gefällt, obwohl Sie doch nur die Hälfte wissen. Wie können Sie sich Expertin nennen, wenn Ihnen derartige Fehler unterlaufen?* So klingt eine typische Reaktion, wenn einem Patienten am Ende des Interviews seine Diagnose „entrissen" wird. Andere Patienten schicken hinterher E-Mail um E-Mail, die manchmal sogar von „verschiedenen Anteilen" stammen und belegen sollen, dass die Klinikerin sich geirrt hat. Ein derartiges Verhalten wäre bei Patienten mit echter DIS, wenn sie eine falsch negative Diagnose erhalten, höchst unwahrscheinlich. Sie würden sich schämen oder Stimmen hören, die ihnen Dinge sagen wie: „Siehst du? Du bist ein Simulant, du spinnst dir das nur zusammen." Vermeidungsverhalten, Angst und Scham würden sie davon abhalten, der Klinikerin auch nur eine einzige E-Mail zu schicken.

Leider habe ich bislang noch keinen Weg gefunden, die dritte Gruppe von Patienten zu erreichen. So sehr ich mich auch bemühte, ihnen – gegebenenfalls in mehreren weiteren Gesprächen – darzulegen, dass durchaus nachvollziehbar war, wie sie zu der Überzeugung gelangt waren, sie hätten eine DIS, dass ihre Symptome höchst gravierend waren und dass es für diese gute Behandlungsmöglichkeiten gab: Es fruchtete meistens nichts.

Als ich auf einer geschlossenen psychiatrischen Station tätig war, behandelte ich zwei solche Patienten über einen längeren Zeitraum hinweg. Es dauerte über ein Jahr, bis sich eine adäquate therapeutische Beziehung entwickelt hatte, und erst dann waren sie in der Lage, eine alternative Erklärung für ihre Symptome zu akzeptieren. Von entscheidender Bedeutung war an diesem Punkt, dass die Patienten mir sagen konnten, dass sie sich als Person von mir gesehen fühlten, unabhängig davon, ob sie eine DIS hatten oder nicht.

10.6 Echte versus imitierte DIS in der forensischen Psychiatrie

Eine korrekte Diagnose ist, wie ich bereits dargelegt habe, eine Voraussetzung für eine adäquate Behandlung, die bei echter DIS im Vergleich zu einer falsch positiven DIS deutlich unterschiedlich ausfällt. Von noch größerer Bedeutung kann eine korrekte Diagnose im forensischen Kontext sein, wobei dies nicht nur für die Diagnose DIS gilt. In vielen Ländern zieht, unabhängig von der jeweiligen Rechtsordnung, die Begehung einer Straftat andere Konsequenzen nach sich, wenn die Person zum Tatzeitpunkt unter einer psychiatrischen Störung litt. Dies gilt insbesondere für Länder, in denen für Verbrechen wie Mord noch die Todesstrafe vorgesehen ist. Wird bei einer forensischen Begutachtung eine DIS übersehen, führt das nicht nur dazu, dass der Patient keine adäquate Behandlung erhält, sondern erhöht auch das Risiko, dass er erneut straffällig wird (Nijenhuis, 1996).

Dissoziationssymptome und dissoziative Störungen in der forensischen Psychiatrie

Besonders bei Patienten mit echter DIS ist das Risiko groß, dass ihnen Simulation unterstellt wird, weil die Diagnose DIS oft auf Skepsis stößt, vor allem wenn sie sich an begangene Straftaten nicht erinnern können. Amnesie für ein Verbrechen ist bei schweren Sexual- und Tötungsdelikten ein häufiges Phänomen (Brandt, 1988; Cima et al., 2001; Cima et al., 2003; Cima et al., 2004). In den Niederlanden gibt fast ein Viertel der Patienten, die in eine forensisch-psychiatrische Einrichtung eingewiesen werden, Amnesie für die betreffenden Straftaten an (Cima et al., 2004). Bei Amnesie, die sich auf Straftaten bezieht, werden in der Fachliteratur im Allgemeinen drei Formen unterschieden:

1. dissoziative Amnesie,
2. Amnesie infolge von organischen Ursachen oder durch Alkoholvergiftung und
3. simulierte Amnesie, die vor allem darauf zielt, sich der Verantwortung für ein Verbrechen zu entziehen.

In der genannten Studie von Cima et al. (2004) ist allerdings nicht angegeben, um welche Form der auf Straftaten bezogenen Amnesie es sich jeweils handelte. Ob eine Amnesie vorlag, wurde nicht mithilfe diagnostischer Instrumente ermittelt (also etwa mit Methoden zum Erfassen und Ausschließen dissoziativer Störungen), sondern aus Angaben in Krankenakten abgeleitet.

In den USA sind im Lauf der Jahre viele Publikationen zu dissoziativen Störungen, insbesondere DIS, im forensischen Kontext erschienen (Brand, Webermann & Frankel, 2016; Brand, Schielke & Brams, 2017; Brand, Schielke et al., 2017; Brown, 2009; Coons, 1991; Dinwiddie et al., 1993; Farrel, 2011; Frankel & Dalenberg, 2006; Kluft, 1987; Lewis & Bard, 1991; Lewis et al., 1997; Ondrovik & Hamilton, 1990; Spitzer et al., 2003). Dorothy Lewis und ihre Kolleginnen und Kollegen beschrieben 1997 eine Gruppe von zwölf erwachsenen Mördern mit DIS, die als Kinder schwerer Misshandlung und schwerem sexuellem Missbrauch ausgesetzt gewesen waren (Lewis et al., 1997). Die erfahrene Klinikerin Lewis hatte mehr als 150 psychiatrische Untersuchungen von Personen durchgeführt, die des Mordes verdächtigt oder bereits überführt waren. Bei 14 von ihnen war eine DIS diagnostiziert worden. Sie und ihre Kolleginnen und Kollegen führten sehr umfangreiche Untersuchungen durch und fanden bei zwölf der Personen objektive und unabhängige Belege aus vielen unterschiedlichen Quellen, die sowohl die DIS als auch Misshandlung und Missbrauch in der frühen Kindheit bestätigten. Die gesammelten Daten reichten bis in eine Zeit lange vor der Straftat zurück, in der kein Anreiz dafür bestanden hätte, eine DIS vorzutäuschen. Das Forschungsteam kam zu dem Schluss, dass sich im forensischen Kontext eine echte von einer simulierten DIS unterscheiden lässt, dafür aber eingehende und zeitaufwendige Begutachtungen notwendig sind. Mittlerweile stehen mehr validierte Untersuchungsinstrumente zur Verfügung als damals, sowohl für das Diagnostizieren einer dissoziativen Störung als auch für das Aufdecken von Simulation.

Die meisten Autorinnen und Autoren sind sich einige, dass die forensische Überprüfung auf DIS und andere dissoziative Störungen durch erfahrene Klinikerinnen erfolgen sollte, die sich in der Diagnose und Behandlung dieser Störungen auch außerhalb des forensischen Kontexts auskennen. Um eine Diagnose zu untermauern oder auszuschließen, sollten sie Daten aus vielfältigen Quellen heranziehen, darunter die Resultate einer strukturierten diagnostischen Untersuchung und von (neuro-)psychologischen Tests. Sie sollten sich aber auch, so wie Lewis et al. (1997) das getan haben, ein möglichst umfassendes Bild von der Person machen und dafür ihre Trauma-Vorgeschichte, psychiatrische und psychologische Behandlungen, Komorbiditäten und unter Umständen auch medizinische Patientendaten einbeziehen.

Auch die Interpretation der Ergebnisse von psychologischen Tests und von Untersuchungen, die auf die Aufdeckung von Simulation zielen, erfordert definitiv besondere Fachkompetenz. Bethany Brand und ihre Kolleginnen und Kollegen (2016) geben einen Überblick über die verschiedenen Erhebungsinstrumente, die bei forensischen Untersuchungen üblicherweise eingesetzt werden (Brand, Webermann & Frankel, 2016). Sie kommen zu dem Schluss, dass mit psychologischen Tests gewonnene Daten besonders schwer zu interpretieren sind und dies spezielles Fachwissen erfordert, weil Patienten mit DIS und auch andere traumatisierte Patienten hohe Werte in ähnlichen Subskalen aufweisen wie Patienten, die eine DIS simulieren. Besondere Probleme, vor allem bei schwer traumatisierten Patienten, können dabei Selbstbeurteilungsfragebögen aufwerfen und Interviews, die auf das Aufdecken der Simulation von psychischen Symptomen zielen (Brand et al., 2006; Brand, Tursich et al., 2014; Brand, Webermann & Frankel, 2016; Rogers et al., 2009). Diese Instrumente stützen sich auf eine Reihe von Aufdeckungsstrategien wie etwa die Evokation seltsamer und bizarrer Symptome und der „Übertreibung“ oder des Aufbauschens von Symptomen (ein Überblick zu verschiedenen Aufdeckungstechniken findet sich bei Walczyk et al., 2018).

Zwei der am häufigsten eingesetzten und am besten validierten Instrumente für die Aufdeckung einer Simulation psychischer Probleme sind das Structured Interview of Reported Symptoms (SIRS: Rogers, Bagby & Dickens, 1992; Rogers, Kropp et al., 1992) und das SIRS-2 (Rogers et al., 2010). Diese Interviews eignen sich zwar hervorragend, um in einer allgemeinpsychiatrischen Population Simulanten von Patienten mit echten Symptomen zu unterscheiden, doch das gilt nicht für schwer traumatisierte Patienten (Brand et al., 2006; Brand, Armstrong et al., 2009; Brand, Tursich et al., 2014; Brand, Webermann & Frankel, 2016; Brand, Schielke & Brams, 2017; Brand, Schielke et al., 2017; Brand, Webermann et al., 2019; Rogers et al., 2009). Brand et al. (2006) stellten fest, dass anhand des SIRS Patienten, bei denen tatsächlich eine DIS vorlag, zu 35 Prozent als Simulanten eingeordnet wurden, und Rogers et al. (2009) kamen zu dem Ergebnis, dass schwer traumatisierte Patienten laut dem SIRS zu 31 Prozent als Simulanten zu betrachten waren. Rogers entwickelte deshalb einen speziellen Trauma-Index, der zufriedenstellendere Einschätzungen liefern sollte. Laut Brand et al. ist bei Patienten, die möglicherweise unter einer dissoziativen Störung leiden, der Trauma-Index in Kombination mit der ursprünglichen Version des SIRS die beste Untersuchungsoption (Brand, Webermann & Frankel, 2016). Sie betonen allerdings, dass forensische Gutachterinnen bei der Interpretation von psychologischen Testergebnissen (einschließlich Ergebnissen des SIRS) Vorsicht walten lassen sollten, weil DIS-Patienten aufgrund ihrer gravierenden Symptomatik von vielen Symptomen berichten und in den verschiedenen Tests oft erhöhte Werte aufweisen.

Ein weiteres Problem liegt darin, dass manche der Instrumente bestimmte häufig vorkommende psychische Symptome als „bizarr" oder „außergewöhnlich" einstufen und sie als Anzeichen von Simulation werten. Diese Kritik richtet sich beispielsweise gegen das Structured Inventory of Malingered Symptomatology (SIMS; Smith & Burger, 1997; dt. Strukturierter Fragebogen Simulierter Symptome), das auch auf Holländisch, Deutsch und Spanisch vorliegt (Merckelbach et al., 2002; Cima et al., 2003). Merckelbach und Kollegen weisen freilich darauf hin, dass der Fragebogen nicht Simulation, sondern Übertreibung erfasst und dass Übertreibung nicht immer auf Simulation beruht (Merckelbach et al., 2002; van Impelen et al., 2014). Das Instrument wird mittlerweile recht häufig verwendet, beispielsweise bei Streitfällen mit Krankenversicherungen, aber auch bei forensischen Ermittlungen. Der Fragebogen enthält 75 Aussagen, die bejaht oder verneint werden sollen und die sich 5 Subskalen mit je 15 Items zuordnen lassen (affektive Störung, niedrige Intelligenz, Psychose, amnestische Störung, neurologische Beeinträchtigung). Die Aussagen sollen „bizarre Erfahrungen" und „unrealistische Symptome" beschreiben. Die Meinungen zur Validität und Reliabilität des SIMS gehen auseinander, und es werden unterschiedliche Cut-off-Punkte genannt, die verhindern sollen, dass Patienten fälschlicherweise zu Simulanten erklärt werden (siehe van Impelen et al., 2014).

Kritikerinnen bemängeln, dass die meisten Items des SIMS häufig vorkommende medizinische und psychische Symptome benennen, die hier aber als „bizarre Erfahrungen" gewertet werden (Cernovsky & Diamond, 2020); dies gelte auch für jede der Subskalen (Cernovsky, Bureau et al., 2019; Cernovsky, Mendonça, Oyewumi et al., 2019; Cernovsky, Mendonça, Ferrari et al., 2019; Cernovsky, Mendonça, Bureau & Ferrari, 2019; Cernovsky & Diamond, 2020). Folglich würden Simulanten nicht mehr sauber von Patienten mit echten medizinischen und psychischen Problemen unterschieden, sodass bei Letzteren ein hohes Risiko besteht, fälschlicherweise zu Simulanten erklärt zu werden. Cernovsky und Diamond (2020) zeigen auf, dass in Studien mit dem SIMS US-amerikanische Kriegsveteranen, die unter PTBS litten, zu 82,7 Prozent, Patienten nach einem schweren Motorradunfall zu 78,3 und stationär behandelte psychiatrische Patienten zu 72 Prozent fälschlicherweise als Simulanten eingeordnet wurden (falsch positive Diagnose von Simulation). Auch bei Patienten mit DIS besteht zweifellos die Gefahr, dass sie wegen eines hohen Werts im SIMS zu Simulanten erklärt werden, weil vier der fünf Subskalen Symptome enthalten, die bei DIS häufig vorkommen (Vissia et al., 2016). Amnesie ist sowohl im DSM-5 als auch in der ICD-11 ein Kriterium für eine DIS, und „amnestische Störung" ist eine der Subskalen des SIMS. Viele der im SIMS genannten neurologischen Symptome können auch somatoforme dissoziative Symptome darstellen (z.B. Item 1: *Manchmal verliere ich alles Gefühl in meiner Hand, so, als ob ich einen Handschuh anhätte;* Item 64: *Manchmal ist mein Bein unterhalb des Knies gelähmt, und ich kann es nicht mehr bewegen*). Recht allgemeine affektive Symptome kommen bei DIS ebenfalls häufig vor (Item 32: *Ich kann schlecht schlafen;* Item 60: *Es kommt mir so vor, als ob ich meine Gefühle nicht äußern kann;* Item 47: *Ich bin dauernd depressiv*), und schließlich sind bei einer DIS häufig Stimmenhören und andere Schneider'sche Symptome zu finden (die SIRS-Subskala Psychose enthält mehrere Fragen zu Stimmenhören). Somit scheint sich dieser Fragebogen derzeit nicht dafür zu eignen, Patienten, die schwer traumatisiert sind und/oder unter einer dissoziativen Störung leiden, von Simulanten zu unterscheiden. Möglicherweise lässt sich dieses Manko aber durch weitere Forschung beheben.

Ein ausgezeichneter Forschungsüberblick und Empfehlungen zur Diagnose dissoziativer Störungen im forensischen Kontext finden sich in zwei neueren Arbeiten von Brand und ihren Kolleginnen und Kollegen (Brand, Schielke & Brams, 2017; Brand, Schielke et al., 2017) sowie in einem früheren Artikel von Frankel und Dalenberg (2006).

Die Situation in den Niederlanden

In der forensischen Psychiatrie der Niederlande sind dissoziative Störungen noch immer relativ unbekannt. Das heißt, sie werden dort bei psychiatrischen oder psychologischen Untersuchungen nicht oft diagnostiziert. Ich habe keinerlei Daten zum Phänomen „vorgetäuschte DIS im Gerichtssaal" finden können, also zu Personen, die vorgeben, unter DIS zu leiden, damit sie für begangene Verbrechen nicht zur Verantwortung gezogen werden. In den Niederlanden stellt sich dieses Problem bei ambulant oder stationär behandelten Verdächtigen, über die ein „Pro-Justitia-Bericht" erstellt wird, um den Grad der Schuldfähigkeit zum Tatzeitpunkt und das Rückfallrisiko zu bestimmen. Im Jahr 2019 wurden über 3000 solche Berichte verfasst, darunter 203 klinische Berichte in einem nationalen Zentrum, dem Pieter Baan Centrum (PBC; NIFP, 2019). Auf Anordnung eines Gerichts werden Beschuldigte dort daraufhin untersucht, ob sie sich bei Begehung der Tat in einem Zustand psychischer Dekompensation befanden.

In einer Studie am PBC zu Diagnosen, die zwischen 2000 und 2002 gestellt wurden, ergab die Sichtung von 355 Akten, dass in 307 Fällen (90,1 Prozent Männer, 9,1 Prozent Frauen) eine psychische Störung diagnostiziert wurde (Harte, 2004). In dieser Zeit wurde nur dreimal eine dissoziative Störung (0,8 Prozent; darunter war keine DIS) und einmal eine vorgetäuschte Störung diagnostiziert.

Neuere Sichtungen der Akten zu fast allen zwischen Januar 2017 und Dezember 2019 am PBC untersuchten Personen legen nahe, dass keine dissoziativen Störungen gemäß DSM-5 diagnostiziert wurden. In der gesamten Gruppe (n = 619) wurden auch nur bei 1,5 Prozent trauma- und belastungsbedingte Störungen diagnostiziert (Kempes & Gelissen, 2021). Diese Daten umfassen nur einen (kleinen) Teil aller Pro-Justitia-Berichte (nämlich die am PBC erstellten), doch sie machen deutlich, dass dissoziative Störungen nach wie vor nicht häufig diagnostiziert werden. Dies sagt wenig über die tatsächliche Prävalenz dissoziativer Störungen im forensischen Kontext in den Niederlanden aus, sondern lässt eher auf mangelnde Vertrautheit mit dem Thema dissoziative Störungen schließen.

In den Jahren, in denen ich auf einer forensisch-psychiatrischen Station arbeitete (1995–2002), verfasste ich regelmäßig Pro-Justitia-Berichte, vorwiegend über Angeklagte mit Traumavorgeschichte, mit einer möglichen PTBS oder mit dissoziativen Symptomen. In dieser Zeit wie auch in den 20 Jahren danach hatte ich nie mit einem Angeklagten oder Verurteilten zu tun, der eine DIS vorgetäuscht hatte, wie das in Berichten aus den USA und anderen Ländern beschrieben wird. Bei einer kleinen Zahl forensischer Patienten habe ich aber eine echte DIS feststellen können. Außerdem behandelte ich auf dieser Station eine Patientin, bei der, allerdings lange bevor sie ein Verbrechen beging, fälschlicherweise eine DIS-Diagnose gestellt worden war. Auf richterliche Anordnung wurde sie für ein Jahr auf unsere Station aufgenommen, und zwar kraft einer Bestimmung (Artikel 37 des niederländischen Strafgesetzbuchs), durch die seinerzeit eine verurteilte Person die Auflage erhielt, sich für ein Jahr einer Behandlung auf einer psychiatrischen Station zu unterziehen. Die DIS-Diagnose hatte bei der richterlichen Entscheidung keine Rolle gespielt; ihr wurde kein Gewicht beigemessen, was in diesem Fall auch angebracht war. Es ging um eine Patientin mit schwerer Borderline- und histrionischer Persönlichkeitsstörung, die schon viele Jahre in der Psychiatrie verbracht hatte. Die DIS-Diagnose war zum Teil ihrer Identität geworden, und sie führte ihre „Anteile" auf eine naive, dramatisierende Weise vor. Es dauerte über ein Jahr, bis sie ihre „DIS-Identität" aufgeben konnte und sich auch ohne diese Diagnose hinreichend *gesehen* fühlte. Erst dann war sie in der Lage, in der Behandlung Fortschritte im Hinblick auf ihr Kernproblem zu machen: das chronische Gefühl, nicht gesehen zu werden. Ohne die gesetzliche Auflage eines einjährigen Klinikaufenthalts wäre die Behandlung vermutlich gescheitert. Die

Patientin hätte sich ihr höchstwahrscheinlich entzogen, weil sie anfangs nicht damit einverstanden war, dass ich die Diagnose DIS nicht bestätigte.

Fallbericht: Als Simulation verkannte echte Amnesie

Das folgende Fallbeispiel zeigt, dass Amnesie manchmal als Simulation fehlgedeutet wird. In der forensischen Psychologie und Psychiatrie braucht es, ebenso wie in der Allgemeinpsychiatrie, mehr Fachwissen zu dissoziativen Störungen.

Frau D. war (bei klarer Beweislage) des Mordes überführt worden. Sie konnte sich an die Tat nicht erinnern, erlebte aber kurze Flashbacks, die mit ihr zusammenhingen. Diese hatten sie dazu bewegt, sich der Polizei zu stellen. Vor der Gerichtsverhandlung wurde sie in einer niederländischen stationären Einrichtung für die forensische Begutachtung von Menschen, die schwere Straftaten begangen haben, eingehend beobachtet, diagnostisch untersucht und für voll zurechnungsfähig erklärt. Obgleich sie angegeben hatte, dass sie sich an die Tat nicht erinnern konnte und Stimmen hörte, wurde keine dissoziative Störung in Betracht gezogen. Die Einschätzung, sie stelle ihre Symptome übertrieben dar, basiert in Teilen interessanterweise auf hohen Werten in vielen psychologischen Tests (was zu den Befunden von Brand et al. [2009] zu Patienten mit DIS passt). Dagegen ergab sich in dem einzigen Selbstbeurteilungsfragebogen für Dissoziation, der eingesetzt wurde (DES), ein niedriger Wert.

Da sie auch Stimmen hörte und Erinnerungslücken hatte, lässt sich diese Diskrepanz als Indiz für eine dissoziative Störung werten. Denn Patienten, die eine dissoziative Störung absichtlich vortäuschen oder nachahmen, haben in der DES eher extrem hohe Werte. Dagegen erzielen manche Patienten mit dissoziativen Störungen in der DES niedrige Werte, vor allem wenn bei ihnen viel Angst, Scham oder Verleugnung von dissoziativen Symptomen im Spiel ist. Bei der Patientin war kein strukturiertes Interview wie das SCID-D durchgeführt worden. Nach ihrer Verurteilung war sie im Gefängnis wegen ihrer täglich auftretenden Gedächtnisprobleme und der Stimmen, die sie hörte, zunehmend verängstigt. Ihre größte Sorge war, sie könne auch nach Jahren im Gefängnis ein weiteres Verbrechen begehen. Deshalb äußerte sie den Wunsch nach einer Behandlung ihrer Symptome in einer speziellen forensischen Klinik. Ihre Anwältin bat mich, die Patientin vor dem Berufungsverfahren noch einmal zu untersuchen.

Für meine Untersuchung setzte ich einen Teil der Fragen aus dem TADS-I und dem SCID-D ein und diagnostizierte eine DIS. Sie hatte bis dahin nie über ihre Symptome gesprochen, war ängstlich und wollte das Thema lieber vermeiden. Schon als ich ihr die Fragen zu (möglicherweise) traumabezogenen Symptomen stellte, nannte sie unaufgefordert Beispiele, die auf eine Aufspaltung der Persönlichkeit hindeuteten. Sie stammten aus einer Zeit lange vor dem Verbrechen. Die Patientin ließ auch echte Verwirrung und Scham wegen dieser Erfahrungen erkennen. Als ich sie etwa nach Schlafproblemen fragte, sagte sie, wenn sie nachts „aufwache", liege sie oft gar nicht in ihrem Bett, sondern sei irgendwo im Raum und sitze beispielsweise am Computer. Als Letztes könne sie sich dann daran erinnern, wie sie zu Bett gegangen sei. Manchmal hatte sie offensichtlich Dinge übers Internet bestellt, ohne sich daran erinnern zu können. Sie schilderte chronisches Depersonalisationserleben und kam von sich aus auf außerkörperliche Erfahrungen zu sprechen. Sie berichtete von einem vollständigen, zu einer DIS passenden Cluster aus schweren dissoziativen Symptomen, sowohl somatoformen *(Manchmal bin ich gelähmt und kann dann die linke Hälfte meines Körpers nicht bewegen)* wie auch psychoformen, zu denen Schneider'sche Symptome und massive Amnesie – die auch den Alltag im Gefängnis betraf – gehörten. Sie schilderte Beispiele aus früheren Jahren zu Erinnerungslücken im Alltag, die sich manchmal über mehrere Tage erstreckten. Schon in jungen Jahren hatte sie Stimmen gehört, die ihr große Angst machten und die sie zunächst für die von Geistern hielt. Angehörige bestätigten, dass sie schon als Kind Stimmen gehört hatte.

Es gab auch eine Vorgeschichte von massiven traumatischen Erfahrungen, über die sie bisher noch nie gesprochen hatte und die zum Teil auch von Dritten bestätigt wurden. Zu dissoziierten Anteilen konnte sie aber nichts sagen; darüber habe sie noch nie nachgedacht. Im Verlauf der Untersuchung dissoziierte sie mehrmals, insbesondere bei Fragen zu Stimmen und zu dissoziierten Anteilen. Sie ging dann aus dem Kontakt und reagierte nicht mehr auf meine Fragen. Sie behauptete zu keinem Zeitpunkt, nur ein Teil von ihr habe das Verbrechen begangen. Ihr war klar, dass sie es begangen haben musste, weil es dafür Beweise gab. Am meisten beunruhigte sie der Kontrollverlust, denn sie konnte sich an die Tat nicht erinnern. Sie hatte auch nicht die geringste Ahnung, was sie dazu gebracht hatte, die Tat zu verüben, obwohl sie mehrere Jahre zurücklag. Sie berichtete nach wie vor von denselben schweren PTBS-Symptomen sowie von Amnesie. Bei ihr war ein „anfängliches Erscheinungsbild einer DIS" (Boon & Draijer, 1993a) festzustellen, wie ich es in Kapitel 1 und 7 beschrieben habe.

Im Zuge des Berufungsverfahrens wurde sie erneut von vier unabhängigen Klinikerinnen untersucht, die bemerkenswerterweise einstimmig zu der Diagnose DIS gelangten. Nachdem die Anklage Zeugen vorgeladen hatte, die die Existenz des Störungsbilds DIS in Zweifel zogen, drehte sich die Diskussion an dem Berufungsgericht um die Frage, ob es das Störungsbild nun gibt oder nicht. Das Gericht entschied am Ende, dass es hinreichende wissenschaftliche Belege für die Existenz der DIS gebe, und würdigte auch, dass alle vier Expertinnen zu dem Schluss gelangt waren, dass die Patientin unter einer DIS litt. Es erklärte die Frau für vermindert schuldfähig und erlegte ihr eine verpflichtende psychiatrische Behandlung auf.

10.7 Unzutreffende Diagnosen einer imitierten DIS

In diesem Kapitel ging es bislang vor allem um fälschlicherweise gestellte DIS-Diagnosen bei Patienten, die bewusst oder unbewusst und vor allem aufgrund von Identitätsunsicherheit eine DIS imitieren oder überzeugt sind, sie hätten eine DIS. Es kommt aber auch vor, dass fälschlicherweise von einer Simulation ausgegangen und eine dissoziative Störung deshalb ausgeschlossen wird. In einer Reihe von Fällen habe ich, ausgehend von der Art und Weise, wie die Patienten sich präsentierten, und von ihren Antworten im SCID-D oder im IDDTS (dem Vorläufer des TADS-I), eine DIS ausgeschlossen, aber später von erfahrenen Kolleginnen gehört, dass bei diesen Patienten dann doch korrekterweise eine dissoziative Störung diagnostiziert worden war. Sie hatten kein „anfängliches Erscheinungsbild einer DIS" erkennen lassen, sondern – manchmal in histrionischem Stil – von „Persönlichkeitsteilen" gesprochen. Sie berichteten zunächst wenige oder keine PTBS-Symptome, und bei der diagnostischen Abklärung zeigte sich kein typisches Cluster von dissoziativen Symptomen. Sie sprachen aber zum Beispiel von „inneren Kindern". Bei manchen zeichnete sich auch keine klar erkennbare Trauma-Vorgeschichte ab. Offenkundig war jedoch, dass Bindungs- und Persönlichkeitsprobleme vorlagen. In manchen der Fälle hatte mich das zu der Überzeugung gebracht, dass es bei den Patienten eher um gravierende Persönlichkeitsprobleme oder um die Dynamik des ungesehenen Kindes ging.

Bei einer Patientin stellte sich Jahre später heraus, dass zum Zeitpunkt der ersten diagnostischen Abklärung noch eine vollständige Amnesie für eine massive Trauma-Vorgeschichte bestanden hatte. Sie hatte seinerzeit davon gesprochen, dass sie während einer vorherigen körperfokussierten Therapie die Präsenz innerer Kindanteile erlebt hatte. Davon abgesehen hatte sie keinerlei Symptome angegeben, die auf eine DIS oder OSDD-1 hindeuteten. Ich erwähne dies, um Kolleginnen darauf aufmerksam zu machen, dass bei Patienten mit dissoziativen Störungen manchmal ein sehr atypisches Erscheinungsbild von Symptomen gegeben sein kann. Beispielsweise sprechen sie von einem Erleben innerer Kindanteile, erkennen aber ansonsten keine dissoziativen Symptome bei sich oder berichten auch nicht von ihnen. In diesen Fällen kann man keine dissoziative Störung diagnostizieren. Gute Behandlungsoptionen für solche Patienten sind übertragungsfokussierte Psychotherapie (TFP), schemafokussierte Therapie oder mentalisierungsbasierte Therapie (MBT: Bateman & Fonagy, 2004; Fonagy & Target, 1997; Fonagy et al., 2015). Oft werden ihnen während der Therapie nach und nach weitere dissoziative Symptome und ihre Trauma-Vorgeschichte bewusst. Im weiteren Verlauf der Behandlung sollte der Fokus dann auf der dissoziativen Störung liegen.

Resümee

Eine DIS wird oft jahrelang nicht erkannt und nicht diagnostiziert (Boon & Draijer, 1993a, 1993b; Dorahy et al., 2014; Loewenstein et al., 2017). Andererseits nimmt die Zahl der Patienten mit einer fälschlicherweise gestellten DIS-Diagnose zu. Das war anfangs hauptsächlich in Ländern der Fall, in denen bereits mehr Wissen zu Diagnostik und Behandlung der DIS zugänglich war. Wo das Thema DIS unter Klinikerinnen wenig Aufmerksamkeit erfuhr, eröffnete das Aufkommen des Internets Patienten die Möglichkeit, selbst nach entsprechenden Informationen zu suchen, und bei nicht wenigen entwickelte sich die Vorstellung, sie hätten eine DIS (Pietkiewicz et al., 2021). Vorgetäuschte oder imitierte DIS trat somit häufiger auf, was zu einem Anstieg der DIS-Fehldiagnosen führte. Außerdem werden manche Imitationen immer „professioneller", was es unerfahrenen Klinikerinnen schwerer macht, sie von einer echten DIS mit histrionischem Erscheinungsbild zu unterscheiden (Coons & Milstein, 1994). Drei Studien zeigen, dass die Nachahmung dissoziativer Störungen, insbesondere der dissoziativen Identitätsstörung (DIS), häufiger vorkommt als die Nachahmung anderer psychischer Störungen (Brand, Webermann & Frankel, 2016). In diesen Studien wurde bei 2 bis 14 Prozent der Patienten eine nachgeahmte DIS festgestellt (Coons & Milstein, 1994; Friedl & Draijer, 2000; Thomas, 2001), im Vergleich zu 5 bis 6 Prozent der Patienten in einer allgemeinen psychiatrischen Population (Eisendrath, 1995; Pope et al., 1982).

Was folgt daraus? Weltweit bestehen bei Klinikerinnen Wissenslücken, und sie müssen einerseits lernen, wie sich dissoziative Störungen diagnostizieren lassen. Andererseits bekommen sie es, wenn sie über dieses Wissen verfügen, möglicherweise mit Patienten zu tun, die eine DIS imitieren. Vor allem für Klinikerinnen, die im Hinblick darauf, wie eine echte DIS aussieht, recht unerfahren sind, kann das eine durchaus herausfordernde Situation sein. Es ist daher notwendig, dass spezialisierte Kurse zu Erfassung und Behandlung dissoziativer Störungen in die allgemeine Ausbildung von Psychiaterinnen, Psychologinnen und Psychotherapeutinnen integriert werden.

11. Traumatische Kindheitserfahrungen erfassen: Anamnese und Konsequenzen für die Behandlung

11.1 Einleitung

In diesem Kapitel befasse ich mich mit zwei Themen, die für die weitere diagnostische Einschätzung, für die Fallformulierung und für die Erstellung eines Behandlungsplans von Bedeutung sind. Das erste hat mit Traumatisierung in der Kindheit zu tun. Beim zweiten geht es um die Grenzen diagnostischer Klassifikation (in diesem Fall der dissoziativen Störungen) und die Notwendigkeit, über die Diagnosestellung hinaus Informationen zu sammeln, um eine Prognose stellen und einen auf die Patientin zugeschnittenen Behandlungsplan entwickeln zu können. Denn: Jede Patientin ist weitaus mehr als ihre Diagnose oder ein Cluster von Symptomen. Zu einer deskriptiven Diagnose zu gelangen ist ein erster und notwendiger Schritt, doch für die Erstellung eines Behandlungsplans sind weitere Informationen erforderlich (Steele, Boon & van der Hart, 2017).

11.2 Traumatisierung in der Kindheit

Es gibt unterschiedliche Auffassungen, was unter Traumatisierung in der Kindheit zu verstehen ist und was der Begriff alles einschließt. Das Traumakonzept des DSM-5 bietet wenig Orientierung; die Definition „Konfrontation mit tatsächlichem oder drohendem Tod, ernsthafter Verletzung oder sexueller Gewalt" ist recht eng gefasst, wie um zu vermeiden, dass unter der Überschrift Trauma zu vieles subsumiert wird. Das Traumakonzept der ICD-11 ist breiter aufgestellt, vor allem bei der Beschreibung der komplexen PTBS, in der unter anderem organisierte Formen von Gewalt, anhaltende häusliche Gewalt und wiederholter sexueller oder körperlicher Missbrauch in der Kindheit genannt werden (ICD-11, Version vom Februar 2022: WHO).

Im DSM-5 ist die Definition traumatischer Kindheitserfahrungen allzu eng gefasst, weil bei ihnen oft wesentlich mehr Faktoren im Spiel sind. Eine hilfreiche Unterscheidung ist hier die zwischen *Unterlassungshandlungen* und *Begehungshandlungen*. Außerdem ist es wichtig, zwischen Traumatisierung durch ein einzelnes Ereignis und durch lang anhaltende oder sich wiederholende Ereignisse zu unterscheiden.

Unterlassungs- versus Begehungshandlungen

Sogenannte *Unterlassungshandlungen* bestehen darin, dass etwas unterbleibt, das getan werden sollte. Ein Beispiel ist die schwere Vernachlässigung eines Kindes. Vernachlässigung kann bedeuten, dass ein Elternteil, beide Eltern oder andere Bezugspersonen sich bewusst zu wenig um das Kind kümmern, doch meist geht ein Mangel an Aufmerksamkeit, Liebe, Trost, Fürsorge oder Ermutigung (auch) auf eigene Probleme oder einen unsicheren Bindungsstil der Erwachsenen zurück (Cassidy & Shaver, 1999). Abgesehen von einem Mangel an Aufmerksamkeit und Fürsorge werden möglicherweise auch die elementarsten Bedürfnisse des Kindes nicht erfüllt; beispielsweise fehlt ein Dach über dem Kopf oder das Geld für die Schule oder die Förderung der kindlichen Entwicklung. *Unterlassungshandlungen* gelten meist als eine Form emotionaler Vernachlässigung. Eine große landesweite Studie zu sexuellem Missbrauch von Mädchen in den Niederlanden (Draijer, 1988, 1990) hat ergeben, dass sie bei langfristigen Beschwerden, die eine Person erleiden kann, meist eine unabhängige Rolle spielen.

Ein fortwährender Mangel an Aufmerksamkeit, Fürsorge und Geborgenheit kann insbesondere zu dem führen, was ich das Trauma des ungesehenen Kindes nenne. Es entsteht in jungen Jahren, und auch im Erwachsenenalter kann es sich für Betroffene so anfühlen, als würden sie „nicht gesehen", woraus ein starkes Gefühl der eigenen Wertlosigkeit entsteht. Wie ich in Kapitel 10 dargelegt habe, berichtete sowohl in unserer Studie mit dem SCID-D (Draijer & Boon, 1993a) als auch in der neueren Studie mit dem TADS-I ein Teil der Patientinnen mit Cluster-B-Persönlichkeitsstörungen von solchen Erfahrungen. Auch die meisten Patientinnen, bei denen fälschlicherweise eine DIS-Diagnose gestellt wird, leiden in erster Linie darunter, sich nicht gesehen zu fühlen (Draijer & Boon, 1999). Obwohl diese Form der emotionalen Vernachlässigung im weiteren Leben sehr belastend ist, erfüllt sie nicht das Kriterium A einer PTBS nach DSM-5 und schlägt sich meistens nicht in PTBS-Symptomen oder in dissoziativen Symptomen nieder, die auf eine Aufspaltung der Persönlichkeit hinweisen, sondern in schwerwiegenden Bindungs- und Persönlichkeitsproblemen.

Zu den *Begehungshandlungen* zählen sexueller Missbrauch, körperliche Misshandlung, extreme und bizarre Bestrafung – etwa Kinder, wenn sie sich übergeben müssen, dazu zwingen, das eigene Erbrochene zu essen, sie stundenlang im Freien in der Kälte ausharren lassen, sie einsperren – und emotionaler Missbrauch etwa durch extremes Schikanieren, Beschimpfen, Erniedrigen oder Nötigen zum Miterleben von Gewalt zwischen den Eltern oder anderen Bezugspersonen.

Begehungshandlungen geschehen typischerweise in Familien, in denen die Kinder auch unter emotionaler Vernachlässigung und / oder grober Verletzung der Fürsorgepflicht *(Unterlassungshandlungen)* zu leiden haben (Draijer, 1988, 1990; Dutra et al., 2009; Schimmenti, 2018). So ergab die erwähnte niederländische Studie zu sexuellem Missbrauch von Mädchen, dass emotionale Vernachlässigung einer der Risikofaktoren für sexuellen Missbrauch ist: Oft ist sie schon lange vorher gegeben und tritt gemeinsam mit sexualisierter Gewalt auf (Draijer, 1988, 1990). Dasselbe gilt für das unsichere Bindungsmuster, das sich nach der Geburt zu entwickeln beginnt, wenn es den primären Bezugspersonen an Sensibilität mangelt, sich auf die Bedürfnisse des Kindes einzustimmen (Fonagy & Target, 1997, 2002). Die überwiegende Mehrheit der Patientinnen mit komplexen dissoziativen Störungen oder einer kPTBS berichtet von beiden Formen der Traumatisierung. Deshalb ist es beim Erheben einer Trauma-Anamnese wichtig, stets nach beiden Arten von traumatischen Erfahrungen zu fragen.

Traumatisierung durch ein einmaliges Ereignis oder durch lang anhaltende oder sich wiederholende Ereignisse

Neben der Unterscheidung zwischen *Unterlassungs-* und *Begehungshandlungen* ist es auch wichtig, die Art der Traumatisierung zu berücksichtigen. Lenore Terr (1991) unterscheidet zwischen einem Typ-1-Trauma, das auf ein einmaliges Ereignis zurückgeht, und einem Typ-2-Trauma, das durch wiederholte Ereignisse oder eine anhaltende traumatisierende Situation entsteht. Ihr Hauptaugenmerk liegt bei beiden Typen auf *Begehungshandlungen*. Bei Patientinnen mit komplexen dissoziativen Störungen oder kPTBS spielt die Traumatisierung vom Typ 2 stets eine Rolle (Draijer & Boon, 1993a). Außerdem setzt sich die Misshandlung oder der Missbrauch oft bis ins Erwachsenenalter fort (Middleton, 2013, 2015). Bei unseren Studien mit dem SCID-D in den 1990er-Jahren und in unserer klinischen Arbeit seit jener Zeit stießen wir bei Patientinnen auch auf das, was wir Typ-3-Traumatisierung nennen: Traumatisierung durch extrem sadistischen organisierten Missbrauch in Gruppen (Boon, 2014; Draijer, 2003; Draijer & Boon, 1993a, 1995, 1999; van der Hart et al., 1997; siehe auch Badouk-Epstein et al., 2018; Schröder et al., 2018). Eine Sichtung der Trauma-Anamnese von DIS-Patientinnen und -Patienten an einem holländischen Traumazentrum ergab, dass ein Viertel der berichteten traumatisierenden Situationen dem Typ 3 zuzurechnen war (Boon, 2014).

11.3 Erhebung einer Trauma-Anamnese

Die Beschreibung der PTBS im DSM-5 (und der kPTBS in der ICD-11) enthält als Diagnosekriterium A die direkte Konfrontation mit einem traumatisierenden Ereignis. Dissoziative Störungen lassen sich zwar als traumabezogene Störungen auffassen (siehe Kapitel 1), doch ist für sie die Konfrontation mit einem traumatisierenden Ereignis weder im DSM-5 noch in der ICD-11 als Kriterium benannt. Die Diagnose einer dissoziativen Störung setzt demnach nicht unbedingt voraus, dass geprüft wird, ob es eine Trauma-Vorgeschichte gibt. Bei der Entwicklung des TADS-I haben wir uns deshalb bewusst dagegen entschieden, Fragen nach einer Trauma-Vorgeschichte einzubeziehen, damit die Patientinnen nicht unnötigen psychischen Belastungen ausgesetzt werden und damit solche Fragen auch keinen Einfluss auf andere Teile des Interviews nehmen können. Wenn ein Kliniker die Trauma-Vorgeschichte einer Patientin explorieren will (oder wenn dies im Fall einer PTBS oder kPTBS geboten ist), sollte er dies am besten nicht während der TADS-I-Sitzung, sondern danach tun.

Wenn bei Patientinnen keine komplexe dissoziative Störung vorliegt, sondern beispielsweise eine PTBS infolge eines einmaligen traumatisierenden Ereignisses, ist es in der Regel möglich, die Trauma-Vorgeschichte in systematischer Weise zu explorieren (Draijer, 2003). Der Kliniker kann dafür ein klinisches Interview oder einen Selbstbeurteilungsfragebogen einsetzen. Doch je gravierender die dissoziativen Symptome sind, desto schwieriger und komplizierter wird sich die Trauma-Anamnese gestalten. Eine Anamnese im Gespräch zu erheben ist im Allgemeinen der Verwendung von Fragebögen vorzuziehen. Im Gespräch kann der Kliniker darauf achten, was die Fragen zur Trauma-Vorgeschichte bei der Patientin auslösen, und falls sich herausstellt, dass die Fragen sie zu sehr belasten, kann er nötigenfalls intervenieren und sein Vorgehen auf die Patientin abstimmen.

Patientinnen mit DIS oder OSDD-1 tun sich im Allgemeinen sehr schwer damit, über ihre traumatischen Erfahrungen zu sprechen. Möglicherweise können sie sich nur zum Teil oder gar nicht mehr an sie erinnern, und oft haben sie eine starke Tendenz, Themen zu meiden, die mit früheren Traumata zusammenhängen. Dies leuchtet ein, denn Fragen zur Trauma-Vorgeschichte können dissoziierte Persönlichkeitsanteile aktivieren oder triggern und unter Umständen dazu führen, dass die Patientin Flashbacks erlebt oder aus dem Kontakt geht. Möglicherweise werden innere Konflikte zwischen dissoziierten Anteilen befeuert, was dazu führen kann, dass Dissoziationsreaktionen wie etwa selbstverletzende Handlungen vermehrt auftreten, und zwar auch nach dem Interview. Es kann vorkommen, dass eine Patientin Stimmen hört, die ihr verbieten, über die traumatischen Ereignisse zu reden, da ihr als Kind eingeschärft wurde, sie dürfe niemals jemandem davon erzählen.

Möglicherweise gibt es in der Patientin starke innere Konflikte um die Frage, ob die Erinnerungen an bestimmte (Aspekte der) Ereignisse der Wahrheit entsprechen oder nicht. Vor allem wenn Eltern oder Bezugspersonen die Patientin missbraucht haben, wenn sie Komplizen der Täter waren oder wenn die Patientin zu grauenvollen Handlungen gezwungen wurde, bestehen meist heftige innere Konflikte zwischen den Gedanken und inneren Realitäten verschiedener dissoziativer Anteile, die ihre je eigene Sicht auf das haben, was geschehen ist: *Mein Papa war ein sehr netter Mann, der mit mir in den Zoo gegangen ist. – Mein Vater war gewalttätig, er war oft betrunken und hat mich dann missbraucht.* Oder auch: *Manchmal, wenn ich weinend zu meiner Mutter lief, ging sie einfach weg oder sagte mir, ich soll mich nicht in was reinsteigern. – Meine Mutter hat mit mir Plätzchen gebacken und ließ mich die Rührschüssel ausschlecken, das war so lecker!* Das Kind konnte die verschiedenen Realitäten – die guten und die schlechten Eltern (die es beide gab) – nicht miteinander in Einklang bringen, und so wurden sie in verschiedenen dissoziierten Persönlichkeitsanteilen aufbewahrt.

Selbst bei Patientinnen mit einer dissoziativen Störung ist es aber wichtig, dass der Kliniker sich ein Bild von ihren traumatischen Kindheitserfahrungen macht. Dies ist vor allem für die Erstellung eines Behandlungsplans hilfreich. Dabei geht es nicht nur um traumatische Erfahrungen wie sexuellen Missbrauch, körperliche Misshandlung oder andere Gewalterfahrungen, sondern zweifellos auch um das Ausmaß der emotionalen Vernachlässigung und der Nichtverfügbarkeit von Eltern oder anderen Bezugspersonen. Unberechenbarkeit oder Nichtverfügbarkeit von Eltern und anderen Bezugspersonen bereiten den Boden für die Entwicklung schwerer Bindungsprobleme. Aufschluss darüber kann schon eine einfache Frage geben wie: „Was haben Sie gemacht, nachdem Sie sich selbst wehgetan haben?“

Bei vielen Patientinnen, die als kleine Kinder innerhalb der Familie schwer traumatisiert wurden, findet sich ein desorganisiertes Bindungsmuster (Cassidy & Shaver, 1999; Main & Hesse, 1990; Liotti, 1999). Im Abschnitt „Prognose- und Indikationsstellung“ werde ich kurz darauf eingehen, welche Bedeutung Bindungsprobleme im Zusammenhang mit frühkindlicher Traumatisierung und dissoziativen Störungen für die Indikationsstellung und die Behandlung haben.

Wie für die Erfassung von dissoziativen Symptomen bieten sich auch für die Trauma-Anamnese mehrere Optionen an. Wir können entweder Selbstbeurteilungsfragebögen oder ein strukturiertes Interview einsetzen, wobei letztere Methode stets zu bevorzugen ist.

Selbstbeurteilungsfragebögen

Für die Erkundung traumatischer Kindheitserfahrungen sind seit den späten 1980er-Jahren zahlreiche Selbstbeurteilungsfragebögen entwickelt worden – für den niederländischen Sprachraum (Lange et al., 1995; Nijenhuis et al., 1996; Nijenhuis et al., 2002; Vanderlinden et al., 1993) und für die USA und andere Weltregionen (Briere & Spinazolla, 2009). Die meisten dieser Fragebögen weisen recht zufriedenstellende psychometrische Eigenschaften auf (Überblicke dazu finden sich bei: Hulme, 2004; Roy & Perry, 2004; Pietrini et al., 2010). Die Selbstbeurteilungsfragebögen enthalten typischerweise Fragen zu Aspekten wie: emotionale Vernachlässigung und emotionaler Missbrauch, Scheidung, Verlust oder Nichtverfügbarkeit der Eltern, körperliche Misshandlung, sexueller Missbrauch, andere traumatische Erfahrungen. Einige der Fragebögen wurden in andere Sprachen übersetzt und in zahlreichen Ländern validiert. In der aktuellen TADS-I-Pilotstudie kam die Traumatic Experiences Checklist (TEC: Nijenhuis et al., 1996) zum Einsatz. Sie wurde bei psychiatrischen Patientinnen erprobt und weist solide psychometrische Eigenschaften auf. Die TEC kann kostenlos in mehreren Sprachen über die Website von Ellert Nijenhuis bezogen werden (↗ https://www.enijenhuis.nl/)[20]. Ein häufig verwendeter Selbstbeurteilungsfragebogen für PTBS ist die Life Events Checklist für DSM-5 (LEC-5), die in zwei verschiedenen Versionen vorliegt (Weathers et al., 2013). Es gibt eine vereinfachte Version mit Fragen zu 17 verschiedenen Arten der Traumatisierung, die mit Ja oder Nein zu beantworten sind.[21] Es wird unterschieden zwischen „ist mir passiert", „war Zeuge", „davon gehört". Die zweite, umfangreichere Version sieht vor, dass das traumatisierende Ereignis oder die traumatisierenden Ereignisse weiter exploriert werden. Der Fragebogen wird zwar häufig eingesetzt, für die Erfassung frühkindlicher Traumatisierungen eignet er sich aber nur bedingt, denn die Fragen fokussieren nicht auf Letztere.

In der klinischen Forschung werden Selbstbeurteilungsfragebögen häufig genutzt, denn sie bieten den Vorteil einer Zeit- und Kostenersparnis. In der klinischen Praxis – vor allem wenn bei Patientinnen eine dissoziative Störung diagnostiziert wurde oder vermutet wird – ist die bevorzugte Methode jedoch die, dass der Kliniker die Trauma-Anamnese selbst erhebt. Je nach Bedarf kann er dafür Fragen aus Selbstbeurteilungsfragebögen wie der TEC heranziehen. Es steht auch eine Reihe von soliden strukturierten Interviews für die Anamnese belastender Kindheitserfahrungen zur Verfügung (siehe unter anderem: Bernstein et al., 1998; Bifulco et al., 1994; Bremner

---

20 Eine deutschsprachige Version gibt es hier: ↗ https://kira-nijenhuis-vl8b.squarespace.com/s/TEC-deutsche-Ubersetzung-Endversion-Muller.pdf

21 Hier geht es zur deutschsprachigen Version der Kurzfassung: ↗ https://onlinematerial.posttraumatic-integration.eu/modules/document/file.php/PTIP187/M1S1A2%20Handout%20DE.pdf

et al., 2000; Bremner et al., 2007; Draijer & Langeland, 1999). Eines dieser Instrumente, das Structured Trauma Interview (STI; dt. Strukturiertes Trauma-Interview)[22], wurde von Nel Draijer entwickelt und in mehreren klinischen Studien eingesetzt (Draijer, 2003; Draijer & Boon, 1993a; Draijer & Langeland, 1999; Wildschut et al., 2014; Wildschut et al., 2018; Wildschut et al., 2019). Ich werde weiter unten auf dieses Interview zurückkommen.

Bei der Anamnese traumatischer Erfahrungen zu beachtende allgemeine Gesichtspunkte

Draijer (2003) beschrieb eine Reihe wichtiger allgemeiner Gesichtspunkte, die Kliniker bei einer Trauma-Anamnese beachten sollten, um Patientinnen einen sicheren Raum zu bieten, in dem sie über die Vergangenheit sprechen können. Dazu gehört:

- eine klare Struktur anbieten,
- Ja-Nein-Fragen (geschlossene Fragen) stellen,
- der Tendenz entgegenwirken, zu sehr ins Detail zu gehen,
- vom Explorieren von Emotionen Abstand nehmen.

Wann immer möglich, geschlossene Fragen stellen und das Interview klar strukturieren: Beides gehört zu den wichtigsten Erfordernissen für dic Erfassung traumatischer Erfahrungen. Einzelheiten und Abschweifungen sollten keinesfalls zu viel Gewicht bekommen; wie Draijer (2003, 2008) es ausdrückt: „Wir müssen nicht alles bis ins kleinste Detail wissen!"

Einer Patientin, die allzu ausführlich berichten will, Grenzen zu setzen kann manchmal wichtig sein, denn sonst durchlebt sie möglicherweise hinterher die betreffende traumatische Erfahrung von Neuem oder es treten andere Dissoziationsreaktionen auf. Es ist auch ratsam, im Interview eine sachliche und auf Kognitionen ausgerichtete Atmosphäre zu wahren. Wir sollten im diagnostischen Prozess keine Fragen zu Gefühlen stellen, die mit den traumatischen Erfahrungen oder, allgemeiner, mit der Kindheit verknüpft sind, weil dies starke Dissoziationsreaktionen triggern kann.

Wir sollten Patientinnen vorab ausdrücklich darauf hinweisen, dass es ihnen freisteht, Fragen unbeantwortet zu lassen, wenn sie über bestimmte Erfahrungen nicht sprechen möchten, auch nicht auf einer rein sachlichen Ebene. Manchmal sind sie jedoch nicht in der Lage, eine Frage zurückzuweisen, trauen sich nicht zu sagen, dass ihnen das Thema zu heikel ist, oder merken es selbst „zu spät". Sie gehen dann aus dem Kontakt und scheinen nicht zu hören, was wir sie fragen. Dann müssen wir das

22 Die deutschsprachige Kurzversion gibt es hier: ↗ https://zep-hh.de/files/zep/pdf/STI.pdf

Interview kurz unterbrechen, um zunächst einmal der Patientin zu helfen, sich wieder im Hier und Jetzt zu orientieren. Hilfreich ist oft, wenn wir Zeit und Ort benennen: „Heute ist Dienstag, der [Datum], Sie sind zu mir, [Name], zu einem Gespräch gekommen, in dem es um Ihre Behandlung gehen soll. Sie sind in [Bezeichnung des Gebäudes oder Ortes]. Bitte schauen Sie sich um. [Und so weiter.]" Manchmal dauert es einige Minuten, bis eine Patientin sich wieder gefangen hat, manchmal auch länger. Je länger der Kontakt unterbrochen ist, desto heftiger ist in der Regel der durch die Fragen ausgelöste innere Aufruhr. Möglicherweise hört die Patientin auch Stimmen, die ihr verbieten, noch etwas zu sagen. Falls der Kliniker etwas in dieser Art vermutet, empfiehlt es sich, dass er die Patientin direkt fragt, ob es besser wäre, bestimmte Fragen zu überspringen, einen Augenblick innezuhalten oder, in extremen Fällen, das Interview zu beenden: *Mir scheint, dass der Kontakt zu mir abreißt – sind Ihnen diese Fragen jetzt vielleicht zu viel? Ich hatte Ihnen am Anfang des Interviews ja gesagt, dass Sie es wirklich sagen können, wenn Sie eine Frage auslassen wollen. Wir können auch eine Pause machen oder das Gespräch jetzt beenden. Wir können es auch zu einem späteren Zeitpunkt fortsetzen.*

Wichtig ist außerdem, dass der Kliniker es der Patientin abnimmt, potenziell beschämende Dinge, so etwa sexuelle Handlungen in einer Missbrauchssituation, zu benennen, damit sie nicht von ihrer Scham überwältigt wird. Es ist aber davon abzuraten, Wörter wie „Inzest" oder „Vergewaltigung" zu verwenden. Erstens sind solche Begriffe nicht eindeutig (Patientinnen verstehen darunter Verschiedenes); zweitens können sie unnötigerweise Aktivierung oder Verleugnung triggern. *(Mein Großvater hat mir schreckliche Dinge angetan, aber ist das Inzest? Ich finde, das ist ein furchtbares Wort, und ich will nicht drüber nachdenken!)*

Unsere eigene Reaktion auf die Situation kann sich als großes Hindernis erweisen, das einer guten Trauma-Anamnese im Weg steht. Wenn wir hören, wie die Patientin von ihren traumatischen Erfahrungen berichtet, laufen meistens starke emotionale und körperliche Reaktionen in uns ab (Dalenberg, 2000; Steele et al., 2017). Möglicherweise lassen wir uns in die Traumageschichte hineinziehen oder sind allzu fasziniert davon. Oder wir versuchen vielmehr, uns dem Ganzen zu entziehen, weil wir bestimmte Dinge nicht hören wollen oder nicht ertragen können (Draijer & Boon, 1995; Draijer, 2003; van der Hart et al., 2006; Steele et al., 2017). Letzteres kann in eine Vermeidungs-Kollusion münden, bei der sowohl der Kliniker als auch die Patientin, die unter einer dissoziativen Störung leidet, nicht bereit oder nicht in der Lage sind, sich dem Ausmaß der Traumatisierungsgeschichte zu stellen. Voraussetzung für die Exploration traumatischer Erfahrungen ist also, dass wir, wenn wir von Gewalterfahrungen hören, in der Lage sind, unsere eigenen Gefühlsregungen (unsere Gegenübertragungsreaktionen) zu registrieren und darauf hinzuarbeiten, dass sie sich nicht auf das Interview auswirken. Wir können uns zum Beispiel folgende Fragen stellen:

- Gibt es irgendwelche Themen, die ich lieber nicht anspreche?
- Neige ich möglicherweise dazu, oft weitere Details wissen zu wollen?
- Fühle ich mich angesichts der Informationen, die ich erfrage, völlig ohnmächtig?
- Bekomme ich manchmal Tränen in die Augen, wohingegen die Patientin sagt, dass es ihr nichts ausmacht?
- Habe ich körperliche Reaktionen wie Anspannung, Kopfschmerzen oder Übelkeit an mir bemerkt?

Antworten auf diese Fragen, die eigene Gegenübertragungsreaktionen zutage fördern, können in einer kollegialen Beratung oder in einer Intervisionsgruppe besprochen werden.

Wir sollten auch immer im Blick behalten, dass das Gedächtnis fehlbar ist und Erinnerungen verzerrt sein können. Es ist von entscheidender Bedeutung, dass wir eine neutrale Haltung wahren und Patientinnen bei der Erkundung ihrer Vergangenheit keine Suggestivfragen stellen und ihnen keine Trauma-Erinnerungen einpflanzen. Manche Patientinnen habe lange Zeit keine (oder nur lückenhafte) Erinnerungen an die traumatischen Ereignisse und erlangen sie erst in einer späteren Phase wieder. Wir sprechen dann von wiedergewonnenen Erinnerungen. Es gibt seit Jahren eine weltweite Kontroverse um die Frage, ob Trauma-Erinnerungen „vergessen" werden können. Mehrere prospektive Studien haben gezeigt, dass dies tatsächlich möglich ist (Williams, 1994, 1995; Widom & Morris, 1997). Der Niederländische Gesundheitsrat, ein Beratungsorgan der Regierung, kam zu dem Schluss, dass es sowohl „wiedergewonnene Erinnerungen" als auch „fiktive Erinnerungen" gibt. Kliniker müssen daher mit Sorgfalt vorgehen (Gezondheidsraad, 2004; Everaerd & Gersons-Wolfensberger, 2004).

Schließlich sollten Kliniker sich stets im Klaren darüber sein, dass bei DIS und OSDD-1 zwei Arten von dissoziierten Persönlichkeitsanteilen zu unterscheiden sind: Anteile, die Aufgaben und Funktionen im Alltag erfüllen, und Anteile, die in der Traumazeit verharren und die Trauma-Erinnerungen in sich „bewahren". Bei der diagnostischen Untersuchung und der Anamnese traumatischer Erfahrungen steht meistens ein Anteil im Vordergrund, der für das Funktionieren im Alltag zuständig ist. Oft besteht bei ihm eine teilweise, manchmal auch eine vollständige Amnesie für die traumatischen Ereignisse, wohingegen andere Anteile sehr wohl um sie wissen. Als Mitte der 1990er-Jahre die Diskussion um „wiedergewonnene Erinnerungen" auch in den Niederlanden hohe Wellen schlug, äußerte sich eine DIS-Patientin wie folgt: *Natürlich haben wir all diese schrecklichen Dinge nie vergessen. Die Vorstellung von wiedergewonnenen Erinnerungen ist nicht korrekt. Es ist einfach besser, dass sie nichts davon weiß, denn sonst wäre sie heute überhaupt nicht in der Lage, mit ihrem Leben zurechtzukommen!* Dieser Kommentar kam von einem dissoziierten Persönlichkeitsanteil, der sich der Trauma-Vorgeschichte der Patientin sehr wohl bewusst war. Mit „*sie*" war der Anteil gemeint, der den Alltag bewältigte und bei dem zu dem Zeitpunkt tatsächlich Amnesie für einen großen Teil der Trauma-Vorgeschichte bestand.

Studien zu den Auswirkungen von extremem Stress auf Erinnerungsleistungen zeigen: Er kann die Funktionsweise von Gehirnregionen, die an Gedächtnisprozessen beteiligt sind, beeinflussen (Bremner et al., 1995, 1996). In unserer Studie mit dem SCID-D stellten Nel Draijer und ich fest, dass bei etwa 20 Prozent der DIS-Patientinnen eine vollständige Amnesie für ihre traumatischen Erfahrungen bestand. Follow-up-Untersuchungen ergaben, dass diese Patientinnen zum Zeitpunkt der Durchführung des SCID-D nach wie vor missbraucht worden waren, und zwar meistens von den ursprünglichen Tätern; dies war ihnen (das heißt den Persönlichkeitsanteilen, die für das Funktionieren im Alltag zuständig waren) im Interview nicht bewusst gewesen (Boon & Draijer, 1993a,b, 1995a). Dass der Missbrauch anhielt, trat erst später im Lauf der Behandlung zutage und wurde oft von dissoziierten, in der Traumazeit verhafteten Anteilen offengelegt.

Wir müssen allerdings auch in Betracht ziehen, dass es durch die leichtere Verfügbarkeit von Informationen über Trauma und dissoziative Störungen im Internet und in den sozialen Medien zu falsch positiven (traumabezogenen) Diagnosen kommt und dass es manchmal Pseudo-Erinnerungen (auch als fiktive Erinnerungen bezeichnet) an traumatisierende Ereignisse geben kann. Auch allzu suggestiv agierende Kliniker können solche Pseudo-Erinnerungen anstoßen. Es ist wohlbekannt, dass Erinnerungen „eingepflanzt" werden können und dass Kliniker manchmal, wenn eine Patientin sich vage ausdrückt oder sich unsicher ist, auf Geschehnisse zurückschließen, die sich so nie ereignet haben.

Es geht immer darum, ein optimales Gleichgewicht zu finden, damit die Patientin etwas über ihre Erfahrungen preisgeben kann. Der Kliniker muss dabei sorgfältig und vorsichtig vorgehen, darf aber auch nicht übervorsichtig sein, denn dies kann bei der Patientin Ängste auslösen und bestärkt sie womöglich auch in der Vorstellung, dass der Kliniker gar nicht hören will, was sie zu sagen hat, dass er es nicht erträgt oder nichts davon wissen will.

Das Strukturierte Trauma-Interview (STI)

Ausgehend von einem Fragebogen, den sie im Rahmen einer landesweiten, vom niederländischen Sozialministerium beauftragten Inzeststudie eingesetzt hatte (Draijer, 1988, 1990), entwickelte Nel Draijer das Strukturierte Trauma-Interview (Structured Trauma Interview, STI: 1989). Es wurde für die Verwendung im klinischen Kontext adaptiert und kam in mehreren Studien mit psychiatrischen Patientinnen und Patienten zum Einsatz (Draijer, 1995, 2003; Draijer & Langeland, 1999; Langeland et al., 2001; Rinne et al., 2000). Es kann, zusammen mit einem ausführlichen Manual, in einer holländischen und einer englischen Version bei den Autorinnen angefordert werden.[23]

Zweck des Interviews ist, einen Gesamteindruck von den traumatischen Erfahrungen einer Patientin zu gewinnen. Wie alt war sie, als sie erstmals diese Erfahrungen machte, und wie schwerwiegend waren die Ereignisse? In diesem Zusammenhang sind auch folgende Fragen von Bedeutung (Draijer, 2003).

- Handelte es sich um ein einmaliges Ereignis oder um wiederholte oder sich über mehrere Jahre hinziehende Erfahrungen?
- Waren die Eltern beteiligt oder andere Bezugspersonen, von denen die Patientin abhängig war?
- Gab es mehrere Täter?
- Lagen die traumatischen Ereignisse vor oder nach dem Alter von sechs Jahren?

Wichtig ist, sich ein Bild davon zu machen, wie sich die traumatischen Ereignisse auf die Persönlichkeitsentwicklung der Patientin ausgewirkt haben. Es macht einen großen Unterschied, ob es sich um ein einmaliges traumatisches Ereignis handelte oder ob es mehrfach geschehen ist. Wichtig ist auch, ob das Kind mit einem Elternteil oder einer anderen Bezugsperson darüber sprechen konnte oder ob es zumindest positive Erfahrungen mit Angehörigen machte, denen es vertraute. Patientinnen mit schweren dissoziativen Störungen berichten typischerweise von wiederholtem sexuellem Missbrauch und/oder wiederholter körperlicher Misshandlung und meist auch von emotionalem Missbrauch oder emotionaler Vernachlässigung. Für die allermeisten war ihr Zuhause kein sicherer Ort. Selbst wenn die Eltern nicht die direkt handelnden Täter waren, gab es einen Mangel an emotionaler Unterstützung und Geborgenheit, oder die Eltern hatten selbst mit schwerwiegenden Problemen zu kämpfen, sodass sie für ihr Kind nicht da sein konnten. Fast alle Patientinnen berichten nicht nur von körperlicher Misshandlung und sexuellem und emotionalem Missbrauch,

---

23 Eine deutschsprachige Version des Manuals gibt es hier: ↗ https://zep-hh.de/files/zep/pdf/STI_Manual.pdf

sondern auch von großer Einsamkeit und einem Mangel an Fürsorge, Unterstützung und Aufmerksamkeit vonseiten der Eltern oder Bezugspersonen.

Das STI deckt mehrere Themenbereiche ab. Die ersten Fragen betreffen die Ursprungsfamilie der Patientin. Wie sahen ihre Beziehungen zu Eltern und Geschwistern aus, wie war es um die familiären Bindungen bestellt? Falls die Eltern sich scheiden ließen – wie waren die Auswirkungen? Wie war die Patientin als Kind, inwieweit waren die Eltern als Bezugspersonen verfügbar? Es folgen Fragen zu körperlicher Misshandlung, sexuellem Missbrauch und anderen erschütternden Erfahrungen. Die letzten Fragen zielen auf spätere traumatische Erfahrungen (ab dem Alter von 16 Jahren). Anhand der Antworten erfolgt eine grobe Einschätzung des Schweregrads der Erfahrungen. Manchmal liefern Patientinnen dazu auch von sich aus hinreichende Informationen, sodass sich das Stellen weiterer Fragen erübrigt.

Es folgt ein Auszug aus einem Strukturierten Trauma-Interview:

KLINIKERIN: Haben Sie bis zum Alter von zwölf Jahren immer mit beiden Eltern zusammengewohnt?

PATIENTIN: Nein, meine Eltern ließen sich scheiden, als ich neun war. Die Situation war äußerst unangenehm, es war eine schmutzige Scheidung. Mein Vater war wirklich aggressiv, und die Polizei kam oft bei uns vorbei.

K: Erinnern Sie sich beispielsweise noch, wie es in der Grundschule war?

P: Nicht vor dem Alter von neun Jahren, aber danach ja. Nach der Scheidung ging ich weiter auf dieselbe Schule. Wir wohnten noch im selben Haus. Wenn ich Fotos aus der Zeit davor sehe, werden überhaupt keine Erinnerungen wach.

K: Können Sie das genauer erklären?

P: Damit meine ich, ich sehe mich auf dem Foto, aber es sagt mir nichts. Ich habe keinerlei Erinnerung an das, was ich sehe. Das ist eine ziemlich sonderbare Reaktion auf eine schmutzige Scheidung, oder? Ich denke oft: Das ist doch lächerlich!

K: Wenn Sie sich anstrengen, kommen dann irgendwelche Erinnerungen zurück?

P: Nein, da ist wirklich nichts. Meine Mutter hat mir neulich von einem Urlaub erzählt. Wir sind oft in die Berge gefahren. Da war mein Vater noch da. Es hat mir anscheinend sehr gut gefallen, wir wohnten bei einer Bauernfamilie. Offenbar durfte ich reiten gehen. Es gibt viele Fotos von mir auf einem Pony. Ich reite auch heute noch, kann mich aber überhaupt nicht daran erinnern, wie ich es gelernt habe. Das muss also gewesen sein, bevor ich neun wurde.

K: Können Sie mir etwas über Ihre Mutter erzählen? Was für ein Bild haben Sie von ihr?

P: Wir kommen jetzt besser miteinander aus.

K: Können Sie mir ein bisschen mehr zu ihr sagen?

P: Soweit ich mich erinnere, war ihr Verhalten äußerst sprunghaft. Sie war oft sehr böse auf mich, und ich hatte immer das Gefühl, sie bevorzugt meine jüngere Schwester. Aber ich kann mich natürlich nur an Sachen nach der Scheidung erinnern. Ich glaube, es ging ihr selbst nicht besonders gut. Da war immer die Angst, mein Vater könnte aufkreuzen. Wenn ich von der Schule nach Hause kam, musste ich sehr darauf achten, in was für einer Stimmung sie gerade war.

K: War sie oft krank?

P: Das weiß ich nicht. Ich glaube, sie war nicht krank, aber sie lag damals oft auf dem Sofa oder im Bett.

K: Was haben Sie zusammen gemacht, haben Sie mal ein Spiel gespielt oder was Schönes zusammen unternommen?

P: Ich weiß es wirklich nicht, ich glaube, ich bin ihr, wenn ich konnte, aus dem Weg gegangen. Ich hatte Angst vor ihren Wutanfällen. Ich habe aus der Zeit gar nicht so viele Bilder von meiner Mutter im Kopf. Ich denke, sie musste auch viel arbeiten.

K: Wer hat dann auf Sie und Ihre kleine Schwester aufgepasst?

P: Meine Großeltern waren oft da. Sie wohnten in der Nähe, und sie waren nett.

K: Sie erwähnten gerade, dass Ihr Verhältnis zu Ihrer Mutter jetzt besser ist.

P: Ja, wenigstens streite ich mich nicht mehr so viel mit ihr. Es läuft besser für sie, seit sie wieder geheiratet hat. Da war ich schon ausgezogen. Mit der Mutter meines Freundes verstehe ich mich tatsächlich viel besser. Ich fühle mich von ihr viel mehr verstanden, und sie hat sich sehr oft um mich gekümmert. Bei meiner Mutter habe ich dieses Gefühl überhaupt nicht: Da ist immer eine gewisse Distanz, aber ab und zu gehe ich sie besuchen. Ich glaube, ich war „das nervige Kind, das Probleme macht“. So hat sie mich immer genannt. Selbst wenn meine Schwester mich provoziert hatte, gab sie mir die Schuld!

An dem, was die Patientin aus ihrer Kindheit berichtet, wird deutlich: Sie oder zumindest der Anteil, der während des Interviews präsent war, konnte sich in weiten Teilen an ihre Kindheit nicht erinnern, und das Verhältnis zur Mutter war, vor allem nach deren Scheidung, sehr belastet. An die Zeit vor dem Alter von neun Jahren hatte sie keine Erinnerung, doch es entsteht der Eindruck, dass es in der Beziehung zur Mutter auch vorher schon Probleme gab.

Zum Vater hatte die Patientin keinerlei Kontakt mehr, und der Bruch im Verhältnis zu ihm war noch stärker gewesen. Sie berichtete von körperlicher Misshandlung und extremer Gewalt in der Zeit der grauenvollen Trennungsphase ihrer Eltern; sie war damals etwa neun Jahre alt. Unklar blieb, ob es weitere Faktoren gab, die in die Amnesie hineinspielten. An einem solchen Punkt empfiehlt es sich jedoch nicht, weitere Fragen zu stellen oder der Patientin Hypothesen vorzuschlagen. Am besten ist es, die Antworten festzuhalten und mit dem Interview fortzufahren.

Um ein einzelnes belastendes Thema oder die Trauma-Vorgeschichte insgesamt abzuschließen, fragt der Kliniker die Patientin, ob sie jemals mit jemandem darüber geredet hat und ob es derzeit jemanden gibt, mit dem sie darüber reden kann. Wichtig ist, dann in die Gegenwart zu kommen und anzusprechen, wie sie aktuell zurechtkommt. Dies wird ihr helfen, einen mentalen Abstand zu beunruhigenden Erinnerungen zu gewinnen und ihre Affekte zu regulieren.

KLINIKERIN: Wie war das für Sie, über diese Erfahrungen zu sprechen?
PATIENTIN: Sie wissen ja, das macht mir eigentlich nichts aus. Ich habe über diese Dinge schon vorher geredet. Ich fühle dabei nicht so viel. Manchmal fragt mein Freund: „Wie kannst du über all diese schrecklichen Dinge sprechen, ohne irgendetwas zu fühlen?"
K: Mit wem haben Sie darüber sprechen können?
P: Mit meinem Freund und mit seiner Familie, aber auch mit meinen Freundinnen. Vor allem, nachdem ich diese Anfälle hatte, habe ich mich gefragt, was da vor sich geht.

Auffallend bei dieser Trauma-Anamnese war ein offenbar stark ausgeprägtes Depersonalisationserleben. Die Patientin sagte mehrmals, sie fühle nicht viel, aber auch, dass sie bestimmt eine Simulantin sei. Im STI war neben der Amnesie also auch ein erhebliches Maß an Depersonalisation festzustellen. Sie hatte ursprünglich wegen nicht-epileptischer Anfälle Hilfe gesucht, für die ebenfalls Amnesie bestand.

11.4 Für einen guten Behandlungsplan braucht es mehr als die diagnostische Klassifikation einer dissoziativen Störung

Mit diesem Buch möchte ich dazu beitragen, dass dissoziative Störungen adäquat diagnostiziert werden. Doch für die Patientinnen geht es um mehr als um eine korrekte Diagnose nach dem DSM oder der ICD. Klassifikationssysteme sind lediglich Listen von Symptomen oder Symptomclustern und daher von begrenztem Nutzen. Für einen guten Behandlungsplan braucht es mehr als eine korrekte diagnostische Zuordnung. Trotzdem ist eine gute deskriptive DSM- oder ICD-Diagnostik ein wichtiger erster Schritt auf dem Weg zur Behandlung, zumal viele Patientinnen mit einer komplexen Störung wie DIS oder OSDD-1 nach einer Fehldiagnose jahrelang erfolglos therapiert werden.

Eine zutreffende Diagnose bahnt den Weg zu einer adäquaten Behandlung

In Kapitel 1 habe ich darauf hingewiesen, dass bei Patientinnen mit DIS und OSDD-1 die Behandlung komorbider Störungen – etwa von Essstörungen oder von Persönlichkeitspathologie – oft keine Wirkung zeigt oder nur zu einer vorübergehenden Symptomlinderung führt. In solchen Fällen sind sich die Kliniker meistens nicht im Klaren darüber, dass die Probleme in erster Linie auf die zugrunde liegende dissoziative Störung zurückzuführen sind. Der folgende Fallbericht ist dafür ein gutes Beispiel.

Fallbericht: Die Notwendigkeit einer genauen Diagnose für eine angemessene Behandlung

Im Alter von 20 Jahren wurde Frau Z. für eine sozialpsychiatrische Station angemeldet. Als Jugendliche war sie wegen einer gravierenden Essstörung über mehrere Jahre hinweg sowohl in ambulanter als auch in stationärer Behandlung gewesen, ohne dass sich viel getan hatte. Sie verfiel wiederholt in massiv anorektisches Verhalten, das in lebensbedrohlichen Gewichtsverlust mündete. Sie verlor zudem immer wieder ihre Stimme und konnte dann kaum sprechen, was auch als deutliches somatoformes Dissoziationssymptom gelten kann. Eine dissoziative Störung war aber nie in Erwägung gezogen worden. Im Zuge einer Familientherapie verschlechterte sich ihr Zustand, und sie wurde zunehmend suizidal. Nach einem Fahrradunfall, der sich im Nachhinein als gescheiterter Suizidversuch erwies, entwickelte sie eine dissoziativ-neurologische Symptomstörung (in der Terminologie des DSM-5: eine Konversionsstörung): eine teilweise Muskelkontraktur an der Hand. Eine Schiene und andere ärztliche Maßnahmen konnten die Beschwerden nicht beheben.

Weil verschiedene somatoforme dissoziative Symptome zu erkennen waren und sie außerdem Stimmen hörte, wurde eine komplexere dissoziative Störung vermutet. Eine eingehendere diagnostische Abklärung ergab eine bedeutsame amnestische Symptomatik, die sich auch auf Ereignisse in der Gegenwart erstreckte. Schließlich wurde deutlich, dass es mehrere dissoziierte Persönlichkeitsanteile gab, die Aufgaben und Funktionen im Alltag übernahmen, und mehrere traumatisierte Kindanteile.

Die Patientin zeigte ein vermeidendes Verhalten, wobei Angst und Scham eine große Rolle spielten. Obwohl frühere Familiengespräche bei den Behandlern den Verdacht auf ein mögliches „Familiengeheimnis" geweckt hatten, wurde dem im einzeltherapeutischen Setting nie weiter nachgegangen. Eine Trauma-Vorgeschichte war nicht bekannt. Im Verlauf der Behandlung der dissoziativen Störung wurde schließlich deutlich, dass die Patientin über einen langen Zeitraum hinweg schwersten sexuellen

Missbrauch erlitten hatte. Offenbar hatten mehrere der dissoziierten Anteile durchaus ihre Gründe, die Nahrungsaufnahme einzustellen, unter ihnen ein Anteil, der nach einer Schwangerschaft im Teenageralter beschlossen hatte, nichts mehr zu essen, um eine weitere Schwangerschaft zu verhindern. Jedes Mal, wenn die Patientin ihr Normalgewicht erreichte und der Menstruationszyklus wieder einsetzte, wurde dieser Persönlichkeitsanteil aktiviert und bewirkte, dass sie nichts mehr aß. Die Patientin bzw. der Anteil, der in der Therapie präsent war, war sich dessen nicht bewusst und hatte das Gefühl, keinerlei Einfluss auf das Essverhalten nehmen zu können. Die Patientin bemühte sich, zu kooperieren und genügend zu essen, damit sie zunahm, erklärte dazu aber: *Ich bekomme es nicht mit, wenn ich mich übergebe, ich kann mich dann nicht daran erinnern. Manchmal habe ich aber, wenn ich wieder bei mir bin, einen wirklich schlechten Geschmack im Mund, und dann weiß ich, ich habe mich bestimmt übergeben. Das mache ich dann aber nicht selbst. Ich komme mir da völlig hilflos vor.*

Die Probleme mit dem Essen ließen letztlich erst dann nach, als die Anteile, von denen sie ausgingen, „bereit waren“, an der Behandlung „teilzunehmen“, und als deutlich und verständlich wurde, welchen Zusammenhang es zwischen traumatisierenden Ereignissen und dem Wunsch gab, nichts zu essen. Die Behandlung der Handkontraktur wurde möglich, sobald klar wurde, welche dissoziierten Anteile im Spiel waren (Boon & van der Hart, in Vorbereitung).

Beurteilung und Diskussion

In Kapitel 1 und 5 habe ich erläutert, dass die meisten komorbiden Probleme (wie Suizidversuche, Probleme mit dem Essen, selbstverletzende Handlungen) von dissoziierten Persönlichkeitsanteilen „aufbewahrt“ werden, die „in der Traumazeit verharren“. Solange die Anteile wie im geschilderten Fall nicht in die Behandlung einbezogen werden, kann die Behandlung allenfalls eine zeitweise Linderung der komorbiden Symptome erreichen, bleibt möglicherweise aber auch völlig wirkungslos. Dies liegt oft daran, dass sich der Anteil, der sich behandeln lassen will, der Existenz der anderen Anteile nicht bewusst ist, dass bei ihm Amnesie für deren Aktivitäten besteht oder dass er es nicht wagt, über sie zu sprechen.

Wie so viele andere macht auch dieser Fall deutlich, wie wichtig eine zutreffende Diagnose als erster Schritt ist. Für die Entwicklung eines Behandlungsplans ist aber noch weit mehr erforderlich. Ausführliche Überlegungen hierzu finden sich in dem Buch *Treating trauma-related dissociation* (Steele, Boon & van der Hart, 2017, dt. *Die Behandlung traumabasierter Dissoziation,* 2017). Es enthält Kapitel zu Prognose, Fallformulierung und Planung der Behandlung von Patienten mit komplexen dissoziativen Störungen und außerdem eine überarbeitete Version einer Prüfliste, die ich Mitte der 1990er-Jahre entwickelt habe (Boon, 1997). Sie ist dafür gedacht, den bisherigen Behandlungsverlauf zu evaluieren und zu prüfen, ob eine Patientin sich ausreichend stabilisiert hat, dass es möglich ist, zur nächsten Phase überzugehen und den Fokus auf die Beschäftigung mit der Trauma-Vorgeschichte zu legen.

11.5 Prognose- und Indikationsstellung

Um das Jahr 1985 herum, als ich in einer psychiatrischen Ambulanz arbeitete, begann ich Patientinnen mit dissoziativen Störungen zu behandeln. Bei allen lagen schwerwiegende Probleme vor, doch schnell wurde deutlich: Es gab bedeutsame Unterschiede zwischen ihnen, und das hatte Auswirkungen auf die Prognosestellung und den Behandlungsplan. Manche Patientinnen hatten einen Hochschulabschluss und waren berufstätig. Andere waren schon während der Schulzeit in psychiatrischer Behandlung gewesen und außerstande, ein eigenständiges Leben zu führen. Manche waren verheiratet und hatten Kinder und einen recht stabilen Freundeskreis; andere lebten völlig isoliert. Einige von ihnen konnten auf viele Ressourcen zurückgreifen, etwa auf ihre Kreativität oder Musikalität oder auf eine große Liebe zur Natur, die ihnen half, innerlich zur Ruhe zu kommen und auf diese Weise ihre heftigen Gefühlsregungen besser zu regulieren. Mit Letzterem hatten andere große Schwierigkeiten. Wenn sie entweder zu viel oder zu wenig spürten, waren massive selbstverletzende Handlungen die Folge (siehe Steele, Boon & van der Hart, 2017).

Größtenteils verfügten die Patientinnen über eine durchschnittliche bis überdurchschnittliche Intelligenz, unterschieden sich aber sehr stark darin, inwieweit sie zur Selbstreflexion (und zur Reflexion über andere) fähig waren. Es gab auch riesige Unterschiede, was den Schweregrad ihrer Bindungsprobleme anging und das Ausmaß, in dem sie sich auf eine therapeutische Beziehung einlassen und sie aushalten konnten. Auch das sind wichtige Faktoren, die in die Prognosestellung hineinspielen.

Patientinnen mit DIS und OSDD-1 bilden eine höchst heterogene Gruppe mit sehr unterschiedlichen Behandlungsprognosen (Boon, 1997; Dorahy et al., 2014; Horevitz & Loewenstein, 1994; Kluft, 1993, 1994; Steele et al., 2017; van der Hart & Boon, 1997). Horevitz und Loewenstein (1994) definierten in ihrer Studie drei Untergruppen, die sich im Hinblick auf die Komplexität der Behandlung und die Prognose stark unterschieden:

1. Die erste Gruppe bildeten DIS-Patientinnen mit hohem psychischem Funktionsniveau. Sie wurden oft in Privatpraxen behandelt, hatten wenige Krisen und kamen nur selten mit öffentlichen Einrichtungen der psychischen Gesundheitsversorgung in Berührung.

2. Die zweite Gruppe setzte sich aus Patientinnen zusammen, bei denen neben der dissoziativen Störung viele komorbide Störungen wie etwa eine Borderline-Persönlichkeitsstörung (BPS) festzustellen waren.
3. Zur dritten Gruppe zählten Patientinnen, die in der Behandlung den stärksten „Widerstand" an den Tag legten, oft noch in Missbrauchsbeziehungen verstrickt waren und sich oft selbst Verletzungen zufügten.

In den letzten 20 Jahren ist außerdem immer deutlicher geworden, dass bei der Behandlung von Patientinnen mit komplexen dissoziativen Störungen schwere Bindungsprobleme ein wichtiger Prognosefaktor sind.

Mit einer großen landesweiten Studie in den Niederlanden zu den Folgewirkungen des sexuellen Missbrauchs von Mädchen durch Angehörige hat Nel Draijer (1988) als eine der ersten Forscherinnen weltweit die Aufmerksamkeit darauf gelenkt, welche Bedeutung emotionaler Vernachlässigung bei diesem Thema zukommt. Das bahnbrechende Buch *Trauma and Recovery* von Judith Herman erschien erst im Jahr 1992 (Herman, 1992b; dt. *Die Narben der Gewalt,* 1993, 2018). Zur selben Zeit setzte Mary Main (Main, 2000; Main & Solomon, 1990) sich dafür ein, dass frühere Studien von John Bowlby und Mary Ainsworth (Ainsworth et al., 1978; Bowlby, 1969) wieder verstärkt zur Kenntnis genommen wurden, und fügte das Konzept der desorganisierten Bindung hinzu. Dass in der Behandlung vieler in der frühen Kindheit traumatisierter Patientinnen mit einer komplexen dissoziativen Störung ein desorganisiertes Bindungsmuster der vielleicht wichtigste Einflussfaktor ist, fand erst in den 1990er-Jahren zunehmend Beachtung. Peter Barach (1991) hat als Erster die DIS (damals noch als MPS bezeichnet) als eine Bindungsstörung beschrieben. Giovanni Liotti (1992) untersuchte die Rolle, die desorganisierte Bindung in der Ätiologie der DIS spielt. In der Tat weisen viele Patientinnen mit einer komplexen dissoziativen Störung ein desorganisiertes Bindungsprofil auf.

Abbildung 11.1: Das diagnostische Viereck

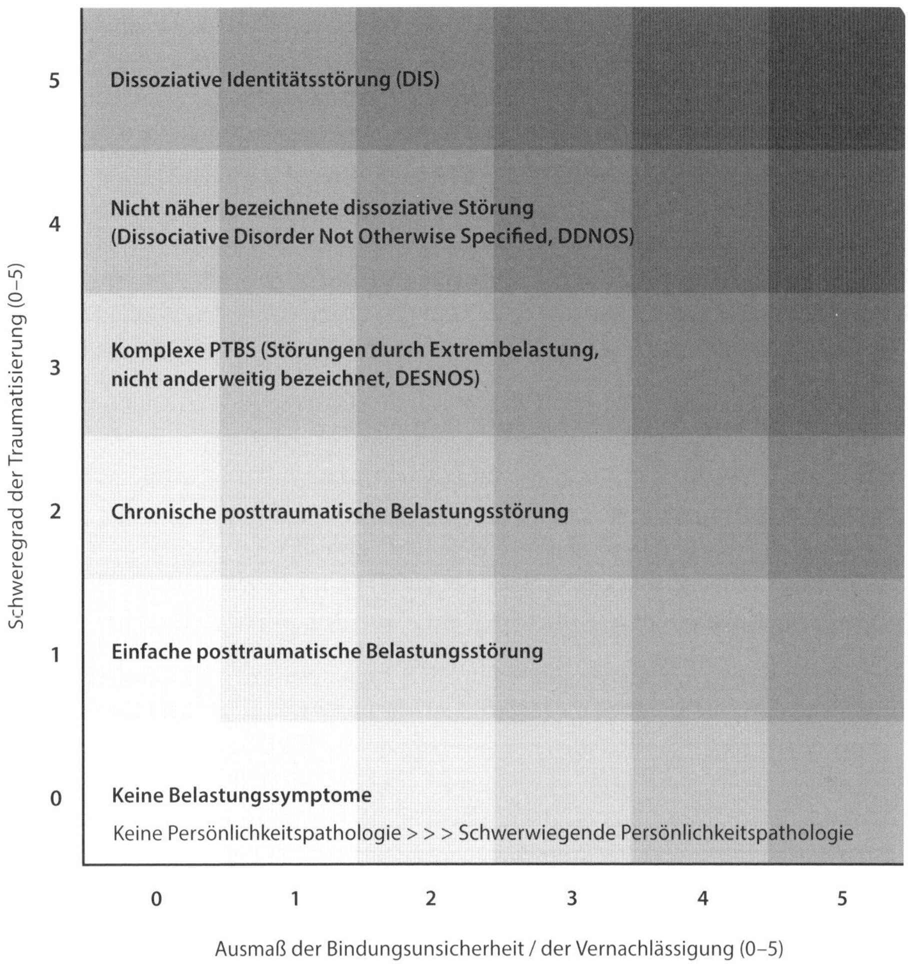

Quelle: Draijer, N. & Langeland, W. (2009). Trauma, hechting en verwaarlozing. Een tweedimensionaal model voor diagnostiek en indicatiestelling bij vroegkinderlijke traumatisering. In *Cogiscope*, 4, S. 31–38. Siehe auch Wildschut et al., 2014.

Das diagnostische Viereck: Ein Werkzeug für die Fallkonzeptualisierung

Draijer hat ein zweidimensionales Modell für die Indikationsstellung bei Patientinnen mit einer Vorgeschichte interpersoneller Traumatisierung in der frühen Kindheit entworfen (Draijer, 2003, 2008; Draijer & Langeland, 2009). Das Modell (siehe Abbildung 11.1) ist über die folgenden beiden Hauptdimensionen definiert (traumatisierende Begehungs- und Unterlassungshandlungen).

1. Schweregrad der Traumatisierung (Begehungshandlungen, mit kumulativer Wirkung)
2. Schweregrad der affektiven Vernachlässigung oder Qualität der frühen Bindungsbeziehung mit einem Elternteil / mit den Eltern (Unterlassungshandlungen, die offensichtlich ebenfalls stark traumatisierend wirken)

Für die Bestimmung des Schweregrads der Traumatisierung (senkrechte Achse von Abbildung 11.1) sind eine Reihe von Faktoren zu berücksichtigen:

- Wie früh, an welchem Punkt der individuellen Entwicklung, erfolgte die Traumatisierung (in welchem Alter)?
- Wie oft fand sie statt (und über wie viele Jahre hinweg)?
- Wie überwältigend war sie (Nötigung, Gewalt, Drängen auf Geheimhaltung)?
- In welchem Maß war das Kind vom Täter / von den Tätern abhängig?

Auf der vertikalen Y-Achse in Abbildung 11.1 finden wir die „Traumadimension", ein Kontinuum traumabezogener Störungen, die an Schwere zunehmen. Die dahinterstehende Hypothese ist, dass der Schweregrad von PTBS-Symptomen und dissoziativen Symptomen mit dem Schweregrad der kumulativen Trauma-Vorgeschichte zusammenhängt. In unserer Studie mit dem SCID-D (Draijer & Boon, 1993a, 1995) hatten wir bereits feststellen können, dass es einen Zusammenhang zwischen dem Schweregrad dissoziativer Symptome sowie traumabedingter Störungen und dem Schweregrad der Trauma-Vorgeschichte gibt. Von den gravierendsten traumatisierenden Erfahrungen, die vor dem Alter von fünf Jahren begannen, sich über viele Jahre erstreckten und an denen oft mehrere Täter beteiligt waren, berichteten Patientinnen mit DIS. In den meisten Fällen bestand eine Abhängigkeitsbeziehung zu den Tätern. Auch in anderen Studien, darunter solchen mit stationär und ambulant behandelten psychiatrischen Patientinnen, wurde der Zusammenhang zwischen dem Schweregrad der Trauma-Vorgeschichte und dem Schweregrad von PTBS- und dissoziativen Symptomen bestätigt (Draijer, 1994; Draijer & Langeland, 1999; Wildschut et al., 2018).

Die Dimension Vernachlässigung (Unterlassungshandlungen, X-Achse in Abb. 11.1) wird über den Schweregrad wahrgenommener Unsicherheit in frühen Bindungsbeziehungen operationalisiert sowie über den Grad der emotionalen Vernachlässigung. Natürlich sind auch *Unterlassungshandlungen* traumatisierend. Bei der Behandlung von Patientinnen mit einer dissoziativen Störung stellt sich oft heraus, dass sie den emotionalen Verlust und die (absichtsvolle oder unbewusst entstandene) Nichtverfügbarkeit der Eltern als viel schlimmer erlebt haben als den sexuellen Missbrauch oder die körperliche Misshandlung. *Meine Mutter muss davon gewusst haben, glaube ich, aber sie tat nichts, um es zu verhindern. Sie war einfach depressiv, und ich musste immer auf sie achtgeben, ich hatte Angst, sie nimmt sich das Leben. Sie hatte das schon einmal versucht. Ich wäre dann ganz allein und ihm ausgeliefert gewesen. Manchmal habe ich mich sehr danach gesehnt, dass sie mich tröstet – dass sie sieht, dass es mir nicht gut geht. Ich habe mir vorgestellt, dass wir zusammen weggehen. Aber ich glaube, ich war ihr nicht wichtig.*

Die Dimension Vernachlässigung hat mit den Bindungsmustern und -geschichten der Eltern zu tun. Wenn sie, wie die Mutter in diesem Beispiel, mit eigenen Problemen oder Traumata belastet sind, sind sie weniger gut in der Lage, zu den eigenen Kindern eine sichere Bindung aufzubauen (Cassidy & Shaver, 1999). Die Vermutung ist: Der Ausprägungsgrad dieser Dimension wirkt sich in erster Linie auf die therapeutische Beziehung aus und beeinflusst auf diesem Weg auch die Behandlungsoptionen einer Patientin (Draijer, 2003, 2008; Draijer & Langeland, 2009). Draijer (2003, S. 26) stellt die Hypothese auf: „Je stärker die affektive Vernachlässigung und die Bindungsprobleme sind, desto problembehafteter ist die therapeutische Beziehung – das ‚Vehikel' der Behandlung. Außerdem variiert mit dem jeweiligen Grad der emotionalen Vernachlässigung auch die Fähigkeit, zu spüren und zu verstehen, was vor sich geht, und es in Worte zu fassen."

Validität des diagnostischen Vierecks

Vor einigen Jahren wurde die Validität der Traumadimension des diagnostischen Vierecks überprüft, und zwar in einer Studie mit 150 Patientinnen und Patienten, die nacheinander in einer psychiatrischen Einrichtung in den Niederlanden untersucht worden waren (Wildschut et al., 2018). Sie wurden zwei unterschiedlichen Behandlungsprogrammen zugewiesen: Die eine Gruppe durchlief ein Behandlungsprogramm für traumabezogene Störungen (n=49), die andere ein Behandlungsprogramm für Persönlichkeitsstörungen (n=101). Mithilfe strukturierter Interviews für PTBS, kPTBS (CAPS und SIDES) und dissoziative Störungen (SCID-D) wurden alle eingehend untersucht. Die Trauma-Vorgeschichte wurde mit dem STI erhoben. Es zeigte sich, dass die Angehörigen beider Gruppen als Kinder traumatisiert worden waren. Zwischen dem Schweregrad traumatischer Erfahrungen (durch Begehungshandlungen) in der Kindheit und dem Schweregrad der traumabedingten Störungen, wie er in Abbildung 11.1 dargestellt ist, war ein klarer Zusammenhang zu erkennen. Die Ergebnisse stützen die Annahme, die der Trauma-Achse des Modells zugrunde liegt: Eine traumabedingte Störung ist umso komplexer, je massiver die kumulative Traumatisierung seinerzeit war.

Auch die Vernachlässigungsdimension wurde untersucht (Wildschut et al., 2020), genauer gesagt der Zusammenhang zwischen Persönlichkeitsstörungen und berichteter emotionaler Vernachlässigung. Auf der Störungsebene zeigte sich eine leichte Korrelation zwischen (dem Schweregrad) der berichteten emotionalen Vernachlässigung und problematischem persönlichem Funktionieren. Allerdings ergaben sich auch Anhaltspunkte für eine dimensionale Korrelation zwischen einem Mangel an elterlicher Wärme und Problemen in psychischen Funktionen. Dies sind erste Hinweise, die das vorgeschlagene Dimensionsmodell stützen.

Klinischer Einsatz

Das vorgestellte Modell bietet eine Ausgangsbasis dafür, den Faktor der unsicheren Bindung in die Fallkonzeptualisierung und die Erstellung eines Behandlungsplans einzubeziehen. Der Klarheit halber möchte ich noch einmal betonen, dass Erfahrungen auf beiden Achsen belastend sind und sich daher als „traumatisierend" auffassen lassen. Bei komplexen dissoziativen Störungen wie DIS und OSDD-1 ist es nicht immer einfach, den Schweregrad eines unsicheren Bindungsmusters dazu in Beziehung zu setzen, wie jemand beispielsweise im Alltag funktioniert. Rein äußerlich betrachtet kommen manche Patientinnen im Berufsleben gut zurecht, haben Partner und viele gute Bekannte, scheinen aber extreme Schwierigkeiten zu haben, ein gewisses Vertrauen zu einem Therapeuten zu entwickeln und mit ihm zu kooperieren. Oft wird das erst deutlich, nachdem die Behandlung begonnen hat, denn gerade die Beziehung zu einem Therapeuten kann ein wesentlicher Trigger sein, der Erinnerungen an traumatische interpersonelle Erfahrungen reaktiviert. Vor allem desorganisiert gebundene Patientinnen erleben einen ständigen inneren Kampf zwischen der großen Sehnsucht nach Bindung und dem Drang, sich vor diesen Wünschen zu schützen (oder sie völlig zu verleugnen); sie empfinden Bindung als zu bedrohlich, weil sie in der Vergangenheit Gefahr mit sich brachte (Steele et al., 2017).

Weitere für die Prognosestellung und Behandlungsplanung relevante Faktoren

Es muss nicht eigens betont werden, dass es neben dem Schweregrad von Bindungsproblemen und den aus ihnen entstehenden Persönlichkeitsproblemen zahlreiche andere Faktoren gibt, die für die Prognosestellung und Behandlungsplanung herangezogen werden können. Ein sehr wichtiger Aspekt ist, welche Art von Hilfe die Patientin sucht. Welche Wünsche hat sie, und wie realistisch sind diese? Die Forschung hat gezeigt: Insbesondere Patientinnen mit DIS und OSDD-1, deren dissoziative Störung nicht erkannt und behandelt wird, sind manchmal jahrelang in Therapie, ohne dass sich wirklich etwas bewegt. In solchen Fällen ist es wichtig zu klären, warum die bisherigen Behandlungsbemühungen zu keiner Besserung geführt haben. Ausführliche Überlegungen dazu finden sich bei Steele, Boon & van der Hart (2017).

Weitere Faktoren sind:
- Höchstes Funktionsniveau im Alltag
- Ausmaß der Komorbidität, Persönlichkeitsstörungen eingeschlossen
- Stärke und Flexibilität psychischer Abwehrstrategien
- Bereitschaft zum Mitteilen von Gedanken und Gefühlen
- Intensität möglicher traumabezogener Phobien
- Schweregrad der Trauma-Vorgeschichte, vor allem, was einen möglichen Beginn in der frühen Kindheit und einen möglichen chronischen Verlauf angeht
- Mentalisierungsfähigkeit
- Grad der Motiviertheit, der Einsichtsfähigkeit und der Bereitschaft, selbst Verantwortung für die Behandlung zu übernehmen
- Grad des Selbstmitgefühls
- Fähigkeit zum Erleben von positiven Gefühlen, Freude, Sinn für Humor
- Fähigkeit und Bereitschaft, innere Erfahrungen regulieren und auszuhalten zu lernen
- Fähigkeit, die Existenz dissoziierter Anteile zu akzeptieren, und Bereitschaft, mit ihnen zu arbeiten
- Intensität möglicher Konflikte zwischen dissoziierten Anteilen
- Missbrauch der Patientin, der aktuell weiter stattfindet oder von der Patientin ausgeführter Missbrauch

11.6 Abschließende Bemerkungen

Zu einer zutreffenden Diagnose zu gelangen ist äußerst wichtig. Wie ich aber im obigen Abschnitt „Prognose- und Diagnosestellung“ erläutert habe, bilden Patientinnen mit komplexen dissoziativen Störungen eine sehr heterogene Gruppe. Folglich sind nach einer Diagnose weitere Überlegungen notwendig, um einen geeigneten Behandlungsplan entwickeln zu können. Wie ich in diesem Buch gezeigt habe, sind nicht nur Art und Schweregrad der Traumatisierung, wie im diagnostischen Viereck dargestellt (Abbildung 11.1), sondern auch zahlreiche weitere Faktoren zu berücksichtigen.

Wie sehe ich die Unterschiede zwischen komplexen dissoziativen Störungen heute, mit mehr als 30 Jahren Erfahrung in der Diagnostik und Behandlung dieser Störungen? Nach wie vor würde ich, wie das Horevitz und Loewenstein (1994) seinerzeit getan haben, ganz allgemein zwischen Gruppen mit unterschiedlichen Prognosen und einer daraus abgeleiteten Behandlungsperspektive unterscheiden. Mir selbst bieten die im vorherigen Abschnitt genannten Faktoren eine gute Orientierung, und ich möchte betonen, dass die Prognose sich stets aus einer Kombination dieser Faktoren ableitet. Außerdem gibt es nach meiner Erfahrung Patientinnen, deren Prognose zunächst schlecht und dann im Lauf der Behandlung besser ausfällt, und Patientinnen, bei denen das umgekehrt ist.

Die im vorherigen Abschnitt aufgelisteten Faktoren betreffen auch Patientinnen, bei denen der Missbrauch anhält und die von Horevitz und Loewenstein (1994) seinerzeit als die Gruppe mit der schwergradigsten Symptomatik betrachtet wurden. Wenn sich während der Behandlung herausstellt, dass bei einer Patientin der Missbrauch noch anhält, dann ist nach meiner Erfahrung eine besonders lange Behandlungsperspektive erforderlich. Trotz dieses Faktors, der die Behandlung komplizierter macht, ist es im Prinzip möglich, die Patientinnen erfolgreich durch einen Prozess zu führen, in dem sie sich von den Tätern lösen. Wie bei Patientinnen, die allein durch Ereignisse in der ferneren Vergangenheit traumatisiert sind, hängt auch bei dieser Gruppe mit noch anhaltendem Missbrauch die Prognose sehr stark vom Schweregrad ihrer Bindungsprobleme und somit von ihrer Fähigkeit ab, sich in eine therapeutische Beziehung hineinzubegeben und sie aufrechtzuerhalten (Boon, 2014).

Nach der Diagnosestellung ist deshalb von entscheidender Bedeutung, dass Kliniker sich Zeit für weiterführende Abklärungen nehmen, um tieferen Einblick in die genannten Faktoren zu gewinnen.

Um eine adäquate Behandlung anbieten zu können, müssen wir – das kann ich nicht oft genug betonen – den Menschen hinter dem diagnostischen Etikett sehen und verstehen.

Epilog

Wie so viele musste ich wegen der Covid-19-Lockdowns in den Jahren 2020 bis 2022 bei vielen meiner Aktivitäten eine Zwangspause einlegen, doch wurde es mir dadurch möglich, dieses Buch zu schreiben. Ich frage mich ernsthaft, ob es ohne die Pandemie tatsächlich entstanden wäre. Es war ein lang gehegter Wunsch, das Buch zu schreiben, doch es wirklich zu tun war dann etwas ganz anderes.

Beim Verfassen der verschiedenen Kapitel und insbesondere der Fallberichte wurde mir immer wieder bewusst, was für ein komplexes und verwickeltes Unterfangen die Diagnostik dissoziativer Störungen ist. Als ich in den 1980er-Jahren anfing, mit dem SCID-D zu arbeiten, war mir nicht immer klar, was Patienten mit ihren Antworten auf die Interviewfragen genau meinten. Nach und nach wurde ich geschickter darin, um Erläuterungen zu bitten, und lernte beispielsweise auch besser zu unterscheiden, ob Erinnerungslücken auf Absorptionserleben oder auf die Aktivität dissoziierter Anteile zurückgingen. Auch die verschiedenen Formen der Depersonalisation, von denen nur einige auf eine Aufspaltung der Persönlichkeit hindeuten, konnte ich mit der Zeit besser auseinanderhalten.

In Weiterbildungsseminaren sage ich den Teilnehmenden immer, dass ich von jedem meiner Interviews eine Ton- oder Videoaufzeichnung gemacht habe und es erst dann richtig auswerten konnte, wenn ich mir die Aufnahme hinterher anhörte und / oder ansah. In der ersten Zeit war ich nicht imstande, dem Patienten aufmerksam zuzuhören und parallel dazu seine Antworten auszuwerten, geschweige denn am Ende des Interviews bereits ein Urteil parat zu haben. Oft begriff ich auch erst hinterher, welche anderen Fragen ich hätte stellen sollen, um eine klarere Vorstellung von Art und Schwere eines Symptoms zu bekommen. In diesem Epilog möchte ich vor allem denen, die ihre ersten diagnostischen Abklärungen durchführen, ans Herz legen: Ganz gleich, welches diagnostische Interview für dissoziative Störungen Sie einsetzen – es sich anzueignen braucht Zeit und Energie. Mir selbst hat es sehr geholfen, dass ich nach Interviews auf die Aufnahmen zurückgreifen konnte. Wie ich im Vorwort betont habe, sind eine entsprechende Schulung und nachfolgende Supervision unabdingbar. Wichtig ist außerdem der kollegiale Austausch in einer Intervisionsgruppe. Um eine diagnostische Interviewmethode zu erlernen, braucht es eine kollektive Anstrengung.

Im letzten Kapitel habe ich noch einmal hervorgehoben, dass eine fachgerechte diagnostische Abklärung Voraussetzung für eine adäquate Behandlung ist. Bei Patienten mit komplexen dissoziativen Störungen dauert es oft viel zu lange, bis sie die richtige

Diagnose und die entsprechende Behandlung erhalten. Selbst wenn dann die korrekte Diagnose gestellt wurde, gibt es für ihre Probleme aber keine „Schnelllösung". Wie viele erfahrene Kolleginnen in diesem Fachgebiet glaube auch ich, dass eine gute Behandlung komplexer dissoziativer Störungen mit einer Stabilisierungsphase beginnt und dass eine sofortige Fokussierung auf Traumatherapie großen Schaden anrichten kann. Natürlich ist jeder Patient einzigartig, und die Stabilisierungsphase dauert nicht bei allen gleich lang. Doch auch in dieser Phase zielen sämtliche Interventionen darauf, die Integrationsfähigkeit des Patienten zu fördern. Um zu klären, bei welchen Patienten die Stabilisierungsphase kürzer oder länger ausfallen sollte, brauchen wir gründliche wissenschaftliche Studien. Am Beginn einer Studie muss immer eine sorgfältige Diagnostik stehen, um sicherzustellen, dass die einbezogenen Patienten tatsächlich unter einer komplexen dissoziativen Störung leiden. Außerdem ist zu klären, welchen Einfluss der Schweregrad von komorbiden Störungen und von Bindungsproblemen ausübt.

Ich hoffe, dass es in Zukunft weltweit viel mehr Forschung zur Diagnostik und Behandlung von Patienten mit komplexen dissoziativen Störungen geben wird.

Suzette Boon

August 2022

Anhang 1:

Symptomprofile zum TADS-I

1. Substanzmissbrauch (Alkohol, Drogen und Medikamente)
2. Essprobleme
3. Schlafprobleme
4. Stimmung und Affektregulation
5. Angst und Panik
6. Selbstverletzendes Verhalten
7. Selbstbild und Identität
8. Beziehungen zu anderen
9. Sexualität
10. Veränderungen des Bewusstseins
11. Somatoforme Dissoziation
12. Psychoforme Dissoziationssymptome
13. Schneider'sche Symptome
14. Symptome einer (potenziellen) Aufspaltung der Persönlichkeit
15. Dissoziierte Persönlichkeitsanteile
16. PTBS nach dem DSM-5
17. Komplexe PTBS nach der ICD-11

Die Symptomprofile können hier heruntergeladen werden:
↗ https://www.junfermann.de/titel/die-diagnostik-traumabedingter-dissoziation/1788

SYMPTOMPROFIL 1

Substanzmissbrauch – TADS-I, Version 1.13

Berichtet der / die Patient*in von aktuellem oder früherem Substanzmissbrauch?

→ ☐ **Ja**, der / die Patient*in berichtet von aktuellem oder früherem Substanzmissbrauch. Konkret von:

Symptome	*Häufigkeit*
☐ Exzessiver Alkoholkonsum (aktuell)	....
☐ Exzessiver Alkoholkonsum (früher)	....
☐ Exzessiver Drogenmissbrauch (aktuell)	....
☐ Exzessiver Drogenmissbrauch (früher)	....
☐ Exzessiver Gebrauch von Medikamenten (aktuell)	....
☐ Exzessiver Gebrauch von Medikamenten (früher)	....

↓

Klinischer Eindruck

Können Dissoziationssymptome durch Substanzmissbrauch erklärt werden?

☐ Ja.

☐ Nein, das ist unwahrscheinlich.

☐ Unklar, eine somatische Abklärung sollte erwogen werden.

Ist das Vorhandensein von Amnesien möglicherweise auf den exzessiven Konsum von Substanzen in der Gegenwart oder Vergangenheit zurückzuführen?

☐ Ja.

☐ Nein, das ist unwahrscheinlich.

☐ Unklar, eine somatische Abklärung sollte erwogen werden.

Einschätzung des Leidensdrucks:

....

↓ ☐ **Nein**, bei dem Patienten / der Patientin gab es keinen Missbrauch von Alkohol, Drogen oder Medikamenten, oder er / sie verneint einen solchen Missbrauch.

Einschätzung der Häufigkeit: 1: Selten / 2: Wiederholt / 3: Monatlich / 4: Wöchentlich / 5: Täglich / U: Unklar

Einschätzung des Leidensdrucks: Leicht / Moderat / Schwer / Unklar (zur Erläuterung siehe Kapitel 5)

SYMPTOMPROFIL 2

Essprobleme – TADS-I, Version 1.13

Berichtet der / die Patient*in von problematischem Essverhalten?

☐ **Ja**, der / die Patient*in berichtet von problematischem Essverhalten. Konkret:

Symptome	*Häufigkeit*
☐ Symptome einer Anorexie (Items 12, 18, 20, 21)	....
☐ Symptome einer Bulimie (Items 13, 14, 15, 18, 20, 21)	....
☐ Symptome einer Adipositas (Item 13)	....
☐ Symptome gemischter Essprobleme (Items 12–15 und 18–21)	....

☐ **Nein**, der / die Patient*in berichtet nicht von problematischem Essverhalten.

☐ Es gibt keine oder unzureichende Evidenz, dass das problematische Essverhalten in einem Zusammenhang mit Dissoziationssymptomen steht.

Das problematische Essverhalten steht in Zusammenhang mit:

Veränderungen des Bewusstseins (Derealisation / Depersonalisation, Absorptionserleben, Items 15c, 17)
☐ Ja ☐ Nein ☐ Unklar

Hinweise auf eine Aufspaltung der Persönlichkeit (Amnesie, Stimmenhören, Hinweise auf dissoziierte Anteile, Items 16, 17, 22)
☐ Ja ☐ Nein ☐ Unklar

Klinischer Eindruck
☐ Gesamthäufigkeit von Essproblemen (Einschätzung des Schweregrads):

....

Einschätzung des Leidensdrucks:

....

Klinischer Eindruck
☐ Gesamthäufigkeit von Essproblemen (Einschätzung des Schweregrads):

....

Einschätzung des Leidensdrucks:

....

Einschätzung der Häufigkeit: 1: Selten / 2: Wiederholt / 3: Monatlich / 4: Wöchentlich / 5: Täglich / U: Unklar
Einschätzung des Leidensdrucks: Leicht / Moderat / Schwer / Unklar (zur Erläuterung siehe Kapitel 5)

SYMPTOMPROFIL 3

Schlafprobleme – TADS-I, Version 1.13

Berichtet der / die Patient*in von Schlafprobleme?

☐ **Ja**, der / die Patient*in berichtet von Schlafproblemen. Konkret:

Symptome	*Häufigkeit*
☐ Einschlafstörungen (Items 24, 25)	....
☐ Durchschlafstörungen (Item 26)	....
☐ Albträume (Items 28, 30, 31)	....
☐ Agitiertheit / Anspannung während des Schlafs (Item 29)	....
☐ Amnesie für Verhalten in der Nacht (Item 33)	....
☐ Tagesschläfrigkeit (Item 36)	....
☐ Desorientiertheit beim Erwachen (Items 37, 38, 39)	....

☐ **Nein**, der / die Patient*in berichtet nicht von Schlafproblemen.

Die berichteten Schlafprobleme stehen in Zusammenhang mit:

Veränderungen des Bewusstseins (Derealisation / Depersonalisation, Item 38; Absorptionserleben)

☐ Ja ☐ Nein ☐ Unklar

Hinweise auf eine Aufspaltung der Persönlichkeit (Amnesie, Stimmenhören, Hinweise auf dissoziierte Anteile, Items 33,37,38,39)

☐ Ja ☐ Nein ☐ Unklar

☐ Es gibt keine oder unzureichende Evidenz, dass die Schlafprobleme in einem Zusammenhang mit Dissoziationssymptomen stehen.

Klinischer Eindruck

☐ Gesamthäufigkeit von Schlafproblemen (Einschätzung des Schweregrads):

....

Einschätzung des Leidensdrucks:

....

Klinischer Eindruck

☐ Gesamthäufigkeit von Schlafproblemen (Einschätzung des Schweregrads):

....

Einschätzung des Leidensdrucks:

....

Einschätzung der Häufigkeit: 1: Selten / 2: Wiederholt / 3: Monatlich / 4: Wöchentlich / 5: Täglich / U: Unklar
Einschätzung des Leidensdrucks: Leicht / Moderat / Schwer / Unklar (zur Erläuterung siehe Kapitel 5)

SYMPTOMPROFIL 4

Stimmung und Emotionsregulation – TADS-I, Version 1.13

Berichtet der / die Patient*in von Problemen mit der Stimmung und der Regulation von Emotionen?

☐ **Ja**, der / die Patient*in berichtet von Problemen mit Stimmung und Emotionsregulation. Konkret:

Symptome	*Häufigkeit*
☐ Schnelle Stimmungswechsel (Items 41–45)	....
☐ Probleme mit der Emotionsregulation (Items 46–50)	....
☐ Depressive Gefühle (Items 51–55)	....
☐ Suizidgedanken (Items 53–55)	....
☐ Agitiertheit / Hyperaktivität (Item 56)	....
☐ Innere Leere / Langeweile (Item 57)	....

☐ **Nein**, der / die Patient*in berichtet nicht über Probleme mit Stimmung und Emotionsregulation.

☐ Es gibt keine oder unzureichende Evidenz, dass die Stimmungs- und Emotionsregulationsprobleme in einem Zusammenhang mit Dissoziationssymptomen stehen.

Klinischer Eindruck

☐ Gesamthäufigkeit von Problemen mit Stimmung und Emotionsregulation (Einschätzung des Schweregrads):

....

Einschätzung des Leidensdrucks:

....

Die berichteten Stimmungs- und Emotionsregulationsprobleme stehen in einem Zusammenhang mit:

Veränderungen des Bewusstseins (Derealisation / Depersonalisation, Absorptionserleben, Items 50, 54d)

☐ Ja ☐ Nein ☐ Unklar

Hinweise auf eine Aufspaltung der Persönlichkeit (Amnesie, Stimmenhören, Hinweise auf dissoziierte Anteile, Items 54d, 54e)

☐ Ja ☐ Nein ☐ Unklar

Klinischer Eindruck

☐ Gesamthäufigkeit von Problemen mit Stimmung und Emotionsregulation (Einschätzung des Schweregrads):

....

Einschätzung des Leidensdrucks:

....

Einschätzung der Häufigkeit: 1: Selten / 2: Wiederholt / 3: Monatlich / 4: Wöchentlich / 5: Täglich / U: Unklar

Einschätzung des Leidensdrucks: Leicht / Moderat / Schwer / Unklar (zur Erläuterung siehe Kapitel 5)

SYMPTOMPROFIL 5

Angst und Panik – TADS-I, Version 1.13

Berichtet der / die Patient*in von Angst- und Panikproblemen?

☐ **Ja**, der / die Patient*in berichtet von Problemen mit Angst und Panik. Konkret:

Symptome	*Häufigkeit*
☐ Angst, Panik (Items 58, 60, 61)	....
☐ Spezifische Phobien (Items 59–61)	....
☐ Vermeidung (Items 62, 63)	....
☐ Intrusive ängstigende Bilder / Gedanken (Item 64)	....
☐ Flashbacks (Item 65)	....
☐ Hyperarousal (Item 66)	....

☐ **Nein**, der / die Patient*in berichtet nicht von Angst- und Panikproblemen.

Die berichteten Angst- und Panikprobleme stehen in einem Zusammenhang mit:

Veränderungen des Bewusstseins (Derealisation / Depersonalisation, Absorptionserleben, Item 61c)

☐ Ja ☐ Nein ☐ Unklar

Hinweise auf eine Aufspaltung der Persönlichkeit (Amnesie, Stimmenhören, Hinweise auf dissoziierte Anteile, Items 61d, 61e)

☐ Ja ☐ Nein ☐ Unklar

☐ Es gibt keine oder unzureichende Evidenz, dass die Angst- und Panikprobleme in einem Zusammenhang mit Dissoziationssymptomen stehen.

Klinischer Eindruck

☐ Gesamthäufigkeit von Angst- und Panikproblemen (Einschätzung des Schweregrads):

....

Einschätzung des Leidensdrucks:

....

Klinischer Eindruck

☐ Gesamthäufigkeit von Angst- und Panikproblemen (Einschätzung des Schweregrads):

....

Einschätzung des Leidensdrucks:

....

Einschätzung der Häufigkeit: 1: Selten / 2: Wiederholt / 3: Monatlich / 4: Wöchentlich / 5: Täglich / U: Unklar

Einschätzung des Leidensdrucks: Leicht / Moderat / Schwer / Unklar (zur Erläuterung siehe Kapitel 5)

SYMPTOMPROFIL 6

Selbstverletzendes Verhalten – TADS-I, Version 1.13

Berichtet der / die Patient*in von selbstverletzendem Verhalten?

☐ **Ja**, der / die Patient*in berichtet von selbstverletzendem Verhalten. Konkret:

Symptome *Häufigkeit*

☐ Selbstverletzung (Items 67–69) ....

Andere selbstschädigende Verhaltensweisen (Item 70)

☐ Rücksichtsloses Fahren ....

☐ Maßlose Geldausgaben ....

☐ Ungeschützter Geschlechtsverkehr ....

☐ Selbstvernachlässigung (Item 71) ....

☐ Andere, konkret: ....

☐ **Nein**, der / die Patient*in berichtet nicht von selbstverletzendem Verhalten.

☐ Es gibt keine oder unzureichende Evidenz, dass das selbstverletzende Verhalten in einem Zusammenhang mit Dissoziationssymptomen steht.

Klinischer Eindruck

☐ Gesamthäufigkeit von selbstverletzendem Verhalten

....

Einschätzung des Leidensdrucks:

....

Das berichtete selbstverletzende Verhalten steht in einem Zusammenhang mit:

Veränderungen des Bewusstseins (Derealisation / Depersonalisation, Absorptionserleben, Item 67c)

☐ Ja ☐ Nein ☐ Unklar

Hinweise auf eine Aufspaltung der Persönlichkeit (Amnesie, Stimmenhören, Hinweise auf dissoziierte Anteile, Items 68, 69, 72)

☐ Ja ☐ Nein ☐ Unklar

Klinischer Eindruck

☐ Gesamthäufigkeit von selbstverletzendem Verhalten

....

Einschätzung des Leidensdrucks:

....

Einschätzung der Häufigkeit: 1: Selten / 2: Wiederholt / 3: Monatlich / 4: Wöchentlich / 5: Täglich / U: Unklar

Einschätzung des Leidensdrucks: Leicht / Moderat / Schwer / Unklar (zur Erläuterung siehe Kapitel 5)

SYMPTOMPROFIL 7

Selbstbild und Identität – TADS-I, Version 1.13

Berichtet der / die Patient*in von Problemen im Zusammenhang mit Selbstbild und Identität?

☐ **Ja**, der / die Patient*in berichtet von Problemen im Zusammenhang mit Selbstbild und Identität. Konkret:

Symptome	*Häufigkeit*
☐ Negatives Selbstbild (Items 73, 74)	....
☐ Selbstunsicherheit (Item 75)	....
☐ Unsicherheit / sich der eigenen Identität nicht gewiss sein (Items 76, 79)	....
☐ Anpassung an andere (Items 77, 78)	....
☐ Außenseiter sein (Item 80)	....
☐ Scham- / Schuldgefühle (Items 81, 83)	....
☐ Hilflosigkeitsgefühle (Items 84, 85)	....

☐ **Nein**, der / die Patient*in berichtet nicht von Problemen im Zusammenhang mit Selbstbild und Identität.

☐ Es gibt keine oder unzureichende Evidenz, dass die Probleme im Zusammenhang mit Selbstbild und Identität in einem Zusammenhang mit Dissoziationssymptomen stehen.

Klinischer Eindruck

☐ Gesamthäufigkeit von Problemen im Zusammenhang mit Selbstbild und Identität (Einschätzung des Schweregrads):

....

Einschätzung des Leidensdrucks:

....

Die berichteten Probleme im Zusammenhang mit Selbstbild und Identität stehen in einem Zusammenhang mit:

Veränderungen des Bewusstseins (Derealisation / Depersonalisation, Absorptionserleben)

☐ Ja ☐ Nein ☐ Unklar

Hinweise auf eine Aufspaltung der Persönlichkeit (Amnesie, Stimmenhören, Hinweise auf dissoziierte Anteile, Items 79 c–e)

☐ Ja ☐ Nein ☐ Unklar

Klinischer Eindruck

☐ Gesamthäufigkeit von Problemen im Zusammenhang mit Selbstbild und Identität (Einschätzung des Schweregrads):

....

Einschätzung des Leidensdrucks:

....

Einschätzung der Häufigkeit: 1: Selten / 2: Wiederholt / 3: Monatlich / 4: Wöchentlich / 5: Täglich / U: Unklar

Einschätzung des Leidensdrucks: Leicht / Moderat / Schwer / Unklar (zur Erläuterung siehe Kapitel 5)

SYMPTOMPROFIL 8

Beziehungen zu anderen – TADS-I, Version 1.13

Berichtet der / die Patient*in von Problemen in Beziehungen?

☐ **Ja**, der / die Patient*in berichtet von Problemen in Beziehungen. Konkret:

Symptome	*Häufigkeit*
☐ Unbeständige Beziehungen (Item 86)	....
☐ Probleme mit Vertrauen (Item 87)	....
☐ Vermeidung von Beziehungen (Items 88, 89)	....
☐ Beziehungskonflikte (Item 90a)	....
☐ Starke Kränkbarkeit (Items 90b, 91)	....
☐ Angst vor Verlassenwerden (Item 92)	....
☐ Abhängigkeit (Item 93	....

☐ **Nein**, der / die Patient*in berichtet nicht von Problemen in Beziehungen zu anderen.

Die berichteten Probleme in Beziehungen zu anderen stehen in einem Zusammenhang mit:

Veränderungen des Bewusstseins (Derealisation / Depersonalisation, Absorptionserleben, Item 89a)

☐ Ja ☐ Nein ☐ Unklar

Hinweise auf eine Aufspaltung der Persönlichkeit
(Amnesie, Stimmenhören, Hinweise auf dissoziierte Anteile, Item 89c-2)

☐ Ja ☐ Nein ☐ Unklar

☐ Es gibt keine oder unzureichende Evidenz, dass die Probleme in Beziehungen zu anderen in einem Zusammenhang mit Dissoziationssymptomen stehen.

Klinischer Eindruck

☐ Gesamthäufigkeit von Problemen in Beziehungen zu anderen (Einschätzung des Schweregrads):

....

Einschätzung des Leidensdrucks:

....

Klinischer Eindruck

☐ Gesamthäufigkeit von Problemen in Beziehungen zu anderen (Einschätzung des Schweregrads):

....

Einschätzung des Leidensdrucks:

....

Einschätzung der Häufigkeit: 1: Selten / 2: Wiederholt / 3: Monatlich / 4: Wöchentlich / 5: Täglich / U: Unklar

Einschätzung des Leidensdrucks: Leicht / Moderat / Schwer / Unklar (zur Erläuterung siehe Kapitel 5)

SYMPTOMPROFIL 9

Sexualität – TADS-I, Version 1.13

Berichtet der / die Patient*in von Problemen mit der Sexualität?

☐ **Ja**, der / die Patient*in berichtet von Problemen mit der Sexualität. Konkret:

Symptome	*Häufigkeit*
☐ Schwierigkeiten mit körperlicher Berührung (Item 95)	....
☐ Schwierigkeiten mit sexuellem Kontakt (Items 96, 97)	....
☐ Vermeidungsverhalten (Items 98, 99)	....
☐ Innere Abwesenheit / Abschalten (Items 100, 101)	....
☐ Erleben von unfreiwilligem Sex (Item 102)	....
☐ Verwirrung hinsichtlich der sexuellen Identität (Items 103, 104)	....

☐ **Nein**, der / die Patient*in berichtet nicht von Problemen mit der Sexualität.

Die berichteten Probleme mit der Sexualität stehen in einem Zusammenhang mit:

Veränderungen des Bewusstseins (Derealisation / Depersonalisation, Absorptionserleben, Item 97a)

☐ Ja ☐ Nein ☐ Unklar

Hinweise auf eine Aufspaltung der Persönlichkeit (Amnesie, Stimmenhören, Hinweise auf dissoziierte Anteile, Item 97)

☐ Ja ☐ Nein ☐ Unklar

☐ Es gibt keine oder unzureichende Evidenz, dass die Probleme mit der Sexualität in einem Zusammenhang mit Dissoziationssymptomen stehen.

Klinischer Eindruck

☐ Gesamthäufigkeit von Problemen mit der Sexualität (Einschätzung des Schweregrads):

....

Einschätzung des Leidensdrucks:

....

Klinischer Eindruck

☐ Gesamthäufigkeit von Problemen mit der Sexualität (Einschätzung des Schweregrads):

....

Einschätzung des Leidensdrucks:

....

Einschätzung der Häufigkeit: 1: Selten / 2: Wiederholt / 3: Monatlich / 4: Wöchentlich / 5: Täglich / U: Unklar

Einschätzung des Leidensdrucks: Leicht / Moderat / Schwer / Unklar (zur Erläuterung siehe Kapitel 5)

SYMPTOMPROFIL 10

Veränderungen des Bewusstseins – TADS-I, Version 1.13

Berichtet der / die Patient*in von Bewusstseinsveränderungen?

→ ☐ **Ja**, der / die Patient*in berichtet von Bewusstseinsveränderungen. Konkret:

Symptome	*Häufigkeit*
☐ Depersonalisation (Items 106–113)	....
☐ Derealisation (Items 114–121)	....
☐ Absorptionserleben (Items 122–124)	....
☐ Trance (Item 125)	....
☐ Tagträume / Versunkensein in Fantasien (Items 127, 128)	....

↓

Klinischer Eindruck

☐ Gesamthäufigkeit von Bewusstseinsveränderungen (Einschätzung des Schweregrads):

....

Einschätzung des Leidensdrucks:

....

☐ Bewusstseinsveränderungen stehen nicht in Zusammenhang mit anderen psychiatrischen Störungen (z. B. Psychose) und / oder Substanzmissbrauch.

☐ Realitätsprüfung ist intakt.

↓

☐ **Nein**, der / die Patient*in berichtet nicht von Veränderungen des Bewusstseins.

Einschätzung der Häufigkeit: 1: Selten / 2: Wiederholt / 3: Monatlich / 4: Wöchentlich / 5: Täglich / U: Unklar

Einschätzung des Leidensdrucks: Leicht / Moderat / Schwer / Unklar (zur Erläuterung siehe Kapitel 5)

SYMPTOMPROFIL 11

Symptome somatoformer Dissoziation – TADS-I, Version 1.13

Berichtet der / die Patient*in von Symptomen somatoformer Dissoziation?

☐ **Ja**, der / die Patient*in berichtet von Symptomen somatoformer Dissoziation. Konkret:

Symptome	*Häufigkeit*
☐ Positive Symptome (Intrusionen)	....
☐ Schmerzen (Items 130, 131, 133, 134)	
☐ Sensorische Intrusionen (Item 140)	
☐ Pseudo-Epilepsie (Item 136)	
☐ Tics (Item 142)	
☐ Intrusionen motorischer Aktivität (Schneider'sche Symptome, Items 179, 190)	
☐ Negative Symptome	....
☐ Ohnmacht / Absencen (Item 135)	
☐ Verlust motorischer Fähigkeiten (Items 139a, 139b, 139c, 139f)	
☐ Verlust sensorischer Wahrnehmung (Items 137, 138, 139d, 139e)	

☐ **Nein**, der / die Patient*in berichtet nicht von Symptomen somatoformer Dissoziation.

Klinischer Eindruck

☐ Gesamthäufigkeit von Symptomen somatoformer Dissoziation (Einschätzung des Schweregrads):

....

Einschatzung des Leidensdrucks:

....

☐ Symptome somatoformer Dissoziation stehen nicht in Zusammenhang mit anderen psychiatrischen Störungen (z. B. Psychose) und / oder Substanzmissbrauch.

☐ Realitätsprüfung ist intakt.

Einschätzung der Häufigkeit: 1: Selten / 2: Wiederholt / 3: Monatlich / 4: Wöchentlich / 5: Täglich / U: Unklar

Einschätzung des Leidensdrucks: Leicht / Moderat / Schwer / Unklar (zur Erläuterung siehe Kapitel 5)

SYMPTOMPROFIL 12

Psychoforme Dissoziationssymptome – TADS-I, Version 1.13

Berichtet der / die Patient*in von Symptomen psychoformer Dissoziation?

☐ **Ja**, der / die Patient*in berichtet von psychoformen Dissoziationssymptomen. Konkret:

Symptome	*Häufigkeit*
☐ Positive Symptome (Intrusionen)	....
☐ Unangenehme aufdringliche Erinnerungen (Item 158)	
☐ Beeinflussung der Gefühlslage (Item 188)	
☐ Beeinflussung von Gedanken (Items 182–184)	
☐ Negative Symptome	....
☐ Amnesie (Items 148, 149, 152, 153)	
☐ Fugue (Item 151)	
☐ Gedankenentzug (Items 186, 187)	
☐ Emotionsverlust / Emotionsentzug (Item 189)	

Klinischer Eindruck

☐ Gesamthäufigkeit von psychoformen Dissoziationssymptomen (Einschätzung des Schweregrads):

....

Einschätzung des Leidensdrucks:

....

☐ Psychoforme Dissoziationssymptome stehen nicht in Zusammenhang mit anderen psychiatrischen Störungen (z. B. Psychose) und / oder Substanzmissbrauch.

☐ Realitätsprüfung ist intakt.

☐ **Nein**, der / die Patient*in berichtet nicht von Symptomen psychoformer Dissoziation.

Einschätzung der Häufigkeit: 1: Selten / 2: Wiederholt / 3: Monatlich / 4: Wöchentlich / 5: Täglich / U: Unklar
Einschätzung des Leidensdrucks: Leicht / Moderat / Schwer / Unklar (zur Erläuterung siehe Kapitel 5)

SYMPTOMPROFIL 13

Schneider'sche Symptome – TADS-I, Version 1.13

Berichtet der / die Patient*in von Schneider'schen Symptomen?

☐ **Ja**, der / die Patient*in berichtet von Schneider'schen Symptomen. Konkret:

Symptome	*Häufigkeit*
☐ Kommentierende Stimmen (Item 171)	....
☐ Streitende Stimmen (Items 169, 170)	....
☐ Befehlende Stimmen (Item 171)	....
☐ Gedankenentzug (Item 186)	....
☐ Gedankeneingebung Item 182, 183)	....
☐ „Gemachte" (fremdgesteuerte) Gefühle (Item 179)	....
☐ „Gemachte" (fremdgesteuerte) Impulse (Item 179)	....
☐ „Gemachte" (fremdgesteuerte) Handlungen (Item 179)	....
☐ Gedankenübertragung (Item 187)	....
☐ Lautwerden von Gedanken (Item 163)	....
☐ Wahnhafte Wahrnehmung (Item 181)	....
☐ Körperliches Beeinflussungserleben (Item 180)	....

☐ **Nein**, der / die Patient*in berichtet nicht von Schneiders'schen Symptomen.

Klinischer Eindruck

☐ Gesamthäufigkeit von Schneider'schen Symptomen (Einschätzung des Schweregrads):

....

Einschätzung des Leidensdrucks:

....

☐ Schneider'sche Symptome stehen nicht in Zusammenhang mit anderen psychiatrischen Störungen (z. B. Psychose) und / oder Substanzmissbrauch.

☐ Realitätsprüfung ist intakt.

Einschätzung der Häufigkeit: 1: Selten / 2: Wiederholt / 3: Monatlich / 4: Wöchentlich / 5: Täglich / U: Unklar

Einschätzung des Leidensdrucks: Leicht / Moderat / Schwer / Unklar (zur Erläuterung siehe Kapitel 5)

SYMPTOMPROFIL 14

Symptome, die (möglicherweise) auf eine Aufspaltung der Persönlichkeit hinweisen – TADS-I, Version 1.13

Berichtet der / die Patient*in von Symptomen, die auf eine Aufspaltung der Persönlichkeit hindeuten?

→

☐ **Ja**, der / die Patient*in berichtet von Symptomen, die auf eine Aufspaltung der Persönlichkeit hindeuten. Konkret:

Symptome	*Häufigkeit*
☐ Amnesie (Items 16, 33 54d, 68, 148, 149, 151–153)	....
☐ Depersonalisation (Items 191–193)	....
☐ Derealisation (Items 194, 195)	....
☐ Veränderungen in Verhalten / Vorlieben / Bedürfnissen (Items 196–198)	....
☐ Verlust von Fertigkeiten / Fähigkeiten (Item 199)	....
☐ Vorhandensein unbekannter Fertigkeiten / Fähigkeiten (Item 200)	....

↓

Klinischer Eindruck

☐ Gesamthäufigkeit von Symptomen, die auf eine Aufspaltung der Persönlichkeit hinweisen (Einschätzung des Schweregrads):

....

Einschätzung des Leidensdrucks:

....

☐ **Nein**, der / die Patient*in berichtet nicht von Symptomen, die auf eine Aufspaltung der Persönlichkeit hinweisen.

Einschätzung der Häufigkeit: 1: Selten / 2: Wiederholt / 3: Monatlich / 4: Wöchentlich / 5: Täglich / U: Unklar
Einschätzung des Leidensdrucks: Leicht / Moderat / Schwer / Unklar (zur Erläuterung siehe Kapitel 5)

SYMPTOMPROFIL 15

Dissoziierte Persönlichkeitsanteile – TADS-I, Version 1.13

Erlebt der / die Patient*in die Anwesenheit von dissoziierten Anteilen?

☐ **Ja**, der / die Patient*in erlebt die Anwesenheit von dissoziierten Anteilen. Konkret:

Symptome	*Häufigkeit*
☐ Nimmt innere Anteile wahr (Items 201–206)	....
☐ Anteile werden als ich-dyston erlebt (Items 203, 206)	....
☐ Anteile beeinflussen das Verhalten / Handeln (Item 204)	....
☐ Anteile sind verantwortlich für Tätigkeiten / Aufgaben des Alltags (Item 205)	....
☐ Anteile werden als ich-dyston erlebt (Item 206)	....

Klinischer Eindruck

Die Art der vom Patienten / von der Patientin beschriebenen Anteile lässt auf eine innere Struktur schließen, die mit Folgendem einhergeht:

☐ Primäre strukturelle Dissoziation der Persönlichkeit
☐ Sekundäre strukturelle Dissoziation der Persönlichkeit
☐ Tertiäre strukturelle Dissoziation der Persönlichkeit
☐ Imitierte DIS (Items 207–214)

Einschätzung des Leidensdrucks:

....

☐ **Nein**, der / die Patient*in berichtet nicht von dissoziierten Anteilen, oder das Vorhandensein dissoziierter Anteile wird verneint.

Einschätzung der Häufigkeit: 1: Selten / 2: Wiederholt / 3: Monatlich / 4: Wöchentlich / 5: Täglich / U: Unklar
Einschätzung des Leidensdrucks: Leicht / Moderat / Schwer / Unklar (zur Erläuterung siehe Kapitel 5)

SYMPTOMPROFIL 16

PTBS nach dem DSM-5 – TADS-I, Version 1.13

Berichtet der / diePatient*in von PTBS-Symptomen?

☐ **Ja**, der / die Patient*in berichtet von PTBS-Symptomen. Konkret:

Symptome	*Häufigkeit*
☐ Intrusionen (Items 31,39,64,65,100,101)	....
☐ Vermeidung (Items 50, 62, 63, 95–99, 124)	....
☐ Negative Veränderungen in Kognition und Stimmung (Items 74, 80–82, 84, 85)	....
☐ Veränderungen in der Aktivierung (Items 24, 26, 28–30, 48, 49, 66, 67, 70, 102)	....

☐ **Nein**, der / die Patient*in berichtet nicht von PTBS-Symptomen.

☐ Es gibt keine oder unzureichende Evidenz, dass PTBS-Symptome in einem Zusammenhang mit Dissoziationssymptomen stehen.

Klinischer Eindruck

☐ Gesamthäufigkeit von PTBS-Symptomen

....

Einschätzung des Leidensdrucks:

....

Die berichteten PTBS-Symptome sind begleitet von Dissoziationssymptomen, nämlich:

☐ Derealisation (Items 114–121)

☐ Depersonalisation (Items 106–113)

Klinischer Eindruck

☐ Gesamthäufigkeit von PTBS-Symptomen

....

Einschätzung des Leidensdrucks:

....

Einschätzung der Häufigkeit: 1: Selten / 2: Wiederholt / 3: Monatlich / 4: Wöchentlich / 5: Täglich / U: Unklar

Einschätzung des Leidensdrucks: Leicht / Moderat / Schwer / Unklar (zur Erläuterung siehe Kapitel 5)

SYMPTOMPROFIL 17

Komplexe PTBS nach der ICD-11 – TADS-I, Version 1.13

Berichtet der / diePatient*in von Symptomen einer komplexen PTBS?

☐ **Ja**, der / die Patient*in berichtet von Symptomen einer komplexen PTBS. Konkret:

Symptome	*Häufigkeit*
☐ PTBS-Symptome (siehe Symptomprofil 16)	....
+	
☐ Probleme mit der Emotionsregulation (Items 46–49, 53, 54, 67, 70)	....
☐ Negatives Selbstbild (Items 74–82, 84, 85)	....
☐ Probleme in Beziehungen zu anderen (Items 86–94)	....

→ **Klinischer Eindruck**

☐ Gesamthäufigkeit von Symptomen einer komplexen PTBS (Einschätzung des Schweregrads):

....

Einschätzung des Leidensdrucks:

....

☐ **Nein**, der / die Patient*in berichtet nicht von Symptomen einer komplexen PTBS.

Einschätzung der Häufigkeit: 1: Selten / 2: Wiederholt / 3: Monatlich / 4: Wöchentlich / 5: Täglich / U: Unklar
Einschätzung des Leidensdrucks: Leicht / Moderat / Schwer / Unklar (zur Erläuterung siehe Kapitel 5)

Anhang 2:

Symptomprofile für dissoziative Störungen im DSM-5

Dissoziative Identitätsstörung

Die dissoziative Identitätsstörung (DIS) ist ein polysymptomatisches Störungsbild. Studien zur klinischen Phänomenologie haben gezeigt, dass bei Patientinnen und Patienten mit DIS sowohl ein kohärentes Cluster schwerwiegender dissoziativer Symptome als auch viele traumabezogene Symptome vorliegen. Im DSM-5 sind nicht alle diese Symptome als Kriterien erwähnt. Wünschenswert wäre, sich einen Überblick über weitaus mehr Symptome als die im DSM-5 erwähnten verschaffen zu können (siehe dazu Anhang 1 – Überblick über Symptomprofile für traumabedingte Symptome). Auch der Teil des TADS-I, in dem Fragen zu traumabedingten Symptomen gestellt werden, vermittelt oft bereits einen Eindruck davon, ob diese Symptome auf eine Aufspaltung der Persönlichkeit hindeuten.

A. Störung der Identität: Es sollten deutliche Hinweise auf eine Aufspaltung der Persönlichkeit gegeben sein.
Verwenden Sie, um dieses Kriterium zu prüfen, bitte die Symptomprofile ***14*** *(Symptome einer [potenziellen] Aufspaltung der Persönlichkeit) und* ***15*** *(Dissoziierte Persönlichkeitsanteile).*

B. Amnesie: Wiederkehrende Lücken bei der Erinnerung an alltägliche Ereignisse, wichtige persönliche Informationen und / oder traumatische Ereignisse.
Verwenden Sie, um Amnesiesymptome einzuschätzen, bitte Symptomprofil ***12*** *(Psychoforme Dissoziationssymptome). Möglicherweise wurden Amnesiesymptome bereits im Interviewteil zu traumabedingten Symptomen berichtet.*

C. Erheblicher Leidensdruck oder Beeinträchtigungen in sozialen oder beruflichen Funktionsbereichen:
Verwenden Sie, um Kriterium C einzuschätzen, bitte die Symptomprofile ***12, 14*** *und gegebenenfalls* ***1–10****.*

D. Schließen Sie aus, dass das Störungsbild ein normaler Bestandteil breit akzeptierter kultureller oder religiöser Praktiken ist.
Dies betrifft hauptsächlich die Besessenheitsform der DIS.

E. Schließen Sie aus, dass das Störungsbild Folge der physiologischen Wirkungen irgendeiner Substanz ist.
Verwenden Sie, um Kriterium E einzuschätzen, bitte Symptomprofil ***1*** *(Substanzmissbrauch).*

Dissoziative Amnesie

A. Unfähigkeit, sich an wichtige Daten der eigenen Biografie zu erinnern:
Verwenden Sie, um Kriterium A einzuschätzen, bitte Symptomprofil ***12*** *(Psychoforme Dissoziationssymptome; Amnesie).*

B. Erheblicher Leidensdruck oder Beeinträchtigungen in sozialen oder beruflichen Funktionsbereichen:
Verwenden Sie, um Kriterium B einzuschätzen, bitte die Fragen zum Feststellen des Leidensdrucks und der Beeinträchtigungen in Symptomprofil ***12****.*

C. Schließen Sie aus, dass das Störungsbild Folge der physiologischen Wirkungen irgendeiner Substanz ist.
Verwenden Sie, um Kriterium C einzuschätzen, bitte Symptomprofil ***1*** *(Substanzmissbrauch).*

D. Schließen Sie aus: DIS, Akute Belastungsstörung; Somatische Belastungsstörung und Neurokognitive Störungen
Anmerkung zur Kodierung:
Der DSM-5-Code für Dissoziative Amnesie ohne Dissoziative Fugue ist **300.12**. Der DSM-5-Code für Dissoziative Amnesie mit Dissoziativer Fugue ist **300.13**.

Depersonalisations-Derealisationsstörung

A. Es bestehen andauernde oder wiederkehrende Erfahrungen von Depersonalisation, von Derealisation oder von beidem.
Verwenden Sie, um Kriterium A einzuschätzen, bitte Symptomprofil ***10*** *(Veränderungen des Bewusstseins).*

B. Intakte Realitätsprüfung

C. Erheblicher Leidensdruck oder Beeinträchtigungen in sozialen oder beruflichen Funktionsbereichen
Verwenden Sie, um Kriterium C einzuschätzen, bitte die Fragen zum Feststellen des Leidensdrucks und der Beeinträchtigungen in Symptomprofil ***10****.*

D. Schließen Sie aus, dass das Störungsbild Folge der physiologischen Wirkungen einer Substanz (z. B. von Drogen- oder Medikamentenmissbrauch) oder eines medizinischen Krankheitsfaktors (z. B. Krampfanfall) ist.
Verwenden Sie, um Kriterium D einzuschätzen, bitte Symptomprofil ***1*** *(Substanzmissbrauch).*

E. **Schließen Sie aus**, dass Depersonalisations- und Derealisationssymptome sich auf **eine andere psychische Störung** wie Schizophrenie, Panikstörung, Major Depression, akute Belastungsstörung, Posttraumatische Belastungsstörung oder auf eine andere dissoziative Störung zurückführen lassen.
*Verwenden Sie, um Kriterium E einzuschätzen, bitte Symptomprofil **10**.*

Der DSM-5-Code für Depersonalisations-Derealisationsstörung ist 300.6.

Andere näher bezeichnete dissoziative Störung

Bei den Untertypen dieses Störungsbilds, insbesondere bei OSDD-1, können neben dissoziativen Symptomen auch viele traumabezogene Symptome vorliegen (siehe Teil 2 des TADS-I). In Studien kommt der erste Typ (OSDD-1, früher als DDNOS bezeichnet) am häufigsten vor.

OSDD-1: Chronische und wiederkehrende Syndrome gemischter dissoziativer Symptome

Typ 1 umfasst Identitätsstörungen, die mit weniger ausgeprägten Diskontinuitäten im Bewusstsein des eigenen Selbst und des eigenen Handelns assoziiert sind, oder Veränderungen der Identität oder Episoden von Besessenheit bei Personen, die keine dissoziative Amnesie berichten.
*Verwenden Sie für die Prüfung auf OSDD-1 bitte die Symptomprofile **10** (Veränderungen des Bewusstseins), **12** (Psychoforme Dissoziationssymptome, ohne die Amnesie-Items), **14** (Symptome einer [potenziellen] Aufspaltung der Persönlichkeit) und gegebenenfalls auch **15** (Dissoziierte Persönlichkeitsanteile). Eine DIS ist auf jeden Fall auszuschließen.*

OSDD-2: Identitätsstörungen infolge anhaltender und intensiver Manipulation unter Zwangsbedingungen

Einzig bei dieser Kategorie dissoziativer Störungen ist in jedem Fall eine Trauma-Anamnese notwendig, und zwar der Traumata, die mit der Störung zusammenhängen oder ihr vorausgegangen sind. Die Trauma-Anamnese sollte in einem eigenen Interview erhoben werden (siehe Kapitel 11).
*Verwenden Sie für das Cluster von dissoziativen Symptomen bitte die Symptomprofile **10** (Veränderungen des Bewusstseins), **12** (Psychoforme Dissoziationssymptome) und **14** (Symptome einer [potenziellen] Aufspaltung der Persönlichkeit).*

OSDD-3: Akute dissoziative Reaktionen auf belastende Ereignisse

Diese Kategorie ist vorgesehen für akute, vorübergehende Bedingungen, die typischerweise weniger als einen Monat andauern, manchmal auch nur wenige Stunden oder Tage. Im DSM-5 sind mehrere Symptome beschrieben, die in solchen Akutsituationen auftreten können, wie somatoforme Dissoziationssymptome, Einengung des Bewusstseins, Depersonalisation, Derealisation, Wahrnehmungsstörungen (z. B. Verlangsamung des Zeitempfindens, Makropsie), Mikro-Amnesien, vorübergehender Stupor und / oder Änderungen in der sensomotorischen Funktion (z. B. Analgesie, Paralyse).
*Verwenden Sie für die Prüfung auf OSDD-3 bitte die Symptomprofile **10** (Veränderungen des Bewusstseins), **11** (Somatoforme Dissoziationssymptome) und **12** (Psychoforme Dissoziationssymptome).*

OSDD-4: Dissoziative Trance

*Verwenden Sie für die Prüfung auf diesen OSDD-Typ bitte Symptomprofil **10** (Veränderungen des Bewusstseins; Trance). Außerdem können Sie gegebenenfalls Informationen hinzuziehen, die im DSM-5-Interview zu kulturell gebundenen Ausdrucksformen gewonnen wurden.*
Schließen Sie die Möglichkeit aus, dass die Tranceerfahrungen ein Aspekt einer DIS oder einer OSDD-1 sind.

Der DSM-5-Code für Andere näher bezeichnete dissoziative Störungen ist **300.15.**

Nicht näher bezeichnete dissoziative Störungen

In diese Kategorie des DSM-5 fallen Erscheinungsbilder, bei denen zum einen charakteristische Symptome einer dissoziativen Störung vorherrschen, die in klinisch bedeutsamer Weise Leidensdruck oder Beeinträchtigungen in sozialen, beruflichen oder anderen wichtigen Funktionsbereichen verursachen, zum anderen aber die Kriterien für eine der dissoziativen Störungen nicht vollständig erfüllt sind.
*Verwenden Sie für die Prüfung auf Nicht näher bezeichnete dissoziative Störungen bitte Symptomprofil **10** (Veränderungen des Bewusstseins) und Symptomprofil **12** (Psychoforme Dissoziationssymptome).*

Anhang 3:

Symptomprofile für dissoziative Störungen in der ICD-11[24]

Dissoziative Störungen

6B60 Dissoziative Störung mit neurologischen Symptomen

(Verwenden Sie für alle folgenden Unterkategorien bitte TADS-I Symptomprofil **11.***)*
Wichtig: *Vergewissern Sie sich, dass das dissoziative neurologische Symptom das einzige Symptom und nicht Teil eines Clusters aus somatoformen und psychoformen Symptomen ist.*
Eine dissoziative neurologische Symptomstörung ist durch das Auftreten motorischer, sensorischer oder kognitiver Symptome gekennzeichnet, die eine unwillkürliche Unterbrechung der normalen Integration motorischer, sensorischer oder kognitiver Funktionen mit sich bringen und nicht mit einer diagnostizierten Erkrankung des Nervensystems, einer anderen psychischen oder Verhaltensstörung oder einem anderen medizinischen Beschwerdebild zu erklären sind. Die Symptome treten nicht ausschließlich im Zusammenhang mit einer anderen dissoziativen Störung auf und sind nicht auf die Auswirkungen einer Substanz oder eines Medikaments auf das zentrale Nervensystem, einschließlich Entzugserscheinungen, oder auf eine Schlaf-Wach-Störung zurückzuführen.

6B60.0 Dissoziative Störung mit neurologischen Symptomen: Sehstörung

Eine dissoziative Störung mit neurologischen Symptomen einer Sehstörung ist gekennzeichnet durch visuelle Symptome wie Blindheit, Tunnelblick, Diplopie, visuelle Verzerrungen oder Halluzinationen, die nicht mit einer diagnostizierten Erkrankung des Nervensystems, einer anderen psychischen Störung, einer Verhaltensstörung, einer neurologischen Entwicklungsstörung oder einem anderen Beschwerdebild erklärbar sind und nicht ausschließlich im Kontext einer anderen dissoziativen Störung auftreten.

24 Vorläufige deutsche Übersetzung, nach der *International Classification of Diseases Eleventh Revision* (ICD-11), 2022, weitgehend übernommen von der Website des Bundesinstituts für Arzneimittel und Medizinprodukte (↗ https://is.gd/sFx3pc). Die WHO ist nicht verantwortlich für den Inhalt oder die Genauigkeit dieser Übersetzung. Bei Unstimmigkeiten zwischen der englischen und deutschen Fassung ist die ursprüngliche englische Fassung die verbindliche und originale Ausgabe.

6B60.1 Dissoziative Störung mit neurologischen Symptomen: Hörstörung

Eine dissoziative Störung mit neurologischen Symptomen der Hörstörung ist gekennzeichnet durch Hörsymptome wie Hörverlust oder Hörhalluzinationen, die nicht mit einer diagnostizierten Erkrankung des Nervensystems, einer anderen psychischen Störung, einer Verhaltensstörung, einer Entwicklungsstörung oder einem anderen Beschwerdebild erklärbar sind und nicht ausschließlich im Rahmen einer anderen dissoziativen Störung auftreten.

6B60.2 Dissoziative Störung mit neurologischen Symptomen: Schwindel oder Benommenheitsgefühl

Eine dissoziative Störung mit neurologischen Symptomen von Schwindel oder Benommenheitsgefühl ist gekennzeichnet durch ein Gefühl des Drehens im Stand (Schwindel) oder der Benommenheit, welches nicht mit einer diagnostizierten Erkrankung des Nervensystems, einer anderen psychischen Störung, einer Verhaltensstörung oder einem anderen Beschwerdebild erklärbar sind und nicht ausschließlich im Rahmen einer anderen dissoziativen Störung auftreten.

6B60.3 Dissoziative Störung mit neurologischen Symptomen: Sonstige sensorische Störung

Eine dissoziative Störung mit neurologischen Symptomen sonstiger sensorischer Störungen ist gekennzeichnet durch sensorische Symptome, welche nicht in anderen spezifischen Unterkategorien der dissoziativen Störung mit neurologischen Symptomen aufgeführt sind, wie Taubheit, Engegefühl, Kribbeln, Brennen, Schmerzen oder andere Symptome im Zusammenhang mit Berührung, Geruch, Geschmack, Gleichgewicht, Propriozeption, Kinästhesie oder Thermozeption. Die Symptome stehen nicht im Einklang mit einer diagnostizierten Erkrankung des Nervensystems, einer anderen psychischen Störung, einer Verhaltensstörung, einer neurologischen Entwicklungsstörung oder einem anderen Beschwerdebild und treten nicht ausschließlich im Rahmen einer anderen dissoziativen Störung auf.

6B60.4 Dissoziative Störung mit neurologischen Symptomen: Nichtepileptischer Anfall

Eine dissoziative Störung mit neurologischen Symptomen von nichtepileptischen Anfällen ist durch ein symptomatisches Erscheinungsbild mit Anfällen oder Krämpfen gekennzeichnet, welche nicht mit einer diagnostizierten Erkrankung des Nervensystems, einer anderen psychischen Störung, einer Verhaltensstörung, einer neurologischen Entwicklungsstörung oder einem anderen Beschwerdebild erklärbar sind und nicht ausschließlich im Rahmen einer anderen dissoziativen Störung auftreten.

6B60.5 Dissoziative Störung mit neurologischen Symptomen: Sprechstörung

Eine dissoziative Störung mit neurologischen Symptomen der Sprechstörung ist gekennzeichnet durch Symptome wie Schwierigkeiten beim Sprechen (Dysphonie), Verlust der Sprechfähigkeit (Aphonie) oder schwierige oder undeutliche Artikulation (Dysarthrie), welche nicht mit einer diagnostizierten Erkrankung des Nervensystems, einer neurologischen oder neurokognitiven Störung, einer anderen psychischen Störung, einer Verhaltensstörung, einer neurologischen Entwicklungsstörung oder einem anderen Beschwerdebild erklärbar sind und nicht ausschließlich im Rahmen einer anderen dissoziativen Störung auftreten.

6B60.6 Dissoziative Störung mit neurologischen Symptomen: Parese oder Muskelschwäche

Eine dissoziative Störung mit neurologischen Symptomen der Parese oder Muskelschwäche ist gekennzeichnet durch eine Schwierigkeit oder Unfähigkeit, Teile des Körpers willentlich zu bewegen oder Bewegungen zu koordinieren, die nicht mit einer diagnostizierten Erkrankung des Nervensystems, einer anderen psychischen Störung, einer Verhaltensstörung, einer neurologischen Entwicklungsstörung oder einem anderen Beschwerdebild erklärbar ist und nicht ausschließlich im Rahmen einer anderen dissoziativen Störung auftritt.

6B60.7 Dissoziative Störung mit neurologischen Symptomen: Gangstörung

Eine dissoziative Störung mit neurologischen Symptomen der Gangstörung ist gekennzeichnet durch Symptome, welche die Gehfähigkeit oder die Art des Gehens betreffen, einschließlich Ataxie und der Unfähigkeit, ohne Hilfe zu stehen. Die Symptome sind nicht mit einer diagnostizierten Erkrankung des Nervensystems, einer anderen psychischen Störung, einer Verhaltensstörung, einer neurologischen Entwicklungsstörung oder einem anderen Beschwerdebild erklärbar und treten nicht ausschließlich im Rahmen einer anderen dissoziativen Störung auf.

6B60.8 Dissoziative Störung mit neurologischen Symptomen: Bewegungsstörung

Eine dissoziative Störung mit neurologischen Symptomen der Bewegungsstörung ist gekennzeichnet durch Symptome wie Chorea, Myoklonus, Tremor, Dystonie, Gesichtskrampf, Parkinsonismus oder Dyskinesie, welche nicht mit einer diagnostizierten Erkrankung des Nervensystems, einer anderen psychischen Störung, einer Verhaltensstörung, einer Entwicklungsstörung oder einem anderen Beschwerdebild erklärbar sind und nicht ausschließlich im Rahmen einer anderen dissoziativen Störung auftreten.

6B60.9 Dissoziative Störung mit neurologischen Symptomen: Kognitive Symptome

Eine dissoziative neurologische Symptomstörung mit kognitiven Symptomen ist durch beeinträchtigte kognitive Leistungen in den Bereichen Gedächtnis oder Sprache oder in anderen kognitiven Bereichen gekennzeichnet, die in sich widersprüchlich sind, nicht mit einer diagnostizierten Erkrankung des Nervensystems, einer neurologischen oder neurokognitiven Störung, einer anderen psychischen Störung, einer Verhaltensstörung, einer neurologischen Entwicklungsstörung oder einem anderen Beschwerdebild erklärbar sind und nicht ausschließlich im Rahmen einer anderen dissoziativen Störung auftreten.

6B60.Y Sonstige näher bezeichnete Dissoziative Störung mit neurologischen Symptomen

Dies ist eine der Restkategorien der ICD-11 für „sonstige näher bezeichnete“ Störungen.

6B60.Z Dissoziative Störung mit neurologischen Symptomen, nicht näher bezeichnet

Dies ist eine der Restkategorien der ICD-11 für „nicht näher bezeichnete“ Störungen.

6B61 Dissoziative Amnesie

Eine dissoziative Amnesie ist durch die Unfähigkeit gekennzeichnet, wichtige eigene biografische Erinnerungen– typischerweise an kürzliche traumatische oder belastende Ereignisse – abzurufen, welche nicht mit einem normalen Vergessen vereinbar ist. Die Amnesie tritt nicht ausschließlich im Rahmen einer anderen dissoziativen Störung auf und lässt sich nicht besser durch eine andere psychische, verhaltensbezogene oder neurologische Entwicklungsstörung erklären. Die Amnesie ist nicht auf die direkten Auswirkungen einer Substanz oder eines Medikaments auf das zentrale Nervensystem zurückzuführen, auch nicht auf Entzugserscheinungen, und nicht mit einer Erkrankung des Nervensystems oder einem Schädeltrauma erklärbar. Die Amnesie führt zu einer erheblichen Beeinträchtigung in persönlichen, familiären, sozialen, schulischen, beruflichen oder anderen wichtigen Funktionsbereichen.

Kernmerkmale

- Nicht mit einem normalen Vergessen erklärbare Unfähigkeit, wichtige eigene biografische Erinnerungen, typischerweise an kürzliche traumatische oder belastende Ereignisse, abzurufen.
  *Verwenden Sie zur Prüfung dieses Kriteriums bitte Symptomprofil **12** (Psychoforme Dissoziationssymptome).*
- Die Amnesie tritt nicht ausschließlich im Rahmen von Episoden einer Trance-Störung, einer Trance-Besessenheits-Störung, einer dissoziativen Identitätsstörung oder einer partiellen dissoziativen Identitätsstörung auf und lässt sich nicht besser durch eine andere psychische, verhaltensbezogene oder neurologische Entwicklungsstörung erklären.
- Die Symptome sind nicht auf die Auswirkungen einer Substanz (z. B. Alkohol) oder eines Medikaments auf das zentrale Nervensystem zurückzuführen, auch nicht auf Entzugserscheinungen, und nicht mit einer Erkrankung des Nervensystems (z. B. Temporallappenepilepsie), einer anderen Erkrankung (z. B. Gehirntumor) oder einem Schädeltrauma erklärbar.
  *Verwenden Sie zur Prüfung dieses Kriteriums bitte Symptomprofil **1** (Substanzmissbrauch).*
- Die Amnesie führt zu einer erheblichen Beeinträchtigung in persönlichen, familiären, sozialen, schulischen, beruflichen oder anderen wichtigen Funktionsbereichen.
  *Verwenden Sie zur Prüfung dieses Kriteriums bitte die Fragen zum Feststellen des Leidensdrucks in Symptomprofil **12**.*

Vorhandensein oder Nichtvorhandensein einer dissoziativen Fugue

6B61.0 Dissoziative Amnesie mit dissoziativer Fugue

- Eine dissoziative Amnesie mit dissoziativer Fugue ist durch alle Merkmale der dissoziativen Amnesie gekennzeichnet und begleitet von einer dissoziativen Fugue, d. h. einem Verlust des Gefühls der persönlichen Identität und einem plötzlichen Verlassen des eigenen Lebensumfelds, des Zuhauses, der Arbeitsstelle oder wichtiger Bezugspersonen über einen längeren Zeitraum (Tage oder Wochen) hinweg.
  *Verwenden Sie zur Prüfung dieses Kriteriums bitte Symptomprofil **12** (Psychoforme Dissoziationssymptome). Schließen Sie aus, dass die Fugue-Zustände Teil einer DIS oder einer partiellen DIS sind.*

6B62 Trance-Störung

(Siehe Teil 3 des TADS-I zu Veränderungen des Bewusstseins, insbesondere die in Symptomprofil ***10*** *genannten Items 124 und 125.)*
Schließen Sie aus, dass die tranceartigen Zustände Symptom einer DIS oder partiellen DIS sind; das heißt, die Patientin sollte die für die Symptomprofile ***12, 14*** *und* ***15*** *relevanten Items nicht bejahen. Falls eine Trance-Störung vermutet wird, sollten einige zusätzliche, nicht im TADS-I enthaltene Fragen gestellt werden (z. B. zu Bewegungseinschränkungen und Wiederholungen im Sprechen).*

Kernmerkmale

- Auftreten eines Trancezustands, in welchem sich der Bewusstseinszustand deutlich verändert oder das gewohnte Gefühls der persönlichen Identität verloren geht und der beide der folgenden Kennzeichen aufweist:
  - Einschränkung des Bewusstseins für die unmittelbare Umgebung oder eine ungewöhnlich enge und selektive Fokussierung auf Umweltreize;
  - Bewegungen, Körperhaltungen und Sprache sind auf die Wiederholung eines kleinen Repertoires beschränkt, das als außerhalb der eigenen Kontrolle liegend erlebt wird.
- Der Trancezustand ist nicht durch das Erleben gekennzeichnet, durch eine andere Identität ersetzt zu werden.
- Die Trance-Episoden treten immer wieder auf; falls die Diagnose auf einer einzigen Episode beruht, hat die Episode mindestens mehrere Tage gedauert.
- Der Trancezustand ist unfreiwillig und unerwünscht und nicht Teil einer kollektiv akzeptierten kulturellen oder religiösen Praxis.
- Die Symptome sind nicht auf die direkten Auswirkungen einer Substanz oder eines Medikaments auf das zentrale Nervensystem (einschließlich Entzugserscheinungen), auf Erschöpfung, hypnagoge oder hypnopompöse Zustände, auf eine Erkrankung des Nervensystems (wie komplexe partielle Anfälle), auf ein Schädeltrauma oder eine Schlaf-Wach-Störung zurückzuführen.
  Verwenden Sie zur Prüfung dieses Kriteriums bitte Symptomprofil ***1*** *(Substanzmissbrauch).*

- Die Symptome führen zu erheblichem Leidensdruck oder erheblichen Beeinträchtigungen in persönlichen, familiären, sozialen, schulischen, beruflichen oder anderen wichtigen Funktionsbereichen. Wenn die Funktionsfähigkeit erhalten bleibt, dann nur durch erhebliche zusätzliche Anstrengung.
Verwenden Sie zur Prüfung dieses Kriteriums bitte die Fragen zum Feststellen des Leidensdrucks in Symptomprofil **10** *und behalten Sie den möglichen Einfluss kultureller Faktoren im Blick.*

6B63 Besessenheits-Trance-Störung

Schließen Sie aus, dass die Besessenheits-Trance Symptom einer DIS oder partiellen DIS ist.
Bei der DIS und der partiellen DIS erleben sich Patientinnen oft durch in ihrem Inneren existierende andere Identitäten beeinflusst. Manche erleben sich nicht nur durch innere, sondern auch durch von außen kommende, besitzergreifende Entitäten beeinflusst, vor allem wenn sie in einer religiösen Gemeinschaft aufgewachsen sind oder wenn es eine kulturspezifische Erklärung von Besessenheitsphänomenen gibt (z. B. Teufel, Engel, Geister).

Kernmerkmale

- Auftreten eines Trancezustands, in dem der Bewusstseinszustand der Person deutlich verändert ist und das gewohnte Gefühl der persönlichen Identität durch ein externes „besitzergreifendes" Agens ersetzt wird. Der Trancezustand ist durch Verhaltensweisen oder Bewegungen gekennzeichnet, die als von dem besitzergreifenden Agens kontrolliert erlebt werden.
Verwenden Sie zur Prüfung dieses Kriterium bitte die im Symptomprofil **13** *genannten TADS-I-Items 179 und 180.*
- Trance-Episoden werden auf den Einfluss einer externen „besitzergreifenden" Entität zurückgeführt – eines Geists, einer Macht, einer Gottheit oder einer anderen spirituellen Wesenheit.
- Besessenheits-Trance-Episoden treten immer wieder auf; falls die Diagnose auf einer einzigen Episode beruht, hat die Episode mindestens mehrere Tage gedauert.
- Der Zustand der Besessenheits-Trance ist unfreiwillig und unerwünscht und wird nicht als Teil einer kollektiven kulturellen oder religiösen Praxis akzeptiert.

- Die Symptome sind nicht auf die direkten Auswirkungen einer Substanz oder eines Medikaments auf das zentrale Nervensystem (einschließlich Entzugserscheinungen), auf Erschöpfung, hypnagoge oder hypnopompöse Zustände, auf eine Erkrankung des Nervensystems (wie komplexe partielle Anfälle) oder eine Schlaf-Wach-Störung zurückzuführen.
  *Verwenden Sie zur Prüfung dieses Kriteriums bitte Symptomprofil **1** (Substanzmissbrauch).*

- Die Symptome führen zu einem erheblichen Leidensdruck oder zu einer erheblichen Beeinträchtigung in persönlichen, familiären, sozialen, schulischen, beruflichen oder sonstigen wichtigen Funktionsbereichen. Wenn die Funktionsfähigkeit erhalten bleibt, dann nur durch erhebliche zusätzliche Anstrengung.
  *Verwenden Sie zur Prüfung dieses Kriteriums bitte die Fragen zur Feststellung des Leidensdrucks in den Symptomprofilen **12** und **13** und behalten Sie den möglichen Einfluss kultureller Faktoren im Blick.*

6B64 Dissoziative Identitätsstörung

Kernmerkmale

- Identitätsstörung, bei der zwei oder mehr verschiedene Persönlichkeitszustände (dissoziative Identitäten) vorliegen, die mit deutlichen Diskontinuitäten im Selbsterleben und im Erleben der eigenen Handlungsfähigkeit einhergehen. Jeder Persönlichkeitszustand beinhaltet ein eigenes Muster des Erlebens, Wahrnehmens und Begreifens und der Beziehung zu sich selbst, dem Körper und der Umwelt.
  *Verwenden Sie zur Prüfung dieses Kriteriums bitte die Symptomprofile **14** und **15**.*

- Mindestens zwei verschiedene Persönlichkeitszustände übernehmen immer wieder die Kontrolle über das Bewusstsein und die Funktionsweise des Individuums in der Interaktion mit anderen oder mit der Umwelt, z.B. bei der Bewältigung bestimmter Aspekte des täglichen Lebens, wie Elternschaft oder Arbeit, oder in Reaktion auf bestimmte Situationen (z.B. auf solche, die als bedrohlich empfunden werden).
  *Verwenden Sie zur Prüfung dieses Kriteriums bitte die Symptomprofile **14** und **15**.*

- Veränderungen des Persönlichkeitszustands gehen mit entsprechenden Veränderungen in den Bereichen Empfindung, Wahrnehmung, Affekt, Kognition, Gedächtnis, motorische Kontrolle und Verhalten einher. Typischerweise kommt es

zu Episoden von Amnesie, die über gewöhnliches Vergessen hinausgehen und massiv ausfallen können.
*Verwenden Sie zur Prüfung dieses Kriteriums bitte Symptomprofil **12**.*

- Die Symptome lassen sich nicht besser durch eine andere psychische Störung erklären (z. B. durch eine Schizophrenie oder eine andere primäre psychotische Störung).
- Die Symptome sind nicht auf die Auswirkungen einer Substanz oder eines Medikaments auf das zentrale Nervensystem, einschließlich Entzugserscheinungen, zurückzuführen (z. B. auf Blackouts oder chaotisches Verhalten im Zustand der Intoxikation) und nicht mit einer Erkrankung des Nervensystems (z. B. komplexen partiellen Anfällen) oder mit einer Schlaf-Wach-Störung (z. B. Symptomen, die in hypnagogen oder hypnopompen Zuständen auftreten) zu erklären.
  *Verwenden Sie zur Prüfung dieses Kriteriums bitte Symptomprofil **1** (Substanzmissbrauch).*
- Die Symptome führen zu einer erheblichen Beeinträchtigung in persönlichen, familiären, sozialen, schulischen, beruflichen oder sonstigen wichtigen Funktionsbereichen. Wenn die Funktionsfähigkeit erhalten bleibt, dann nur durch erhebliche zusätzliche Anstrengung.
  *Verwenden Sie zur Prüfung dieses Kriteriums bitte die Fragen zur Feststellung des Leidensdrucks in den Symptomprofilen **12**, **13**, **14** und gegebenenfalls **1–10**.*

6B65 Partielle dissoziative Identitätsstörung

Kernmerkmale

- Identitätsbeeinträchtigung, bei welcher zwei oder mehr verschiedene Persönlichkeitszustände (dissoziative Identitäten) vorliegen, die mit deutlichen Unterbrechungen des Selbsterlebens und des Erlebens der Handlungsfähigkeit verbunden sind. Jeder Persönlichkeitszustand beinhaltet sein eigenes Muster des Erlebens, Wahrnehmens und Begreifens und der Beziehung zu sich selbst, dem Körper und der Umwelt.
  *Verwenden Sie zur Prüfung dieses Kriteriums bitte die Symptomprofile **13**, **14**, und **15**.*
- Ein Persönlichkeitszustand ist dominant und übernimmt Funktionen im täglichen Leben (z. B. bei der Kindererziehung, im Beruf), doch es dringen ein oder mehrere nicht-dominante Persönlichkeitszustände in ihn ein (dissoziative Intrusionen). Diese Intrusionen können verschiedene Qualitäten haben: kognitiv (sich aufdrängende Gedanken), affektiv (sich aufdrängende Affekte wie Furcht, Wut

oder Scham), wahrnehmungsbezogen (z. B. sich aufdrängende Stimmen, flüchtige optische Wahrnehmungen, Sinneswahrnehmungen wie Berührtwerden), motorisch (z. B. unwillkürliche Bewegungen eines Arms) oder verhaltensbezogen (z. B. Handlungen einer Person ohne das Empfinden, dass sie sie selbst steuern kann oder dass es die eigenen Handlungen sind). Diese Erfahrungen werden als störend für das Funktionieren des dominanten Persönlichkeitszustands und in der Regel als aversiv erlebt.
Verwenden Sie zur Prüfung dieses Kriteriums bitte die Symptomprofile ***12, 13, 14,*** *und* ***15.***

- Die nicht-dominanten Persönlichkeitszustände übernehmen die exekutive Kontrolle über Bewusstsein und psychische Funktionen der Person nicht in dem Ausmaß, dass sie spezifische Aspekte des Alltags bewältigen würden (z. B. Kindererziehung, Berufsarbeit). Es kann aber gelegentlich begrenzte und vorübergehende Episoden geben, in denen ein separater Persönlichkeitszustand die exekutive Kontrolle übernimmt und umschriebene Verhaltensweisen von ihm ausgehen (z. B. als Reaktion auf extreme emotionale Zustände oder in Episoden der Selbstverletzung oder der Reinszenierung traumatischer Erinnerungen).
Verwenden Sie zur Prüfung dieses Kriteriums bitte die Symptomprofile ***13, 14,*** *und* ***15.***

- Die Symptome lassen sich nicht besser durch eine andere psychische Störung erklären (z. B. durch eine Schizophrenie oder eine andere primäre psychotische Störung).

- Die Symptome sind nicht auf die Auswirkungen einer Substanz oder eines Medikaments auf das zentrale Nervensystem, einschließlich Entzugserscheinungen, zurückzuführen (z. B. auf Blackouts oder chaotisches Verhalten im Zustand der Intoxikation) und nicht mit einer Erkrankung des Nervensystems (z. B. komplexen partiellen Anfällen) oder mit einer Schlaf-Wach-Störung (z. B. Symptomen, die in hypnagogen oder hypnopompen Zuständen auftreten) zu erklären.
Verwenden Sie zur Prüfung dieses Kriteriums bitte Symptomprofil ***1*** *(Substanzmissbrauch).*

- Die Symptome führen zu einer erheblichen Beeinträchtigung in persönlichen, familiären, sozialen, schulischen, beruflichen oder sonstigen wichtigen Funktionsbereichen. Wenn die Funktionsfähigkeit erhalten bleibt, dann nur durch erhebliche zusätzliche Anstrengung.
Verwenden Sie zur Prüfung dieses Kriteriums bitte die Fragen zur Feststellung des Leidensdrucks in den Symptomprofilen ***12, 13, 14*** *und gegebenenfalls* ***1–10.***

6B66 Depersonalisations-Derealisationsstörung

Kernmerkmale

- Anhaltende oder wiederkehrende Erfahrungen von Depersonalisation, Derealisation oder von beidem:
  - Depersonalisation ist dadurch gekennzeichnet, dass die Person sich selbst als fremd oder unwirklich empfindet oder eine Distanz zu den eigenen Gedanken, Gefühlen, Empfindungen und Handlungen und dem eigenen Körper erlebt, so, als würde sie sich selbst von außen beobachten. Depersonalisation kann sich in einem emotionalen und/oder körperlichen Abgestumpftsein niederschlagen, in einem Empfinden, sich selbst aus der Distanz zu sehen oder sich „in einem Theaterstück" zu bewegen, oder in Wahrnehmungsveränderungen (z. B. einem verzerrten Zeitgefühl).
  - Derealisation ist dadurch gekennzeichnet, dass die Person andere Personen, Objekte oder die Welt als fremd oder unwirklich (z. B. traumartig, weit entfernt, vernebelt, leblos, farblos oder visuell verzerrt) erlebt oder sich von ihrer Umgebung losgelöst fühlt.
  *Verwenden Sie zur Prüfung dieses Kriteriums bitte Symptomprofil **10** (Veränderungen des Bewusstseins).*

- Bei Depersonalisations- oder Derealisationserfahrungen bleibt die Realitätsprüfung intakt. Die Erfahrungen gehen nicht mit Wahnvorstellungen oder Überzeugungen der Person einher, sie werde von anderen Menschen oder von äußeren Mächten kontrolliert.

- Die Symptome lassen sich nicht besser durch eine andere psychische Störung erklären (z. B. eine Posttraumatische Belastungsstörung, eine Angststörung, eine andere dissoziative Störung, eine Persönlichkeitsstörung).
  *Verwenden Sie zur Prüfung dieses Kriteriums bitte Symptomprofil **10**.*

- Die Symptome sind nicht auf die Auswirkungen einer Substanz oder eines Medikaments auf das zentrale Nervensystem, einschließlich Entzugserscheinungen, und auch nicht auf eine Erkrankung des Nervensystems (wie Temporallappenepilepsie), ein Schädeltrauma oder eine andere körperliche Erkrankung zurückzuführen.
  *Verwenden Sie zur Prüfung dieses Kriteriums bitte Symptomprofil **1** (Substanzmissbrauch).*

- Die Symptome führen zu einer erheblichen Beeinträchtigung in persönlichen, familiären, sozialen, schulischen, beruflichen oder sonstigen wichtigen Funktionsbereichen. Wenn die Funktionsfähigkeit erhalten bleibt, dann nur durch erhebliche zusätzliche Anstrengung.
  *Verwenden Sie zur Prüfung dieses Kriteriums bitte die Fragen zur Feststellung des Leidensdrucks in Symptomprofile **10**.*

6B6Y Sonstige näher bezeichnete Dissoziative Störungen

Dies ist eine der Restkategorien der ICD-11 für „sonstige näher bezeichnete" Störungen.

6B6Z Dissoziative Störungen, nicht näher bezeichnet

Dies ist eine der Restkategorien der ICD-11 für „nicht näher bezeichnete" Störungen.

6B41 Komplexe Posttraumatische Belastungsstörung

Siehe TADS-I-Symptomprofil 17. Zu beachten ist, dass eine eigene Trauma-Anamnese durchzuführen ist.

(Erforderliche) Kernmerkmale

- Konfrontation mit einem Ereignis oder einer Reihe von Ereignissen extrem bedrohlicher oder schrecklicher Natur; meist handelt es sich um lang anhaltende oder sich wiederholende Ereignisse, denen man nur schwer oder gar nicht entkommen kann, wie Folter, Internierung in Konzentrationslagern, Sklaverei, Völkermordkampagnen und andere Formen organisierter Gewalt, lang anhaltende häusliche Gewalt, wiederholter sexueller Missbrauch oder körperliche Misshandlung in der Kindheit.
- Nach dem traumatischen Ereignis kommt es zur Entwicklung aller drei Kernelemente einer Posttraumatischen Belastungsstörung, die mindestens über mehrere Wochen hinweg anhalten:
  - Wiedererleben des traumatischen Ereignisses oder der traumatischen Ereignisse, wobei diese nicht einfach in Erinnerung gerufen, sondern so erlebt werden, als würden sie sich im Hier und Jetzt von Neuem abspielen. Dies geschieht typischerweise in Form von lebhaften intrusiven Erinnerungen oder inneren Bildern, von Flashbacks, die in milder Ausprägung (flüchtiges Empfinden, dass das Ereignis sich in der Gegenwart wiederholt) bis hin zu einer massiven Aus-

prägung (Gewahrsein der aktuellen Umgebung geht völlig verloren) auftreten können, oder in Form von sich wiederholenden Träumen oder Albträumen, die thematisch mit den traumatischen Ereignissen zusammenhängen. Das Wiedererleben ist typischerweise von starken und übermächtigen Emotionen wie Angst oder Entsetzen und von starken Körperempfindungen begleitet. Das Wiedererleben in der Gegenwart kann auch damit einhergehen, dass die Person von denselben intensiven Emotionen überwältigt oder überflutet wird, die während der traumatischen Ereignisse präsent waren, ohne dass es dabei einen hervorstechenden kognitiven Aspekt gibt, und es kann durch Trigger ausgelöst worden sein, die an die Ereignisse erinnern. Wenn die Person nur über die Ereignisse nachdenkt oder über sie nachgrübelt und sich dabei an die Gefühle erinnert, die sie seinerzeit erlebt hat, reicht dies nicht aus, um von einem Wiedererleben zu sprechen.

- Willentliches Vermeiden von Triggern, die wahrscheinlich ein Wiedererleben traumatischer Ereignisse in Gang setzen würden. Das kann ein aktives, nach innen gerichtetes Vermeiden von Gedanken und Erinnerungen sein, die mit den Ereignissen verknüpft sind, oder ein nach außen gerichtetes Vermeiden von Menschen, Gesprächen, Aktivitäten oder Situationen, die Erinnerungen an die Ereignisse wachrufen. In extremen Fällen verlässt die Person ihr Umfeld (zieht beispielsweise um oder wechselt die Arbeitsstelle), um Triggerreizen aus dem Weg zu gehen.
- Persistierendes Empfinden einer erhöhten aktuellen Bedrohung, das sich zum Beispiel in Hypervigilanz oder in einer gesteigerten Schreckreaktion etwa auf unerwartete Geräusche zeigt. Hypervigilante Personen nehmen sich ständig vor Gefahren in Acht und haben das Gefühl, dass sie selbst oder ihnen nahestehende Menschen in bestimmten Situationen oder einen großen Teil der Zeit einer unmittelbaren Bedrohung ausgesetzt sind. Sie entwickeln möglicherweise neue Verhaltensweisen, um sich sicherer zu fühlen (sich nicht mit dem Rücken zu einer Tür setzen; im Auto ständig prüfend in den Rückspiegel schauen). Bei einer komplexen Posttraumatischen Belastungsstörung kann die Schreckreaktion, anders als bei der Posttraumatischen Belastungsstörung, manchmal abgeschwächt anstatt gesteigert sein.

- Schwere und tiefgreifende Probleme der Affektregulation. Beispiele sind: verstärkte Gefühlsreaktionen auf kleinere Stressfaktoren; Wutanfälle; leichtsinniges oder selbstschädigendes Verhalten; dissoziative Symptome in Belastungssituationen; Gefühlstaubheit, insbesondere die Unfähigkeit, sich zu freuen und positive Emotionen zu verspüren.

- Persistierende Vorstellungen, beeinträchtigt, unterlegen oder wertlos zu sein, verknüpft mit starken und beherrschenden Empfindungen von Scham, Schuld oder Versagen, die mit dem Stressfaktor zusammenhängen. Die Person hat beispielsweise Schuldgefühle, weil sie sich einer traumatisierenden Situation nicht entzogen oder sich ihr unterworfen hat oder weil sie nicht in der Lage war, Leid von anderen abzuwenden.
- Persistierende Schwierigkeiten, Beziehungen aufrechtzuerhalten und Nähe zu anderen zu erleben. Es kann sein, dass die Person Beziehungen zu anderen und soziale Bindungen im Allgemeinen durchweg meidet, sich darüber lustig macht oder wenig Interesse daran hat. Oder es gibt in ihrem Leben hin und wieder enge Beziehungen, doch es fällt ihr schwer, sie aufrechtzuerhalten.
- Die Störung führt zu bedeutsamen Beeinträchtigungen in persönlichen, familiären, sozialen, schulischen, beruflichen oder anderen wichtigen Funktionsbereichen. Wenn die Funktionsfähigkeit erhalten bleibt, dann nur durch erhebliche zusätzliche Anstrengung.

Anhang 4:

Dissociative Experiences Scale-II (DES-II)

(Bernstein Carlson & Putnam, 1986)

Deutschsprachige Version: Der Fragebogen zu Dissoziativen Symptomen (FDS) enthält die deutschsprachige Adaption der DES. Er ist über die Testzentale zu beziehen:

↗ https://www.testzentrale.de/shop/fragebogen-zu-dissoziativen-symptomen-69403.html

Die englische Version der DES-II kann hier kostenlos heruntergeladen werden:

↗ https://traumadissociation.com/des

Aus einer Faktorenanalyse der DES abgeleitete Subskalen

(Bernstein et al., 1991)

Subskala:	**Itemnummern**
Amnesie:	3, 4, 5, 6, 8, 10, 25, 26
Absorption / Imagination:	2, 14, 15, 16, 17, 18, 20, 22, 23
Depersonalisation / Derealisation:	7, 11, 12, 13, 27, 28

Items mit der besten Diskriminierungsfähigkeit

(Basierend auf der Studie von Draijer & Boon, 1993)

Folgende DES-Items eigneten sich in der Studie von Draijer & Boon (1993) am besten für die Unterscheidung ($t > 7.0$, $p < .0001$) zwischen Patientinnen mit dissoziativen Störungen und Patientinnen mit anderen psychiatrischen Störungsbildern:

7 Neben sich selbst stehen oder sich selbst bei etwas zuschauen
9 Sich an wichtige Ereignisse im eigenen Leben nicht erinnern können
13 Gefühl, als würde der eigene Körper nicht zur Person gehören
19 Manchmal fähig sein, Schmerzen nicht mehr zu empfinden
24 Person kann sich manchmal nicht erinnern, ob sie etwas getan hat oder nur daran gedacht hat, es zu tun
25 Person findet Dinge bei sich, die darauf hinweisen, dass sie etwas getan hat, hat aber an das Tun selbst keine Erinnerung
27 Person hört manchmal Stimmen in ihrem Kopf, die ihr Dinge sagen, die sie tun soll, oder Kommentare über etwas abgeben, das sie gerade tut

In dieser Studie wurden allerdings Reaktionen von Patientinnen mit DIS mit denen einer *per Zufallsverfahren ausgewählten Kontrollgruppe* von psychiatrischen Patientinnen verglichen.

In Kapitel 4 habe ich dargelegt, dass sich hohe Prozentwerte in DES-Items auch bei einer *ausgewählten Gruppe* von Patientinnen ergaben, für die im TADS-I eine dissoziative Störung ausgeschlossen werden konnte. Es handelte sich hierbei hauptsächlich um Patientinnen, die dachten, sie hätten eine dissoziative Störung, und die sich in den DES-Fragen wiederzuerkennen glaubten. Möglicherweise haben sie manchmal übertrieben hohe Prozentzahlen angegeben. Kliniker sollten in Betracht ziehen, dass sich bei Patientinnen, die eine dissoziative Störung zu haben glauben, möglicherweise hohe DES-Werte ergeben, die zu einer falsch positiven Diagnose verleiten können.

DES-Taxon (DES-T)

(Waller, Putnam & Carlson, 1996)

Dieser Fragebogen soll „pathologische dissoziative Symptome“ erfassen. In der Studie von Waller et al. (1996) wurden Patientinnen mit dissoziativen Störungen mit Patientinnen verglichen, die keinerlei psychische Störungen aufwiesen. Von dieser Studie ausgehend wurde die DES-T zusammengestellt, eine Skala, die aus einem Teil der Items der DES besteht und dazu dient, Patientinnen mit dissoziativen Störungen von anderen zu unterscheiden.

Die DES-T umfasst folgende Items:

- 3 Person befindet sich plötzlich an einem Ort, ohne dass sie weiß, wie sie dahin gekommen ist.
- 5 Neue Gegenstände unter den eigenen Sachen finden und nicht wissen, wo sie herkommen
- 7 Neben sich selbst stehen oder sich selbst bei etwas zuschauen
- 8 Person bekommt gesagt, dass sie Freunde oder Familienmitglieder nicht wiedererkannt hat
- 12 Andere Leute, Gegenstände und die Welt um sich herum nicht als wirklich empfinden
- 13 Gefühl, als würde der eigene Körper nicht zur Person gehören
- 22 Person erlebt sich fast so, als ob sie zwei Personen wäre
- 27 Person hört manchmal Stimmen in ihrem Kopf, die ihr Dinge sagen, die sie tun soll, oder Kommentare über etwas abgeben, das sie gerade tut

Einige dieser Items sind dieselben wie die in der Studie von Draijer und Boon (1993) als besonders diskriminierungsfähig ermittelten, aber nicht alle. Insgesamt gibt es demnach zwölf Items, die (bei einer per Zufallsverfahren gebildeten Stichprobe von Patienten) für ein Screening auf dissoziative Störungen oder pathologische Dissoziation relevant sind.

Anhang 5:

Skala zu maladaptiven Tagträumen (16 Items, MDS-16)

(Eli Somer, Jayne Bigelsen, Jonathan Lehrfeld & Daniela Jopp, 2014)

Wenn Sie die folgenden Fragen beantworten, beziehen Sie sich bitte (falls nicht anders angegeben) auf Ihre Tagtraumaktivitäten im zurückliegenden Monat. Wählen Sie jeweils die Antwortmöglichkeit aus, die Ihre Erfahrung am besten widerspiegelt.

Beispiel: Manche Menschen verlieren sich derart stark in ihren Tagträumen, dass sie sogar vergessen, wo sie gerade sind. Wie oft ist Ihnen das passiert?

Nehmen wir an, bei Ihnen trifft diese Aussage zu 20 % zu. Dann würden Sie diesen Wert folgendermaßen ankreuzen:

0 %	10 %	(20 %)	30 %	40 %	50 %	60 %	70 %	80 %	90 %	100 %
Niemals										Sehr häufig

1. *Manche Menschen stellen fest, dass Musik ein Auslöser für ihre Tagträume ist. In welchem Ausmaß trifft das auf Sie zu?*

0 %	10 %	20 %	30 %	40 %	50 %	60 %	70 %	80 %	90 %	100 %
Niemals										Sehr häufig

2. *Wenn ihr Tagtraum durch ein äußeres Ereignis unterbrochen wurde, haben manche Menschen das Verlangen, ihn zu einem späteren Zeitpunkt fortzusetzen. Wenn bei Ihnen ein Tagtraum durch ein von außen kommendes Ereignis unterbrochen wurde: Wie stark war dann Ihr Bedürfnis, den Tagtraum möglichst bald fortzusetzen?*

0 %	10 %	20 %	30 %	40 %	50 %	60 %	70 %	80 %	90 %	100 %
Nicht das geringste Bedürfnis										Extrem starkes Bedürfnis

3. *Wie oft gehen Ihre Tagträume mit lautlichen Äußerungen (z. B. lachen, laut sprechen) und mimischen Ausdrücken (z.B. lautlos mit den Lippen Wörter formen) einher?*

0 %	10 %	20 %	30 %	40 %	50 %	60 %	70 %	80 %	90 %	100 %
Niemals										Sehr häufig

4. *Wenn Sie aufgrund von Verpflichtungen im realen Leben nur wenig Zeit finden, Ihren Tagträumen nachzugehen: Wie sehr bedrückt Sie das?*

0 %	10 %	20 %	30 %	40 %	50 %	60 %	70 %	80 %	90 %	100 %

Überhaupt nicht bedrückt — Extrem bedrückt

5. *Manche Menschen machen die Erfahrung, dass ihre Tagträume sie daran hindern, ihren alltäglichen Aufgaben und Verpflichtungen nachzukommen. Inwieweit beeinträchtigen Ihre Tagträume Ihren Alltag?*

0 %	10 %	20 %	30 %	40 %	50 %	60 %	70 %	80 %	90 %	100 %

Überhaupt nicht — Extrem stark

6. *Wenn sie feststellen, wie viel Zeit sie mit Tagträumen verbringen, fühlen sich manche Menschen besorgt oder beunruhigt. Wie sehr beunruhigt Sie aktuell das Ausmaß an Zeit, das Sie mit Tagträumen verbringen?*

0 %	10 %	20 %	30 %	40 %	50 %	60 %	70 %	80 %	90 %	100 %

Überhaupt nicht beunruhigt — Extrem beunruhigt

7. *Wenn Sie sich auf eine wichtige oder schwierige Aufgabe konzentrieren müssen: Wie schwer fällt es Ihnen, dranzubleiben und diese Aufgabe zu beenden, ohne in Tagträume zu verfallen?*

0 %	10 %	20 %	30 %	40 %	50 %	60 %	70 %	80 %	90 %	100 %

Überhaupt nicht schwer — Extrem schwer

8. *Manche Menschen empfinden es so, dass ihre Tagträume sie daran hindern, das zu tun, was ihnen am allerwichtigsten ist. Inwieweit haben Sie das Gefühl, dass Ihre Tagträume Sie daran hindern, Ihre Lebensziele zu erreichen?*

0 %	10 %	20 %	30 %	40 %	50 %	60 %	70 %	80 %	90 %	100 %

Keine Beeinträchtigung — Extrem starke Beeinträchtigung

9. *Manche Menschen berichten, dass es ihnen schwerfällt, ihre Tagtraumaktivitäten zu kontrollieren oder in Grenzen zu halten. Wie schwer fällt es Ihnen, Ihre Tagtraumaktivität zu kontrollieren?*

0 %	10 %	20 %	30 %	40 %	50 %	60 %	70 %	80 %	90 %	100 %

Überhaupt nicht schwer — Extrem schwer

10. *Manche Menschen ärgern sich, wenn ein äußeres Ereignis ihre Tagträume unterbricht. Wenn Ihnen das passiert, dass ein von außen kommendes Ereignis Ihren Tagtraum unterbricht: Wie sehr ärgert Sie das in der Regel?*

0 %	10 %	20 %	30 %	40 %	50 %	60 %	70 %	80 %	90 %	100 %
Überhaupt nicht verärgert										Extrem verärgert

11. *Manche Menschen berichten, dass ihre Tagträume sich negativ auf ihren akademischen/beruflichen Erfolg oder andere persönliche Entwicklungen auswirken. Inwieweit trifft dies auf Sie zu? Wirken sich Ihre Tagträume negativ auf Ihren akademischen/beruflichen Erfolg aus?*

0 %	10 %	20 %	30 %	40 %	50 %	60 %	70 %	80 %	90 %	100 %
Überhaupt keine Beeinträchtigung										Extrem starke Beeinträchtigung

12. *Manchen Menschen ist Tagträumen wichtiger als vieles andere im Leben. Inwieweit würden Sie lieber Ihren Tagträumen nachhängen, als soziale Kontakte zu pflegen oder Hobbys nachzugehen?*

0 %	10 %	20 %	30 %	40 %	50 %	60 %	70 %	80 %	90 %	100 %
Überhaupt nicht										Unbedingt und immer

13. *Wenn Sie morgens aufwachen: Wie stark ist Ihr Verlangen, sofort tagzuträumen?*

0 %	10 %	20 %	30 %	40 %	50 %	60 %	70 %	80 %	90 %	100 %
Überhaupt kein Verlangen										Extrem starkes Verlangen

14. *Wie oft gehen Ihre Tagträume derzeit mit körperlichen Aktivitäten einher, wie z. B. Auf-und-Ab-Gehen, Wippen oder Handbewegungen?*

0 %	10 %	20 %	30 %	40 %	50 %	60 %	70 %	80 %	90 %	100 %
Niemals										Sehr häufig

15. *Manche Menschen lieben es, tagzuträumen. Inwieweit empfinden Sie Ihre Tagträume als beruhigend und angenehm?*

0 %	10 %	20 %	30 %	40 %	50 %	60 %	70 %	80 %	90 %	100 %
Überhaupt nicht										Extrem angenehm und beruhigend

16. *Ohne Musik fällt manchen Menschen das Tagträumen schwer. Inwieweit hängen die Intensität und das Ausmaß Ihrer Tagträume davon ab, ob Sie Musik hören?*

0%	10%	20%	30%	40%	50%	60%	70%	80%	90%	100%
Überhaupt nicht										Extrem stark

Quelle: Somer, E.; Bigelsen, J.; Lehrfeld, J. & Jopp, D. (2014): Skala zu maladaptiven Tagträumen (16 Items, MDS-16)

Die Forschung mit dem MDS-16 hat gezeigt: Bei einem Cut-off-Wert von 40 (oder höher) empfiehlt es sich, das Structured Clinical Diagnostic Interview for Maladaptive Daydreaming (SCIMD: Somer et al., 2017) einzusetzen. Beide Instrumente können hier heruntergeladen werden:

↗ https://daydreamresearch.wixsite.com/md-research

Trauma- und Dissoziationssymptome-Interview (TADS-I)

Version 1.13

Dr. Suzette Boon

Dr. med. Helga Matthess

Die aktuelle Version des Interviews kann hier heruntergeladen werden:
↗ https://www.junfermann.de/titel/die-diagnostik-traumabedingter-dissoziation/1788

Deutsche Übersetzung: Christoph Trunk, Arbeitsgruppe Jan Gysi,
Bettina Overkamp, Susanne Nick

Inhalt

Anleitung für Befrager*innen

Dies ist die überarbeitete Version des halbstrukturierten *Trauma- und Dissoziationssymptome-Interviews* (Trauma and Dissociation Symptoms Interview, TADS-I). Das Interview besteht aus fünf Teilen. Die Durchführung des gesamten Interviews ermöglicht Ihnen eine zuverlässige Diagnose dissoziativer Störungen. Zudem bietet der Fragebogen Informationen zu vorhandenen Symptomen im Zusammenhang mit (komplexen) posttraumatischen Störungen (sowohl PTBS als auch kPTBS) und einem breiten Spektrum anderer traumabezogener Beschwerden.

Für die korrekte Durchführung und Auswertung des Interviews ist es wichtig, dass Sie den Anweisungen in Kapitel 5 des Buches *Die Diagnostik traumabedingter Dissoziation* (2025) von Suzette Boon folgen.

Sie können sich entscheiden, gewisse Abschnitte des Interviews zu traumabezogenen Beschwerden (Abschnitte in Teil 2) auszulassen. Das hängt jeweils davon ab, welche Themen Sie diagnostisch vertiefen wollen oder wie viel Zeit Ihnen zur Diagnosestellung zur Verfügung steht. Im Buch *Die Diagnostik traumabedingter Dissoziation* wird erläutert, welche Abschnitte mindestens durchgeführt werden sollten, um entweder eine zuverlässige Diagnose einer dissoziativen Störung zu erhalten oder sie ausschließen zu können.

In jedem Abschnitt gibt es Fragen, deren Nummern mit einem Grauraster hervorgehoben werden. Diese Fragen sind im jeweiligen Abschnitt obligatorisch. Fragen, die nicht auf diese Weise hervorgehoben werden, sind weiterführende Fragen und deshalb nur optional. Sie können Sie stellen, falls eine vorhergehende Frage positiv beantwortet wurde.

Erfassen Sie bitte für jede Frage, ob ein bestimmtes Symptom berichtet wird. Es handelt sich um eine klinische Beurteilung, wie sie in Kapitel 5 des Buchs *Die Diagnostik traumabedingter Dissoziation* (Boon 2025) definiert wird.

Die Qualität eines Symptoms wird u. a. dadurch bestimmt, wie häufig das Symptom vorhanden ist. Diesem Zweck dient der folgende Leitfaden. Wir verwenden dazu die folgende Kategorisierung:

Selten:	Bis zu dreimal im zurückliegenden Jahr
Gelegentlich:	Vier- bis elfmal im zurückliegenden Jahr
Monatlich:	Im zurückliegenden Jahr mindestens einmal monatlich
Wöchentlich:	Im zurückliegenden Jahr mindestens einmal wöchentlich
Täglich:	Im zurückliegenden Jahr mindestens einmal täglich
Unklar:	

Die Ergebnisse einer Pilotstudie, die mit der Version 1.9 des TADS-I durchgeführt wurde, sind derzeit (Stand: 2024) noch in Bearbeitung. Die Versionen 1.10–1.13 enthalten nur geringfügige Änderungen, die teilweise auf diese Studie zurückgehen.

TEIL 1

BIOGRAFISCHE INFORMATIONEN

Name:

Geschlecht:

Alter:

Familienstand:
☐ Alleinstehend
☐ Verheiratet, mit Partner*in zusammenlebend
☐ Geschieden
☐ Verwitwet

Kinder:

Aktuelle Lebenssituation:
☐ Alleine
☐ Mit Partner*in und / oder Kindern
☐ In einer Institution oder begleitetem / betreutem Wohnen

Ausbildung (höchster Schulabschluss):
☐ Grundschule
☐ Weiterführende Schule (Haupt- / Realschule / Gymnasium)
☐ Laufendes Studium
☐ Abgeschlossenes Studium

Aktuelle Arbeitssituation:
☐ Vollzeit
☐ Teilzeit
☐ Arbeitslos
☐ Rente
☐ In Pension

PSYCHIATRISCHE ODER PSYCHOTHERAPEUTISCHE BEHANDLUNGEN / ANAMNESE

A Sind Sie aktuell in psychiatrischer oder psychologischer Behandlung? Ja / Nein / Unklar

a. Wie werden Sie zurzeit behandelt?
   - ☐ Ambulant
   - ☐ Tagesklinisch
   - ☐ Stationär
   - ☐ Anderes:

b. Wie häufig haben Sie (individuelle) Gesprächstermine?
c. Falls Sie behandelt werden, dann wegen welcher Beschwerden / Probleme?

B Sind Sie zuvor schon in Behandlung gewesen? Ja / Nein / Unklar

Falls ja:
a. Welche Art der Behandlung haben Sie erhalten, und wie lange hat diese Behandlung (haben diese Behandlungen) gedauert?
b. Was waren die Gründe für die Beendigung dieser Behandlungen?

C Wurden Sie jemals in eine psychiatrische Klinik oder Station aufgenommen? Ja / Nein / Unklar

Falls ja:
a. Aus welchem Grund / aus welchen Gründen?
b. Wie lange waren Sie in der Klinik?
c. Wie oft sind Sie aufgenommen worden?
d. Wie alt waren Sie, als Sie das erste Mal in einer Klinik aufgenommen wurden?
e. Wie alt waren Sie, als Sie das letzte Mal aufgenommen wurden?

D Wissen Sie, welche Diagnosen Ihnen bislang gestellt wurden? Ja / Nein / Unklar

Falls ja: Welche Diagnosen wurden bei Ihnen gestellt?

Häufigkeit:
Selten (bis zu dreimal im zurückliegenden Jahr) • **Gelegentlich** (vier- bis elfmal im zurückliegenden Jahr) • **Monatlich** (im zurückliegenden Jahr mindestens einmal im Monat) • **Wöchentlich** (im zurückliegenden Jahr mindestens einmal in der Woche)

SUBSTANZGEBRAUCH UND MEDIKAMENTE

1 Konsumieren Sie manchmal Alkohol? Ja / Nein / Unklar

Falls ja:

a. Welche Art von Alkohol konsumieren Sie?

☐ Wein, Bier ☐ Spirituosen ☐ Beides

b. Wie viel trinken Sie jeweils, wenn Sie Alkohol konsumieren?

c. Wie oft konsumieren Sie Alkohol?

☐ Selten ☐ Gelegentlich ☐ Monatlich ☐ Wöchentlich
☐ Täglich ☐ Unklar

Falls nein:

a. Haben Sie jemals in der Vergangenheit Alkohol konsumiert? Ja / Nein / Unklar

Hinweis für den/die Befrager*in: Falls der/die Patient*in angibt, niemals Alkohol konsumiert zu haben, können Sie mit Frage 4 „Konsumieren Sie manchmal Drogen?“ weitermachen.

Falls ja:

b. Welche Art von Alkohol haben Sie konsumiert?

c. Wie viel Alkohol haben Sie jeweils konsumiert?

d. Wie oft haben Sie Alkohol konsumiert?

☐ Selten ☐ Gelegentlich ☐ Monatlich ☐ Wöchentlich
☐ Täglich ☐ Unklar

2 Hatten Sie jemals ein durch Alkohol bedingtes Blackout oder andere Schwierigkeiten, sich zu erinnern? Ja / Nein / Unklar

Falls ja: Können Sie beschreiben, wie das war?

3 Sind Sie jemals wegen Problemen aufgrund von Alkoholkonsum in Behandlung gewesen? Ja / Nein / Unklar

Falls ja: Wo und wann?

Häufigkeit:
Selten (bis zu dreimal im zurückliegenden Jahr) • **Gelegentlich** (vier- bis elfmal im zurückliegenden Jahr) • **Monatlich** (im zurückliegenden Jahr mindestens einmal im Monat) • **Wöchentlich** (im zurückliegenden Jahr mindestens einmal in der Woche)

4 Konsumieren Sie manchmal Drogen? Ja / Nein / Unklar

Falls ja:

a. Welche Drogen nehmen Sie?

☐ Weiche Drogen ☐ Harte Drogen ☐ Beides

b. Wie viel haben Sie bei den jeweiligen Malen konsumiert?

c. Wie oft konsumieren Sie Drogen?

☐ Selten ☐ Gelegentlich ☐ Monatlich ☐ Wöchentlich
☐ Täglich ☐ Unklar

Falls nein:
Haben Sie in der Vergangenheit jemals Drogen genommen? Ja / Nein / Unklar

Hinweis für den/die Befrager*in: Falls der/die Patient*in angibt, niemals Drogen konsumiert zu haben, können Sie mit Frage 6, „Nehmen Sie zurzeit rezeptpflichtige oder frei verkäufliche Medikamente ein?", weitermachen.

a. Welche Drogen nahmen Sie damals?

☐ Weiche Drogen ☐ Harte Drogen ☐ Beides

b. Wie viel konsumierten Sie damals bei den jeweiligen Malen?

c. Wie oft konsumierten Sie damals Drogen?

☐ Selten ☐ Gelegentlich ☐ Monatlich ☐ Wöchentlich
☐ Täglich ☐ Unklar

5 Wurden Sie jemals wegen eines Problems im Zusammenhang mit Drogenkonsum behandelt? Ja / Nein / Unklar

6 Nehmen Sie zurzeit rezeptpflichtige oder frei verkäufliche Medikamente ein? Ja / Nein / Unklar

Falls ja: Welche Medikamente nehmen Sie ein, und wofür?

Häufigkeit:
Selten (bis zu dreimal im zurückliegenden Jahr) • **Gelegentlich** (vier- bis elfmal im zurückliegenden Jahr) • **Monatlich** (im zurückliegenden Jahr mindestens einmal im Monat) • **Wöchentlich** (im zurückliegenden Jahr mindestens einmal in der Woche)

7 Sind Sie zurzeit abhängig von bestimmten Medikamenten, oder nehmen Sie gewisse Medikamente zu oft oder in zu hoher Dosierung ein? Ja / Nein / Unklar

Falls ja:

a. Welche Medikamente nehmen Sie in zu hoher Dosierung ein oder sind abhängig von ihnen?
b. Wie viel davon nehmen Sie jedes Mal ein?
c. Wie oft nehmen Sie diese Medikamente ein?

☐ Selten ☐ Gelegentlich ☐ Monatlich ☐ Wöchentlich
☐ Täglich ☐ Unklar

Falls nein:

a. Waren Sie in der Vergangenheit jemals von bestimmten Medikamenten abhängig, oder haben Sie gewisse Medikamente in zu großer Menge eingenommen?
b. Welche Medikamente haben Sie damals übermäßig eingenommen oder waren abhängig von ihnen?
c. Wie viel davon haben Sie jeweils eingenommen?
d. Wie oft haben Sie diese Medikamente eingenommen?

☐ Selten ☐ Gelegentlich ☐ Monatlich ☐ Wöchentlich
☐ Täglich ☐ Unklar

Hinweis für den / die Befrager*in: Falls es keine Hinweise auf Substanzmissbrauch gibt, können Sie mit Teil 2, „(Möglicherweise) Traumabezogene Symptome“, fortfahren.

8 Haben Sie eine Vorstellung davon, in welchen Situationen Sie Alkohol, Drogen oder Medikamente einnehmen? Ja / Nein / Unklar

Falls ja:
Können Sie diese Situationen beschreiben, und was denken Sie, wie die Substanzen Ihnen im Umgang mit solchen Situationen helfen?

Häufigkeit:
Selten (bis zu dreimal im zurückliegenden Jahr) • **Gelegentlich** (vier- bis elfmal im zurückliegenden Jahr) • **Monatlich** (im zurückliegenden Jahr mindestens einmal im Monat) • **Wöchentlich** (im zurückliegenden Jahr mindestens einmal in der Woche)

9 In welchem Alter haben die Probleme mit dem Konsum von Alkohol, Drogen oder Medikamenten begonnen? (In verschiedenen Lebensaltern können unterschiedliche Drogen genommen werden.) — Ja / Nein / Unklar

Falls es diese Probleme nur in der Vergangenheit gab:
In welchem Alter haben die Probleme mit dem Konsum von Alkohol, Drogen oder Medikamenten aufgehört?

Ergänzende Fragen, die der/die Befrager*in stellen könnte:

1. Haben Sie sich aufgrund Ihres Alkohol-, Drogen- oder Medikamentenkonsums jemals unwirklich oder außerhalb Ihrer selbst gefühlt?
2. Haben Sie aufgrund Ihres Alkohol-, Drogen- oder Medikamentenkonsums jemals Stimmen gehört, die Ihnen sagten, Sie sollten Alkohol, Drogen oder Medikamente konsumieren? Oder hatten Sie entsprechende zwanghafte Gedanken?
3. Haben Sie selbst herausgefunden (oder hat Ihnen jemand erzählt), dass Sie Substanzen konsumiert haben, und Sie konnten sich nicht daran erinnern?

Allgemeiner Schweregrad des SUBSTANZ- / MEDIKAMENTENMISSBRAUCHS

0 = Kein Missbrauch
1 = Geringfügig
2 = Moderat
3 = Schwer
88 = Unklar

Ist der SUBSTANZ-/MEDIKAMENTENMISSBRAUCH von Bewusstseinsveränderungen begleitet?

0 = Nein
1 = Ja
88 = Unklar

Ist der SUBSTANZ- / MEDIKAMENTENMISSBRAUCH mit Dissoziationssymptomen verbunden, die auf eine Aufspaltung der Persönlichkeit hinweisen?

0 = Nein
1 = Ja
88 = Unklar

Häufigkeit:
Selten (bis zu dreimal im zurückliegenden Jahr) • **Gelegentlich** (vier- bis elfmal im zurückliegenden Jahr) • **Monatlich** (im zurückliegenden Jahr mindestens einmal im Monat) • **Wöchentlich** (im zurückliegenden Jahr mindestens einmal in der Woche)

TEIL 2: (MÖGLICHERWEISE) TRAUMABEZOGENE SYMPTOME

ESSPROBLEME

10 Hatten Sie jemals Probleme mit dem Essen? — Ja / Nein / Unklar

Falls ja:
Können Sie diese beschreiben?

11 Haben Sie jemals so viel Gewicht verloren, dass Ihr Arzt oder andere Personen Ihnen gesagt haben, dass Sie ernsthaft untergewichtig sind? — Ja / Nein / Unklar

Falls ja:

a. Sind Sie im Moment (schwer) untergewichtig?
b. Welches war Ihr niedrigstes Gewicht? ____________________
c. Wie groß sind Sie? ____________________

Für Frauen:

d. Hat irgendwann Ihre Periode / Menstruation ausgesetzt, und war Untergewicht der Grund dafür? — Ja / Nein / Unklar

12 Wurden Sie jemals im Zusammenhang mit Untergewicht stationär aufgenommen? — Ja / Nein / Unklar

13 Hatten Sie jemals Probleme mit übermäßigem Essen? — Ja / Nein / Unklar

Falls ja:
Was war Ihr höchstes Gewicht? ____________________

14 Schwankt Ihr Gewicht stark im Lauf eines Monats oder Jahrs? — Ja / Nein / Unklar

Falls ja: Können Sie sagen, wie stark das Gewicht schwankt (um wie viele kg)?

Häufigkeit:
Selten (bis zu dreimal im zurückliegenden Jahr) • **Gelegentlich** (vier- bis elfmal im zurückliegenden Jahr) • **Monatlich** (im zurückliegenden Jahr mindestens einmal im Monat) • **Wöchentlich** (im zurückliegenden Jahr mindestens einmal in der Woche)

15 Litten Sie jemals unter Essanfällen? Ja / Nein / Unklar

Falls ja:
a. Wie oft haben Sie Essanfälle?

☐ Selten ☐ Gelegentlich ☐ Monatlich ☐ Wöchentlich
☐ Täglich ☐ Unklar

b. Können Sie ein Beispiel von einem solchen Essanfall erzählen?
c. Treten die Essanfälle auf, während Sie in einem „Dämmerzustand" sind? Ja / Nein / Unklar

Falls ja: Können Sie dies beschreiben?

16 Kommt es vor, dass Sie sich gar nicht daran erinnern können, etwas gegessen zu haben (oder einen Essanfall gehabt zu haben), aber Hinweise dafür finden, dass Sie tatsächlich gegessen haben? Ja / Nein / Unklar

Falls ja: Können Sie ein Beispiel geben?

17 Kommt es vor, dass Sie einen Tag lang ganz vergessen zu essen? Ja / Nein / Unklar

Falls ja: Ist es Ihnen bewusst, wenn Sie Hunger oder ein Völlegefühl haben?

18 Kommt es vor, dass Sie sich nach dem Essen übergeben? Ja / Nein / Unklar

Falls ja:
Wie oft kommt es vor, dass Sie sich nach dem Essen übergeben?

☐ Selten ☐ Gelegentlich ☐ Monatlich ☐ Wöchentlich
☐ Täglich ☐ Unklar

19 Leiden Sie manchmal unter spontanem Erbrechen und Übelkeit ohne körperliche Ursache? Ja / Nein / Unklar

Falls ja: Können Sie ein Beispiel geben?

Häufigkeit:
Selten (bis zu dreimal im zurückliegenden Jahr) • **Gelegentlich** (vier- bis elfmal im zurückliegenden Jahr) • **Monatlich** (im zurückliegenden Jahr mindestens einmal im Monat) • **Wöchentlich** (im zurückliegenden Jahr mindestens einmal in der Woche)

20	Haben Sie jemals Abführmittel eingenommen, oder nehmen Sie Abführmittel ein, um Essen loszuwerden oder um Ihr Gewicht zu regulieren? Falls ja: Wie oft kommt das vor? ☐ Selten ☐ Gelegentlich ☐ Monatlich ☐ Wöchentlich ☐ Täglich ☐ Unklar	Ja / Nein / Unklar
21	Haben Sie jemals exzessiv Sport betrieben (mehrere Stunden pro Tag)? Falls ja: Können Sie ein Beispiel geben?	Ja / Nein / Unklar
22	Haben Sie jemals Stimmen gehört oder zwanghafte Gedanken gehabt, die Ihnen befohlen haben, nicht zu essen oder zu viel zu essen? ☐ Nicht zu essen Ja / Nein / Unklar ☐ Zu viel zu essen Ja / Nein / Unklar	Ja / Nein / Unklar

Allgemeiner Schweregrad von ESSPROBLEMEN
0 = Keine
1 = Geringfügig
2 = Moderat
3 = Schwer
88 = Unklar

Sind die ESSPROBLEME von Bewusstseinsveränderungen begleitet?
0 = Nein
1 = Ja
88 = Unklar

Sind die Essprobleme mit Dissoziationssymptomen verbunden, die auf eine Aufspaltung der Persönlichkeit hinweisen?
0 = Nein
1 = Ja
88 = Unklar

Häufigkeit:
Selten (bis zu dreimal im zurückliegenden Jahr) • **Gelegentlich** (vier- bis elfmal im zurückliegenden Jahr) • **Monatlich** (im zurückliegenden Jahr mindestens einmal im Monat) • **Wöchentlich** (im zurückliegenden Jahr mindestens einmal in der Woche)

SCHLAFPROBLEME

23 Leiden Sie an Schlafproblemen? Ja / Nein / Unklar

Falls ja: Wie oft leiden Sie an Schlafproblemen?

☐ Selten ☐ Gelegentlich ☐ Monatlich ☐ Wöchentlich
☐ Täglich ☐ Unklar

> **Befrager*in:** „Ich werde Ihnen nun einige spezifische Fragen zu Schlafproblemen stellen."

24 Haben Sie Probleme beim Einschlafen? Ja / Nein / Unklar

Falls ja:

a. Können Sie diese beschreiben?
b. Beinhaltet das …

☐ beunruhigende Gedanken?
☐ Angst?
☐ Haben Sie Angst, die Augen zu schließen?
☐ Anderes, nämlich: ______________________

25 Schieben Sie das Zubettgehen manchmal auf, weil Sie Angst davor haben? Ja / Nein / Unklar

Falls ja: Können Sie ein Beispiel geben?

26 Wachen Sie nachts oft auf? Ja / Nein / Unklar

Falls ja:

a. Wie oft wachen Sie nachts auf?
b. Geschieht dies zu bestimmten Zeiten in der Nacht?

Falls ja: Zu welcher Zeit / welchen Zeiten? ______________

c. Können Sie beschreiben, was Sie aufweckt?

27 Wie viele Stunden schlafen Sie durchschnittlich pro Nacht?

Häufigkeit:
Selten (bis zu dreimal im zurückliegenden Jahr) • **Gelegentlich** (vier- bis elfmal im zurückliegenden Jahr) • **Monatlich** (im zurückliegenden Jahr mindestens einmal im Monat) • **Wöchentlich** (im zurückliegenden Jahr mindestens einmal in der Woche)

Hinweis für den / die Befrager*in: Bei der Beantwortung von Frage 28 soll der / die Patient*in die Albträume nicht im Detail beschreiben. Wichtig ist, ob er / sie sich an Albträume erinnert.

28 Leiden Sie manchmal unter Albträumen? Ja / Nein / Unklar

Falls ja:

a. Wie oft kommt das vor?

☐ Selten ☐ Gelegentlich ☐ Monatlich ☐ Wöchentlich
☐ Täglich ☐ Unklar

b. Sind Sie sich des Inhalts der Albträume bewusst?

☐ Nein ☐ Gelegentlich ☐ Oft ☐ Unklar

c. Denken Sie, dass die Albträume mit früheren (unangenehmen) Ereignissen zusammenhängen?

☐ Nein ☐ Gelegentlich ☐ Oft ☐ Unklar

d. Haben Sie manchmal den Eindruck, dass Sie nachts diese unangenehmen Ereignisse wiedererleben?

☐ Nein ☐ Gelegentlich ☐ Oft ☐ Unklar

29 Haben Sie jemals mitbekommen oder von anderen gehört, dass Sie nachts unruhig schlafen (z.B. dass Sie im Schlaf schreien, kämpfen, sprechen)? Ja / Nein / Unklar

Falls ja:

a. Wie oft kommt das vor?

☐ Selten ☐ Gelegentlich ☐ Monatlich ☐ Wöchentlich
☐ Täglich ☐ Unklar

b. Können Sie beschreiben, was dann passiert?

☐ Sie schreien
☐ Sie weinen
☐ Sie reden
☐ Sie kämpfen
☐ Anderes: ____________________

Häufigkeit:
Selten (bis zu dreimal im zurückliegenden Jahr) • **Gelegentlich** (vier- bis elfmal im zurückliegenden Jahr) • **Monatlich** (im zurückliegenden Jahr mindestens einmal im Monat) • **Wöchentlich** (im zurückliegenden Jahr mindestens einmal in der Woche)

30 Fällt es Ihnen manchmal schwer, aus einem unangenehmen Traum aufzuwachen, oder haben Sie Träume, die weiterzugehen scheinen, nachdem Sie aufgewacht sind? Ja / Nein / Unklar

Falls ja:
a. Wie oft kommt das vor?

☐ Selten ☐ Gelegentlich ☐ Monatlich ☐ Wöchentlich
☐ Täglich ☐ Unklar

b. Können Sie das beschreiben?

31 Sehen Sie tagsüber manchmal albtraumartige Bilder vor sich? Ja / Nein / Unklar

Falls ja:
a. Wie oft kommt das vor?

☐ Selten ☐ Gelegentlich ☐ Monatlich ☐ Wöchentlich
☐ Täglich ☐ Unklar

b. Können Sie das beschreiben?
c. Haben Sie eine Ahnung, womit diese Bilder zusammenhängen? Ja / Nein / Unklar

32 Sind Sie jemals geschlafwandelt? Ja / Nein / Unklar

Falls ja: Können Sie diese Erfahrung beschreiben?

33 Haben Sie je festgestellt, dass Sie nachts aufgestanden sind und Dinge getan haben, an die Sie sich am nächsten Morgen nicht mehr erinnern konnten (wobei Sie nicht unter dem Einfluss von Alkohol, Drogen oder Medikamenten standen)? Ja / Nein / Unklar

Falls ja:
a. Wie oft kommt das vor?

☐ Selten ☐ Gelegentlich ☐ Monatlich ☐ Wöchentlich
☐ Täglich ☐ Unklar

b. Können Sie ein Beispiel geben?

Häufigkeit:
Selten (bis zu dreimal im zurückliegenden Jahr) • **Gelegentlich** (vier- bis elfmal im zurückliegenden Jahr) • **Monatlich** (im zurückliegenden Jahr mindestens einmal im Monat) • **Wöchentlich** (im zurückliegenden Jahr mindestens einmal in der Woche)

34 Nehmen Sie Schlafmittel? Ja / Nein / Unklar

Falls ja:
a. Welche Medikamente nehmen Sie?
b. Welche Wirkung schreiben Sie ihnen zu?
c. Können Sie diesen Effekt beschreiben?

35 Nutzen Sie irgendwelche anderen Hilfsmittel, um schlafen zu können? Ja / Nein / Unklar
(Beispiele: vorm Schlafengehen ein warmes Bad nehmen oder bestimmte Musik hören)

Falls ja: Können Sie diese Hilfsmittel beschreiben?

36 Haben Sie jemals die Erfahrung gemacht, dass Sie, ohne es zu wollen, tagsüber eingeschlafen sind, als Sie eigentlich hätten wach sein sollen? Ja / Nein / Unklar

Falls ja: Können Sie das beschreiben?

37 Sind Sie jemals mit dem Gefühl aufgewacht, eine andere Person zu sein? Ja / Nein / Unklar

Falls ja:
a. Wie oft kommt das vor?

☐ Selten ☐ Gelegentlich ☐ Monatlich ☐ Wöchentlich
☐ Täglich ☐ Unklar

b. Können Sie diese Erfahrung beschreiben?

38 Sind Sie je aufgewacht, ohne zu erkennen, wo Sie sind, obwohl Sie zu Hause waren? Ja / Nein / Unklar

Falls ja:
a. Wie oft kommt das vor?

☐ Selten ☐ Gelegentlich ☐ Monatlich ☐ Wöchentlich
☐ Täglich ☐ Unklar

b. Können Sie diese Erfahrung beschreiben?

Häufigkeit:
Selten (bis zu dreimal im zurückliegenden Jahr) • **Gelegentlich** (vier- bis elfmal im zurückliegenden Jahr) • **Monatlich** (im zurückliegenden Jahr mindestens einmal im Monat) • **Wöchentlich** (im zurückliegenden Jahr mindestens einmal in der Woche)

39 Sind Sie je aufgewacht und hatten den Eindruck, in einer Zeit aus Ihrer Vergangenheit zu sein? Ja / Nein / Unklar

Falls ja:

a. Wie oft kommt das vor?

☐ Selten ☐ Gelegentlich ☐ Monatlich ☐ Wöchentlich
☐ Täglich ☐ Unklar

b. Können Sie diese Erfahrung beschreiben?

Allgemeiner Schweregrad von SCHLAFPROBLEMEN
0 = Keine
1 = Geringfügig
2 = Moderat
3 = Schwer
88 = Unklar

Sind die SCHLAFPROBLEME von Bewusstseinsveränderungen begleitet?
0 = Nein
1 = Ja
88 = Unklar

Sind die SCHLAFPROBLEME mit Dissoziationssymptomen verbunden, die auf eine Aufspaltung der Persönlichkeit hinweisen?
0 = Nein
1 = Ja
88 = Unklar

Häufigkeit:
Selten (bis zu dreimal im zurückliegenden Jahr) • **Gelegentlich** (vier- bis elfmal im zurückliegenden Jahr) • **Monatlich** (im zurückliegenden Jahr mindestens einmal im Monat) • **Wöchentlich** (im zurückliegenden Jahr mindestens einmal in der Woche)

STIMMUNG UND EMOTIONSREGULATION

40 Wie war Ihre vorherrschende Grundstimmung in den letzten paar Jahren?

Bitte beschreiben Sie: ______________________________

41 Erleben Sie manchmal, dass Ihre Stimmung schnell wechselt oder schwankt? Ja / Nein / Unklar

Falls ja:

a. Wie häufig kommt das vor?

☐ Selten ☐ Gelegentlich ☐ Monatlich ☐ Wöchentlich
☐ Täglich ☐ Unklar

b. Sind Sie sich der Stimmungsschwankungen immer bewusst? Ja / Nein / Unklar

Falls nein:
Können Sie beschreiben, was passiert?

> **Hinweis für den / die Befrager*in:** Wenn der Patient / die Patientin keine Stimmungsschwankungen berichtet, können Sie mit Frage 45 fortfahren.

42 Können Sie beschreiben, wie die Stimmungsschwankungen typischerweise beginnen?

☐ Abrupt
☐ Eher langsam und schleichend
☐ Es beginnt mit einem schwach ausgeprägten Gefühl, das in ein ähnliches Gefühl mit mehr Intensität übergeht (z. B. von zufrieden hin zu euphorisch).
☐ Pendeln zwischen extrem intensiven Gefühlen, die sehr unterschiedlich sind (z. B. zwischen glücklich und wütend)
☐ Anderes: ______________________________

Können Sie ein Beispiel geben?

Häufigkeit:
Selten (bis zu dreimal im zurückliegenden Jahr) • **Gelegentlich** (vier- bis elfmal im zurückliegenden Jahr) • **Monatlich** (im zurückliegenden Jahr mindestens einmal im Monat) • **Wöchentlich** (im zurückliegenden Jahr mindestens einmal in der Woche)

43 Beeinträchtigen Ihre Stimmungsschwankungen …

- ☐ Sie selbst? Ja / Nein / Unklar
- ☐ andere Menschen um Sie herum? Ja / Nein / Unklar
- ☐ Ihr tägliches Leben / Ihre Arbeit? Ja / Nein / Unklar

Falls ja: Können Sie beschreiben, wie Ihre Stimmungsschwankungen Sie selbst, andere und Ihre Handlungsfähigkeit beeinflussen?

44 Erleben Sie manchmal starke Schwankungen in Ihren Fertigkeiten und Fähigkeiten, die auf Stimmungswechsel zurückgehen? Ja / Nein / Unklar

Falls ja:
a. Wie häufig kommt das vor?

☐ Selten ☐ Gelegentlich ☐ Monatlich ☐ Wöchentlich
☐ Täglich ☐ Unklar

b. Können Sie ein Beispiel geben?

45 Haben Sie jemals beobachtet, dass Sie ohne Weiteres Dinge tun konnten, die Ihnen eigentlich unmöglich erschienen oder zu denen Sie normalerweise nicht in der Lage sind? Ja / Nein / Unklar

Falls ja:
a. Wie häufig kommt das vor?

☐ Selten ☐ Gelegentlich ☐ Monatlich ☐ Wöchentlich
☐ Täglich ☐ Unklar

b. Können Sie ein Beispiel geben?

46 Regen Sie sich manchmal über Dinge auf, die für andere Menschen eher ein kleines Problem wären? Ja / Nein / Unklar

Falls ja: Können Sie ein Beispiel geben?

Häufigkeit:
Selten (bis zu dreimal im zurückliegenden Jahr) • **Gelegentlich** (vier- bis elfmal im zurückliegenden Jahr) • **Monatlich** (im zurückliegenden Jahr mindestens einmal im Monat) • **Wöchentlich** (im zurückliegenden Jahr mindestens einmal in der Woche)

47 Haben Sie Schwierigkeiten, sich selbst zu beruhigen, wenn Sie aufgeregt sind? Ja / Nein / Unklar

Falls ja: Können Sie ein Beispiel geben?

48 Haben Sie manchmal das Gefühl, dass Sie Ihr Verhalten und Ihre Gefühle nicht kontrollieren können? Ja / Nein / Unklar

Falls ja:
a. Wie häufig kommt das vor?

☐ Selten ☐ Gelegentlich ☐ Monatlich ☐ Wöchentlich
☐ Täglich ☐ Unklar

b. Können Sie ein Beispiel geben?

49 Gibt es bestimmte Gefühle (z. B. Wut), von denen Sie denken, dass Sie sie schlecht oder gar nicht kontrollieren können? Ja / Nein / Unklar

Falls ja:
a. Können Sie diese Gefühle beschreiben?
b. Wie häufig kommt das vor?

☐ Selten ☐ Gelegentlich ☐ Monatlich ☐ Wöchentlich
☐ Täglich ☐ Unklar

c. Verstehen Sie immer die Gründe für diese Gefühle oder den Zusammenhang, in dem sie stehen? Ja / Nein / Unklar

Falls nein:
Können Sie mir etwas mehr dazu erzählen?

50 Haben Sie sich schon einmal innerlich taub gefühlt, so als könnten Sie mit Ihren Gefühlen nicht in Kontakt kommen? Ja / Nein / Unklar

Falls ja:
a. Können Sie ein Beispiel geben?
b. Wie häufig kommt das vor?

☐ Selten ☐ Gelegentlich ☐ Monatlich ☐ Wöchentlich
☐ Täglich ☐ Unklar

Häufigkeit:
Selten (bis zu dreimal im zurückliegenden Jahr) • **Gelegentlich** (vier- bis elfmal im zurückliegenden Jahr) • **Monatlich** (im zurückliegenden Jahr mindestens einmal im Monat) • **Wöchentlich** (im zurückliegenden Jahr mindestens einmal in der Woche)

51 Sind Sie manchmal deprimiert oder niedergeschlagen? Ja / Nein / Unklar

Falls ja:
a. Können Sie ein Beispiel geben?
b. Wie häufig kommt das vor?

☐ Selten ☐ Gelegentlich ☐ Monatlich ☐ Wöchentlich
☐ Täglich ☐ Unklar

52 Fühlten Sie sich, wenn Sie an Ihre Zukunft dachten, jemals hoffnungslos? Ja / Nein / Unklar

Falls ja:
a. Können Sie dieses Gefühl beschreiben?
b. Hängt diese Hoffnungslosigkeit mit Ihrer Lebenssituation zusammen? Ja / Nein / Unklar
Können Sie dies näher beschreiben?
c. Beeinträchtigt dieses Gefühl der Hoffnungslosigkeit Ihre Beziehung zu Menschen, die Ihnen wichtig sind? Ja / Nein / Unklar
Können Sie das beschreiben?

53 Waren Sie jemals so verzweifelt, dass Sie darüber nachdachten, sich das Leben zu nehmen? Ja / Nein / Unklar

Hinweis für den / die Befrager*in: Wenn der / die Patient*in keine Suizidgedanken berichtet, können Sie mit Frage 56 fortfahren.

Häufigkeit:
Selten (bis zu dreimal im zurückliegenden Jahr) • **Gelegentlich** (vier- bis elfmal im zurückliegenden Jahr) • **Monatlich** (im zurückliegenden Jahr mindestens einmal im Monat) • **Wöchentlich** (im zurückliegenden Jahr mindestens einmal in der Woche)

54 Haben Sie jemals versucht, sich das Leben zu nehmen? Ja / Nein / Unklar

Falls ja:

a. Was haben Sie genau getan?
b. Wie wurde der Suizidversuch beendet, und was oder wer hat Sie davon abgehalten, sich das Leben zu nehmen?
c. Haben Sie mehrfach versucht, sich das Leben zu nehmen? Ja / Nein / Unklar

   Falls ja: Wie oft haben Sie versucht, sich das Leben zu nehmen?

d. Waren Sie während des Suizidversuchs / der Suizidversuche in einem Zustand von Benommenheit (der sich außerhalb Ihrer Kontrolle befand)? Ja / Nein / Unklar

   Falls ja: Können Sie diese Erfahrung beschreiben?
   - ☐ Ich fühlte mich wie in einem Traumzustand (Depersonalisation / Derealisation).
   - ☐ Ich fühlte mich wie außerhalb meines Körpers, als würde ich mir selbst zuschauen.
   - ☐ Ich hörte Stimmen.
   - ☐ Anderes: ____________________

e. Ist es schon vorgekommen, dass Sie keinerlei Erinnerung an einen Suizidversuch hatten, obwohl gleichzeitig klar war, dass Sie einen Suizidversuch unternommen haben mussten? Können Sie ein Beispiel geben? Ja / Nein / Unklar
f. Haben Sie im Zusammenhang mit dem Suizidversuch Alkohol, Drogen oder Medikamente genommen? Ja / Nein / Unklar

55 a. Wurden Sie jemals in die Psychiatrie überwiesen, um Sie an einem Suizidversuch zu hindern? Ja / Nein / Unklar
b. Wurden Sie jemals in einer Klinik behandelt, weil Sie einen Suizidversuch unternommen hatten? Ja / Nein / Unklar

Häufigkeit:
Selten (bis zu dreimal im zurückliegenden Jahr) • **Gelegentlich** (vier- bis elfmal im zurückliegenden Jahr) • **Monatlich** (im zurückliegenden Jahr mindestens einmal im Monat) • **Wöchentlich** (im zurückliegenden Jahr mindestens einmal in der Woche)

56 Fühlen Sie sich manchmal ohne ersichtlichen Grund übermütig, extrem energiegeladen, aufgedreht und / oder ausgelassen? Ja / Nein / Unklar

Falls ja:

a. Wie häufig kommt das vor?

☐ Selten ☐ Gelegentlich ☐ Monatlich ☐ Wöchentlich
☐ Täglich ☐ Unklar

b. Können Sie ein Beispiel geben?

c. Haben Sie jemals in einer so energiegeladenen Stimmung Dinge getan, die Sie später bereuten? Oder Dinge, die Sie in Schwierigkeiten brachten? Ja / Nein / Unklar

Falls ja:
Können Sie ein Beispiel geben?

d. Wenn Sie in so einer energiegeladenen Stimmung sind, gehen dann manchmal die Gedanken mit Ihnen durch, so als ob Sie unfähig wären, sie zu stoppen? Ja / Nein / Unklar

Falls ja:
Können Sie ein Beispiel geben?

e. Besteht Ihrer Meinung nach ein Zusammenhang zwischen energiegeladener Stimmung und Anspannung oder Angst? Ja / Nein / Unklar

Falls ja:
Können Sie ein Beispiel geben?

Häufigkeit:
Selten (bis zu dreimal im zurückliegenden Jahr) • **Gelegentlich** (vier- bis elfmal im zurückliegenden Jahr) • **Monatlich** (im zurückliegenden Jahr mindestens einmal im Monat) • **Wöchentlich** (im zurückliegenden Jahr mindestens einmal in der Woche)

57 Haben Sie jemals starke Gefühle von Leere und Langeweile empfunden?

a. Leere — Ja / Nein / Unklar

Falls ja:
a-1 Können Sie ein Beispiel geben?
a-2 Wie häufig kommt das vor?

☐ Selten ☐ Gelegentlich ☐ Monatlich ☐ Wöchentlich
☐ Täglich ☐ Unklar

a-3 Wie lange halten diese Gefühle normalerweise an?

☐ Stunden ☐ Tage ☐ Fast durchgängig vorhanden
☐ Unklar

b. Langeweile — Ja / Nein / Unklar

Falls ja:
b-1 Können Sie ein Beispiel geben?
b-2 Wie häufig kommt das vor?

☐ Selten ☐ Gelegentlich ☐ Monatlich ☐ Wöchentlich
☐ Täglich ☐ Unklar

b-3 Wie lange dauern diese Gefühle normalerweise?

☐ Stunden ☐ Tage ☐ Fast durchgängig vorhanden
☐ Unklar

Häufigkeit:
Selten (bis zu dreimal im zurückliegenden Jahr) • **Gelegentlich** (vier- bis elfmal im zurückliegenden Jahr) • **Monatlich** (im zurückliegenden Jahr mindestens einmal im Monat) • **Wöchentlich** (im zurückliegenden Jahr mindestens einmal in der Woche)

Allgemeiner Schweregrad von STIMMUNGS- UND EMOTIONSREGULATIONSPROBLEMEN
0 = Keine
1 = Geringfügig
2 = Moderat
3 = Schwer
88 = Unklar

Sind STIMMUNGS- UND EMOTIONSREGULATIONSPROBLEME mit Bewusstseinsveränderungen verbunden?
0 = Nein
1 = Ja
88 = Unklar

Sind STIMMUNGS- UND EMOTIONSREGULATIONSPROBLEME mit Dissoziationssymptomen verbunden, die auf eine Aufspaltung der Persönlichkeit hindeuten?
0 = Nein
1 = Ja
88 = Unklar

Häufigkeit:
Selten (bis zu dreimal im zurückliegenden Jahr) • **Gelegentlich** (vier- bis elfmal im zurückliegenden Jahr) • **Monatlich** (im zurückliegenden Jahr mindestens einmal im Monat) • **Wöchentlich** (im zurückliegenden Jahr mindestens einmal in der Woche)

ANGST UND PANIK

58 Sind Sie generell eine ängstliche Person? Ja / Nein / Unklar

Falls ja: Können Sie ein Beispiel geben?

59 Leiden oder litten Sie unter spezifischen Ängsten oder Phobien? Ja / Nein / Unklar

Falls ja: Können Sie diese Ängste beschreiben?

60 Leiden oder litten Sie unter (plötzlichen) Panikattacken? Ja / Nein / Unklar

Falls ja:

a. Können Sie eine solche Panikattacke beschreiben?
b. Ist Ihnen der Grund für eine Panikattacke normalerweise bewusst? Ja / Nein / Unklar

   Falls ja: Können Sie ein Beispiel geben?

c. Gehen diese Panikattacken mit körperlichen Beschwerden wie Herzrasen, Schwitzen und Hyperventilieren einher? Ja / Nein / Unklar

   Falls ja: Können Sie ein Beispiel geben?

Hinweis für den / die Befrager*in: Wenn Sie Frage 61 stellen, berufen Sie sich bitte auf die Erfahrungen, die der Patient / die Patientin zu den Fragen 58 bis 60 berichtet hat.

Häufigkeit:
Selten (bis zu dreimal im zurückliegenden Jahr) • **Gelegentlich** (vier- bis elfmal im zurückliegenden Jahr) • **Monatlich** (im zurückliegenden Jahr mindestens einmal im Monat) • **Wöchentlich** (im zurückliegenden Jahr mindestens einmal in der Woche)

61 Wenn Sie an Ihre Erfahrungen mit Angst, Panik und Phobien zurückdenken (auf Erfahrungen Bezug nehmen, die der Patient/die Patientin beschrieben hat): Ja / Nein / Unklar

a. Wann haben Sie das zum ersten Mal erlebt?
b. Wie oft ist das passiert?

☐ Selten ☐ Gelegentlich ☐ Monatlich ☐ Wöchentlich
☐ Täglich ☐ Unklar

c. Kommen Sie sich selbst manchmal fremd vor, wenn Sie Angst haben? Ja / Nein / Unklar

Falls ja: Können Sie dies beschreiben?

d. Hören Sie jemals Stimmen, wenn Sie Angst haben? Ja / Nein / Unklar

Falls ja: Können Sie dies beschreiben?

e. Haben Sie jemals so starke Angst gehabt, dass Sie nicht wussten, was Sie taten oder was Sie zuvor getan hatten? Ja / Nein / Unklar

Falls ja: Können Sie dies beschreiben?

62 Meiden Sie aus Angst jemals gewisse Situationen oder bestimmte Orte? Ja / Nein / Unklar

Falls ja:
a. Welche Situationen meiden Sie?
b. Können Sie ein Beispiel geben?
c. Wie häufig kommt das vor?

☐ Selten ☐ Gelegentlich ☐ Monatlich ☐ Wöchentlich
☐ Täglich ☐ Unklar

63 Gibt es andere Dinge, die Sie aus Angst vermeiden? Ja / Nein / Unklar

Falls ja: Können Sie ein Beispiel geben?

Häufigkeit:
Selten (bis zu dreimal im zurückliegenden Jahr) • **Gelegentlich** (vier- bis elfmal im zurückliegenden Jahr) • **Monatlich** (im zurückliegenden Jahr mindestens einmal im Monat) • **Wöchentlich** (im zurückliegenden Jahr mindestens einmal in der Woche)

64 Haben Sie jemals beängstigende Bilder oder Gedanken erlebt, die sich Ihnen regelrecht aufdrängten? Ja / Nein / Unklar

Falls ja:
a. Wie häufig kommt das vor?

☐ Selten ☐ Gelegentlich ☐ Monatlich ☐ Wöchentlich
☐ Täglich ☐ Unklar

b. Wissen Sie, woher diese Bilder oder Gedanken kommen? Oder wissen Sie, was sie bedeuten könnten? Ja / Nein / Unklar

Falls ja:
b-1 Können Sie mir mehr darüber erzählen?

65 Haben Sie jemals Flashbacks von früheren negativen Erfahrungen gehabt? Ja / Nein / Unklar

Falls ja:
a. Wie häufig kommt das vor?

☐ Selten ☐ Gelegentlich ☐ Monatlich ☐ Wöchentlich
☐ Täglich ☐ Unklar

b. Können Sie ein Beispiel geben?

Häufigkeit:
Selten (bis zu dreimal im zurückliegenden Jahr) • **Gelegentlich** (vier- bis elfmal im zurückliegenden Jahr) • **Monatlich** (im zurückliegenden Jahr mindestens einmal im Monat) • **Wöchentlich** (im zurückliegenden Jahr mindestens einmal in der Woche)

66 Leiden Sie manchmal unter:

a. Nervosität? Ja / Nein / Unklar

Falls ja:
a-1 Wie häufig kommt das vor?

☐ Selten ☐ Gelegentlich ☐ Monatlich ☐ Wöchentlich
☐ Täglich ☐ Unklar

a-2 Können Sie ein Beispiel geben?

b. Hypervigilanz (übermäßiger Wachsamkeit)? Ja / Nein / Unklar

b-1 Wie häufig kommt das vor?

☐ Selten ☐ Gelegentlich ☐ Monatlich ☐ Wöchentlich
☐ Täglich ☐ Unklar

b-2 Können Sie ein Beispiel geben?

c. Reizbarkeit oder Wutausbrüchen? Ja / Nein / Unklar

c-1 Wie häufig kommt das vor?

☐ Selten ☐ Gelegentlich ☐ Monatlich ☐ Wöchentlich
☐ Täglich ☐ Unklar

c-2 Können Sie ein Beispiel geben?

d. Zwanghaften Gedanken oder Handlungen? Ja / Nein / Unklar

d-1 Wie häufig kommt das vor?

☐ Selten ☐ Gelegentlich ☐ Monatlich ☐ Wöchentlich
☐ Täglich ☐ Unklar

d-2 Können Sie ein Beispiel geben?

Häufigkeit:
Selten (bis zu dreimal im zurückliegenden Jahr) • **Gelegentlich** (vier- bis elfmal im zurückliegenden Jahr) • **Monatlich** (im zurückliegenden Jahr mindestens einmal im Monat) • **Wöchentlich** (im zurückliegenden Jahr mindestens einmal in der Woche)

Allgemeiner Schweregrad von ANGST UND PANIK
0 = Keine
1 = Geringfügig
2 = Moderat
3 = Schwer
88 = Unklar

Sind ANGST UND PANIK mit Bewusstseinsveränderungen verbunden?
0 = Nein
1 = Ja
88 = Unklar

Sind ANGST UND PANIK mit Dissoziationssymptomen verbunden, die auf eine Aufspaltung der Persönlichkeit hinweisen?
0 = Nein
1 = Ja
88 = Unklar

Häufigkeit:
Selten (bis zu dreimal im zurückliegenden Jahr) • **Gelegentlich** (vier- bis elfmal im zurückliegenden Jahr) • **Monatlich** (im zurückliegenden Jahr mindestens einmal im Monat) • **Wöchentlich** (im zurückliegenden Jahr mindestens einmal in der Woche)

SELBSTVERLETZENDES VERHALTEN

67 Haben Sie sich jemals absichtlich verletzt oder sich Schmerzen zugefügt (z.B. sich verbrannt oder geschnitten oder den Kopf auf den Boden oder gegen die Wand geschlagen)? Ja / Nein / Unklar

Falls ja:

a. Wie oft kommt dies vor?

☐ Selten ☐ Gelegentlich ☐ Monatlich ☐ Wöchentlich
☐ Täglich ☐ Unklar

b. Können Sie ein Beispiel geben?

c. Bekommen Sie es bewusst mit, wenn Sie sich selbst verletzen? Ja / Nein / Unklar

c-1 Können Sie ein Beispiel geben?

d. Haben Sie das Gefühl, dass Sie Ihr selbstverletzendes Verhalten unter Kontrolle haben? Ja / Nein / Unklar

d-1 Können Sie ein Beispiel geben?

Hinweis für den / die Befrager*in: Falls der / die Patient*in kein selbstverletzendes Verhalten angibt, können Sie mit Frage 70 fortfahren.

68 Kommt es manchmal vor, dass Sie nicht mehr wissen, dass Sie sich verletzt haben, und dann im Nachhinein entdecken, dass Sie das offensichtlich getan haben? Ja / Nein / Unklar

Falls ja: Können Sie ein Beispiel geben?

Häufigkeit:
Selten (bis zu dreimal im zurückliegenden Jahr) • **Gelegentlich** (vier- bis elfmal im zurückliegenden Jahr) • **Monatlich** (im zurückliegenden Jahr mindestens einmal im Monat) • **Wöchentlich** (im zurückliegenden Jahr mindestens einmal in der Woche)

69 Kommt es manchmal vor, dass Sie sich dabei zusehen, wie Sie sich selbst verletzen, so, als würden Sie jemand anderem dabei zusehen? Ja / Nein / Unklar

Falls ja:

a. Können Sie ein Beispiel geben?
b. Fühlt es sich so an, als wären Sie tatsächlich außerhalb Ihres Körpers? Ja / Nein / Unklar

70 Tun Sie manchmal andere gefährliche oder selbstzerstörerische Dinge? Ja / Nein / Unklar

Falls ja, gehört dazu:

a. Rücksichtslose Fahrweise Ja / Nein / Unklar

a-1 Wie häufig kommt dies vor?

☐ Selten ☐ Gelegentlich ☐ Monatlich ☐ Wöchentlich
☐ Täglich ☐ Unklar

b. Geldverschwendung Ja / Nein / Unklar

b-1 Wie häufig kommt dies vor?

☐ Selten ☐ Gelegentlich ☐ Monatlich ☐ Wöchentlich
☐ Täglich ☐ Unklar

c. Ungeschützter Sex Ja / Nein / Unklar

c-1 Wie häufig kommt dies vor?

☐ Selten ☐ Gelegentlich ☐ Monatlich ☐ Wöchentlich
☐ Täglich ☐ Unklar

d. Anderes:

d-1 Wie häufig kommt dies vor?

☐ Selten ☐ Gelegentlich ☐ Monatlich ☐ Wöchentlich
☐ Täglich ☐ Unklar

Häufigkeit:
Selten (bis zu dreimal im zurückliegenden Jahr) • **Gelegentlich** (vier- bis elfmal im zurückliegenden Jahr) • **Monatlich** (im zurückliegenden Jahr mindestens einmal im Monat) • **Wöchentlich** (im zurückliegenden Jahr mindestens einmal in der Woche)

71 Gibt es noch andere Situationen, in denen Sie nicht gut für sich selbst sorgen (und z.B. Dinge unterlassen, die notwendig für Ihre Gesundheit oder Ihr Wohlbefinden sind)? Ja / Nein / Unklar

Falls ja: Können Sie ein Beispiel geben?

72 Kommt es vor, dass etwas in Ihrem Inneren Sie zu selbstschädigendem Verhalten anhält? Ja / Nein / Unklar

Falls ja, beinhaltet dies:

a. Eine befehlende Stimme (oder mehrere Stimmen)? Ja / Nein / Unklar

a-1 Falls ja, wie oft kommt das vor?

☐ Selten ☐ Gelegentlich ☐ Monatlich ☐ Wöchentlich
☐ Täglich ☐ Unklar

a-2 Können Sie ein Beispiel geben?

b. Zwanghafte Gedanken? Ja / Nein / Unklar

b-1 Falls ja, wie oft kommt das vor?

☐ Selten ☐ Gelegentlich ☐ Monatlich ☐ Wöchentlich
☐ Täglich ☐ Unklar

b-2 Können Sie ein Beispiel geben?

c. Anderes: Ja / Nein / Unklar

c-1 Wie häufig kommt dies vor?

☐ Selten ☐ Gelegentlich ☐ Monatlich ☐ Wöchentlich
☐ Täglich ☐ Unklar

c-2 Können Sie ein Beispiel geben?

Häufigkeit:
Selten (bis zu dreimal im zurückliegenden Jahr) • **Gelegentlich** (vier- bis elfmal im zurückliegenden Jahr) • **Monatlich** (im zurückliegenden Jahr mindestens einmal im Monat) • **Wöchentlich** (im zurückliegenden Jahr mindestens einmal in der Woche)

Allgemeiner Schweregrad von SELBSTVERLETZENDEM VERHALTEN
0 = Keines
1 = Geringfügig
2 = Moderat
3 = Schwer
88 = Unklar

Ist SELBSTVERLETZENDES VERHALTEN mit Bewusstseinsveränderungen verbunden?
0 = Nein
1 = Ja
88 = Unklar

Ist SELBSTVERLETZENDES Verhalten mit Dissoziationssymptomen verbunden, die auf eine Aufspaltung der Persönlichkeit hinweisen?
0 = Nein
1 = Ja
88 = Unklar

Häufigkeit:
Selten (bis zu dreimal im zurückliegenden Jahr) • **Gelegentlich** (vier- bis elfmal im zurückliegenden Jahr) • **Monatlich** (im zurückliegenden Jahr mindestens einmal im Monat) • **Wöchentlich** (im zurückliegenden Jahr mindestens einmal in der Woche)

SELBSTBILD UND IDENTITÄT

73 Haben Sie im Allgemeinen eine positive Meinung von sich selbst? — Ja / Nein / Unklar

Falls ja:
a-1 Können Sie dies beschreiben?

Falls nein:
a-2 Können Sie beschreiben, mit welchen Gedanken und Gefühlen Sie sich im Allgemeinen betrachten?

b. Gibt es Unterschiede zwischen den Vorstellungen, die andere Menschen von Ihnen haben, und Ihren eigenen Vorstellungen von sich selbst? — Ja / Nein / Unklar

Falls ja: Können Sie die Unterschiede beschreiben?

Hinweis für den / die Befrager*in: Falls der / die Patient*in angibt, eine negative Meinung von sich selbst zu haben, stellen Sie bitte Frage 74.

74 Falls Sie negative Gedanken über sich selbst haben:

Wie häufig kommen sie vor?

☐ Selten ☐ Gelegentlich ☐ Monatlich ☐ Wöchentlich
☐ Täglich ☐ Unklar

75 Sind Sie sich manchmal unsicher bezüglich Ihrer Wünsche und Vorlieben? — Ja / Nein / Unklar

Falls ja: Können Sie ein Beispiel geben?

Häufigkeit:
Selten (bis zu dreimal im zurückliegenden Jahr) • **Gelegentlich** (vier- bis elfmal im zurückliegenden Jahr) • **Monatlich** (im zurückliegenden Jahr mindestens einmal im Monat) • **Wöchentlich** (im zurückliegenden Jahr mindestens einmal in der Woche)

76 Sind Sie sich manchmal unsicher, wer Sie wirklich sind? Ja / Nein / Unklar

Falls ja:
a. Können Sie ein Beispiel geben?
b. Wie häufig kommt es vor, dass Sie unsicher sind, wer Sie wirklich sind?

☐ Selten ☐ Gelegentlich ☐ Monatlich ☐ Wöchentlich
☐ Täglich ☐ Unklar

77 Sind Sie sich manchmal nicht sicher, wie Sie sein möchten oder sein sollten? Ja / Nein / Unklar

Falls ja: Können Sie ein Beispiel geben?

78 Habe Sie eine starke Neigung, das zu tun, was andere von Ihnen möchten, anstatt für die eigenen Bedürfnisse einzutreten? Ja / Nein / Unklar

Falls ja: Können Sie ein Beispiel geben?

79 Haben Sie manchmal das Gefühl, dass in Ihrem Inneren ein Kampf stattfindet oder dass Sie stark ambivalente oder widersprüchliche Gefühle haben? Ja / Nein / Unklar

Falls ja:
a. Können Sie ein Beispiel geben?
b. Erleben Sie Widersprüche oder einen inneren Kampf zwischen:

☐ Zwei Meinungen oder Gedanken?
☐ Mehreren Meinungen oder Gedanken?

c. Können Sie innere Kämpfe manchmal in Form von Stimmen hören? Ja / Nein / Unklar
d. Haben Sie jemals das Gefühl gehabt, sich selbst dabei zuzuschauen, wie sich ein solcher Konflikt in Ihnen abspielt? Ja / Nein / Unklar

Falls ja: Können Sie dies beschreiben?

e. Fühlen sich die widersprüchlichen Meinungen oder Gedanken wie Ihre eigenen an? Ja / Nein / Unklar
f. Wie häufig kommt dies vor?

☐ Selten ☐ Gelegentlich ☐ Monatlich ☐ Wöchentlich
☐ Täglich ☐ Unklar

Häufigkeit:
Selten (bis zu dreimal im zurückliegenden Jahr) • **Gelegentlich** (vier- bis elfmal im zurückliegenden Jahr) • **Monatlich** (im zurückliegenden Jahr mindestens einmal im Monat) • **Wöchentlich** (im zurückliegenden Jahr mindestens einmal in der Woche)

80 Haben Sie jemals das Gefühl gehabt, ein totaler Außenseiter zu sein, nicht dazuzugehören oder ganz anders zu sein als die anderen? Ja / Nein / Unklar

Falls ja:
a. Wie häufig kommt dies vor?

☐ Selten ☐ Gelegentlich ☐ Monatlich ☐ Wöchentlich
☐ Täglich ☐ Unklar

b. Können Sie ein Beispiel geben?

81 Spüren Sie manchmal starke Scham (z.B. sehr heftige, immer wieder auftretende, lang anhaltende und alles durchdringende Scham)? Ja / Nein / Unklar

Falls ja: Können Sie ein Beispiel geben?

82 Hatten Sie schon einmal gegenüber sich selbst eine der folgenden negativen Empfindungen?

a. Sie wollten nicht, dass andere Menschen Sie näher kennenlernen. Ja / Nein / Unklar

Falls ja: Können Sie ein Beispiel geben?

b. Sie wollten sich vor anderen Menschen am liebsten verstecken oder ihnen aus dem Weg gehen. Ja / Nein / Unklar

Falls ja: Können Sie ein Beispiel geben?

c. Sie wollten sich am liebsten vor sich selbst verstecken oder sich selbst aus dem Weg gehen. Ja / Nein / Unklar

Falls ja: Können Sie ein Beispiel geben?

83 Haben Sie sich jemals sehr schuldig gefühlt? Ja / Nein / Unklar

Falls ja: Können Sie ein Beispiel nennen?

Häufigkeit:
Selten (bis zu dreimal im zurückliegenden Jahr) • **Gelegentlich** (vier- bis elfmal im zurückliegenden Jahr) • **Monatlich** (im zurückliegenden Jahr mindestens einmal im Monat) • **Wöchentlich** (im zurückliegenden Jahr mindestens einmal in der Woche)

84	Haben Sie im Allgemeinen das Gefühl, dass Sie beeinflussen oder kontrollieren können, was in Ihrem Alltagsleben passiert? Falls ja: Können Sie ein Beispiel geben?	Ja / Nein / Unklar
85	Fühlen Sie sich im Allgemeinen sehr hilflos in Ihrem Alltag? Falls ja: Können Sie ein Beispiel geben?	Ja / Nein / Unklar

Allgemeiner Schweregrad von SELBSTBILD- UND IDENTITÄTSPROBLEMEN
0 = Keine
1 = Geringfügig
2 = Moderat
3 = Schwer
88 = Unklar

Sind SELBSTBILD- UND IDENTITÄTSPROBLEME mit Bewusstseinsveränderungen verbunden?
0 = Nein
1 = Ja
88 = Unklar

Sind SELBSTBILD- UND IDENTITÄTSPROBLEME mit Dissoziationssymptomen verbunden, die auf eine Aufspaltung der Persönlichkeit hinweisen?
0 = Nein
1 = Ja
88 = Unklar

Häufigkeit:
Selten (bis zu dreimal im zurückliegenden Jahr) • **Gelegentlich** (vier- bis elfmal im zurückliegenden Jahr) • **Monatlich** (im zurückliegenden Jahr mindestens einmal im Monat) • **Wöchentlich** (im zurückliegenden Jahr mindestens einmal in der Woche)

BEZIEHUNGEN ZU ANDEREN

86 Haben Sie stabile und dauerhafte Beziehungen zu anderen Menschen? Ja / Nein / Unklar

a. Falls ja: Können Sie ein Beispiel geben?

b. Wenn nein: Haben Sie im Verlauf Ihres Lebens lang andauernde Beziehungen gehabt? Ja / Nein / Unklar

b-1 Falls ja: Können Sie ein Beispiel geben?

87 Hatten Sie jemals ernsthafte Schwierigkeiten, anderen Menschen zu vertrauen? Ja / Nein / Unklar

Falls ja: Können Sie ein Beispiel geben?

88 Vermeiden Sie (enge) Beziehungen zu anderen Menschen? Ja / Nein / Unklar

Falls ja: Können Sie ein Beispiel geben?

89 Wenn Sie im Kontakt mit anderen Menschen sind:

a. Haben Sie manchmal ein Gefühl der Fremdheit ihnen gegenüber? Ja / Nein / Unklar

a-1 Falls ja: Können Sie ein Beispiel geben?

b. Fühlen Sie sich bezüglich Ihrer eigenen Person im Kontakt mit anderen unsicher? Ja / Nein / Unklar

b-1 Falls ja, können Sie ein Beispiel geben?

c. Geraten Sie in der Interaktion mit anderen manchmal in innere Konflikte? Ja / Nein / Unklar

c-1 Falls ja: Können Sie ein Beispiel geben oder beschreiben, wie ein solcher innerer Konflikt aussieht?

c-2 Ist dann jeweils mehr als ein Gedanke / eine Stimme an dem inneren Konflikt beteiligt?

Häufigkeit:
Selten (bis zu dreimal im zurückliegenden Jahr) • **Gelegentlich** (vier- bis elfmal im zurückliegenden Jahr) • **Monatlich** (im zurückliegenden Jahr mindestens einmal im Monat) • **Wöchentlich** (im zurückliegenden Jahr mindestens einmal in der Woche)

90 Hatten Sie in Ihren Beziehungen zu anderen Menschen jemals Schwierigkeiten, mit Konflikten umzugehen? — Ja / Nein / Unklar

a-1 Falls ja: Können Sie ein Beispiel geben?

a-2 Glauben Sie, dass diese Schwierigkeiten von widerstreitenden Gedanken / Meinungen in Ihnen verursacht oder beeinflusst wurden? — Ja / Nein / Unklar

Falls ja: Können Sie ein Beispiel geben?

b. Denken Sie, dass Sie dazu neigen, sich in Beziehungskonflikten mehr verletzt zu fühlen, als das bei anderen Menschen der Fall ist? — Ja / Nein / Unklar

Falls ja: Können Sie ein Beispiel geben?

91 Haben Sie manchmal das Gefühl, dass Menschen Ihnen absichtlich wehtun wollen? — Ja / Nein / Unklar

Falls ja: Können Sie ein Beispiel geben?

92 Befürchten Sie manchmal, dass andere Menschen Sie verlassen werden? — Ja / Nein / Unklar

Falls ja:

a. Können Sie ein Beispiel geben?
b. Was machen Sie, um das zu verhindern? Können Sie ein Beispiel geben?

93 Fühlen Sie sich von anderen Menschen sehr abhängig? — Ja / Nein / Unklar

Falls ja: Können Sie ein Beispiel geben?

Häufigkeit:
Selten (bis zu dreimal im zurückliegenden Jahr) • **Gelegentlich** (vier- bis elfmal im zurückliegenden Jahr) • **Monatlich** (im zurückliegenden Jahr mindestens einmal im Monat) • **Wöchentlich** (im zurückliegenden Jahr mindestens einmal in der Woche)

94 a. Wie viel psychische Belastung und Unbehagen erleben Sie in Beziehungen mit anderen Menschen?

- ☐ Wenig oder kaum psychische Belastung und Unbehagen in zwischenmenschlichen Beziehungen
- ☐ Häufiges Auftreten von psychischer Belastung und Unbehagen in zwischenmenschlichen Beziehungen
- ☐ Andauernde psychische Belastung und fortwährendes Unbehagen in zwischenmenschlichen Beziehungen

b. Welche der bislang genannten Probleme in zwischenmenschlichen Beziehungen machen Ihnen am meisten zu schaffen?

- ☐ Instabile Beziehungen
- ☐ Schwierigkeiten, anderen zu vertrauen
- ☐ Vermeiden von Beziehungen
- ☐ Sich fremd fühlen / sich unsicher fühlen / innere Konflikte erleben
- ☐ Umgang mit Konflikten
- ☐ Sich schnell verletzt fühlen
- ☐ Angst, verlassen zu werden
- ☐ Abhängigkeit

Häufigkeit:
Selten (bis zu dreimal im zurückliegenden Jahr) • **Gelegentlich** (vier- bis elfmal im zurückliegenden Jahr) • **Monatlich** (im zurückliegenden Jahr mindestens einmal im Monat) • **Wöchentlich** (im zurückliegenden Jahr mindestens einmal in der Woche)

Allgemeiner Schweregrad von PROBLEMEN IN BEZIEHUNGEN ZU ANDEREN
0 = Keine
1 = Geringfügig
2 = Moderat
3 = Schwer
88 = Unklar

Sind PROBLEME IN BEZIEHUNGEN ZU ANDEREN mit Bewusstseinsveränderungen verbunden?
0 = Nein
1 = Ja
88 = Unklar

Sind PROBLEME IN BEZIEHUNGEN ZU ANDEREN mit Dissoziationssymptomen verbunden, die auf eine Aufspaltung der Persönlichkeit hinweisen?
0 = Nein
1 = Ja
88 = Unklar

Häufigkeit:
Selten (bis zu dreimal im zurückliegenden Jahr) • **Gelegentlich** (vier- bis elfmal im zurückliegenden Jahr) • **Monatlich** (im zurückliegenden Jahr mindestens einmal im Monat) • **Wöchentlich** (im zurückliegenden Jahr mindestens einmal in der Woche)

SEXUALITÄT

95 Ist es Ihnen unangenehm, wenn Sie von einer Person, die Sie gut kennen, körperlich berührt werden? — Ja / Nein / Unklar

Falls ja: Können Sie ein Beispiel geben?

96 Ist es Ihnen unangenehm, wenn Sie von Ihrem Partner sexuell berührt werden? — Ja / Nein / Unklar

Falls ja: Können Sie ein Beispiel geben?

97 Kommt es bei einem sexuellen Kontakt immer wieder vor, dass Sie:

a. sich taub fühlen / nichts empfinden? — Ja / Nein / Unklar
b. Ihren Körper verlassen? — Ja / Nein / Unklar
c. einen (teilweisen) Erinnerungsverlust erleben? — Ja / Nein / Unklar
d. Stimmen hören? — Ja / Nein / Unklar
e. Ihre*n Partner*in / Ihre Umgebung nicht wiedererkennen? — Ja / Nein / Unklar
f. unangenehme Bilder vor sich sehen? — Ja / Nein / Unklar

98 Versuchen Sie, Gedanken an Sexualität zu vermeiden? — Ja / Nein / Unklar

Falls ja: Können Sie ein Beispiel geben?

99 Versuchen Sie, sexuellen Kontakt und/oder sexuelle Beziehungen zu vermeiden? — Ja / Nein / Unklar

Falls ja: Können Sie ein Beispiel geben?

100 Denken Sie mehr an Sex (oder an Themen, die mit Sex zu tun haben), als Sie möchten? — Ja / Nein / Unklar

Falls ja: Können Sie ein Beispiel geben?

Häufigkeit:
Selten (bis zu dreimal im zurückliegenden Jahr) • **Gelegentlich** (vier- bis elfmal im zurückliegenden Jahr) • **Monatlich** (im zurückliegenden Jahr mindestens einmal im Monat) • **Wöchentlich** (im zurückliegenden Jahr mindestens einmal in der Woche)

101 Haben Sie sich jemals durch Gedanken an Sex und / oder sexuelle Beziehungen belastet gefühlt? — Ja / Nein / Unklar

Falls ja:

a. Wie oft geschieht das?

☐ Selten ☐ Gelegentlich ☐ Monatlich ☐ Wöchentlich
☐ Täglich ☐ Unklar

b. Können Sie ein Beispiel geben?

102 Hatten Sie schon einmal sexuellen Kontakt und / oder eine sexuelle Beziehung, ohne es wirklich zu wollen? — Ja / Nein / Unklar

Falls ja:

a. Wie häufig geschieht das?

☐ Selten ☐ Gelegentlich ☐ Monatlich ☐ Wöchentlich
☐ Täglich ☐ Unklar

b. Wird dieses Verhalten durch eine Stimme / Stimmen oder zwanghafte Gedanken beeinflusst? — Ja / Nein / Unklar

c. Falls ja: Können Sie ein Beispiel geben?

103 Waren Sie sich zu irgendeiner Zeit nicht im Klaren über die eigene sexuelle Ausrichtung / Identität? — Ja / Nein / Unklar

Falls ja:

a. Wie häufig geschieht das?

☐ Selten ☐ Gelegentlich ☐ Monatlich ☐ Wöchentlich
☐ Täglich ☐ Unklar

b. Können Sie ein Beispiel geben?

Häufigkeit:
Selten (bis zu dreimal im zurückliegenden Jahr) • **Gelegentlich** (vier- bis elfmal im zurückliegenden Jahr) • **Monatlich** (im zurückliegenden Jahr mindestens einmal im Monat) • **Wöchentlich** (im zurückliegenden Jahr mindestens einmal in der Woche)

104 Waren Sie jemals verunsichert, was Ihre sexuellen Vorlieben angeht? Ja / Nein / Unklar

Falls ja:

a. Wie häufig geschieht das?

☐ Selten ☐ Gelegentlich ☐ Monatlich ☐ Wöchentlich
☐ Täglich ☐ Unklar

b. Können Sie ein Beispiel geben?

105 Wie viel psychische Belastung und Unbehagen erleben Sie, wenn es um Sexualität geht?

☐ Geringer oder minimaler Grad an psychischer Belastung und Unbehagen in Bezug auf Sexualität
☐ Häufiges Auftreten von psychischer Belastung und Unbehagen in Bezug auf Sexualität
☐ Ständiges Vorhandensein von psychischer Belastung und Unbehagen in Bezug auf Sexualität

Allgemeine Angaben zum Schweregrad von PROBLEMEN MIT SEXUALITÄT
0 = Keine
1 – Geringfügig
2 = Moderat
3 = Schwer
88 = Unklar

Sind PROBLEME MIT SEXUALITÄT mit Bewusstseinsveränderungen verbunden?
0 = Nein
1 = Ja
88 = Unklar

Sind PROBLEME MIT SEXUALITÄT mit Dissoziationssymptomen verbunden, die auf eine Aufspaltung der Persönlichkeit hinweisen?
0 = Nein
1 = Ja
88 = Unklar

Häufigkeit:
Selten (bis zu dreimal im zurückliegenden Jahr) • **Gelegentlich** (vier- bis elfmal im zurückliegenden Jahr) • **Monatlich** (im zurückliegenden Jahr mindestens einmal im Monat) • **Wöchentlich** (im zurückliegenden Jahr mindestens einmal in der Woche)

TEIL 3: VERÄNDERUNGEN DES BEWUSSTSEINS

DEPERSONALISATION

Hinweise: In den Teilen 1 und 2 des Interviews wurden bereits verschiedene Fragen zu Depersonalisation gestellt. Falls der/die Patient*in bereits Beispiele dafür genannt hat, können Sie sich auf diese Beispiele beziehen oder gegebenenfalls auch einige der Fragen zu Depersonalisation auslassen.

106 Hatten Sie jemals ein starkes Gefühl der Unwirklichkeit oder der Distanziertheit oder Losgelöstheit von sich selbst? Ja / Nein / Unklar

Falls ja: Können Sie mir ein Beispiel nennen?

107 Kam es Ihnen jemals vor, als würden Sie wie ein Roboter oder Automat handeln? Ja / Nein / Unklar

Falls ja: Können Sie mir ein Beispiel nennen?

108 Kam es Ihnen jemals so vor, als seien Sie von Ihren Gefühlen abgeschnitten oder hätten den Kontakt zu ihnen verloren? Ja / Nein / Unklar

Falls ja: Können Sie mir ein Beispiel nennen?

109 Haben Sie sich jemals so gefühlt, als seien Sie nicht richtig da, nicht wirklich anwesend? Ja / Nein / Unklar

Falls ja: Können Sie mir ein Beispiel nennen?

Hinweis für den/die Befrager*in: Falls es keine Hinweise auf Depersonalisation gibt, können Sie mit dem nächsten Abschnitt „Derealisation“ fortfahren.

Häufigkeit:
Selten (bis zu dreimal im zurückliegenden Jahr) • **Gelegentlich** (vier- bis elfmal im zurückliegenden Jahr) • **Monatlich** (im zurückliegenden Jahr mindestens einmal im Monat) • **Wöchentlich** (im zurückliegenden Jahr mindestens einmal in der Woche)

110 Wie oft treten diese (in den Fragen 106–109 genannten) Erfahrungen auf?

☐ Selten ☐ Gelegentlich ☐ Monatlich ☐ Wöchentlich
☐ Täglich ☐ Unklar

111 Treten diese Erfahrungen ausschließlich nach dem Konsum von Alkohol, Drogen oder rezeptpflichtigen Medikamenten auf? Ja / Nein / Unklar

112 Treten diese Erfahrungen ausschließlich auf, wenn Sie:

a. Unter Druck stehen / gestresst sind? Ja / Nein / Unklar
b. Müde sind? Ja / Nein / Unklar
c. Niedergeschlagen sind? Ja / Nein / Unklar
d. Verwirrt sind? Ja / Nein / Unklar
e. Krank sind? Ja / Nein / Unklar
f. Ängstlich sind? Ja / Nein / Unklar
g. Anderes: ____________________

113 Treten diese Erfahrungen auch auf, wenn Sie nicht in einer der gerade (in Frage 112) genannten Situationen sind? Ja / Nein / Unklar

Allgemeiner Schweregrad der DEPERSONALISATION
0 = Nicht vorhanden
1 = Schwach
2 = Mittelschwer
3 = Schwer
88 = Unklar

Häufigkeit:
Selten (bis zu dreimal im zurückliegenden Jahr) • **Gelegentlich** (vier- bis elfmal im zurückliegenden Jahr) • **Monatlich** (im zurückliegenden Jahr mindestens einmal im Monat) • **Wöchentlich** (im zurückliegenden Jahr mindestens einmal in der Woche)

DEREALISATION

114 Haben Sie jemals die Erfahrung gemacht, dass Ihnen Personen oder die Welt um Sie herum unwirklich vorkommen? — Ja / Nein / Unklar

Falls ja: Können Sie ein Beispiel geben?

115 Hatten Sie jemals das Gefühl, als würden Sie die Welt wie durch einen Nebel sehen? — Ja / Nein / Unklar

Falls ja: Können Sie ein Beispiel geben?

116 Haben Sie sich jemals von Ihren Freunden oder Ihrer Familie entfremdet gefühlt? — Ja / Nein / Unklar

Falls ja: Können Sie ein Beispiel geben?

117 Haben Sie jemals die Erfahrung gemacht, dass Ihnen Ihr eigenes Haus / Ihre Wohnung oder ein anderer vertrauter Ort unwirklich oder fremd vorkam? — Ja / Nein / Unklar

Falls ja: Können Sie ein Beispiel geben?

Hinweis für den / die Befrager*in: Falls es keine Hinweise auf Derealisation gibt, können Sie mit dem nächsten Abschnitt „Absorptionserleben, Trance und Tagträume“ fortfahren.

118 Wie oft treten diese Erfahrungen (erwähnt in den Fragen 114–117) auf?

☐ Selten ☐ Gelegentlich ☐ Monatlich ☐ Wöchentlich
☐ Täglich ☐ Unklar

119 Treten diese Erfahrungen ausschließlich nach dem Konsum von Alkohol, Drogen oder dem Gebrauch von rezeptpflichtigen Medikamenten auf? — Ja / Nein / Unklar

Häufigkeit:
Selten (bis zu dreimal im zurückliegenden Jahr) • **Gelegentlich** (vier- bis elfmal im zurückliegenden Jahr) • **Monatlich** (im zurückliegenden Jahr mindestens einmal im Monat) • **Wöchentlich** (im zurückliegenden Jahr mindestens einmal in der Woche)

120 Treten diese Erfahrungen ausschließlich dann auf, wenn Sie:

a. Unter Druck stehen / gestresst sind? Ja / Nein / Unklar
b. Müde sind? Ja / Nein / Unklar
c. Niedergeschlagen sind? Ja / Nein / Unklar
d. Verwirrt sind? Ja / Nein / Unklar
e. Krank sind? Ja / Nein / Unklar
f. Ängstlich sind? Ja / Nein / Unklar
g. Die Erfahrungen treten auf, ohne dass eine klare Ursache zu erkennen ist. Ja / Nein / Unklar
h. Anderes: ______________________________

121 Treten diese Erfahrungen (s. Frage 120) auf: Ja / Nein / Unklar

a. Wenn Sie sich selbst fremd vorkommen?

☐ Nie ☐ Manchmal ☐ Immer ☐ Unklar

b. Ohne das Gefühl, sich selbst fremd zu sein?

☐ Nie ☐ Manchmal ☐ Immer ☐ Unklar

Allgemeiner Schweregrad der DEREALISATION
0 = Nicht vorhanden
1 = Schwach
2 = Mittelschwer
3 = Schwer
88 = Unklar

Häufigkeit:
Selten (bis zu dreimal im zurückliegenden Jahr) • **Gelegentlich** (vier- bis elfmal im zurückliegenden Jahr) • **Monatlich** (im zurückliegenden Jahr mindestens einmal im Monat) • **Wöchentlich** (im zurückliegenden Jahr mindestens einmal in der Woche)

ABSORPTIONSERLEBEN, TRANCE UND TAGTRÄUME

122 Haben Sie je die Erfahrung gemacht, dass Sie so sehr in ein Buch, einen Film, Ihre Arbeit oder in etwas anderes vertieft sind, dass Sie nicht mitbekommen, was um Sie herum geschieht? Ja / Nein / Unklar

Falls ja:
a. Können Sie ein Beispiel geben?
b. Wie oft kommt das vor?

☐ Selten ☐ Gelegentlich ☐ Monatlich ☐ Wöchentlich
☐ Täglich ☐ Unklar

123 Haben Sie je die Erfahrung gemacht, dass Sie so sehr in Ihren Gedanken versunken waren, dass Sie nicht merkten, wie viel Zeit verstrichen war? Ja / Nein / Unklar

Falls ja:
a. Können Sie ein Beispiel geben?
b. Wie oft kommt das vor?

☐ Selten ☐ Gelegentlich ☐ Monatlich ☐ Wöchentlich
☐ Täglich ☐ Unklar

124 Ist es Ihnen je so gegangen, dass Sie stundenlang in die Luft starrten, ohne etwas zu denken? Ja / Nein / Unklar

Falls ja:
a. Können Sie ein Beispiel geben?
b. Wie oft kommt das vor?

☐ Selten ☐ Gelegentlich ☐ Monatlich ☐ Wöchentlich
☐ Täglich ☐ Unklar

Häufigkeit:
Selten (bis zu dreimal im zurückliegenden Jahr) • **Gelegentlich** (vier- bis elfmal im zurückliegenden Jahr) • **Monatlich** (im zurückliegenden Jahr mindestens einmal im Monat) • **Wöchentlich** (im zurückliegenden Jahr mindestens einmal in der Woche)

125 Haben Sie sich je in einem tranceähnlichen Zustand befunden? Ja / Nein / Unklar

Falls ja:
a. Können Sie ein Beispiel geben?
b. Wie oft kommt das vor?

☐ Selten ☐ Gelegentlich ☐ Monatlich ☐ Wöchentlich
☐ Täglich ☐ Unklar

126 Haben Sie eine lebhafte Vorstellungskraft? Ja / Nein / Unklar

Falls ja: Können Sie ein Beispiel geben?

Hinweis für den / die Befrager*in: Im Folgenden finden Sie einige Fragen zu Tagträumen. Falls Sie den Eindruck bekommen, dass der / die Patient*in oft in Tagträume abschweift, können Sie Fragen aus der „Skala zu maladaptiven Tagträumen (16 Items, MDS-16)“ hinzuziehen, die in Anhang 5 von *Die Diagnostik traumabedingter Dissoziation* (Boon 2025) zu finden ist.

127 Verlieren Sie sich leicht in Tagträumen? Ja / Nein / Unklar

Falls ja:
a. Können Sie ein Beispiel geben?
b. Wie oft kommt es vor, dass Sie tagträumen?

☐ Selten ☐ Gelegentlich ☐ Monatlich ☐ Wöchentlich
☐ Täglich ☐ Unklar

c. Wenn Sie tagträumen: Sind Sie sich Ihrer jeweiligen Umgebung bewusst? Ja / Nein / Unklar

Falls ja: Können Sie ein Beispiel geben?

Häufigkeit:
Selten (bis zu dreimal im zurückliegenden Jahr) • **Gelegentlich** (vier- bis elfmal im zurückliegenden Jahr) • **Monatlich** (im zurückliegenden Jahr mindestens einmal im Monat) • **Wöchentlich** (im zurückliegenden Jahr mindestens einmal in der Woche)

128	Haben Sie jemals die Erfahrung gemacht, dass Sie so stark in einen Tagtraum (oder eine Fantasie) vertieft waren, dass es sich anfühlte, als würde es tatsächlich geschehen?	Ja / Nein / Unklar
	Falls ja:	
	a. Können Sie ein Beispiel geben?	
	b. Können Sie Ihre Tagträume leicht abschütteln?	Ja / Nein / Unklar
	c. Stört es Sie, wenn Sie nicht tagträumen können oder wenn Ihre Tagträume unterbrochen werden?	Ja / Nein / Unklar
	d. Behindert Sie das Tagträumen bei Ihren alltäglichen Aktivitäten?	Ja / Nein / Unklar

Allgemeiner Schweregrad von ABSORPTIONSERLEBEN, TRANCE UND TAGTRÄUMEN
0 = Nicht vorhanden
1 = Schwach
2 = Mittelschwer
3 = Schwer
88 = Unklar

Häufigkeit:
Selten (bis zu dreimal im zurückliegenden Jahr) • **Gelegentlich** (vier- bis elfmal im zurückliegenden Jahr) • **Monatlich** (im zurückliegenden Jahr mindestens einmal im Monat) • **Wöchentlich** (im zurückliegenden Jahr mindestens einmal in der Woche)

TEIL 4: KÖRPERLICHE BESCHWERDEN, SOMATOFORME DISSOZIATION

MEDIZINISCHE / SOMATISCHE VORGESCHICHTE

129 Haben Sie körperliche Beschwerden, Symptome oder Probleme? Ja / Nein / Unklar

Falls ja:

a. Welcher Art?

b. Haben Sie deswegen einen Arzt aufgesucht? Ja / Nein / Unklar

130 Haben Sie oder hatten Sie jemals Beschwerden, für die keine medizinische Ursache gefunden wurde? Ja / Nein / Unklar

Falls ja:

a. Welche Beschwerden?

b. Wie oft treten diese Beschwerden auf?

☐ Selten ☐ Gelegentlich ☐ Monatlich ☐ Wöchentlich
☐ Täglich ☐ Unklar

Der / die Befrager*in leitet die anschließenden Fragen etwa wie folgt ein: „Ich stelle Ihnen nun spezifische Fragen zu körperlichen Beschwerden."

131 Leiden Sie unter Kopfschmerzen, Migräne? Ja / Nein / Unklar

Falls ja: Wie oft treten diese Beschwerden auf?

☐ Selten ☐ Gelegentlich ☐ Monatlich ☐ Wöchentlich
☐ Täglich ☐ Unklar

Häufigkeit:
Selten (bis zu dreimal im zurückliegenden Jahr) • **Gelegentlich** (vier- bis elfmal im zurückliegenden Jahr) • **Monatlich** (im zurückliegenden Jahr mindestens einmal im Monat) • **Wöchentlich** (im zurückliegenden Jahr mindestens einmal in der Woche)

132 Haben Sie jemals eine Kopfverletzung erlitten? Ja / Nein / Unklar

Falls ja:
a. Wie ist das passiert?
b. Wurden Sie dabei bewusstlos? Ja / Nein / Unklar

Falls ja: Wissen Sie, für wie lange?

133 Haben Sie jemals Bauchschmerzen ohne klare medizinische Ursachen gehabt? Ja / Nein / Unklar

Falls ja: Können Sie das näher erläutern?

134 Haben Sie jemals an einer der folgenden Beschwerden gelitten?

a. Schwierigkeiten beim Wasserlassen Ja / Nein / Unklar
b. Schmerzen beim Wasserlassen Ja / Nein / Unklar
c. Plötzliche Unfähigkeit, Urin zurückzuhalten Ja / Nein / Unklar
d. Einnässen ins Bett Ja / Nein / Unklar

135 Sind bei Ihnen jemals Ohnmachtsanfälle oder Absencen aufgetreten, für die keine medizinische Ursache gefunden werden konnte? Ja / Nein / Unklar

Falls ja:
a. Können Sie beschreiben, was passiert ist?
b. Haben Sie das Bewusstsein verloren? Ja / Nein / Unklar

Falls ja:
b-1 Wie lange waren Sie bewusstlos?

c. Wie oft haben Sie diese Anfälle?

☐ Selten ☐ Gelegentlich ☐ Monatlich ☐ Wöchentlich
☐ Täglich ☐ Unklar

Häufigkeit:
Selten (bis zu dreimal im zurückliegenden Jahr) • **Gelegentlich** (vier- bis elfmal im zurückliegenden Jahr) • **Monatlich** (im zurückliegenden Jahr mindestens einmal im Monat) • **Wöchentlich** (im zurückliegenden Jahr mindestens einmal in der Woche)

136 Hatten Sie jemals (pseudo-)epileptische Anfälle? Ja / Nein / Unklar

Falls ja:
a. Wie oft tritt dies auf?

☐ Selten ☐ Gelegentlich ☐ Monatlich ☐ Wöchentlich
☐ Täglich ☐ Unklar

b. Sind Sie deswegen jemals neurologisch untersucht worden? Ja / Nein / Unklar

Falls ja:
b-1 Wurden körperliche Ursachen für diese Anfälle gefunden?

c. Wurden Sie wegen dieser Anfälle behandelt? Ja / Nein / Unklar

137 Haben Sie jemals das Gefühl gehabt, dass ein Teil Ihres Körpers oder der gesamte Körper Ihnen fremd ist? Ja / Nein / Unklar

Falls ja: Können Sie ein Beispiel geben?

138 Haben Sie jemals die Erfahrung gemacht, dass Sie Ihren Körper (oder Teile davon) nicht spürten, dass er empfindungslos war oder dass Sie Schmerzen nicht richtig wahrnehmen konnten? Ja / Nein / Unklar

Falls ja:
a. Wie oft ist das vorgekommen?

☐ Selten ☐ Gelegentlich ☐ Monatlich ☐ Wöchentlich
☐ Täglich ☐ Unklar

b. Können Sie ein Beispiel geben? (Falls es sich nur um einen Körperteil handelt: Welcher ist es?)
c. Haben Sie in solchen Situationen einen Arztbesuch zu lange aufgeschoben? Ja / Nein / Unklar

Häufigkeit:
Selten (bis zu dreimal im zurückliegenden Jahr) • **Gelegentlich** (vier- bis elfmal im zurückliegenden Jahr) • **Monatlich** (im zurückliegenden Jahr mindestens einmal im Monat) • **Wöchentlich** (im zurückliegenden Jahr mindestens einmal in der Woche)

139 Haben Sie jemals an anderen (neurologischen) Beschwerden gelitten, für die keine medizinische Ursache gefunden werden konnte, beispielsweise:

a. Stimmverlust (teilweise oder vollständig)? Ja / Nein / Unklar

a-1 Falls ja: Können Sie diese Erfahrung genauer beschreiben?

b. Kraftverlust oder Lähmungserscheinungen in Armen und Beinen? Ja / Nein / Unklar

b-1 Falls ja: Können Sie das genauer beschreiben?

c. Vollständige Unfähigkeit, sich zu bewegen, zu sprechen und / oder auf die Umgebung zu reagieren? Ja / Nein / Unklar

c-1 Falls ja: Können Sie das genauer beschreiben?

d. Plötzliche (vorübergehende) Probleme mit dem Sehen oder Hören? Ja / Nein / Unklar

d-1 Falls ja: Können Sie das genauer beschreiben?

e. Nicht riechen oder schmecken können ohne medizinischen Grund? Ja / Nein / Unklar

e-1 Falls ja: Können Sie es genauer beschreiben?

f. Schwierigkeiten beim Schlucken? Ja / Nein / Unklar

f-1 Falls ja: Können Sie das genauer beschreiben?

140 Haben Sie jemals die Erfahrung gemacht, auf Reize (Stimuli) übersensibel zu reagieren, zum Beispiel auf:

a. Geräusche (z.B. alles klingt sehr laut)? Ja / Nein / Unklar
b. Gerüche (z.B. ein bestimmter Geruch ist sehr intensiv)? Ja / Nein / Unklar
c. Geschmack (z.B. ein ganz übler Geschmack im Mund)? Ja / Nein / Unklar
d. Licht (es wirkt z.B. äußerst grell)? Ja / Nein / Unklar
e. Anderes: ____________________

Häufigkeit:
Selten (bis zu dreimal im zurückliegenden Jahr) • **Gelegentlich** (vier- bis elfmal im zurückliegenden Jahr) • **Monatlich** (im zurückliegenden Jahr mindestens einmal im Monat) • **Wöchentlich** (im zurückliegenden Jahr mindestens einmal in der Woche)

141 Wie oft stellen sich diese (in den Fragen 139 und 140 genannten) Erfahrungen ein?

☐ Selten ☐ Gelegentlich ☐ Monatlich ☐ Wöchentlich
☐ Täglich ☐ Unklar

142 Treten bei Ihnen manchmal unwillkürliche Bewegungen oder Tics auf? Ja / Nein / Unklar

Falls ja:
a. Wie oft geschieht das?

☐ Selten ☐ Gelegentlich ☐ Monatlich ☐ Wöchentlich
☐ Täglich ☐ Unklar

b. Können Sie ein Beispiel geben?

143 Gibt es körperliche Symptome, nach denen ich nicht gefragt habe? Ja / Nein / Unklar

Falls ja:
a. Können Sie mir mehr darüber berichten?
b. Wie häufig treten sie auf?

☐ Selten ☐ Gelegentlich ☐ Monatlich ☐ Wöchentlich
☐ Täglich ☐ Unklar

144 Hatten Sie als Kind Unfälle? Ja / Nein / Unklar

Falls ja:
a. Können Sie diese Unfälle beschreiben?
b. Wie oft ereigneten sich solche Unfälle?

☐ Selten ☐ Gelegentlich ☐ Monatlich ☐ Wöchentlich
☐ Täglich ☐ Unklar

Häufigkeit:
Selten (bis zu dreimal im zurückliegenden Jahr) • **Gelegentlich** (vier- bis elfmal im zurückliegenden Jahr) • **Monatlich** (im zurückliegenden Jahr mindestens einmal im Monat) • **Wöchentlich** (im zurückliegenden Jahr mindestens einmal in der Woche)

145 Wurden Sie als Kind ins Krankenhaus eingewiesen? Ja / Nein / Unklar

Falls ja:

a. Weshalb wurden Sie eingewiesen?
b. Wie oft?

☐ Selten ☐ Gelegentlich ☐ Monatlich ☐ Wöchentlich
☐ Täglich ☐ Unklar

Allgemeiner Schweregrad SOMATOFORMER DISSOZIATIONSSYMPTOME

0 = Nicht vorhanden
1 = Schwach
2 = Mittelschwer
3 = Schwer
88 = Unklar

Häufigkeit:
Selten (bis zu dreimal im zurückliegenden Jahr) • **Gelegentlich** (vier- bis elfmal im zurückliegenden Jahr) • **Monatlich** (im zurückliegenden Jahr mindestens einmal im Monat) • **Wöchentlich** (im zurückliegenden Jahr mindestens einmal in der Woche)

TEIL 5: PSYCHOFORME DISSOZIATIONSSYMPTOME

AMNESIE

146 Haben Sie im Allgemeinen ein gutes Gedächtnis? — Ja / Nein / Unklar

Falls nein: Können Sie Ihre Gedächtnisprobleme beschreiben?

147 Haben Sie manchmal Konzentrationsprobleme? — Ja / Nein / Unklar

Falls ja: Können Sie ein Beispiel geben?

148 Gibt es manchmal Phasen, in denen Sie Schwierigkeiten haben, sich daran zu erinnern, was Sie tagsüber gemacht haben, oder in denen es Lücken in Ihrer Erinnerung gibt? — Ja / Nein / Unklar

Falls ja:
a. Können Sie diese Phasen beschreiben?
b. Wie oft kommen sie vor?

☐ Selten ☐ Gelegentlich ☐ Monatlich ☐ Wöchentlich
☐ Täglich ☐ Unklar

149 Gibt es manchmal Phasen, in denen Sie Schwierigkeiten haben, sich an wichtige Ereignisse aus Ihrer Vergangenheit zu erinnern? — Ja / Nein / Unklar

Falls ja:
a. Können Sie ein Beispiel geben?
b. Wie oft haben Sie diese Gedächtnisprobleme?

☐ Selten ☐ Gelegentlich ☐ Monatlich ☐ Wöchentlich
☐ Täglich ☐ Unklar

c. Haben Sie diese Gedächtnisprobleme auch jetzt? — Ja / Nein / Unklar

Falls ja: Können Sie ein Beispiel geben?

Häufigkeit:
Selten (bis zu dreimal im zurückliegenden Jahr) • **Gelegentlich** (vier- bis elfmal im zurückliegenden Jahr) • **Monatlich** (im zurückliegenden Jahr mindestens einmal im Monat) • **Wöchentlich** (im zurückliegenden Jahr mindestens einmal in der Woche)

150 Empfinden Sie es manchmal so, dass die Zeit sehr schnell oder sehr langsam vergeht? — Ja / Nein / Unklar

Falls ja: Können Sie ein Beispiel geben?

151 Ist es jemals vorgekommen, dass Sie sich irgendwo befanden, ohne sich erinnern zu können, wie Sie dorthin gekommen waren (wobei Sie nicht unter dem Einfluss von Substanzen wie Alkohol oder anderen Drogen standen)? — Ja / Nein / Unklar

Falls ja:
a. Können Sie beschreiben, was passiert ist?
b. Wie oft erleben Sie so etwas?

☐ Selten ☐ Gelegentlich ☐ Monatlich ☐ Wöchentlich
☐ Täglich ☐ Unklar

152 Haben Ihnen jemals andere Menschen gesagt, dass Sie irgendwo gesehen wurden oder waren, während Sie sich selbst aber nicht daran erinnern konnten, dass Sie dort waren? — Ja / Nein / Unklar

Falls ja: Können Sie beschreiben, was passiert ist?

153 Sind Sie jemals auf Anzeichen oder Beweise dafür gestoßen, dass Sie offenbar Dinge getan hatten, an die Sie sich nicht erinnern konnten? — Ja / Nein / Unklar

Falls ja: Können Sie ein Beispiel geben?

154 Haben Sie jemals wichtige persönliche Informationen vergessen, etwa Ihre Adresse, Ihren Namen oder Ihr Alter? — Ja / Nein / Unklar

Falls ja: Können Sie ein Beispiel geben?

155 Wie oft kommt es vor, dass Sie solche Erfahrungen machen (wie in den Fragen 152 bis 154 beschrieben)?

☐ Selten ☐ Gelegentlich ☐ Monatlich ☐ Wöchentlich
☐ Täglich ☐ Unklar

Häufigkeit:
Selten (bis zu dreimal im zurückliegenden Jahr) • **Gelegentlich** (vier- bis elfmal im zurückliegenden Jahr) • **Monatlich** (im zurückliegenden Jahr mindestens einmal im Monat) • **Wöchentlich** (im zurückliegenden Jahr mindestens einmal in der Woche)

156 Können Sie sich, wenn Sie Erinnerungsprobleme haben, manchmal an das erinnern, was Sie getan haben, indem Sie sich sehr anstrengen? Ja / Nein / Unklar

Falls ja: Können Sie beschreiben, wie Sie das machen?

157 Machen Sie manchmal die Erfahrung, dass Sie sich überhaupt nicht an wichtige Ereignisse erinnern können, von denen Sie wissen, dass sie geschehen sein müssen? Ja / Nein / Unklar

Falls ja: Können Sie ein Beispiel geben?

158 Machen Sie manchmal die Erfahrung, dass unerwünschte Erinnerungen unerwartet in Ihr Bewusstsein dringen, obwohl Sie sie auszublenden versuchen? Ja / Nein / Unklar

Falls ja: Können Sie ein Beispiel geben?

159 Haben Sie sich schon einmal ganz plötzlich an etwas erinnert, das Sie eigentlich komplett vergessen hatten? Ja / Nein / Unklar

Falls ja: Können Sie ein Beispiel geben?

Hinweis für den / die Befrager*in: Falls es keine Hinweise auf Gedächtnisprobleme gibt, können Sie mit dem nächsten Abschnitt „Schneider'sche Symptome" fortfahren.

160 Wann ist Ihnen zum ersten Mal klar geworden, dass Sie Gedächtnisprobleme haben oder dass es Ihnen schwerfällt, sich an bestimmte Zeitabschnitte zu erinnern?

☐ Im vergangenen Jahr
☐ Vor zwei bis fünf Jahren
☐ Vor mehr als fünf Jahren
☐ In der Kindheit

Können Sie die Situation beschreiben, in der Ihnen das klar wurde?

Häufigkeit:
Selten (bis zu dreimal im zurückliegenden Jahr) • **Gelegentlich** (vier- bis elfmal im zurückliegenden Jahr) • **Monatlich** (im zurückliegenden Jahr mindestens einmal im Monat) • **Wöchentlich** (im zurückliegenden Jahr mindestens einmal in der Woche)

161 Treten Ihre Gedächtnisprobleme nur während oder nach Alkohol-, Drogen- oder Medikamentenkonsum auf? Ja / Nein / Unklar

Falls ja: Können Sie ein Beispiel geben?

162 Kommen Ihre Gedächtnisprobleme nur vor, wenn Sie:

a. unter Druck/Stress stehen? Ja / Nein / Unklar
b. müde sind? Ja / Nein / Unklar
c. niedergeschlagen sind? Ja / Nein / Unklar
d. verwirrt sind? Ja / Nein / Unklar
e. krank sind? Ja / Nein / Unklar
f. ängstlich sind? Ja / Nein / Unklar
g. Anderer Grund: ____________________

Falls ja: Können Sie Beispiele geben?

Allgemeiner Schweregrad von AMNESIE
0 = Nicht vorhanden
1 = Schwach
2 = Mittelschwer
3 = Schwer
88 = Unklar

Häufigkeit:
Selten (bis zu dreimal im zurückliegenden Jahr) • **Gelegentlich** (vier- bis elfmal im zurückliegenden Jahr) • **Monatlich** (im zurückliegenden Jahr mindestens einmal im Monat) • **Wöchentlich** (im zurückliegenden Jahr mindestens einmal in der Woche)

SCHNEIDER'SCHE SYMPTOME / INTRUSIONEN

> **Hinweis für den / die Befrager*in**: Falls bei den vorangegangenen Fragen deutlich wurde, dass der / die Patient*in Stimmen hört, können Sie das Interview dementsprechend weiterführen. Sie sollten dann jedoch alle Fragen dieses Abschnitts (163 bis 190) stellen.

163 Haben Sie jemals Stimmen in Ihrem Kopf oder von außerhalb Ihres Kopfes gehört? Ja / Nein / Unklar

a. Falls ja:

- ☐ Eine Stimme oder Stimmen in Ihrem Kopf?
- ☐ Eine Stimme oder Stimmen außerhalb Ihres Kopfs?
- ☐ Eine Stimme oder Stimmen sowohl in Ihrem Kopf als auch außerhalb Ihres Kopfs?
- ☐ Stimmen, die wie laut ausgesprochene Gedanken klangen (als würden Sie die eigenen Gedanken in Ihrem Kopf hören)?

b. Können Sie die Stimme/n beschreiben?

> **Hinweis für den / die Befrager*in**: Gibt es keine Anzeichen dafür, dass der / die Patient*in Stimmen hört, können Sie direkt mit Frage 179 fortfahren.

164 Wie häufig geschieht dies?

☐ Selten ☐ Gelegentlich ☐ Monatlich ☐ Wöchentlich
☐ Täglich ☐ Unklar

Häufigkeit:
Selten (bis zu dreimal im zurückliegenden Jahr) • **Gelegentlich** (vier- bis elfmal im zurückliegenden Jahr) • **Monatlich** (im zurückliegenden Jahr mindestens einmal im Monat) • **Wöchentlich** (im zurückliegenden Jahr mindestens einmal in der Woche)

165 Wann haben Sie zum ersten Mal diese Stimme/n gehört?

- ☐ Vor dem zehnten Lebensjahr
- ☐ Nach dem zehnten Lebensjahr
- ☐ Als Jugendliche*r
- ☐ Als Erwachsene*r
- ☐ Nach einem kritischen Lebensereignis oder einem sonstigen Vorfall
- ☐ Anderes: ____________________________

166 Hören Sie eine Stimme oder mehrere Stimmen?

- ☐ Eine Stimme
- ☐ Mehrere Stimmen

167 Handelt es sich sowohl um männliche als auch um weibliche Stimmen? Ja / Nein / Unklar

168 Hören Sie auch Stimmen von Kindern? Ja / Nein / Unklar

169 Sprechen diese Stimmen untereinander über Sie, ohne dass Sie selbst am Gespräch teilnehmen? Ja / Nein / Unklar

Falls ja: Können Sie ein Beispiel nennen?

170 Ist während unseres Gesprächs in Ihnen eine Diskussion im Gange? Ja / Nein / Unklar

Falls ja: Können Sie sie beschreiben?

171 Haben Sie jemals eine Stimme gehört, die Ihnen Befehle erteilt, die Ihnen sagt, was Sie tun (oder nicht tun) sollen oder die Ihr Verhalten kommentiert? Ja / Nein / Unklar

Falls ja: Können Sie ein Beispiel geben?

Häufigkeit:
Selten (bis zu dreimal im zurückliegenden Jahr) • **Gelegentlich** (vier- bis elfmal im zurückliegenden Jahr) • **Monatlich** (im zurückliegenden Jahr mindestens einmal im Monat) • **Wöchentlich** (im zurückliegenden Jahr mindestens einmal in der Woche)

172 Haben Sie jemals kritisierende oder strafende Stimmen gehört? Ja / Nein / Unklar

Falls ja: Können Sie ein Beispiel geben?

173 Hören Sie auch freundliche oder unterstützende Stimmen? Ja / Nein / Unklar

Falls ja: Können Sie ein Beispiel geben?

174 Haben die Stimmen Namen? Ja / Nein / Unklar

Falls ja: Können Sie ein Beispiel geben?

175 Haben Sie jemals Stimmen von außerhalb Ihres Kopfes gehört? Ja / Nein / Unklar

Falls ja: Können Sie ein Beispiel geben?

176 Können auch andere Menschen Ihre Stimmen hören? Ja / Nein / Unklar

Falls ja: Können Sie ein Beispiel geben?

177 Denken Sie, dass die Stimmen nicht nur mit Ihnen, sondern auch mit anderen Menschen sprechen können? Beispielsweise mit einem Freund oder mit mir (dem Interviewer / der Interviewerin)? Ja / Nein / Unklar

Falls ja: Können Sie dies bitte beschreiben?

178 Haben die Stimmen eine bestimmte Haltung / Meinung zu mir (dem Interviewer / der Interviewerin)? Ja / Nein / Unklar

Häufigkeit:
Selten (bis zu dreimal im zurückliegenden Jahr) • **Gelegentlich** (vier- bis elfmal im zurückliegenden Jahr) • **Monatlich** (im zurückliegenden Jahr mindestens einmal im Monat) • **Wöchentlich** (im zurückliegenden Jahr mindestens einmal in der Woche)

Hinweis für den / die Befrager*in: Fortsetzung ab Frage 163

Die Fragen 179 und 180 können unterschiedlich interpretiert werden, unter anderem in der Weise, dass sie Bezug nehmen auf das Gefühl des „Kontrolliertwerdens“ durch dissoziierte Anteile der Persönlichkeit (sogar dann, wenn die dissoziierten Anteile dem / der Patient*in nicht bewusst sind oder er / sie nichts von ihnen weiß).

Besitzergreifung durch den Teufel oder durch Dämonen wird oft auch von Patient*innen mit dissoziativen Störungen berichtet, die in westlichen Ländern in (konservativen) religiösen Gemeinschaften aufgewachsen sind oder leben. Aggressive oder selbstverletzende Anteile können in solchen Fällen als Dämonen erlebt werden. Auch bei nicht aus westlichen Ländern stammenden Patient*innen kommt es vor, dass sie von Situationen berichten, in denen sie sich als „besessen“ erleben. In diesen Fällen wird empfohlen, das im DSM-5 enthaltene „Interview zu kulturell gebundenen Ausdrucksformen“ durchzuführen (DSM-5, deutsche Ausgabe 2015, S. 1029–1040).

Natürlich können auch Symptome einer Psychose vorliegen (siehe Kapitel 7 in *Die Diagnostik traumabedingter Dissoziation* [Boon 2025]).

179 Hatten Sie jemals das Empfinden, dass Ihr Verhalten oder Ihre Gefühle beeinflusst wurden durch etwas, das nicht von Ihnen selbst kam (und das keine innere Stimme war)? — Ja / Nein / Unklar

Falls ja:

a. Wie häufig kommt dies vor?

☐ Selten ☐ Gelegentlich ☐ Monatlich ☐ Wöchentlich
☐ Täglich ☐ Unklar

b. Können Sie ein Beispiel geben?
c. Scheint es sich dabei um etwas zu handeln, das:

c-1 außerhalb von Ihnen ist? — Ja / Nein / Unklar
c-2 in Ihnen selbst ist? — Ja / Nein / Unklar
c-3 etwas anderes: ______________________________ ?

d. Können Sie mir dies beschreiben?

Häufigkeit:
Selten (bis zu dreimal im zurückliegenden Jahr) • **Gelegentlich** (vier- bis elfmal im zurückliegenden Jahr) • **Monatlich** (im zurückliegenden Jahr mindestens einmal im Monat) • **Wöchentlich** (im zurückliegenden Jahr mindestens einmal in der Woche)

180 Haben Sie jemals das Gefühl gehabt, von einer äußeren Kraft kontrolliert zu werden oder besessen zu sein? Ja / Nein / Unklar

Falls ja: Können Sie ein Beispiel geben?

181 Haben Sie jemals per Fernsehen, Computer, Radio oder auf eine andere Art und Weise Befehle empfangen? Ja / Nein / Unklar

Falls ja: Können Sie ein Beispiel geben?

182 Hatten Sie jemals das Gefühl, dass Ihnen seltsame oder ungewöhnliche Gedanken von außen eingegeben werden? Ja / Nein / Unklar

Falls ja: Können Sie ein Beispiel geben?

183 Hatten Sie jemals das Gefühl, dass in Ihrem Bewusstsein plötzlich Gedanken auftauchen, die nicht Ihre eigenen zu sein scheinen? Ja / Nein / Unklar

Falls ja: Können Sie ein Beispiel geben?

184 Kommen Ihnen manchmal (plötzlich) Gedanken in den Kopf, die mit der aktuellen Situation nichts zu tun haben? Ja / Nein / Unklar

Falls ja: Können Sie ein Beispiel geben?

185 Wie oft machen Sie diese Erfahrungen (die in den Fragen 181 bis 184 benannt sind)?

☐ Selten ☐ Gelegentlich ☐ Monatlich ☐ Wöchentlich
☐ Täglich ☐ Unklar

Häufigkeit:
Selten (bis zu dreimal im zurückliegenden Jahr) • **Gelegentlich** (vier- bis elfmal im zurückliegenden Jahr) • **Monatlich** (im zurückliegenden Jahr mindestens einmal im Monat) • **Wöchentlich** (im zurückliegenden Jahr mindestens einmal in der Woche)

186 Haben Sie manchmal das Gefühl, dass Gedanken plötzlich aus Ihrem Kopf herausgenommen werden oder dass Ihr Kopf mit einem Mal „leer" ist? Ja / Nein / Unklar

Falls ja:

a. Wie oft kommt dies vor?

☐ Selten ☐ Gelegentlich ☐ Monatlich ☐ Wöchentlich
☐ Täglich ☐ Unklar

b. Können Sie ein Beispiel geben?

187 Haben Sie manchmal das Gefühl, dass Ihre Gedanken nach außen übertragen werden, sodass andere Menschen sie hören können? Ja / Nein / Unklar

Falls ja:

a. Wie häufig kommt dies vor?

☐ Selten ☐ Gelegentlich ☐ Monatlich ☐ Wöchentlich
☐ Täglich ☐ Unklar

b. Können Sie ein Beispiel geben?

188 Waren Sie jemals von Gefühlen wie Traurigkeit, Ärger oder Wut erfüllt, die ganz plötzlich da waren und aus dem Nichts zu kommen schienen? Ja / Nein / Unklar

Falls ja:

a. Wie häufig kommt dies vor?

☐ Selten ☐ Gelegentlich ☐ Monatlich ☐ Wöchentlich
☐ Täglich ☐ Unklar

b. Können Sie ein Beispiel geben?

Häufigkeit:
Selten (bis zu dreimal im zurückliegenden Jahr) • **Gelegentlich** (vier- bis elfmal im zurückliegenden Jahr) • **Monatlich** (im zurückliegenden Jahr mindestens einmal im Monat) • **Wöchentlich** (im zurückliegenden Jahr mindestens einmal in der Woche)

189 Ist es schon vorgekommen, dass Ihre Gefühle ohne ersichtlichen Grund plötzlich verschwunden waren (z. B. dass Sie von starken Gefühlen erfüllt und dann mit einem Mal in einem Zustand völliger Empfindungslosigkeit waren)? Ja / Nein / Unklar

Falls ja:

a. Wie häufig kommt dies vor?

☐ Selten ☐ Gelegentlich ☐ Monatlich ☐ Wöchentlich
☐ Täglich ☐ Unklar

b. Können Sie ein Beispiel geben?

190 Haben Sie jemals die Erfahrung gemacht, dass etwas in Ihnen Sie dazu bringt, sich auf eine für Sie sehr untypische Weise zu verhalten? Ja / Nein / Unklar

Falls ja: Können Sie ein Beispiel geben?

Allgemeiner Schweregrad von SCHNEIDER'SCHEN SYMPTOMEN / INTRUSIONEN

0 = Nicht vorhanden
1 = Schwach
2 = Mittelschwer
3 = Schwer
88 = Unklar

Häufigkeit:
Selten (bis zu dreimal im zurückliegenden Jahr) • **Gelegentlich** (vier- bis elfmal im zurückliegenden Jahr) • **Monatlich** (im zurückliegenden Jahr mindestens einmal im Monat) • **Wöchentlich** (im zurückliegenden Jahr mindestens einmal in der Woche)

SYMPTOME, DIE AUF EINE AUFSPALTUNG DER PERSÖNLICHKEIT HINWEISEN

191 Haben Sie je das Gefühl gehabt, sich selbst aus der Distanz zu sehen, von einem Punkt außerhalb Ihres Körpers? Ja / Nein / Unklar

Falls ja:
a. Können Sie ein Beispiel geben?
b. Wie oft geschieht dies?

☐ Selten ☐ Gelegentlich ☐ Monatlich ☐ Wöchentlich
☐ Täglich ☐ Unklar

c. Wenn Sie die Erfahrung machen, außerhalb Ihres Körpers zu sein, wo sind Sie dann? Können Sie das beschreiben?
d. In welchen Situationen geschieht Ihnen das?
e. Sind Sie es selbst, den/die Sie da von außerhalb Ihres Körpers vor sich sehen, oder fühlt es sich so an, als würden Sie auf eine andere Person schauen?

192 Haben Sie je das Gefühl gehabt, dass sich Ihr Körper oder Teile Ihres Körpers veränderten? Zum Beispiel, dass Ihr Körper größer / kleiner oder stärker / schwächer zu sein schien? Ja / Nein / Unklar

Falls ja: Können Sie ein Beispiel geben?

193 Haben Sie je erlebt, dass Sie in einen Spiegel schauten und sich selbst nicht (wirklich) wiedererkannten? Ja / Nein / Unklar

Falls ja:
a. Können Sie ein Beispiel geben?
b. Wie oft machen Sie diese Erfahrung?

☐ Selten ☐ Gelegentlich ☐ Monatlich ☐ Wöchentlich
☐ Täglich ☐ Unklar

Häufigkeit:
Selten (bis zu dreimal im zurückliegenden Jahr) • **Gelegentlich** (vier- bis elfmal im zurückliegenden Jahr) • **Monatlich** (im zurückliegenden Jahr mindestens einmal im Monat) • **Wöchentlich** (im zurückliegenden Jahr mindestens einmal in der Woche)

194 Haben Sie je erlebt, dass Sie Ihr eigenes Haus oder die Straße, in der Sie wohnen, nicht erkannten? — Ja / Nein / Unklar

Falls ja:
a. Wie oft kommt dies vor?

☐ Selten ☐ Gelegentlich ☐ Monatlich ☐ Wöchentlich
☐ Täglich ☐ Unklar

b. Können Sie ein Beispiel geben?

195 Sind Sie einmal darauf hingewiesen worden, Sie hätten eine gute Freundin oder einen Verwandten nicht erkannt? — Ja / Nein / Unklar

Falls ja:
a. Können Sie beschreiben, was die Leute zu Ihnen gesagt haben?
b. War Ihnen klar, was die anderen meinten?
c. Wie oft kommt dies vor?

☐ Selten ☐ Gelegentlich ☐ Monatlich ☐ Wöchentlich
☐ Täglich ☐ Unklar

196 Hat man Ihnen schon einmal gesagt, Sie hätten sich in einer Situation ganz anders verhalten, als Sie es normalerweise tun? — Ja / Nein / Unklar

Falls ja:
a. Können Sie wiedergeben, was Ihnen gesagt wurde?
b. War für Sie klar, was die anderen meinten? — Ja / Nein / Unklar
c. Wie oft kommt dies vor?

☐ Selten ☐ Gelegentlich ☐ Monatlich ☐ Wöchentlich
☐ Täglich ☐ Unklar

Häufigkeit:
Selten (bis zu dreimal im zurückliegenden Jahr) • **Gelegentlich** (vier- bis elfmal im zurückliegenden Jahr) • **Monatlich** (im zurückliegenden Jahr mindestens einmal im Monat) • **Wöchentlich** (im zurückliegenden Jahr mindestens einmal in der Woche)

197 Haben Sie je die Erfahrung gemacht, dass Ihr Verhalten, Ihr Geschmack oder Ihre Vorlieben sich plötzlich änderten? Ja / Nein / Unklar

Falls ja:
a. Können Sie ein Beispiel geben?
b. Können Sie diese Wechsel erklären? Ja / Nein / Unklar
c. Wie oft kommt dies vor?

☐ Selten ☐ Gelegentlich ☐ Monatlich ☐ Wöchentlich
☐ Täglich ☐ Unklar

198 Sind Sie manchmal hin- und hergerissen und mit sich selbst darüber uneins, was Sie tun wollen, was Sie fühlen, was Sie sich wünschen, was Sie mögen oder was Sie erwarten? Ja / Nein / Unklar

Falls ja:
a. Wie oft kommt dies vor?

☐ Selten ☐ Gelegentlich ☐ Monatlich ☐ Wöchentlich
☐ Täglich ☐ Unklar

b. Können Sie ein Beispiel geben?
c. Spielt sich der innere Kampf ab zwischen:

☐ zwei widersprüchlichen Wünschen oder Meinungen?
☐ mehr als zwei widersprüchlichen Wünschen oder Meinungen?
☐ Unklar / Anderes: ______________________

199 Erleben Sie manchmal, dass Ihnen plötzlich bestimmte Fähigkeiten, Kenntnisse oder Fertigkeiten verloren gehen, über die Sie normalerweise verfügen? Ja / Nein / Unklar

Falls ja:
a. Wie oft kommt dies vor?

☐ Selten ☐ Gelegentlich ☐ Monatlich ☐ Wöchentlich
☐ Täglich ☐ Unklar

b. Können Sie ein Beispiel geben?

Häufigkeit:
Selten (bis zu dreimal im zurückliegenden Jahr) • **Gelegentlich** (vier- bis elfmal im zurückliegenden Jahr) • **Monatlich** (im zurückliegenden Jahr mindestens einmal im Monat) • **Wöchentlich** (im zurückliegenden Jahr mindestens einmal in der Woche)

200 Erleben Sie manchmal, dass Sie plötzlich bestimmte Fähigkeiten, Kenntnisse oder Fertigkeiten haben, über die Sie normalerweise nicht verfügen (etwa dass Sie eine Fremdsprache sprechen oder ein Musikinstrument spielen können)? Ja / Nein / Unklar

Falls ja:

a. Wie oft kommt dies vor?

☐ Selten ☐ Gelegentlich ☐ Monatlich ☐ Wöchentlich
☐ Täglich ☐ Unklar

b. Können Sie ein Beispiel geben?

Allgemeiner Schweregrad von SYMPTOMEN, DIE (MÖGLICHERWEISE) AUF EINE AUFSPALTUNG DER PERSÖNLICHKEIT HINWEISEN

0 = Nicht vorhanden
1 = Schwach
2 = Mittelschwer
3 = Schwer
88 = Unklar

Häufigkeit:
Selten (bis zu dreimal im zurückliegenden Jahr) • **Gelegentlich** (vier- bis elfmal im zurückliegenden Jahr) • **Monatlich** (im zurückliegenden Jahr mindestens einmal im Monat) • **Wöchentlich** (im zurückliegenden Jahr mindestens einmal in der Woche)

DISSOZIIERTE PERSÖNLICHKEITSANTEILE

Hinweis für den / die Befrager*in: Fragen zu dissoziierten Persönlichkeitsanteilen müssen nur gestellt werden, wenn sich im Verlauf des Interviews klare Hinweise darauf ergeben, dass solche Anteile vorhanden sein könnten. Weitere Erläuterungen entnehmen Sie bitte Kapitel 5 des Buchs *Die Diagnostik traumabedingter Dissoziation* (Boon 2025).

201 Hatten Sie je das Gefühl, dass in Ihnen unterschiedliche Teile Ihrer selbst existieren? — Ja / Nein / Unklar

Falls ja:

a. Können Sie ein Beispiel geben?
b. Was lässt Sie vermuten oder weshalb wissen Sie, dass es andere Teile Ihres Selbst gibt?

Hinweis für den / die Befrager*in: Nicht selten fühlen Patient*innen sich außerstande oder haben Angst davor, über dissoziierte Persönlichkeitsanteile zu sprechen, selbst wenn es eindeutige Anhaltspunkte für deren Existenz gibt. In solch einem Fall können Sie beschließen, das Interview an dieser Stelle zu beenden, oder noch einmal auf die Symptome zurückkommen, die auf die Existenz von dissoziierten Anteilen des Patienten / der Patientin hinweisen.

202 Können Sie mir etwas mehr über diese unterschiedlichen Teile oder Seiten Ihrer Persönlichkeit erzählen? — Ja / Nein / Unklar

203 In welcher Hinsicht unterscheiden sich diese Anteile (Aspekte / Seiten) von Ihnen? — Ja / Nein / Unklar

a. Können Sie das genauer ausführen?
b. Gibt es Anteile, deren Geschlecht anders ist als Ihres? — Ja / Nein / Unklar
c. Gibt es Anteile mit unterschiedlichem Alter? — Ja / Nein / Unklar
d. Denken Sie, dass die Anteile Erinnerungen haben, die sich von Ihren unterscheiden? — Ja / Nein / Unklar

   d-1 Falls ja: Wie kommen Sie darauf?

Häufigkeit:
Selten (bis zu dreimal im zurückliegenden Jahr) • **Gelegentlich** (vier- bis elfmal im zurückliegenden Jahr) • **Monatlich** (im zurückliegenden Jahr mindestens einmal im Monat) • **Wöchentlich** (im zurückliegenden Jahr mindestens einmal in der Woche)

204 Wissen Sie, ob es vorkommt, dass ein Anteil oder mehrere Anteile (Aspekte / Seiten) Ihrer Persönlichkeit Ihr Handeln / Ihre Gedanken / Ihre Gefühle beeinflussen, ohne dass Sie die geringste Kontrolle darüber haben? — Ja / Nein / Unklar

Falls ja:
a. Können Sie ein Beispiel geben?
b. Woran merken Sie das?
c. Können Sie sich jedes Mal an eine solche Erfahrung erinnern? — Ja / Nein / Unklar

205 Wissen Sie, ob es Anteile gibt, die bei Alltagsaktivitäten die Kontrolle über Ihr Verhalten übernehmen (etwa beim Einkaufen, bei der Kinderbetreuung, bei der Arbeit)? — Ja / Nein / Unklar

Falls ja: Können Sie das näher beschreiben?

206 Empfinden Sie diese Anteile als zu sich gehörig? — Ja / Nein / Unklar

Falls ja:
a. Können Sie das näher erläutern?
b. Woran merken Sie, dass diese Anteile anwesend sind?

Falls nein:
c. Können Sie das erläutern?

Häufigkeit:
Selten (bis zu dreimal im zurückliegenden Jahr) • **Gelegentlich** (vier- bis elfmal im zurückliegenden Jahr) • **Monatlich** (im zurückliegenden Jahr mindestens einmal im Monat) • **Wöchentlich** (im zurückliegenden Jahr mindestens einmal in der Woche)

ANHANG ZUM TADS-I

VERDACHT AUF IMITATION VON DIS (ODER AUF EINE DURCH ANDERE GESTELLTE FALSCH POSITIVE DIAGNOSE EINER DISSOZIATIVEN STÖRUNG)

Hinweis für den / die Befrager*in: Bitte stellen Sie die nachfolgenden Fragen NUR, wenn Sie den Verdacht haben, dass eine falsch positive Diagnose einer dissoziativen Störung vorliegt oder dass der / die Patient*in DIS-Symptome imitiert. Weitere Erläuterungen entnehmen Sie bitte den Kapiteln 5 und 10 des Buchs *Die Diagnostik traumabedingter Dissoziation* (Boon 2025).

207 Wurde bei Ihnen schon einmal die Diagnose DIS durch einen Therapeuten / eine Therapeutin oder einen Arzt / eine Ärztin gestellt? — Ja / Nein / Unklar

Falls ja:

a. Woraus ergab sich die Diagnose?

b. Wurde ein formelles Interview geführt? — Ja / Nein / Unklar

c. Haben Sie einen Fragebogen ausgefüllt oder wurden andere Untersuchungsmethoden eingesetzt? — Ja / Nein / Unklar

d. Gab es Therapeuten oder Therapeutinnen, die an dieser Diagnose zweifelten? — Ja / Nein / Unklar

d-1 Falls ja: Können Sie beschreiben, wie das für Sie war?

208 Denken Sie selbst, dass Sie eine DIS haben? — Ja / Nein / Unklar

Falls ja: Wie sind Sie auf diesen Gedanken gekommen?

209 Haben Sie schon mal etwas über die Diagnose DIS gelesen? — Ja / Nein / Unklar

Falls ja: Was haben Sie gelesen?

210 Haben Sie Menschen kennengelernt, die diese Diagnose bekommen hatten? — Ja / Nein / Unklar

Falls ja: Wie haben Sie diese Menschen kennengelernt?

Häufigkeit:
Selten (bis zu dreimal im zurückliegenden Jahr) • **Gelegentlich** (vier- bis elfmal im zurückliegenden Jahr) • **Monatlich** (im zurückliegenden Jahr mindestens einmal im Monat) • **Wöchentlich** (im zurückliegenden Jahr mindestens einmal in der Woche)

211 Nutzen Sie manchmal das Internet, um sich über die Diagnose DIS zu informieren? Ja / Nein / Unklar

Falls ja: Haben Sie schon einmal an einer Chatgruppe von DIS-Patient*innen teilgenommen?

212 Haben Sie jemals an einer Selbsthilfegruppe von DIS-Patient*innen teilgenommen? Ja / Nein / Unklar

213 Gibt es Freunde, Freundinnen oder Verwandte, die denken, dass bei Ihnen eine DIS besteht? Ja / Nein / Unklar

Falls ja:
a. Weshalb denken diese Personen das?
b. Sprechen diese Personen auch mit Ihren anderen Persönlichkeitsanteilen, oder haben sie auf andere Weise mit ihnen zu tun? Ja / Nein / Unklar

214 Wie wäre es für Sie, wenn ich Ihnen sagen würde, dass Sie nach meiner Meinung keine DIS haben (oder dass ich große Zweifel habe, ob bei Ihnen wirklich eine DIS vorliegt)?

Was würde das für die Menschen um Sie herum bedeuten?

Häufigkeit:
Selten (bis zu dreimal im zurückliegenden Jahr) • **Gelegentlich** (vier- bis elfmal im zurückliegenden Jahr) • **Monatlich** (im zurückliegenden Jahr mindestens einmal im Monat) • **Wöchentlich** (im zurückliegenden Jahr mindestens einmal in der Woche)

Literatur

Ainsworth, M., Blehar, M., Waters, E., & Wall, S. (1978). *Patterns of attachment.* Lawrence Erlbaum.

Akwa, GGZ (2017). Zorgstandaard conversiestoornis [Dutch Care Protocol – Conversion Disorder]. (Abgerufen von https://www.ggzstandaarden.nl/zorgstandaarden/conversiestoornis/introductie)

Akwa, GGZ (2020). Zorgstandaard dissociatieve stoornissen [Dutch Care Protocol – Conversion Disorder]. (Abgerufen von https://www.ggzstandaarden.nl/zorgstandaarden/dissociatieve-stoornissen/introductie)

Ali, S., Jabeen, S., Pate, R. J, Shahid, M., Chinala, S., Nathani, M., & Shah, R. (2015). Conversion disorder – mind versus body: A review. *Innovations in Clinical Neuroscience,* 12 (5–6), S. 27–33.

APA (1980). *Diagnostic and Statistical Manual of Mental Disorders* (3. Aufl., DSM-III). American Psychiatric Association. (Dt. *Diagnostisches und statistisches Manual psychischer Störungen DSM-III.* Weinheim: Beltz, 1984.)

APA (1987). *Diagnostic and Statistical Manual of Mental Disorders, third revised edition* (DSM-III-R). American Psychiatric Association. (Dt. *Diagnostisches und statistisches Manual psychischer Störungen DSM-III-R.* Weinheim: Beltz, 1989.)

APA (1994). *Diagnostic and Statistical Manual of Mental Disorders, fourth edition* (DSM-IV). American Psychiatric Association. (Dt. *Diagnostisches und statistisches Manual psychischer Störungen DSM-IV.* Göttingen: Hogrefe, 1996.)

APA (2013). *Diagnostic and Statistical Manual of Mental Disorders, fifth edition* (DSM-5). American Psychiatric Association. (Dt. *Diagnostisches und Statistisches Manual Psychischer Störungen DSM-5.* 2., korrigierte Aufl. Göttingen: Hogrefe 2018.)

APA (2022). *Diagnostic and Statistical Manual of Mental Disorders, fifth edition, text revision* (DSM-5-TR). American Psychiatric Association.

Armour, C., Elklit, A., Lauterbach, D., & Elhai, J. D (2014). The DSM-5 dissociative-PTSD subtype: Can levels of depression, anxiety, hostility, and sleeping difficulties differentiate between dissociative-PTSD and PTSD in rape and sexual assault victims? *Journal of Anxiety Disorders,* 28 (4), S. 418–426. https://doi.org/10.1016/j.janxdis.2013.12.008

Armstrong, J. G, Putnam, F. W, Carlson, E. B, Libero, D. Z, & Smith, S. R (1997). Development and validation of a measure of adolescent dissociation: The Adolescent Dissociative Experiences Scale. *Journal of Nervous and Mental Disease,* 185 (8), S. 491–497.

Badouk-Epstein, O., Schwartz, J., & Schwartz, R. W (Hrsg.) (2018). *Ritual abuse and mind control: The manipulation of attachment needs.* Routledge/Taylor & Francis Group.

Bækkelund, H., Frewen, P., Lanius, R., Ottesen Berg, A., & Arnevik, E. A (2018). Trauma-related altered states of consciousness in post-traumatic stress disorder patients with or without comorbid dissociative disorders. *European Journal of Psychotraumatology,* 9 (1), 1544025. https://doi.org/10.1080/20008198.2018.1544025

Baker, D., Hunter, E., Lawrence, E., Medford, N., Patel, M., Senior, C., Sierra, M., Lambert, M. V, Phillips, M. L, & David, A. S (2003). Depersonalisation disorder: clinical features of 204 cases. *British Journal of Psychiatry,* 182, S. 428–433.

Balint, M. (1968). *The basic fault: Therapeutic aspects of regression*. Tavistock. (Dt. *Therapeutische Aspekte der Regression: Die Theorie der Grundstörung*. Übers. Käte Hügel. Stuttgart: Klett, 1970.)

Ball, J. S, & Links, P. S (2009). Borderline personality disorder and childhood trauma: Evidence for a causal relationship. *Current Psychiatry Reports*, 11 (1), S. 63–68.

Barach, P. M M. (1991). Multiple personality disorder as an attachment disorder. *Dissociation: Progress in the Dissociative Disorders*, 4 (3), S. 117–123.

Bernstein, D. P, Fink, L., Handelsman, L., & Foote, J. (1998). Initial reliability and validity of a new retrospective measure of child abuse and neglect. *American Journal of Psychiatry*, 151, S. 1132–1136.

Bernstein, E. M, & Putnam, F. W (1986). Development, reliability, and validity of a dissociation scale. *Journal of Nervous and Mental Disease*, 174 (12), S. 727–735.

Bifulco, A., Brown, G. W, & Harris, T. O (1994). Childhood Experience of Care and Abuse (CECA): A retrospective interview measure. *Journal of Child Psychology and Psychiatry*, 35 (8), S. 1419–1435.

Bisson, J. I, Berliner, L., Cloitre, M., Forbes, D., Jensen, T. K, Lewis, C., Monson, C. M, Olff, M., Pilling, S., Riggs, D. S, Roberts, N. P, & Shapiro, F. (2019). The International Society for Traumatic Stress Studies New Guidelines for the Prevention and Treatment of PTSD: Methodology and development process. *Journal of Traumatic Stress*, 32 (4), S. 475–483.

Blake, D. D, Weathers, F. W, Nagy, L. M, Kaloupek, D. G, Gusman, F. D, Charney, D. S, & Keane, T. M (1995). The development of a clinician-administered PTSD scale. *Journal of Traumatic Stress*, 8 (1), S. 75–90. https://doi.org/10.1002/jts.2490080106

Boon, S. (1997). The treatment of traumatic memories in DID: Indications and contra-indications. *Dissociation: Progress in the Dissociative Disorders*, 10 (2), S. 65–80.

Boon, S. (2014). The treatment of clients reporting (ritual) abuse by organized perpetrator networks. *ESTD Newsletter*, 3 (6), S. 4–13.

Boon, S., & Draijer, N. (1991). Diagnosing dissociative disorders in the Netherlands: A pilot study with the Structured Clinical Interview for DSM-III-R Dissociative Disorders. *American Journal of Psychiatry*, 148 (4), S. 458–462.

Boon, S., & Draijer, N. (1993a). *Multiple personality disorder in the Netherlands*. Swets & Zeitlinger.

Boon, S., & Draijer, N. (1993b). Multiple personality disorder in the Netherlands: A clinical investigation of 71 patients. *American Journal of Psychiatry*, 150 (3), S. 489–494.

Boon, S., & Draijer, N. (1993c). The differentiation of patients with MPD or DDNOS from patients with a cluster B personality disorder. *Dissociation: Progress in the Dissociative Disorders*, 6 (2/3), S. 126–135.

Boon, S., & Draijer, N. (1995a). *Screening en diagnostiek van dissociatieve stoornissen [Screening and assessment of dissociative disorders]*. Swets & Zeitlinger.

Boon, S., & Draijer, N. (1995b). Comorbiditeit bij de dissociatieve identiteitsstoornis [Co-morbidity in dissociative identity disorder]. In C. A. L. Hoogduin, P. Schnabel, W. Vandereycken, K. van der Velden, & F. C Verhulst (Hrsg.), *Jaarboek voor psychiatrie en psychotherapie 1994–1995 [Year Book for Psychiatry and Psychotherapy 1994–1995]*. Bohn Stafleu Van Loghum.

Boon, S., & Draijer, N. (2003). Simulated DID: Diagnostic and treatment implications. *Proceedings of the Sixteenth Annual Fall Conference of the International Society for the Study of Trauma and Dissociation*. ISSTD.

Boon, S., & Draijer, N. (2007). Diagnostiek van dissociatieve stoornissen met de SCID-D: Mogelijkheden en beperkingen [Assessment of dissociative disorders with the SCID-D: Opportunities and limitations]. *Psychopraxis*, 9, S. 27–32.

Boon, S., & Matthess, H. (2006). *Interview voor dissociatieve stoornissen en traumagerelateerde symptomen [Interview for dissociative disorders and trauma-related symptoms].* (Über die erste Autorin erhältlich. Aktualisiert bis zum Jahr 2012.)

Boon, S., & Matthess, H. (2016). *The Trauma and Dissociation Symptoms Interview* [Workshop]. Fifth Biennial Conference of the European Society for the Study of Trauma and Dissociation.14. April 2016, Amsterdam.

Boon, S., Steele, K., & van der Hart, O. (2011). *Coping with trauma-related dissociation: Skills training for patients and therapists.* W. W Norton. (Dt. *Traumabedingte Dissoziation bewältigen: Ein Skills-Training für Klienten und ihre Therapeuten.* Übers. Elisabeth Vorspohl. Paderborn: Junfermann, 2013.)

Boon, S., & van der Hart, O. Psychological trauma and somatoform dissociation [Not yet published].

Boroske-Leiner, K., Hofmann, A., & Sack, M. (2008). Ergebnisse zur internen und externen Validität des Interviews zur komplexen Posttraumatischen Belastungsstörung (I-kPTBS). *PPmP – Psychotherapie – Psychosomatik – Medizinische Psychologie*, 58 (5), S. 192–199.

Bowlby, J. (1969). *Attachment and loss,* Band 1: *Attachment.* Basic Books. (Dt. *Bindung.* Übers. Gertrud Mander. München: Ernst Reinhardt, 2006.)

Bowman, E. S (1993a). Etiology and clinical course of pseudoseizures: Relationship to trauma, depression, and dissociation. *Psychosomatics*, 34 (4), S. 333–342.

Bowman, E. S (1993b). Clinical and spiritual effects of exorcism in fifteen patients with multiple personality disorder. *Dissociation: Progress in the Dissociative Disorders*, 6 (4), S. 222–238.

Bowman, E. S (2006). Why conversion seizures should be classified as a dissociative disorder. *Psychiatric Clinics of North America*, 29, S. 185–211.

Bowman, E. S, & Coons, P. M (2000). The differential diagnosis of epilepsy, pseudoseizures, dissociative identity disorder, and dissociative disorder not otherwise specified. *Bulletin of the Menninger Clinic*, 64 (2), S. 164–180.

Braehler, C., Valiquette, L., Holowka, D., Malla, A. K, Joober, R., Ciampi, A., Pawliuk, N., & King, S. (2013). Childhood trauma and dissociation in first-episode psychosis, chronic schizophrenia and community controls. *Psychiatry Research*, 210 (1), S. 36–42.

Brand, B. L, Armstrong, J. G, Loewenstein, R. J, McNary, & S. W (2009). Personality differences on the Rorschach of dissociative identity disorder, borderline personality disorder, and psychotic inpatients. *Psychological Trauma: Theory, Research, Practice, and Policy*, 1 (3), S. 188.

Brand, B. L, & Chasson, G. S (2015). Distinguishing simulated from genuine dissociative identity disorder on the MMPI-2. *Psychological Trauma: Theory, Research, Practice, and Policy*, 7, S. 93–101.

Brand, B. L, Classen, C., Lanius, R., Loewenstein, R., McNary, S., Pain, C., & Putnam, F. W (2009). A naturalistic study of dissociative identity disorder and dissociative disorder not otherwise specified patients treated by community clinicians. *Psychological Trauma: Theory, Research, Practice, and Policy*, 1 (2), S. 153–171.

Brand, B. L, Dalenberg, C. J, Frewen, P. A, Loewenstein, R. J, Schielke, H. J, Brams, J. S, & Spiegel, D. (2018). Trauma-related dissociation is no fantasy: Addressing the errors of omission and commission in Merckelbach and Patihis (2018). *Psychological Injury and Law*, 11 (4), S. 377–393.

Brand, B. L, & Frewen, P. (2017). Dissociation as a trauma-related phenomenon. In S. N Gold (Hg.), *APA handbook of trauma psychology.* Band 1: *Foundations in knowledge* (S. 215–241). American Psychiatric Press.

Brand, B. L, & Loewenstein, R. J (2010). Dissociative disorders: An overview of assessment, phenomenology and treatment. *Psychiatric Times*, 27 (10), S. 62–69.

Brand, B. L, & Loewenstein, R. J (2014). Does phasic trauma treatment make patients with dissociative identity disorder treatment more dissociative? *Journal of Trauma & Dissociation*, 15 (1), S. 52–65.

Brand, B. L, Loewenstein, R. J, & Spiegel, D. (2014). Dispelling myths about dissociative identity disorder treatment: An empirically based approach. *Psychiatry: Interpersonal and Biological Processes*, *77* (2), S. 169–189.

Brand, B. L, McNary, S. W, Loewenstein, R. J, Kolos, A. C, & Barr, S. R (2006). Assessment of genuine and simulated dissociative identity disorder on the structured interview of reported symptoms. *Journal of Trauma & Dissociation*, 7 (1), S. 63–85.

Brand, B. L, McNary, S. W, Myrick, A. C, Classen, C. C, Lanius, R., Loewenstein, R. J, & Putnam, F. W (2013). A longitudinal naturalistic study of patients with dissociative disorders treated by community clinicians. *Psychological Trauma: Theory Research, Practice, and Policy*, 5 (4), S. 301–308.

Brand, B. L, Şar, V., Stavropoulos, P., Krüger, C., Korzekwa, M., Martínez-Taboas, A., & Middleton, W. (2016). Separating fact from fiction: An empirical examination of six myths about dissociative identity disorder. *Harvard Review of Psychiatry*, 24 (4), S. 257–270.

Brand, B. L, Schielke, H. J, & Brams, J. S (2017). Assisting the courts in understanding and connecting with experiences of disconnection: Addressing trauma-related dissociation as a forensic psychologist, part I. *Psychological Injury and Law*, 10, S. 283–297.

Brand, B. L, Schielke, H. J, Brams, J. S, & DiComo, R. A (2017). Assessing trauma-related dissociation in forensic contexts: Addressing trauma-related dissociation as a forensic psychologist, part II. *Psychological Injury and Law*, 10, S. 298–312.

Brand, B. L, Spindler, H., & Cannon, R. (2019). A Psychological assessment perspective on clinical and conceptual distinctions between dissociative disorders and psychotic disorders. In A. Moskowitz, M. J Dorahy, & I. Schäfer (Hrsg.), *Psychosis, trauma and dissociation: Evolving perspectives on severe psychopathology* (S. 351–365). John Wiley & Sons.

Brand, B. L, Tursich, M., Tzall, D., & Loewenstein, R. J (2014). Utility of the SIRS-2 in distinguishing genuine from simulated dissociative identity disorder. *Psychological Trauma: Theory, Research, Practice, and Policy*, 6, S. 308–317.

Brand, B. L, Vissia, E. M, Chalavi, S., Nijenhuis, E. R S., Webermann, A. R, Draijer, N., & Reinders, A. A T. S (2016). DID is trauma based: Further evidence supporting the trauma model of DID. *Acta Psychiatrica Scandinavica*, 134 (6), S. 560–563. https://doi.org/10.1111/acps.12653

Brand, B. L, Webermann, & A. R, Frankel, A. S (2016). Assessment of complex dissociative disorder patients and simulated dissociation in forensic contexts. *International Journal of Law and Psychiatry*, 49 (Teil B), S. 197–204. https://doi.org/10.1016/j.ijlp.2016.10.006

Brand, B. L, Webermann, A. R, Snyder, B. L, & Kaliush, P. R (2019). Detecting clinical and simulated dissociative identity disorder with the Test of Memory Malingering. *Psychological Trauma: Theory, Research, Practice, and Policy*, 11 (5), S. 513–520. https://doi.org/10.1037/tra0000405

Brandt, J. (1988). Malingered amnesia. In R. Rogers (Hg.), *Clinical assessment of malingering and deception*. New York: Guilford.

Bremner, J. D, Bolus, R., & Mayer, E. A (2007). Psychometric properties of the Early Trauma Inventory-Self Report. *Journal of Nervous and Mental Disease*, 195 (3), S. 211–218.

Bremner, J. D, Krystal, J. H, Southwick, S. M, & Charney, D. S (1995). Functional neuroanatomical correlates of the effects of stress on memory. *Journal of Traumatic Stress*, 8 (4), S. 527–553.

Bremner, J. D, Krystal, J. H, Charney, D. S, & Southwick, S. M (1996). Neural mechanisms in dissociative amnesia for childhood abuse: Relevance to the current controversy surrounding the „false memory syndrome". *The American Journal of Psychiatry*, 153, S. 71–82.

Bremner, J. D, Vermetten, E., & Mazure, C. M (2000). Development and preliminary psychometric properties of an instrument for the measurement of childhood trauma: The Early Trauma Inventory. *Depression & Anxiety*, 12, S. 1–12.

Brewin, C. R, Cloitre, M., Hyland, P., Shevlin, M., Maercker, A., Bryant, R. A, Humayun, A., Jones, L. M, Kagee, A., Rousseau, C., Somasundaram, D., Suzuki, Y., Wessely, S., van Ommeren, M., Reed, G. M (2017). A review of current evidence regarding the ICD-11 proposals for diagnosing PTSD and complex PTSD. *Clinical Psychology Review*, 58 (Dec), S. 1–5.

Brick, S. S, & Chu, J. A (1991). The simulation of multiple personalities: A case report. *Psychotherapy: Theory, Research, Practice, Training*, 28 (2), S. 267.

Briere, J., & Spinazolla, J. (2009). Assessment of the sequelae of complex trauma: Evidence-based measures. In C. A Courtois & J. D Ford (Hrsg.), *Treating complex traumatic stress disorders. An evidence-based guide* (S. 104–123). Guilford Press.

Brown, L. S (2009). True drama or true trauma? Forensic trauma assessment and the challenge of detecting malingering. In P. F Dell & J. A O'Neil (Hrsg.), *Dissociation and the dissociative disorders: DSM-5 and beyond* (S. 585–594). Routledge/Taylor & Francis Group.

Brown, D. P, Scheflin, A. W, & Hammond, D. C (1998). *Memory, trauma treatment and the law*. W. W Norton.

Brown, R. J (2006). Different types of „dissociation" have different psychological mechanisms. *Journal of Trauma & Dissociation*, 7, S. 7–28.

Brown, R. J, Cardeña, E., Nijenhuis, E., Şar, V., & Van der Hart, O. (2007). Should conversion disorder be reclassified as a dissociative disorder in DSM-V? *Psychosomatics*, 48, S. 369–378.

Butler, L. D (2004). Editorial: The dissociation of everyday life. *Journal of Trauma & Dissociation*, 5 (1), S. 1–11.

Butler, L. D (2006). Normative Dissociation. *Psychiatric Clinics of North America*, 29, S. 45–62.

Butler, C., Dorahy, M., & Middleton, W. (2019). The Detachment and Compartmentalization Inventory (DCI): An assessment tool for two potentially distinct forms of dissociation. *Journal of Trauma & Dissociation*, 20 (5), S. 526–547.

Cardeña, E. (1994). The domain of dissociation. In S. J Lynn & J. W Rhue (Hrsg.), *Dissociation: Clinical and theoretical perspectives* (S. 15–31). Guilford Press.

Cardeña, E., Van Duijl, M., Weiner, L., & Terhune, D. B (2009). Possession/trance phenomena. In P. F Dell & J. A O'Neil (Hrsg.), *Dissociation and the dissociative disorders: DSM-5 and beyond* (S. 171–181). Routledge/Taylor & Francis Group.

Cardeña, E., Schaffler, Y., & Van Duijl, M. (2022). The other in the self: Possession, trance, and related phenomena. In M. J Dorahy, S. N Gold, & J. A O'Neil (Hrsg.), *Dissociation and the dissociative disorders: Past, present, future* (2. Aufl.). Routledge/Taylor & Francis Group.

Carlson, E. B, & Armstrong, J. (1994). The diagnosis and assessment of dissociative disorders. In S. J Lynn & J. W Rhue (Hrsg.), *Dissociation: Clinical and theoretical perspectives* (S. 159–174). Guilford Press.

Carlson, E. B, Dalenberg, C., & McDade-Montez, E. (2012). Dissociation in posttraumatic stress disorder, part I: Definitions and review of research. *Psychological Trauma: Theory, Research, Practice and Policy*, 4 (5), S. 479–489. https://doi.org/10.1037/a0027748 / Korrektur zu Carlson, Dalenberg, and McDade-Montez (2012). *Psychological Trauma: Theory, Research, Practice and Policy*, 4 (5), S. 489. https://doi.org/10.1037/a0030230

Carlson, E. B, & Putnam, F. W (1993). An update on the Dissociative Experiences Scale. *Dissociation: Progress in the Dissociative Disorders*, 6 (1), S. 16–27.

Carlson, E. B, Putnam, F. W, Ross, C. A, Torem, M. S, Coons, P. M, Dill, D. L, Loewenstein, R. J, & Braun, B. G (1993). Validity of the Dissociative Experience Scale in screening for multiple personality disorder: A multicenter study. *American Journal of Psychiatry*, 150 (7), S. 1030–1036.

Carlson, E. B, Waelde, L. C, Palmieri, P. A, Macia, K. S, Smith, S. A, & McDade-Montez, E. (2018). Development and validation of the dissociative symptoms scale. *Assessment*, 25 (1), S. 1–15. https://doi.org/10.1177/1073191116645904

Cassidy, J., & Shaver, P. R (Hrsg.) (1999). *Handbook of attachment: Theory, research, and clinical applications* (1. Aufl.). Guilford Press.

Cassidy, J., & Shaver, P. R (Hrsg.) (2016). *Handbook of attachment: Theory, research, and clinical applications* (3. Aufl.). Guilford Press.

Cavalletti, M., Boldrini, M. P, Catania, A., Fusco, V., Serra, N., & Tagliavini, G. (2021). Utilizzare la TADS-Interview di S. Boon e H. Matthess per la diagnosi dei Disturbi Dissociativi e Complex PTSD [Use of the TADS-Interview by S. Boon and H. Matthess for the assessment of dissociative disorders and complex PTSD]. *Rivista Sperimentale di Freniatria,* 3, S. 79–91. https://doi.org/10.3280/RSF2021-003006

Cernovsky, Z. Z, Bureau, Y., Mendonça, J., Velamoor, V., Mann, S., Sidhu, G., Diamond, D. M, Campbell, R., Persad, E., Oyewumi, L. K, Woodbury-Fariña, M. A (2019). Validity of the SIMS scales of neurologic impairment and amnestic disorder. *International Journal of Psychiatry Sciences*, 1 (1), S. 13–19.

Cernovsky, Z. Z, & Diamond, D. (2020). High risk of false classification of injured people as malingerers by the Structured Inventory of Malingered Symptomatology (SIMS): A Review. *Archives of Psychiatry and Behavioral Sciences*, 3 (2), S. 30–38.

Cernovsky, Z. Z, Mendonça, J. D, Bureau, Y. R, & Ferrari, J. R (2019). Criterion validity of low intelligence scale of the SIMS. *International Journal of Psychology Sciences*, 1 (1), S. 3–5.

Cernovsky, Z. Z, Mendonça, J. D, Ferrari, J. R, Sidhu, G., Velamoor, V., Mann, S. C, Oyewumi, L. K, Persad, E., Campbell, R., & Woodbury-Fariña, M. A (2019). Content validity of the Affective Disorder Subscale of the SIMS. *Archives of Psychiatry and Behavioral Sciences*, 2 (2), S. 33–39.

Cernovsky, Z. Z, Mendonça, J. D. (2019). Oyewumi, L. K, Ferrari, J. J, Sidhu, G. S, & Campbell, R. (2019). Content validity of the Psychosis Subscale of the Structured Inventory of Malingered Symptomatology (SIMS). *International Journal of Psychology and Cognitive Science*, 5 (3), S. 121–127.

Chu, J. A (1991). On the misdiagnosis of multiple personality disorder. *Dissociation: Progress in the Dissociative Disorders*, 4 (4), S. 200–204.

Cima, M., Merckelbach, H., Hollnack, S., & Knauer, E. (2003). Characteristics of psychiatric prison inmates who claim amnesia. *Personality and Individual Differences*, 35 (2), S. 373–380.

Cima, M., Nijman, H., Merckelbach, H., Kremer, K., & Hollnack, S. (2004). Claims of crime-related amnesia in forensic patients. *International Journal of Law and Psychiatry*, 27 (3), S. 215–221.

Cloitre, M. (2020). ICD-11 complex post-traumatic stress disorder: Simplifying diagnosis in trauma populations. *British Journal of Psychiatry*, 216 (3), S. 129–131.

Cloitre, M., Courtois, C. A, Charuvastra, A., Carapezza, R., Stolbach, B. C, & Green, B. L (2011). Treatment of complex PTSD: Results of the ISTSS expert clinician survey on best practices. *Journal of Traumatic Stress*, 24 (6), S. 615–627. https://doi.org/10.1002/jts.20697

Cloitre, M., Courtois, C. A, Ford, J. D, Green, B. L, Alexander, P., Briere, J., Herman, J. L, Lanius, R., Stolbach, B. C, Spinazzola, J., Van der Kolk, B. A, Van der Hart, O. (2012). *The ISTSS Expert Consensus Treatment Guidelines for Complex PTSD in Adults*. International Society for Traumatic Stress Studies. https://terrorvictimresponse.ca/wp-content/uploads/ISTSS-Expert-Concesnsus-Guidelines-for-Complex-PTSD-Updated-060315.pdf

Cloitre, M., Garvert, D. W, Brewin, C. R, Bryant, R. A, & Maercker, A. (2013). Evidence for proposed ICD-11 PTSD and complex PTSD: A latent profile analysis. *European Journal of Psychotraumatology*, 4 (1), 20706. https://doi.org/10.3402/ejpt.v4i0.20706

Cloitre, M., Garvert, D. W, Weiss, B., Carlson, E. B, & Bryant, R. A (2014). Distinguishing PTSD, complex PTSD, and borderline personality disorder: A latent class analysis. *European Journal of Psychotraumatology*, 5 (1), 25097. https://doi.org/10.3402/ejpt.v5.25097

Cloitre, M., Shevlin, M., Brewin, C. R, Bisson, J. I, Roberts, N. P, Maercker, A., Karatzias, T., Hyland, P. (2018). The International Trauma Questionnaire: Development of a self-report measure of ICD-11 PTSD and complex PTSD. *Acta Psychiatrica Scandinavica*, 138 (6), S. 536–546.

Coons, P. M (1978). Examples of pseudomultiplicity. *Memos on Multiplicity*, 2 (3), S. 4–5.

Coons, P. M (1984). The differential diagnosis of multiple personality: A comprehensive review. *Psychiatric Clinics of North America*, 7, S. 51–65.

Coons, P. M (1988). Misuse of forensic hypnosis: A hypnotically elicited false confession with the apparent creation of a multiple personality. *International Journal of Clinical and Experimental Hypnosis*, 36, S. 1–11.

Coons, P. M (1989). Iatrogenic factors in the misdiagnosis of multiple personality disorder. *Dissociation: Progress in the Dissociative Disorders*, 2 (2), S. 70–76.

Coons, P. M (1991). Iatrogenesis and malingering of multiple personality disorder in the forensic evaluation of homicide defendants. *Psychiatric Clinics of North America*. 14 (3), S. 757–768.

Coons, P. M, & Bowman, E. A S. (2001). Ten-year follow-up study of patients with dissociative identity disorder. *Journal of Trauma & Dissociation*, 2 (1), S. 73–89.

Coons, P. M, Bowman, E. S, & Milstein, V. (1988). Multiple personality disorder: A clinical investigation of 50 cases. *Journal of Nervous and Mental Disease*, 176, S. 519–527.

Coons, P. M, & Milstein, V. (1992). Psychogenic amnesia: A clinical investigation of 25 cases. *Dissociation: Progress in the Dissociative Disorders*, 5 (2), S. 73–79.

Coons, P. M, & Milstein, V. (1994). Factitious or malingered multiple personality disorder: Eleven cases. *Dissociation: Progress in the Dissociative Disorders*, 7 (2), S. 81–85.

Courtois, C. A, & Ford, J. D (Hrsg.) (2009). *Treating complex traumatic stress disorder: An evidence-based guide*. Guilford Press. (Dt. *Komplexe traumatische Belastungsstörungen und ihre Behandlung: Eine evidenzbasierte Anleitung*. Übers. Theo Kierdorf & Hildegard Höhr. Paderborn: Junfermann, 2011.)

Dalenberg, C. J (2000). *Countertransference and the treatment of trauma*. American Psychological Association.

Dalenberg, C. J, Brand, B., Gleaves, D., Dorahy, M., Loewenstein, R., Cardeña, E., Frewen, P., Carlson, E., & Spiegel, D. (2012). Evaluation of the evidence for the trauma and fantasy models of dissociation. *Psychological Bulletin*, 138 (3), S. 550–588. https://doi.org/10.1037/a0027447

Dalenberg, C. J, Brand, B. L, Loewenstein, R. J, Gleaves, D. H, Dorahy, M. J, Cardeña, E., Frewen, P. A, Carlson, E., & Spiegel, D. (2014). Reality versus fantasy: Reply to Lynn et al. (2014). *Psychological Bulletin*, 140 (3), S. 911–920.

Dalenberg, C. J, Brand, B. L, Loewenstein, R. J, Frewen, P. A, Spiegel, D. (2020). Inviting scientific discourse on traumatic dissociation: Progress made and obstacles to further resolution. *Psychological Injury and Law*, 13 (2), S. 135–154. https://doi.org/10.1007/s12207-020-09376-9

Dalenberg, C., Katz, R. R, Thompson, K. J, & Paulson, K. (2022). The case study for „normal" dissociation processes. In M. J Dorahy, S. N Gold, & J. A O'Neil (Hrsg.) (2022). *Dissociation and the dissociative disorders: Past, present, future* (2. Aufl.). Routledge/Taylor & Francis Group.

Dalenberg, C. J, Paulson, K. (2009). The case for the study of „normal" dissociation processes. In P. F Dell & J. A O'Neil (Hrsg.), *Dissociation and the dissociative disorders: DSM-5 and beyond* (S. 145–154). Routledge/Taylor & Francis Group.

De Waal, M. W, Arnold, I. A, Eekhof, J. A, & Van Hemert, A. M (2004). Somatoform disorders in general practice: Prevalence, functional impairment and comorbidity with anxiety and depressive disorders. *British Journal of Psychiatry*, 184, S. 470–476. https://doi.org/10.1192/bjp.184.6.470

Delbo, C. (1985). *La mémoire et les jours*. Paris: Berg International.

Dell, P. F (1998). Axis II pathology in outpatients with dissociative identity disorder. *Journal of Nervous and Mental Disease*, 186 (6), S. 352–356.

Dell, P. F (2006a). A new model of dissociative identity disorder. *Psychiatric Clinics of North America*, 29 (1), S. 1–26.

Dell, P. F (2006b). The Multidimensional Inventory of Dissociation (MID): A comprehensive measure of pathological dissociation. *Journal of Trauma & Dissociation*, *7* (2), S. 77–106.

Dell, P. F (2009a). The long struggle to diagnose multiple personality disorder (MPD): MPD. In P. F Dell & J. A O'Neil (Hrsg.), *Dissociation and the dissociative disorders: DSM-5 and beyond* (S. 383–402). Routledge/Taylor & Francis Group.

Dell, P. F (2009b). The long struggle to diagnose multiple personality disorder (MPD): Partial MPD. In P. F Dell & J. A O'Neil (Hrsg.), *Dissociation and the dissociative disorders: DSM-5 and beyond* (S. 403–428). Routledge/Taylor & Francis Group.

Dell, P. F, & O'Neil, J. A (Hrsg.) (2009). *Dissociation and the dissociative disorders: DSM-5 and beyond.* Routledge/Taylor & Francis Group.

Dinwiddie, S. H, North, C. S, & Yutzy, S. H (1993). Multiple personality disorder: Scientific and medicolegal issues. *Journal of the American Academy of Psychiatry and the Law Online*, 21 (1), S. 69–79.

Dorahy, M. J, Brand, B. L, Şar, V., Krüger, C., Stavropoulos, P., Martínez-Taboas, A., Lewis-Fernández, R., & Middleton, W. (2014). Dissociative identity disorder: An empirical overview. *Australian & New Zealand Journal of Psychiatry*, 48 (5), S. 402–417.

Dorahy, M. J, Gold, S. N, & O'Neil, J. A (Hrsg.) (2022). *Dissociation and the dissociative disorders: Past, present, future* (2. Aufl.). Routledge/Taylor & Francis Group.

Dorahy, M. J, Shannon, C., Seagar, L., Corr, M., Stewart, K., Hanna, D., Mulholland, C., & Middleton, W. (2009). Auditory hallucinations in dissociative identity disorder and schizophrenia with and without a childhood trauma history: Similarities and differences. *Journal of Nervous and Mental Disease*, 197 (12), S. 892–898.

Dorahy, M., & Van der Hart, O. (2015). DSM-5's „PTSD with dissociative symptoms": Challenges and future directions. *Journal of Trauma & Dissociation*, 16 (1), S. 7–28. https://doi.org/10.1080/15299732.2014.908806

Draijer, N. (1988). *Seksueel misbruik van meisjes door verwanten [Sexual abuse of girls by relatives].* Ministerie van Sociale Zaken en Werkgelegenheid [Dutch ministry of social affairs and employment].

Draijer, N. (1990). *Seksuele traumatisering in de jeugd. Gevolgen op lange termijn van seksueel misbruik van meisjes door verwanten [Childhood sexual traumatization. Long term consequences of sexual abuse of girls by relatives]* [Dissertation]. Singel Uitgevers.

Draijer, N. (1994). Dissociatie en trauma bij psychiatrische patiënten. Een onderzoek [Dissociation and trauma in psychiatric patients. A study. Journal of Mental Disease]. *Maandblad Geestelijke Volksgezondheid*, 49 (8), S. 811–828.

Draijer, N. (2003). Diagnostiek en indicatiestelling bij (een vermoeden van) seksueel misbruik in de voorgeschiedenis: State of the art [Assessment and indication in (suspected) history of sexual abuse: State of the art]. In N. Nicolai (Hg.), *Handboek psychotherapie na seksueel misbruik* (S. 21–45). De Tijdstroom.

Draijer, N. (2008). Een razend verlangen naar betekenis. Over hysterie bij een borderline organisatie van de persoonlijkheid [A raging desire for meaning. On hysteria in a borderline organization of the personality]. In J. Dirkx & W. Heuves (Hrsg.), *Hysterie: Psychoanalytische beschouwingen* (S. 83–99). Boom uitgevers.

Draijer, N., & Boon, S. (1993a). Trauma, dissociation and dissociative disorders. In S. Boon & N. Draijer, *Multiple personality disorder in the Netherlands* (S. 177–194). Swets & Zeitlinger.

Draijer, N., & Boon, S. (1993b). The validation of the Dissociative Experiences Scale against the criterion of the SCID-D, using receiver operating characteristics (ROC) analysis. *Dissociation: Progress in the Dissociative Disorders*, 6 (1), S. 28–37.

Draijer, N., & Boon, S. (1995). De anamnese van traumatische jeugdervaringen [The assessment of childhood traumatic experiences]. In S. Boon & N. Draijer, *Screening en diagnostiek van dissociatieve stoornissen* (S.119–128). Swets & Zeitlinger.

Draijer, N., & Boon, S. (1996). Knelpunten in de differentiële diagnostiek van de dissociatieve identiteitsstoornis [Difficulaties in the differential diagnosis of dissociative identity disorder]. *Tijdschrift voor Psychiatrie*, 2, S. 108–122.

Draijer, N., & Boon, S. (1999). The imitation of dissociative identity disorder: Patients at risk, therapists at risk. *Journal of Psychiatry & Law*, 27, S. 423–458. https://doi.org/10.1177/009318539902700304

Draijer, N., & Langeland, W. (1999). Childhood trauma and perceived parental dysfunction in the etiology of dissociative symptoms in psychiatric inpatients. *American Journal of Psychiatry*, 156 (3), S. 379–385.

Draijer, N., & Langeland, W. (2009). Trauma, hechting en verwaarlozing: Een tweedimensionaal model voor diagnostiek en indicatiestelling bij vroegkinderlijke traumatisering [Trauma, attachment and negligence: A two-dimensional model for the assessment and indication in early childhood traumatization]. *Cogiscope*, 4, S. 31–38.

Draijer, N., Langeland, W., & Boon, S. (2012). Klinische diagnostiek van complexe trauma-gerelateerde stoornissen [Clinical assessment of complex trauma-related disorders]. In E. Vermetten, R, Kleber, & O. van der Hart (Hrsg.), *Handboek Postttraumatische stressstoornissen* (S. 491–510). De Tijdstroom.

Draijer, N., & Van Zon, P. (2013). Transference-focused psychotherapy with former child soldiers: Meeting the murderous self. *Journal of Trauma & Dissociation*, 14, S. 170–183.

Dubester, K. A, & Braun, B. G (1995). Psychometric properties of the Dissociative Experiences Scale. *Journal of Nervous and Mental Disease*, 183, S. 231–235.

Dunn, G. E, Ryan, J. J, & Paolo, A. M (1995). A principal components analysis of the Dissociative Experiences Scale in a substance abuse population. *Journal of Clinical Psychology*, 50 (6), S. 936–940.

During, E. H, Elahi, F. M, Taieb, O., Moro, M. R, & Baubet, T. (2011). A critical review of dissociative trance and possession disorders: Etiological, diagnostic, therapeutic, and nosological issues. *Canadian Journal of Psychiatry*, 56 (4), S. 235–242. https://doi.org/10.1177/070674371105600407

Dutra, L., Bureau, J., Holmes, B., Lyubchik, A., & Lyons-Ruth, K. (2009). Quality of early care and childhood trauma: A prospective study of developmental pathways to dissociation. *Journal of Nervous and Mental Disease*, 197 (6), S. 383–390. https://doi.org/10.1097/NMD.0b013rd3181a653b7

Eisendrath, S. J (1995). Psychiatric aspects of chronic pain. *Neurology*, 45 (12), S. 26–34.

Ellason, J. W, Ross, C. A (1995). Positive and negative symptoms in dissociative identity disorder and schizophrenia: A comparative analysis. *Journal of Nervous and Mental Disease*, 183 (4), S. 236–241.

Ellason, J. W, Ross, C. A, & Fuchs, D. L (1996). Lifetime axis I and II comorbidity and childhood trauma history in dissociative identity disorder. *Psychiatry*, 59 (3), S. 255–266.

Ensink, B. J, & Van Otterloo, D. (1989). A validation study of the DES in the Netherlands. *Dissociation: Progress in the Dissociative Disorders*, 2 (4), S. 221–223.

Espirito Santo, H., & Pio-Abreu, J. (2009). Portuguese validation of the Dissociative Experiences Scale (DES). *Journal of Trauma & Dissociation*, 10 (1), S. 69–82. https://doi.org/10.1080/15299730802485177, verfügbar über SSRN: https://ssrn.com/abstract=2999136

Everaerd, W., & Gersons-Wolfensberger, D. C M. (2004). Commentaar op advies van gezondheidsraad op hervonden herinneringen [Comments on Health Council advice on recovered memories]. *Nederlands Tijdschrift voor Geneeskunde*, 148 (33), S. 1620–1622.

Evren, C., Şar, V., Karadag, F., Gurol, D. T, & Karagoz, M. (2007). Dissociative disorders among alcohol-dependent inpatients. *Psychiatry Research*, 152 (2-3), S. 233–241.

Farina, B., Liotti, M., & Imperatori, C. (2019). The role of attachment trauma and disintegrative pathogenic processes in the traumatic-dissociation dimension. *Frontiers in Psychology, Section Psychology for Clinical Settings*, 10, 00933. https://doi.org/10.3389/fpsyg.2019.00933

Fonagy, P., Luyten, P., & Bateman, A. (2015). Translation: Mentalizing as treatment target in borderline personality disorder. *Personality Disorders: Theory, Research, and Treatment*, 6 (4), S. 380–392. https://doi.org/10.1037/per0000113

Fonagy, P., & Target, M. (1997). Attachment and reflective function: Their role in self-organization. *Development and Psychopathology*, 9, S. 679–700.

Fonagy, P., & Target, M. (2002). Early intervention and the development of self-regulation. *Psychoanalytic Inquiry*, 22 (3), S. 307–335.

Foote, B., & Park, J. (2008). Dissociative identity disorder and schizophrenia: Differential diagnosis and theoretical issues. *Current Psychiatry Reports*, 10 (3), S. 217–222.

Foote, B., Smolin, Y., Kaplan, M., Legatt, M. E, & Lipschitz, D. Prevalence of dissociative disorders in psychiatric outpatients (2006). *American Journal of Psychiatry*, 163 (4), S. 623–629. https://doi.org/10.1176/appi.ajp.163.4.623

Foote, B., Smolin, Y., Neft, D., & Lipschitz, D. (2008). Dissociative disorders and suicidality in psychiatric outpatients. *Journal of Nervous and Mental Disease*, 196, S. 29–36.

Ford, J. D, & Courtois, C. A (Hrsg.) (2020). *Treating complex traumatic stress disorders in adults*. Guilford Press.

Ford, J. D, & Courtois, C. A (2021). Complex PTSD and borderline personality disorder. *Borderline Personality Disorder and Emotion Dysregulation*, 8 (1), S. 1–21.

Ford, J. D, Courtois, C. A, Steele, K., Van der Hart, O., & Nijenhuis, E. R S. (2005). Treatment of complex posttraumatic self-dysregulation. *Journal of Traumatic Stress*, 18, S. 437–447.

Frankel, A. S (2009). Dissociation and dissociative disorders: Clinical and forensic assessment with adults. In P. F Dell & J. A O'Neil (Hrsg.), *Dissociation and the dissociative disorders: DSM-5 and beyond* (S. 571–583). Routledge/Taylor & Francis Group.

Frankel, A. S, & Dalenberg, C. (2006). The forensic evaluation of dissociation and persons with dissociative identity disorder: Searching for convergence. *Psychiatric Clinics of North America*, 29, S. 169–184.

Fraser, G. A (1993). Exorcism rituals: Effects on multiple personality disorder patients. *Dissociation: Progress in the Dissociative Disorders*, 6 (4), S. 239–244.

Frewen, P. A (2021, April). *The relevance of dissociation in PTSD: Subtype, comorbidity, or component?* [Webinar]. ESTD.

Frewen, P. A, Brown, M. F D., & Lanius, R. A (2017). Trauma-related altered states of consciousness (TRASC) in an online community sample: Further support for the 4-D model of trauma-related dissociation. *Psychology of Consciousness: Theory, Research, and Practice*, 4 (1), S. 92–114.

Frewen, P. A, Hegadoren, K., Coupland, N. J, Rowe, B. H, Neufeld, R. W, & Lanius, R. (2015). Trauma-Related Altered States of Consciousness (TRASC) and functional impairment I: Prospective study in acutely traumatized persons. *Journal of Trauma & Dissociation*, 16 (5), S. 500–519.

Frewen, P. A, & Lanius, R. A (2014). Trauma-related altered states of consciousness: Exploring the 4-D model. *Journal of Trauma & Dissociation*, 15 (4), S. 436–456.

Frewen, P. A, & Lanius, R. A (2015). *Healing the traumatized self: Consciousness, neuroscience, treatment* (1. Aufl.). W. W Norton.

Freyberger, H. J, Spitzer, C., & Stieglitz, R.-D. (1999). Fragebogen zu dissoziativen Symptomen FDS. Bern: Hans Huber.

Freyd, J. J (1994). Betrayal trauma: Traumatic amnesia as an adaptive response to childhood abuse. *Ethics & Behavior*, 4 (4), S. 307–329.

Friedl, M., & Draijer, N. (2000). Dissociative disorders in Dutch psychiatric inpatients. *American Journal of Psychiatry*, 157, S. 1012–1013.

Friedl, M. C, Draijer, N., & De Jong, P. (2000). Prevalence of dissociative disorders in psychiatric in-patients: The impact of study characteristics. *Acta Psychiatrica Scandindinavica*, 102, S. 423–428.

Frischholz, E. J, Braun, B. G, Sachs, R. G, Hopkins, L., Shaeffer, D. M, Lewis, J., Leavitt, F., Pasquotto, J. N, & Schwartz, D. R (1990). The Dissociative Experiences Scale: Further replication and validation. *Dissociation: Progress in the Dissociative Disorders*, 3 (3), S. 151–153.

Frischholz, E. J, Braun, B. G, Sachs, R. G, Schwartz, D. R, Lewis, J., Schaeffer, D., Westergaard, C., & Pasquotto, J. (1991). Construct validity of the Dissociative Experiences Scale (DES): 1. The relationship between the DES and other self-report instruments. *Dissociation: Progress in the Dissociative Disorders*, 4, S. 185–188.

Fromm, E. (1965). Hypnoanalysis: Theory and two case excerpts. *Psychotherapy: Theory, Research and Practice*, 2, S. 127–133.

Gast, U., Oswald, P., Zündorf, F., & Hofmann, A. (2000). *Strukturiertes Klinisches Interview für DSM-IV für Dissoziative Störungen. Interview und Manual.* Bern: Hogrefe.

Gast, U., Rodewald, F., Dehner-Rau, C., Kowalewsky, E., Engl, V., Reddemann, L., & Emrich, H. M (2003). *Validity and reliability of the German version of the Multidimensional Inventory of Dissociation (MID-D): Preliminary results* [Aufsatz und Vortrag]. 2003 Conference of the International Society for the Study of Trauma and Dissociation.

Gast, U., Rodewald, F., Nickel, V., & Emrich, H. M (2001). Prevalence of dissociative disorders among psychiatric patients in a German university clinic. *Journal of Nervous and Mental Disease*, 189, S. 249–257.

Gezondheidsraad (2004). *Omstreden herinneringen [Contested memories]* [Advice to the Minister of Health, Welfare and Sport]. Publication nr 2004/02. Gezondheidsraad, onafhankelijk wetenschappelijk adviesorgaan voor regering en parlement [Health Council, independent scientific advisory body to the Dutch government and parliament]. https://tinyurl.com/mr3hsjwv

Giesbrecht, T., Lynn, S. J, Lilienfeld, S. O, & Merckelbach, H. (2008). Cognitive processes in dissociation: An analysis of core theoretical assumptions. *Psychological Bulletin,* 134 (5), S. 617–647. https://doi.org/10.1037/0033-2909.134.5.617

Ginzburg, K., Koopman, C., Butler, L. D, Palesh, O., Kraemer, H. C, Classen, C. C, & Spiegel, D. (2006). Evidence for a dissociative subtype of post-traumatic stress disorder among help-seeking childhood sexual abuse survivors. *Journal of Trauma & Dissociation*, 7 (2), S. 7–27.

Goodwin, J., Hill, S., & Attias, R. (1990). Historical and folk techniques of exorcism: Applications to the treatment of dissociative disorders. *Dissociation: Progress in the Dissociative Disorders*, 3, S. 94–101.

Gysi, J. (2022). *Diagnostik von Traumafolgestörungen: Multiaxiales Trauma-Dissoziations-Modell nach ICD-11.* 2., korrigierte Auflage. Bern: Hogrefe.

Hansen, M., Ross, J., & Armour, C. (2017). Evidence of the dissociative PTSD subtype: A systematic literature review of latent class and profile analytic studies of PTSD. *Journal of Affective Disorders*, 213, S. 59–69. https://doi.org/10.1016/j.jad.2017.02.004

Harte, F. M (2004). Het wetenschappelijk onderzoek [Scientific research]. In F. Koenraadt, A. M W. Mooij, & G. M Mulbregt (Hrsg.), *De persoon van de verdachte: De rapportage pro Justitia vanuit het Pieter Baan Centrum [The person of the suspect: The report pro justitia from the Pieter Baan Centre]*. Wolters Kluwer.

Hecker, T., Braitmayer, L., & Van Duijl, M. (2015). Global mental health and trauma exposure: The current evidence for the relationship between traumatic experiences and spirit possession, *European Journal of Psychotraumatology*, 6 (1). https://doi.org/10.3402/ejpt.v6.29126

ter Heide, F. J J., Mooren, T. M, & Kleber, R. J (2014). Complex trauma en Complexe PTSS, Wat is het en wie heeft het [Complex trauma and Complex PTSD: What is it and who has it]. *Tijdschrift voor psychotherapie*, 40 (5), S. 347–359.

ter Heide, F. J J., Mooren, T. M, & Kleber, R. J (2016). Complex PTSD and phased treatment in refugees: A debate piece. *European Journal of Psychotraumatology*, 7, 286–287.

Herman, J. L (1990). Discussion. In R. P Kluft (Hrsg.), *Incest-related syndromes of adult psychopathology* (S. 289–293). American Psychiatric Press.

Herman, J. L (1992a). Complex PTSD: A syndrome in survivors of prolonged and repeated trauma. *Journal of Traumatic Stress*, 5 (3), S. 377–391.

Herman, J. L (1992b). *Trauma and recovery: The aftermath of violence – From domestic abuse to political terror*. Basic Books. (Dt. *Die Narben der Gewalt: Traumatische Erfahrungen verstehen und überwinden*. Übers. Verena Koch & Renate Weitbrecht. Paderborn: Junfermann, 5. Aufl. 2018.)

Herman, J. L, Perry, C., & Van der Kolk, B. A (1989). Childhood trauma in borderline personality disorder. *American Journal of Psychiatry*, 146, S. 490–495.

Herman, J. L, & Van der Kolk, B. A (1987). Traumatic antecedents of borderline personality disorder. In B. van der Kolk (Hrsg.), *Psychological trauma* (S. 111–126). American Psychiatric Press.

Holmes, E. A, Brown, R. J, Mansell, W., Fearon, R. P, Hunter, E. C, Frasquilho, F., & Oakley, D. A (2005). Are there two qualitatively distinct forms of dissociation? A review and some clinical implications. *Clinical Psychology Review*, 25 (1), S. 1–23.

Holtgraves, T., & Stockdale, G. (1997). The assessment of dissociative experiences in a non-clinical population: Reliability, validity, and factor structure of the Dissociative Experiences Scale. *Personality and Individual Differences*, 22 (5), S. 699–706.

Horevitz, R. P, & Braun, B. G (1984). Are multiple personalities borderline? An analysis of 33 cases. *Psychiatric Clinics of North America*, 7 (1), S. 69–87.

Horevitz, R., & Loewenstein, R. J (1994). The rational treatment of multiple personality disorder. In S. J Lynn & J. W Rhue (Hrsg.), *Dissociation: Clinical and theoretical perspectives* (S. 289–316). Guilford Press.

Howell, E. F, & Blizard, R. A (2009). Chronic relational trauma disorder: A new diagnostic scheme for borderline personality and the spectrum of dissociative disorders. In P. Dell & J. O' Neil (Hrsg.), *Dissociation and the dissociative disorders: DSM-5 and beyond*. Routledge/Taylor & Francis Group.

Hulme, P. A (2004). Retrospective measurement of childhood sexual abuse: A review of instruments. *Child Maltreatment*, 9, S. 201–217.

Hunter, E. C, Charlton, J., & David, A. S (2017). Depersonalisation and derealisation: Assessment and management. *British Medical Journal*, 356 (j745). https://doi.org/10.1136/bmj.j745

Hunter, E. C, Sierra, M., & David, A. S (2004). The epidemiology of depersonalisation and derealisation. A systematic review. *Social Psychiatry and Psychiatric Epidemiology*, 39, S. 9–18.

Huntjens, R. J C., Rijkeboer, M. M, & Arnzt, A. (2019a). Schema therapy for dissociative identity disorder (DID): Rationale and study protocol. *European Journal of Psychotraumatology,* 10 (1), 1571377. https://www.ncbi.nlm.nih.gov/pmc/articles/PMC6383624/

Huntjens, R. J C., Rijkeboer, M. M, & Arntz, A. (2019b). Schema therapy for dissociative identity disorder (DID): Further explanation about the rationale and study protocol. *European Journal of Psychotraumatology*, 10 (1), 1684629. https://doi.org/10.1080/20008198.2019.1684629

Huntjens, R. J C., Rijkeboer, M. M, & Arntz, A. (2020). Schematherapy in DID: Treatment length and related studies on dissociative amnesia. *European Journal of Psychotraumatology*, 11 (1), 1711638. https://pmc.ncbi.nlm.nih.gov/articles/PMC6383624/

Hyland, P., Karatzias, T., Shevlin, M., & Cloitre, M. (2019). Examining the discriminant validity of complex posttraumatic stress disorder and borderline personality disorder symptoms: Results from a United Kingdom population sample. *Journal of Traumatic Stress*, 32 (6), S. 855–863.

Hyland, P., Shevlin, M., Fyvie, C., Cloitre, M., & Karatzias, T. (2019). The relationship between ICD-11 PTSD, complex PTSD and dissociative experiences. *Journal of Trauma & Dissociation*. https://doi.org/10.1080/15299732.2019.1675113

International Society for the Study of Trauma and Dissociation [ISSTD] (2011). Guidelines for treating dissociative identity disorder in adults, third revision. *Journal of Trauma & Dissociation*, 12, S. 115–187.

Janet, P. (1889). *L'automatisme psychologique: Essai de psychologie expérimentale sur les formes inférieures de l'activité humaine*. Paris: Félix Alcan.
Nachdruck: Paris: Société Pierre Janet, 1973. Englische Übersetzung: *Catalepsy, memory and suggestion in psychological automatism and subconscious acts, anesthesias and psychological disaggregation in psychological automatism*. New York: Routledge, 2021.

Janet, P. (1894/5). Un cas de possession et l'exorcisme moderne [A case of possession and modern exorcism]. *Bulletin de l'Université de Lyon*, Dec. 1894–Jan. 1895, 41–57. Auch in P. Janet (1898). *Névroses et idées fixes* [Neuroses and idée fixes], (Band 1, S. 375–406). Félix Alcan.

Janet, P. (1898). Le traitement psychologique de l'hystérie. [The psychological treatment of hysteria]. In A. Robin (Hg.), *Traité de thérapeutique appliqué* [Treatise on applied therapeutica] (S. 140–216). Rueff. Auch in P. Janet (1911), *L'état mental des hystériques* [The mental state of hysterici] (S. 619–688). Félix Alcan.

Janet, P. (1907). *The major symptoms of hysteria*. New York: Macmillan. (Neuauflage der Ausgabe von 1920: New York: Hafner, 1965.)

Janet, P. (1935). Réalisation et interprétation [Realisation and interpretation]. *Annales Médico-Psychologiques*, 15 (2), S. 329–366.

Karadag, F., Şar, V., Tamar-Gurol, D., Evren, C., Karagoz, M., & Erkiran, M. (2005). Dissociative disorders among inpatients with drug or alcohol dependency. *Journal of Clinical Psychiatry*, 66 (10), S. 1247–1253.

Kate, M. A, Jamieson, G., Dorahy, M. J, & Middleton, W. (2021). Measuring dissociative symptoms and experiences in an Australian college sample using a short version of the Multidimensional Inventory of Dissociation. *Journal of Trauma & Dissociation*, 22 (3), S. 265–287.

Kempes, M., & Gelissen, N. (2021). Het wetenschappelijk onderzoek [Scientific research]. In T. den Boer, J. E Beekman, & F. Koenraadt (Hrsg.), *De persoon van de verdachte: De rapportage pro Justitia vanuit het Pieter Baan Centrum [The person of the suspect: The report pro justitia from the Pieter Baan Centre]* (S. 235–257). Boom uitgevers.

Kihlstrom, J. F (1992). Dissociative and conversion disorders. In D. J Stein & J. E Young (Hrsg.), *Cognitive science and clinical disorders* (S. 247–270). Academic Press.

Kihlstrom, J. F, Tataryn, D. J, & Hoyt, I. P (1993). Dissociative disorders. In P. J Sutker & H. E Adams (Hrsg.), *Comprehensive handbook of psychopathology* (2. Aufl., S. 203–234). Plenum.

Kluft, R. P (1984). An Introduction to multiple personality disorder. *Psychiatric Annals*, 14, S. 19–24.

Kluft, R. P (1985). Natural history of multiple personality disorder. In R. P Kluft (Hrsg.), *Childhood antecedents of multiple personality*. American Psychiatric Press.

Kluft, R. P (1987a). First-rank symptoms as a diagnostic clue to multiple personality disorder, *American Journal of Psychiatry*, 144 (3), S. 293–298.

Kluft, R. P (1987b). The simulation and dissimulation of multiple personality disorder. *American Journal of Clinical Hypnosis*, 30 (2), S. 104–118.

Kluft, R. P (1987c). An update on multiple personality disorder. *Hospital and Community Psychiatry*, 38, S. 363–373.

Kluft, R. P (1988). The phenomenology and treatment of extremely complex multiple personality disorder. *Dissociation: Progress in the Dissociative Disorders*, 1 (4), S. 47–58.

Kluft, R. P (1989). Iatrogenic creation of new alter personalities. *Dissociation: Progress in the Dissociative Disorders*, 2, S. 83–91.

Kluft, R. P (1991). Multiple personality disorder. In A. Tasman & S. M Goldfinger (Hrsg.), *The American Psychiatric Press Annual Review* (Band 10, S. 161–188). American Psychiatric Press.

Kluft, R. P (1993). Multiple personality disorder. In D. Spiegel (Hrsg.), *Dissociative disorders: A clinical review* (S. 17–44). Sidran Press.

Kluft, R. P (1994). Treatment trajectories in multiple personality disorder. *Dissociation: Progress in the Dissociative Disorders*, 7 (1), S. 63–76.

Kluft, R. P (2006). Dealing with alters: A pragmatic clinical perspective. *Psychiatric Clinics of North America*, 29 (1), S. 281–304. https://doi.org/10.1016/j.psc.2005.10.010

Kluft, R. P, Steinberg, M., & Spitzer, R. L (1988). DSM-III-R revisions in the dissociative disorders: An exploration of their derivation and rationale. *Dissociation: Progress in the Dissociative Disorders, 1* (1), S. 39–46.

Korzekwa, M., & Dell, P. (2022). Is dissociation an integral aspect of borderline personality disorder, or is it a comorbid disorder? In M. J Dorahy, S. N Gold, & J. A O'Neil (Hrsg.), *Dissociation and the dissociative disorders: Past, present, future* (2. Aufl.). Routledge/Taylor & Francis Group.

Korzekwa, M., Dell, P., Links, P., Thabane, L., & Fougere, P. (2009). Dissociation in borderline personality disorder: A detailed look. *Journal of Trauma & Dissociation*, 10 (3), S. 346–367. https://doi.org/ 10.1080/15299730902956838

Korzekwa, M. I, Dell, P. F, & Pain, C. (2009). Dissociation and borderline personality disorder: An update for clinicians. *Current Psychiatry Reports*, 11 (1), S. 82–88.

Kundakçı, T., Şar, V., Kızıltan, E., Yargıç, I. L, & Tutkun, H. (2014). Reliability and validity of the Turkish version of the structured clinical interview for DSM-IV dissociative disorders (SCID-D): A preliminary study. *Journal of Trauma & Dissociation*, 15 (1), S. 24–34. https://doi.org/10.1080/15299732.2013.821434

Laddis, A., & Dell, P. F (2012). Dissociation and psychosis in dissociative identity disorder and schizophrenia. *Journal of Trauma & Dissociation*, 13, S. 397–413.

Laddis, A., Dell, P. F, & Korzekwa, M. (2017). Comparing the symptoms and mechanism of „dissociation“ in dissociative identity disorder and borderline personality disorder. *Journal of Trauma & Dissociation*, 18 (2), S. 139–173.

Laferrière-Simard, M. C, Lecomte, T., & Ahoundova, L. (2014). Empirical testing of criteria for dissociative schizophrenia. *Journal of Trauma & Dissociation*, 15 (1), S. 91–107.

Lange, A., Kooiman, K., & Huberts, L. (1995). Childhood unwanted sexual events and degree of psychopathology of psychiatric patients: Research with a new anamnestic questionnaire (the CHUSE). *Acta Psychiatrica Scandinavica*, 92 (6), S. 441–446.

Langeland, W., Van den Brink, W., Draijer, N., & Hartgers, C. (2001). Sensitivity of the Addiction Severity Index physical and sexual assault items: Preliminary findings on gender differences. *European Addiction Research*, 7 (4), S. 193–197.

Langeland, W., Draijer, N., & Van den Brink, W. (2002). Trauma and dissociation in treatment-seeking alcoholics: Towards a resolution of inconsistent findings. *Comprehensive Psychiatry*, 43, S. 195–203.

Langeland, W., Draijer, N., & Van den Brink, W. (2004). Psychiatric comorbidity in treatment-seeking alcoholics: The role of childhood trauma and perceived parental dysfunction. *Alcoholism: Clinical and Experimental Research*, 28 (3), S. 441–447.

Lanius, R. A (2015). Trauma-related dissociation and altered states of consciousness: A call for clinical, treatment, and neuroscience research. *European Journal of Psychotraumatology*, 6, 27905. https://doi.org/10.3402/ejpt.v6.27905

Lanius, R. A, Brand, B., Vermetten, E., Frewen, P. A, & Spiegel, D. (2012). The dissociative subtype of posttraumatic stress disorder: Rationale, clinical and neurobiological evidence, and implications. *Depression & Anxiety*, 29, S. 701–708.

Lanius, R. A, Vermetten, E., Loewenstein, R. J, Brand, B., Schmahl, C., Bremner, J. D, & Spiegel, D., (2010). Emotion modulation in PTSD: Clinical and neurobiological evidence for a dissociative subtype. *American Journal of Psychiatry*, 167 (6), S. 640–647.

Leavitt, F. (1999). Dissociative experiences scale taxon and measurement of dissociative pathology: Does the taxon add to an understanding of dissociation and its associated pathologies? *Journal of Clinical Psychology in Medical Settings, 6* (4), S. 427–440. https://doi.org/10.1023/A:1026275916184

Lewis, D. O, & Bard, J. S (1991). Multiple personality and forensic issues. *Psychiatric Clinics of North America*. 14 (3), S. 741–756.

Lewis, D. O, Yeager, C. A, Swica, Y., Pincus, J. H, & Lewis, M. (1997). Objective documentation of child abuse and dissociation in 12 murderers with dissociative identity disorder. *American Journal of Psychiatry*, 154 (12), S. 1703–1710.

Lilienfeld, S. O, Kirsch, I., Sarbin, T. R, Lynn, S. J, Chaves, J. F, Ganaway, G. K, & Powell, R. A (1999). Dissociative identity disorder and the sociocognitive model: Recalling lessons of the past. *Psychological Bulletin*, 125, S. 507–523. https://doi.org/10.1037/0033-2909.125.5.507

Liotti, G. (1992). Disorganized/disoriented attachment in the etiology of dissociative disorders. *Dissociation: Progress in the Dissociative Disorders*, 5, S. 196–204.
Liotti, G. (1999). Disorganization of attachment as a model for understanding dissociative psychopathology. In J. Solomon & C. George (Hrsg.), *Attachment disorganization* (S. 291–317). Guilford Press.
Liotti, G. (2009). Attachment and dissociation. In P. F Dell & J. A O'Neil (Hrsg.), *Dissociation and the dissociative disorders: DSM-5 and beyond* (S. 53–65). Routledge/Taylor & Francis Group.
Lipsanen, T., Saarijärvi, S., & Lauerma, H. (2003). The Finnish version of the Dissociative Experiences Scale-II (DES-II) and psychiatric distress. *Nordic Journal of Psychiatry*, 57 (1), S. 17–22.
Loewenstein, R. J (1991a). An Office Mental Status Examination for complex chronic dissociative symptoms and multiple personality disorder. *Psychiatric Clinics of North America*, 14 (3), S. 567–604.
Loewenstein, R. J (1991b). Psychogenic Amnesia and Psychogenic Fugue: A Comprehensive Review. In A. Tasman & S. M Goldfinger (Hrsg.), *Annual Review of Psychiatry*, 10 (9), S. 189–222.
Loewenstein, R. J (2018). Dissociation debates: Everything you know is wrong. *Dialogues in Clinical Neuroscience*, 20, S. 229–242.
Loewenstein, R. J, Frewen, P. A, & Lewis-Fernández, R. (2017). Dissociative disorders. In B. J Sadock, V. A Sadock, & P. Ruiz (Hrsg.), *Kaplan & Sadock's Comprehensive Textbook of Psychiatry* (10. Aufl., Band 1, S. 1866–1952). Wolters Kluwer/Lippincott Williams & Wilkins.
Loewenstein, R. J, & Goodwin, J. (1999). Assessment and management of somatoform symptoms in traumatized patients: Conceptual overview and pragmatic guide. In J. Goodwin & R. Attias (Hrsg.), *Splintered reflections: Images of the body in trauma* (S. 67–88). Basic Books.
Longden, E., Branitsky, A., Moskowitz, A., Berry, K., Bucci, S., & Varese, F. (2020). The relationship between dissociation and symptoms of psychosis: A meta-analysis. *Schizophrenia Bulletin,* 46 (5), S. 1104–1113. https://doi.org/10.1093/schbul/sbaa037
Lynn, S., Lilienfeld, S., Merckelbach, H., Giesbrecht, T., & Van Heugten, D. (2012). Dissociation and dissociative disorders: Challenging conventional wisdom. *Current Directions in Psychological Science*, 21 (1), S. 48–53. https://doi.org/10.1177/0963721411429457
Lyssenko, L., Schmahl, C., Bockhacker, L., Vonderlin, R., Bohus, M., & Kleindienst, N. (2018). Dissociation in psychiatric disorders: A meta-analysis of studies using the dissociative experiences scale. *American Journal of Psychiatry*, 175 (1), S. 37–46.
Maercker, A., Brewin, C. R, Bryant, R. A, Cloitre, M., Reed, G. M, Van Ommeren, M., Humayun, A., Jones, L. M, Kagee, A., Llosa, A. E, Rousseau, C., Somasundaram, D. J, Souza, R., Suzuki, Y., Weissbecker, I., Wessely, S. C, First, M. B, & Saxena, S. (2013). Proposals for mental disorders specifically associated with stress in the International Classification of Diseases-11. *Lancet*, 38, S. 1683-1685. https://doi.org/10.1016/s0140-6736(12)62191-6
Main, M. (2000). The organized categories of infant, child and adult attachment: Flexible vs. inflexible attention under attachment-related stress. *Journal of the American Psychoanalytic Association*, 48, S. 1055–1095.

Main, M., & Hesse, E. (1990). Parents' unresolved traumatic experiences are related to infant disorganized attachment status: Is frightened and/or frightening parental behavior the linking mechanism? In M. T Greenberg, D. Cicchetti, & E. M Cummings (Hrsg.), *Attachment in the preschool years: Theory, research, and intervention* (S. 161–182). University of Chicago Press.

Main, M., & Solomon, J. (1990). Procedures for identifying infants as disorganized/disoriented during the Ainsworth Strange Situation. In M. T Greenberg, D. Cicchetti, & E. M Cummings (Hrsg.), *Attachment in the preschool years: Theory, research, and intervention* (S. 121–160). University of Chicago Press.

Martinez, A. P, Dorahy, M. J, Nesbit, A., Palmer, R., & Middleton, W. (2020). Delusional beliefs and their characteristics: A comparative study between dissociative identity disorder and schizophrenia spectrum disorders. *Journal of Psychiatric Research*, 131, S. 263–268.

Merckelbach, H., Devilly, G. J, & Rassin, E. (2002). Alters in dissociative identity disorder: Metaphors or genuine entities? *Clinical Psychology Review*, 22(4), S. 481–497.

Merckelbach H. & Smith G. P (2003). Diagnostic accuracy of the Structured Inventory of Malingered Symptomatology (SIMS) in detecting instructed malingering. *Arch Clin Neuropsychol.*, 18 (2), S. 145–152.

Middleton, W. (2013). Ongoing incestuous abuse during adulthood. *Journal of Trauma & Dissociation*, 14, S. 251–272.

Middleton, W. (2015). Tipping points and the accommodation of the abuser: Ongoing incestuous abuse during adulthood. *International Journal for Crime, Justice and Social Democracy*, 4 (2), S. 4–17.

Middleton, W., & Butler, J. (1998). Dissociative identity disorder: An Australian series. *Australian & New Zealand Journal of Psychiatry*, 32, S. 794–804.

Moskowitz, A., Dorahy, M. J, & Schäfer, I. (Hrsg.) (2019). *Psychosis, trauma and dissociation: Evolving perspectives on severe psychopathology*. John Wiley & Sons.

Moskowitz, A., Heinimaa, M., & Van der Hart, O. (2018). Defining psychosis, trauma, and dissociation: Historical and contemporary conceptions. In A. Moskowitz, M. Dorahy, & I. Schäfer, *Psychosis, trauma and dissociation: Evolving perspectives on severe psychopathology* (S. 7–29), John Wiley & Sons.

Moskowitz, A., & Van der Hart, O. (2020). Historical and contemporary conceptions of trauma-related dissociation: A neo-Janetian critique of models of divided personality. *European Journal of Trauma & Dissociation,* 4 (2). https://doi.org/10.1016/j.ejtd.2019.02.004

Mosquera, D., Gonzalez, A., & Van der Hart, O. (2012). Borderline personality disorder, childhood trauma and structural dissociation of the personality. *Revista Persona*, 11, S. 44–73.

Mosquera, D., & Steele, K. (2017). Complex trauma, dissociation and borderline personality disorder: Working with integration failures. *European Journal of Trauma & Dissociation*, 1, S. 63–71. https://doi.org/10.1016/j.ejtd.2017.01.010

Müllerová, J., Hansen, M., Contractor, A. A, Elhai, J. D, & Armour, C. (2016). Dissociative features in posttraumatic stress disorder: A latent profile analysis. *Psychological Trauma: Theory, Research, Practice, and Policy*, 8 (5), S. 601.

Mychailyszyn, M. P, Brand, B. L, Webermann, A. R, Şar, V., & Draijer, N. (2021). Differentiating dissociative from non-dissociative disorders: A meta-analysis of the Structured Clinical Interview for DSM Dissociative Disorders (SCID-D), *Journal of Trauma & Dissociation*, 22 (1), S. 19–34. https://doi.org/10.1080/15299732.2020.1760169

Myers, C. S (1940). *Shell shock in France 1914–18*. Cambridge University Press.

Myrick, A.C, Webermann, A.R, Loewenstein, R.J, Lanius, R., Putnam, F.W, & Brand, B.L (2017). Six-year follow-up of the treatment of patients with dissociative disorders study. *European Journal of Psychotraumatology*, 8 (1), 1344080. https://doi.org/10.1080/20008198.2017.1344080

Najavits, L.M, & Walsh, M. (2012). Dissociation, PTSD, and substance abuse: An empirical study. *Journal of Trauma & Dissociation*, 13 (1), S. 115–126.

NIFP (Nederlands Instituut voor Forensische Psychiatrie en Psychologie [Dutch Institute for Forensic Psychiatry and Psychology]) (2019). NIFP-richtlijn ambulant forensisch psychologisch onderzoek en rapportage in het strafrecht, volwassenen en jeugdigen [NIFP guideline outpatient forensic psychological assessment and documentation in criminal justice, adults and juveniles]. NIFP.

Nijenhuis, E.R S. (1996). Dissociative identity disorder in a forensic psychiatric patient: A case report. *Dissociation: Progress in the Dissociative Disorders*, 9, S. 282–288.

Nijenhuis, E.R S. (2000). Somatoform dissociation: Major symptoms of dissociative disorders. *Journal of Trauma & Dissociation*, 1 (4), S. 7–32.

Nijenhuis, E.R S. (2004). *Somatoform dissociation: Phenomena, measurement, and theoretical issues.* W.W Norton. (Erstveröffentlichung 1999.) (Dt. *Somatoforme Dissoziation: Phänomene, Messung und theoretische Aspekte.* Übers. Theo Kierdorf & Hildegard Höhr. Paderborn: Junfermann, 2006.)

Nijenhuis, E.R S. (2009). Somatoform dissociation and somatoform dissociative disorders. In P.F Dell & J. O'Neil (Hrsg.), *Dissociation and dissociative disorders: DSM-IV and beyond* (S. 259–277). Routledge/Taylor & Francis Group.

Nijenhuis, E.R S. (2010). The scoring and interpretation of the SDQ-20 and SDQ-5. *Activitas Nervosa Superior*, 52 (1), S. 24–28.

Nijenhuis, E.R S. (2017). Ten reasons for conceiving and classifying posttraumatic stress disorder as a dissociative disorder. *European Journal of Trauma & Dissociation,* 1 (1), S. 47–61.

Nijenhuis, E.R S. (2015). *The trinity of trauma: Ignorance, fragility, and control.* Band 1: *The evolving concept of trauma.* Vandenhoeck & Ruprecht. (Dt. *Die Trauma-Trinität: Ignoranz – Fragilität – Kontrolle.* Band 1: *Die Entwicklung des Traumabegriffs.* Übers. Winja Marie Lutz, Sebastian Lorenz, Isabel Lopez Fiestas, Fabian Wilmers & Julia Michel. Göttingen: Vandenhoeck & Ruprecht, 2016.)

Nijenhuis, E.R S., Spinhoven, P., Van Dyck, R., Van der Hart, O., De Graaf, A., & Knoppert, E.A M. (1997). Dissociative pathology discriminates between bipolar mood disorder and dissociative disorder. *British Journal of Psychiatry*, 170 (6).

Nijenhuis, E.R S., Spinhoven, P., Van Dyck, R., Van Der Hart, O., & Vanderlinden, J. (1996). The development and psychometric characteristics of the Somatoform Dissociation Questionnaire (SDQ-20). *Journal of Nervous and Mental Disease*, 184 (11), S. 688–694.

Nijenhuis, E.R S., Spinhoven, P., Van Dyck, R., Van der Hart, O., & Vanderlinden, J. (1997). The development of the somatoform dissociation questionnaire (SDQ-5) as a screening instrument for dissociative disorders. *Acta Psychiatrica Scandinavica*, 96 (5), S. 311–318.

Nijenhuis, E.R S., & Van der Hart, O. (2011). Defining dissociation in trauma. *Journal of Trauma & Dissociation*, 12, S. 469–473.

Nijenhuis, E.R S., Van der Hart, O., & Kruger, K. (2002). The psychometric characteristics of the Traumatic Experience Checklist (TEC): First findings among psychiatric outpatients. *Clinical Psychology & Psychotherapy*, 9 (3), S. 200–210.

Nijenhuis, E. R S., Van der Hart, O., Schlumpf, Y. R, Vissia, E. M, & Reinders, A. (2019). Considerations regarding treatment efficiency, dissociative parts and dissociative amnesia for Huntjens et al.'s Schema therapy for dissociative identity disorder. *European Journal of Psychotraumatology*, 10 (1), 1687081. https://doi.org/10.1080/20008198.2019.1687081

Nilsson, D., Lejonclou, A., & Holmqvist, R. (2019). Psychoform and somatoform dissociation among individuals with eating disorders. *Nordic Journal of Psychiatry*. https://doi.org/10.1080/08039488.2019.1664631

Olff, M., Bakker, A., Frewen, P., Aakvaag, H., Ajdukovic, D., Brewer, D., Elmore Borbon, D. L, Cloitre, M., Hyland, P., Kassam-Adams, N., Knefel, M., Lanza, J. A, Lueger-Schuster, B., Nickerson, A., Oe, M., Pfaltz, M. C, Salgado, C., Seedat, S., Wagner, A., & Schnyder, U. Global Collaboration on Traumatic Stress (GC-TS) (2020). Screening for consequences of trauma – an update on the global collaboration on traumatic stress. *European Journal of Psychotraumatology*, 11 (1), 1752504. https://doi.org/10.1080/20008198.2020.1752504

Ondrovik, J., & Hamilton, D. (1990). Multiple personality: Competency and the insanity defense. In *Proceedings of the 1990 Conference on Multiple Personality and Dissociative States*. Akron.

Pelcovitz, D., Van der Kolk, B., Roth, S., Mandel, F., Kaplan, S., & Resick, P. (1997). Development of a criteria set and a structured interview for disorders of extreme stress (SIDES). *Journal of Traumatic Stress*, 10, S. 3–16.

Piedfort-Marin, O., Tarquinio, C., Steinberg, M., Azarmsa, S., Cuttelod, T., Piot, M. E, Wisler, D., Zimmermann, E., & Nater, J. (2021). Reliability and validity study of the French-language version of the SCID-D semi-structured clinical interview for diagnosing DSM-5 and ICD-11 dissociative disorders. *Annales Médico-psychologiques, revue Psychiatrique,* 180 (6), S. 1–9. https://doi.org/10.1016/j.amp.2020.12.012

Pietkiewicz, I. J, Bańbura-Nowak, A., Barłóg, M., Duszkiewicz, R., Tomalski, R., & Nęcki, S. (2019). *Out-of-body experiences in a clinical group: An interpretative phenomenological analysis* [Artikel und Vortrag]. 7th Biennial ESTD conference.

Pietkiewicz, I., Banbura, A., Tomalski, R., & Boon, S. (2021, 6 May). Revisiting false-positive and imitated dissociative identity disorder. *Frontiers in Psychology.* https://doi.org/10.3389/fpsyg.2021.637929

Pietrini, F., Lelli, L., Verardi, A., Silvestri, C., & Faravelli, C. (2010). Retrospective assessment of childhood trauma: Review of the instruments. *Rivista die Psichiatrica*, 45 (1), S. 7–16.

Pilton, M., Varese, F., Berry, K., & Bucci, S. (2015). The relationship between dissociation and voices: A systematic literature review and meta-analysis. *Clinical Psychology Review*, 40, S. 138–155.

Pope, H. G, Jonas, J. M, & Jones, B. (1982). Factitious psychosis: Phenomenology, family history, and long-term outcome of nine patients. *American Journal of Psychiatry*, 139 (11), S. 1480–1483.

Putnam, F. W (1985). Dissociation as a response to trauma. In R. P Kluft (Hrsg.), *Childhood antecedents of multiple personality*. American Psychiatric Press.

Putnam, F. W (1989). *Diagnosis and treatment of multiple personality disorder*. Guilford Press. (Dt. *Diagnose und Behandlung der dissoziativen Identitätsstörung: ein Handbuch.* Übers. Theo Kierdorf, in Zusammenarbeit mit Hildegard Höhr. Paderborn: Junfermann, 2003.)

Putnam, F.W (1997). *Dissociation in Children and Adolescents: A Developmental Perspective.* Guilford Press.

Putnam, F.W (2006). Dissociative disorders. In D. Cicchetti & D.J Cohen (Hrsg.), *Developmental Psychopathology,* Band 2, S. 657–695. Wiley Online. https://doi.org/10.1002/9780470939406.ch18

Putnam, F.W (2016). *The way we are: How states of mind influence our identities, personality and potential for change.* International Psychoanalytic Books.

Putnam, F.W, Guroff, J.J, Silberman, E.K, Barban, L., & Post, R.M (1986). The clinical phenomenology of multiple personality disorder: 100 recent cases. *Journal of Clinical Psychiatry,* 47, S. 285–293.

Read, J., Van Os, J., Morrison, A.P, & Ross, C.A (2005). Childhood trauma, psychosis and schizophrenia: A literature review with theoretical and clinical implications. *Acta Psychiatrica Scandinavica,* 112 (5), S. 330–350.

Reinders, A., Marquand, A., Schlumpf, Y., Chalavi, S., Vissia, E., Nijenhuis, E., Dazzan, P., Jäncke, L., & Veltman, D. (2019). Aiding the diagnosis of dissociative identity disorder: Pattern recognition study of brain biomarkers. *British Journal of Psychiatry,* 215 (3), S. 536–544. https://doi.org/10.1192/bjp.2018.255

Reinders, A.A T.S, Nijenhuis, E.R S., Quak, J., Korf, J., Haaksma, J., Paans, A.M J., Willemsen, A.T M., & Den Boer, J.A (2006). Psychobiological characteristics of dissociative identity disorder: A symptom provocation study. *Biological Psychiatry,* 60 (7), S. 730–740. https://doi.org/10.1016/j.biopsych.2005.12.019

Reinders, A., & Veltman, D.J (2020). Dissociative identity disorder: Out of the shadow at last? *British Journal of Psychiatry,* 219 (2), S. 413–414. https://doi.org/10.1192/bjp.2020.168

Reinders, A.A T.S, Willemsen, A.T M., Vos, H.P J., Den Boer, J.A, & Nijenhuis, E.R S. (2012). Fact or factitious? A psychobiological study of authentic and simulated dissociative identity states. *PLoS One,* *7*(6), e39279.

Renard, S.B, Huntjens, R.J, Lysaker, P.H, Moskowitz, A., Aleman, A., & Pijnenborg, G.H (2016). Unique and overlapping symptoms in schizophrenia spectrum and dissociative disorders in relation to models of psychopathology: A systematic review. *Schizophrenia Bulletin,* 43 (1), S. 108–121.

Rinne, T., Westenberg, H.G, Den Boer, J.A, & Van den Brink, W. (2000). Serotonergic blunting to meta-chlorophenylpiperazine (m-CPP) highly correlates with sustained childhood abuse in impulsive and autoaggressive female borderline patients. *Biological Psychiatry,* 47 (6), S. 548–556.

Rodewald, F. (2005). *Diagnostik dissoziativer Störungen* [Dissertation]. Medizinische Hochschule Hannover.

Rodewald, F., Dell, P.F, Wilhelm-Gössling, C., & Gast, U. (2011). Are major dissociative disorders characterized by a qualitatively different kind of dissociation? *Journal of Trauma & Dissociation,* 12, S. 9–24.

Rodewald, F., Wilhelm-Gössling, C., Emrich, H.M, Reddemann, L., & Gast, U. (2011). Axis-I comorbidity in female patients with dissociative identity disorder and dissociative identity disorder not otherwise specified. *Journal of Nervous and Mental Disease,* 199, S. 122–131.

Roelofs, K., Keijsers, G.P, Hoogduin, K.A, Näring, G.W, & Moene, F.C (2002). Childhood abuse in patients with conversion disorder. *American Journal of Psychiatry,* 159 (11), S. 1908–1913. https://doi.org/10.1176/appi.ajp.159.11.1908

Rogers, R., Bagby, R. M, & Dickens, S. E (1992). *Structured interview of reported symptoms: Professional manual.* Psychological Assessment Resources.

Rogers, R., Kropp, R. P, Bagby, M. R, & Dickens, S. E (1992). Faking specific disorders: A study of the Structured Interview of Reported Symptoms (SIRS). *Journal of Clinical Psychology*, 48 (5), S. 643–648.

Rogers, R., Payne, J. W, Correa, A. A, Gillard, N. D, & Ross, C. A (2009). A study of the SIRS with severely traumatized patients. *Journal of Personality Assessment*, 91 (5), S. 429–438.

Rogers, R., Sewell, K. W, & Gillard, N. D (2010). *Structured Interview of Reported Symptoms (SIRS): Professional manual* (2. Auflage). Psychological Assessment Resources.

Ross, C. A (1995). Diagnosis of dissociative identity disorder. In L. M Cohen, J. N Berzoff, M. R Elin, L. M Cohen, J. N Berzoff, & M. R Elin (Hrsg.), *Dissociative identity disorder: Theoretical and treatment controversies* (S. 261–284). Jason Aronson.

Ross, C. A (1996). History, phenomenology, and epidemiology of dissociation. In L. K Michelson & W. J Ray (Hrsg.), *Handbook of dissociation: Theoretical, empirical, and clinical perspectives* (S. 3–24). Springer.

Ross, C. A (1997*). Dissociative identity disorder: Diagnosis, clinical features, and treatment of multiple personality*. John Wiley & Sons.

Ross, C. A (2019). Dissociative schizophrenia: A proposed subtype of schizophrenia. In A. Moskowitz, M. Dorahy, & I. Schäfer, *Psychosis, trauma and dissociation: Evolving perspectives on severe psychopathology* (S. 321–335). John Wiley & Sons.

Ross, C. A (2011). Possession experiences in dissociative identity disorder: A preliminary study. *Journal of Trauma & Dissociation*, 12, S. 393–400. https://doi.org/10.1080/15299732.2011.573762

Ross, C. A, Anderson, G., Fleisher, W. P, & Norton, R. (1991). The frequency of multiple personality disorder among psychiatric inpatients. *American Journal of Psychiatry*, 148 (12), S. 1717–1720.

Ross, C. A, Duffy, C. M M., & Ellason, J. W (2002). Prevalence, reliability and validity of dissociative disorders in an inpatient setting. *Journal of Trauma & Dissociation*, 3, S. 7–17.

Ross, C. A, Ferrell, L., & Schroeder, E. (2014). Co-occurrence of dissociative identity disorder and borderline personality disorder. *Journal of Trauma & Dissociation*, 15 (1), S. 79–90.

Ross, C. A, Heber, S., Anderson, G., Norton, G. R, Anderson, B., Del Campo, M., & Pillay, N. (1989). Differentiating multiple personality disorder and complex partial seizures. *General Hospital Psychiatry*, 11, S. 54–85.

Ross, C. A, Heber, S., Norton, G. R, Anderson, B., Anderson, G., & Barchet, P. (1989). The dissociative disorders interview schedule: A structured interview. *Dissociation: Progress in the Dissociative Disorders*, 2, S. 169–189. (Deutsche Übersetzung: Strukturierter Interviewleitfaden zur Diagnose Dissoziativer Störungen SIDDS, Overkamp, 2005.)

Ross, C. A, Heber, S., Norton, G. R, & Anderson, G. (1989). Differences between multiple personality disorder and other diagnostic groups on structured interview. *Journal of Nervous and Mental Disease*, 177 (8), S. 487–491.

Ross, C. A, & Keyes, B. (2004). Dissociation and schizophrenia. *Journal of Trauma & Dissociation*, 5, S. 69–83.

Ross, C. A, Kronson, J., Koensgen, S., Barkman, K., Clark, P., & Rockman, G. (1992). Dissociative comorbidity in 100 chemically dependent patients. *Hospital and Community Psychiatry*, 43, S. 840–842.

Ross, C. A, Miller, S. D, Reagor, P., Bjornson, L., Fraser, A. F, & Anderson, G. (1990a). Structured interview data on 102 cases of multiple personality disorder from four centers. *American Journal of Psychiatry*, 147, S. 596–601.

Ross, C. A, Miller, D. S, Reagor, P., Bjornson, L., Fraser, G. A, & Anderson, G. (1990b). Schneiderian symptoms in multiple personality disorder and schizophrenia. *Comprehensive Psychiatry*, 31, S. 111–118.

Ross, C. A, Norton, G. R, & Wozney, K. (1989). Multiple personality disorder: An analysis of 236 cases. *Canadian Journal of Psychiatry*, 34, S. 413–418.

Roy, C. A, & Perry, J. C (2004). Instruments for the assessment of childhood trauma in adults. *Journal of Nervous and Mental Disease*, 192, S. 343–351.

Şar, V. (2011). Epidemiology of dissociative disorders: An overview. *Epidemiology Research International*. 404538. https://doi.org/10.1155/2011%2F404538

Şar, V., Akyuz, G., & Dogan, O. (2007). Prevalence of dissociative disorders among women in the general population. *Psychiatry Research*, 149, S. 169–176.

Şar, V., Alioğlu, F., & Akyüz, G. (2014). Experiences of possession and paranormal phenomena among women in the general population: Are they related to traumatic stress and dissociation? *Journal of Trauma & Dissociation*, 15 (3), S. 303–318. https://doi.org/10.1080/15299732.2013.849321

Şar, V., Akyuz, G., Kugu, N., Ozturk, E., & Ertem-Vehid, H. (2006). Axis I dissociative disorder comorbidity in borderline personality disorder and reports of childhood trauma. *Journal of Clinical Psychiatry*, 67 (10), S. 1583–1590. https://doi.org/10.4088/jcp.v67n1014

Şar, V., Dorahy, M. J, & Krüger, C. (2017). Revisiting the etiological aspects of dissociative identity disorder: A biopsychosocial perspective. *Psychology Research and Behavior Management*, 10, S. 137–146. https://doi.org/10.2147/PRBM.S113743

Şar, V., Kundakçi, T., Kiziltan, E., Yargic, I. L, Tutkun, H., Bakim, B., Boskurt, O., Özpulat, T., Keser, V., & Özdemir, Ö. (2003). The Axis-I dissociative disorder comorbidity of borderline personality disorder among psychiatric outpatients. *Journal of Trauma & Dissociation*, 4 (1), S. 119–136.

Şar, V., & Oztürk, E. (2019). Psychotic symptoms in dissociative disorders. In A. Moskowitz, M. J Dorahy, & I. Schäfer (Hrsg.), *Psychosis, trauma and dissociation: Evolving perspectives on severe psychopathology* (2. Aufl., S. 195–206). John Wiley & Sons.

Şar, V., Taycan, O., Bolat, N., Özmen, M., Duran, A., Öztürk, & E., Ertem-Vehid, H. (2010). Childhood trauma and dissociation in schizophrenia. *Psychopathology*, 43 (1), S. 33–40.

Scalabrini, A., Cavicchioli, M., Fossati, A., & Maffei, C. (2017). The extent of dissociation in borderline personality disorder: A meta-analytic review. *Journal of Trauma & Dissociation*, 18 (4), S. 522–543. https://doi.org/10.1080/15299732.2016.1240738.

Schäfer, I., Aderhold, V., Freyberger, H. J, Spitzer, C., & Schroeder, K. (2019). Dissociative Symptoms in Schizophrenia Spectrum Disorders. In A. Moskowitz, M. Dorahy, & I. Schäfer, *Psychosis, trauma and dissociation: Evolving perspectives on severe psychopathology* (2. Aufl., S. 179–195). John Wiley & Sons.

Schäfer, I., Harfst, T., Aderhold, V., Briken, P., Lehmann, M., Moritz, S., Read, J., & Naber, D. (2006). Childhood trauma and dissociation in female patients with schizophrenia spectrum disorders: An exploratory study. *Journal of Nervous and Mental Disease*, 194 (2), S. 135–138.

Schäfer, I., Langeland, W., Hissbach, J., Luedecke, C., Ohlmeier, M. D, Chodzinski, C., Kemper, U., Keiper, P., Wedekind, D., Havemann-Reinecke, U., Teunissen, S., Weirich, S., & Driessen, M. (2010). Childhood trauma and dissociation in patients with alcohol dependence, drug dependence, or both – a multi-center study. *Drug and Alcohol Dependence*, 109 (1–3), S. 84–89. https://doi.org/10.1016/j.drugalcdep.2009.12.012

Schäfer, I., Reininghaus, U., Langeland, W., Voss, A., Zieger, N., Haasen, C., & Karow, A. (2007). Dissociative symptoms in alcohol-dependent patients: Associations with childhood trauma and substance abuse characteristics. *Comprehensive Psychiatry*, 48 (6), S. 539–545. https://doi.org/10.1016/j.comppsych.2007.05.013

Schauer, M., Schauer, M., Neuner, F., & Elbert, T. (2011). *Narrative exposure therapy: A short-term treatment for traumatic stress disorders*. Hogrefe Publishing.

Schimmenti, A. (2018). The trauma factor: Examining the relationships among different types of trauma, dissociation, and psychopathology, *Journal of Trauma & Dissociation*, 19 (5), S. 552–571. https://doi.org/10.1080/15299732.2017.1402400

Schlumpf, Y. R, Nijenhuis, E. R S., Chalavi, S., Weder, E. V, Zimmermann, E., Luechinger, R., La Marca, R., Reinders, A. A, & Jäncke, L. (2013). Dissociative part dependent biopsychosocial reactions to backward masked angry and neutral faces: An fMRI study of dissociative identity disorder. *Neuroimage Clinical*, 3, S. 54–64.

Schneider, K. (1946). *Klinische Psychopathologie*. Stuttgart: Thieme.

Schröder, J., Nick, S., Richter-Appelt, H., & Briken, P. (2018). Psychiatric impact of organized and ritual child sexual abuse: Cross-sectional findings from individuals who report being victimized. *International Journal of Environmental Research and Public Health*, 15 (11), 2417. https://doi.org/10.3390/ijerph15112417

Scott, J. G, Ross, C. A, Dorahy, M. J, Read, J., & Schäfer, I. (2018). Childhood trauma in psychotic and dissociative disorders. In A. Moskowitz, M. Dorahy, & I. Schäfer (Hrsg.), *Psychosis, trauma and dissociation: Evolving perspectives on severe psychopathology* (S. 143–159). John Wiley & Sons.

Sierra, M., & Berrios, G. E (2000). The Cambridge Depersonalisation Scale: A new instrument for the measurement of depersonalisation. *Psychiatry Research*, 93 (2), S. 153–164.

Simeon, D. (2009). Depersonalization disorder. In P. F Dell & J. A O'Neil (Hrsg.), *Dissociation and the dissociative disorders: DSM-5 and beyond* (S. 435–444). Routledge/Taylor & Francis Group.

Simeon, D., Knutelska, M., Nelson, D., & Guralnik, O. (2003). Feeling unreal: A depersonalization disorder update of 117 cases. *Journal of Clinical Psychiatry*, 64, S. 990–997.

Smith, G. P, & Burger, G. K (1997). Detection of malingering: Validation of the Structured Inventory of Malingered Symptomatology (SIMS). *Journal of the American Academy of Psychiatry and the Law Online*, 25, S. 183–189.

Somer, E. (2002). Maladaptive daydreaming: A qualitative inquiry. *Journal of Contemporary Psychotherapy*, 32, S. 197–212.

Somer, E., & Dell, P. F (2005). Development of the Hebrew-Multidimensional Inventory of Dissociation (H-MID): A valid and reliable measure of pathological dissociation. *Journal of Trauma & Dissociation*, 6 (1), S. 31–53. https://doi.org/10.1300/J229v06n01_03

Somer, E., Lehrfeld, J., Bigelsen, J., & Jopp, D. S (2016). Development and validation of the Maladaptive Daydreaming Scale (MDS). *Consciousness and Cognition*, 39, S. 77–91. https://doi.org/10.1016/j.concog.2015.12.001

Somer, E., Soffer-Dudek, N., Ross, C. A, & Halpern, N. (2017). Maladaptive daydreaming: Proposed diagnostic criteria and their assessment with a structured clinical interview. *Psychology of Consciousness: Theory, Research, and Practice, 4* (2), S. 176–189. https://doi.org/10.1037/cns0000114

Somer, E., Somer, L., & Jopp, D. S (2016a). Childhood antecedents and maintaining factors in maladaptive daydreaming. *Journal of Nervous and Mental Disease*, 204, S. 471–478. https://doi.org/10.1097/NMD.0000000000000507

Somer, E., Somer, L., & Jopp, D. S (2016b). Parallel lives: A phenomenological study of the lived experience of maladaptive daydreaming. *Journal of Trauma & Dissociation*, 17, S. 561–576. https://doi.org/10.1080/15299732.2016.1160463

Spanos, N. P (1994). Multiple identity enactments and multiple personality disorder: A sociocognitive perspective. *Psychological Bulletin*, 116, S. 143–165.

Spiegel, D., & Cardeña, E. (1991). Disintegrated experience: The dissociative disorders revisited. *Journal of Abnormal Psychology*, 100 (30), S. 366–378.

Spiegel, D., Lewis-Fernández, R., Lanius, R., Vermetten, E., Simeon, D., & Friedman, M. (2013). Dissociative Disorders in DSM-5. *Annual Review of Clinical Psychology*, 9 (1), S. 299–326.

Spiegel, D., Loewenstein, R. J, Lewis-Fernández, R., Şar, V., Simeon, D., Vermetten, E., Cardeña, E., & Dell, P. F (2011). Dissociative disorders in DSM-5. *Depression & Anxiety*, 28 (9), S. 824–852. https://doi.org/10.1002/da.20874

Spitzer, C., Liss, H., Dudeck, M., Orlob, S., Gillner, M., Hamm, A., & Freyberger, H. J (2003). Dissociative experiences and disorders in forensic inpatients. *International Journal of Law and Psychiatry*, 26 (3), S. 281–288.

Spitzer, C., Spelsberg, B., Grabe, H., Mundt, B., & Freyberger, H. J (1999). Dissociative experiences and psychopathology in conversion disorders. *Journal of Psychosomatic Research*, 46 (3), S. 291–294.

Steele, K., Boon, S., & van der Hart, O. (2017). *Treating trauma-related dissociation: A practical, integrative approach.* W. W Norton. (Dt. *Die Behandlung traumabasierter Dissoziation: eine praxisorientierte, integrative Vorgehensweise.* Übers. Theo Kierdorf & Hildegard Höhr. Lichtenau/Westfalen: G. P Probst, 2017.)

Steele, K., Dorahy, M., & Van der Hart, O., (2022). Dissociation versus alterations in consciousness: Related but different concepts. In M. J Dorahy, S. N Gold, & J. A O'Neil (Hrsg.). *Dissociation and the dissociative disorders: Past, present, future* (2. Aufl.). Routledge/Taylor & Francis Group.

Steele, K., Dorahy, M., Van der Hart, O., & Nijenhuis, E. R S. (2009). Dissociation versus alterations in consciousness: Related but different concepts. In P. F Dell & J. A O'Neil (Hrsg.), *Dissociation and the dissociative disorders: DSM-5 and beyond* (S. 155–170). Routledge/Taylor & Francis Group.

Stein, D., Koenen, K., Friedman, M., Hill, E., & Kessler, R. C (2013). Dissociation in posttraumatic stress disorder: Evidence from the World Mental Health Surveys. *Biological Psychiatry*, 73, S. 302–312.

Steinberg, M. (1991). The spectrum of depersonalization: Assessment and treatment. In A. Tasman (Hrsg.), *Annual review of psychiatry: Psychiatric update,* 10 (S. 223–247). American Psychiatric Press.

Steinberg, M. (1994a). *Structured Clinical Interview for DSM-IV Dissociative Disorders (SCID-D).* American Psychiatric Press. (Deutsche Übersetzung: U. Gast, F. Zündorf & A. Hofmann, *Strukturiertes klinisches Interview für DSM-IV – dissoziative Störungen (SKID-D): Manual.* Göttingen: Hogrefe, 2000.)

Steinberg, M. (1994b). *Therapist's guide to the Structured Clinical Interview for DSM-IV Dissociative Disorders (SCID-D).* American Psychiatric Press.

Steinberg, M. (1995). *Handbook for assessment of dissociation: A clinical guide.* American Psychiatric Press.

Steinberg, M. (2004). Systematic assessment of posttraumatic dissociation: The Structured Clinical Interview for DSM-IV Dissociative Disorders. In J. P Wilson & T. M Keane (Hrsg.), *Assessing psychological trauma and PTSD* (2. Aufl., S. 122–143). Guilford Press.

Steinberg, M. (2019). Advances in clinical assessment: The differential diagnosis of dissociative identity disorder and schizophrenia. In A. Moskowitz, M. J Dorahy, & I. Schäfer (Hrsg.), *Psychosis, trauma and dissociation: Evolving perspectives on severe psychopathology* (2. Aufl., S. 335–349). John Wiley & Sons.

Steinberg, M., Cicchetti, D., Buchanan, J., & Hall, P. (1993). Clinical assessment of dissociative symptoms and disorders: The Structured Clinical Interview for DSM-IV Dissociative Disorders (SCID-D). *Dissociation: Progress in the Dissociative Disorders,* 6 (1), S. 3–15.

Steinberg, M., Cicchetti, D., Buchanan, J., Rakfeldt, J., & Rounsaville, B. (1994). Distinguishing between multiple personality disorder (dissociative identity disorder) and schizophrenia using the Structured Clinical Interview for DSM-IV Dissociative Disorders. *Journal of Nervous and Mental Disease,* 182 (9), S. 495–502.

Steinberg, M., Rounsaville, B., & Cicchetti, D. (1990). The structured clinical interview for DSM-III-R dissociative disorders: Preliminary report on a new diagnostic instrument. *American Journal of Psychiatry,* 147, S. 76–82.

Steinberg, M., Rounsaville, B., & Cicchetti, D. (1991). Detection of dissociative disorders in psychiatric patients by a screening instrument and a structured diagnostic interview. *American Journal of Psychiatry,* 148 (8), S. 1050–1054.

Steinberg, M., & Spiegel, H. D (2008). Advances in assessment: The differential diagnosis of dissociative identity disorder and schizophrenia. In A. Moskowitz, I. Schäfer, & M. J Dorahy (Hrsg.), *Psychosis, trauma and dissociation: Emerging perspectives on severe psychopathology* (S. 177–189). Wiley-Blackwell.

Steuwe, C., Lanius, R. A, & Frewen, P. A (2012). Evidence for a dissociative subtype of PTSD by latent profile and confirmatory factor analyses in a civilian sample. *Depression & Anxiety,* 29, S. 689–700.

Swart, S., Wildschut, M., Draijer, N., Langeland, W., & Smit, J. H (2020). Dissociative subtype of posttraumatic stress disorder or PTSD with comorbid dissociative disorders: Comparative evaluation of clinical profiles. *Psychological Trauma,* 12 (1), S. 38–45. https://doi.org/10.1037/tra0000474

Tamar-Gurol, D., Şar, V., Karadag, F., Evren, C., & Karagoz, M. (2008). Childhood emotional abuse, dissociation, and suicidality among patients with drug dependency in Turkey. *Psychiatry and Clinical Neurosciences,* 62 (5), S. 540–547.

Terr, L. C (1991). Childhood traumas: An outline and overview. *American Journal of Psychiatry,* 148, S. 10–20.

Thomas, A. (2001). Factitious and malingered dissociative identity disorder: Clinical features observed in 18 cases. *Journal of Trauma & Dissociation,* 2 (4), S. 59–77.

TOBIN, S. M (2019). *Exorcism, deliverance, and psychotherapy from a catholic-christian perspective: A critical literature review* [Dissertation]. Azusa Pacific University.

TSCHÖKE, S., UHLMANN, C., & STEINERT, T. (2011). Schizophrenia or trauma-related psychosis? Schneiderian first rank symptoms as a challenge for differential diagnosis. *Neuropsychiatry*, 1 (4), S. 349.

VAN DER HART, O. (2000). *Psychic trauma: The disintegrating effects of overwhelming experience on mind and body* [Vorlesung]. 66th Beattie Smith Lecture, University of Melbourne, Department of Medicine.

VAN DER HART, O. (2021). Trauma-related dissociation: An analysis of two conflicting models. *European Journal of Trauma & Dissociation*, 5 (4), 100210. https://doi.org/10.1016/j.ejtd.2021.100210

VAN DER HART, O., BOON, S., & HEIJTMAJER JANSEN, H. (1997). Ritual abuse in Europe: A clinician's perspective. In G. A Fraser (Hrsg.), *The dilemma of ritual abuse: Cautions and guides for therapists* (S. 137–166). American Psychiatric Press.

VAN DER HART, O., BOON, S., & OP DEN VELDE, W. (1991). Trauma en dissociatie [Trauma and dissociation]. In O. van der Hart (Hrsg.), *Trauma, dissociatie en hypnose*. Swets & Zeitlinger.

VAN DER HART, O., & DORAHY, M. J (2009). History of the concept of dissociation. In P. F Dell & J. A O'Neil (Hrsg.), *Dissociation and the dissociative disorders: DSM-5 and beyond* (S. 3–26). Routledge/Taylor & Francis Group.

VAN DER HART, O., NIJENHUIS, E. R S., & STEELE, K. (2006). *The haunted self: Structural dissociation of the personality and treatment of chronic traumatization*. W. W Norton. (dt. *Das verfolgte Selbst: Strukturelle Dissoziation und die Behandlung chronischer Traumatisierung*. Übers. Theo Kierdorf & Hildegard Höhr. Paderborn: Junfermann, 2008.)

VAN DER HART, O., NIJENHUIS, E., STEELE, K., & BROWN, D. (2004). Trauma-related dissociation: Conceptual clarity lost and found. *Australian & New Zealand Journal of Psychiatry*, 38, S. 906–914. https://doi.org/10.1111/j.1440-1614.2004.01480.x

VAN DER HART, O., & SPIEGEL, D. (1993). Hypnotic assessment and treatment of trauma-induced psychoses: The early psychotherapy of H. Breukink and modern views. *International Journal of Clinical and Experimental Hypnosis*, 41 (3), S. 191–209.

VAN DER HART, O., VAN DIJKE, A., VAN SON, M., & STEELE, K. (2000). Somatoform dissociation in traumatized World War I combat soldiers: A neglected clinical heritage. *Journal of Trauma & Dissociation*, 1 (4), S. 33–66.

VAN DER HART, O., WITZTUM, E., & FRIEDMAN, B. (1993). From hysterical psychosis to reactive dissociative psychosis. *Journal of Traumatic Stress*, 6 (1), S. 43–64.

VAN DER HART, O., & WITZTUM, E. (2019). Dissociative psychosis: Clinical and theoretical aspects. In A. Moskowitz, M. Dorahy, & I. Schäfer, *Psychosis, trauma and dissociation: Evolving perspectives on severe psychopathology* (S. 307–321). John Wiley & Sons.

VAN DER HOEVEN, R., BROERSMA, M., PIJNENBORG, G. H M., KOOPS, E. A, VAN LAAR, T., STONE, J., & VAN BEILEN, M. (2015). Functional (psychogenic) movement disorders associated with normal scores in psychological questionnaires: A case control study. *Journal of Psychosomatic Research*, 79, S. 190–194. https://doi.org/10.1016/j.jpsychores.2015.06.002

VAN DER KOLK, B. (2014). *The body keeps the score*. Penguin Publishing Group. (Dt. *Verkörperter Schrecken: Traumaspuren in Gehirn, Geist und Körper und wie man sie heilen kann*. Übers. Theo Kierdorf & Hildegard Höhr. Lichtenau/Westfalen: Probst, 2015.)

Van der Kolk, B. A, Hostetler, A., Herron, N., & Fisler, R. E (1994). Trauma and the development of borderline personality disorder. *Psychiatric Clinics of North America*, 17 (4), S. 715–730.

Van der Kolk, B., Pelcovitz, D., Herman, J. L, Roth, S., Kaplan, S., & Spitzer, R. L (1992). *The Disorders of Extreme Stress Inventory* [Unveröffentlichtes Untersuchungsinstrument].

Van der Kolk, B. A, Roth, S., Pelcovitz, D., Sunday, S., & Spinazzola, J. (2005). Disorders of extreme stress: The empirical foundation of a complex adaptation to trauma. *Journal of Traumatic Stress*, 18, S. 389–399.

Van Duijl, M. (2014). *Spirits, devils and trauma. Dissociation in south-west Uganda*. Boekenplan.

Van Duijl, M., Kleijn, W., & De Jong, J. (2013). Are symptoms of spirit possessed patients covered by the DSM-IV or DSM-5 criteria for possession trance disorder? A mixed-method explorative study in Uganda. *Social Psychiatry and Psychiatric Epidemiology*, 48, S. 1417–1430. https://doi.org/10.1007/s00127-012-0635-1

Van Duijl, M., Kleijn, W., & De Jong, J. (2014). Unravelling the spirits' message: A study of help-seeking steps and explanatory models among patients suffering from spirit possession in Uganda. *International Journal of Mental Health Systems*, 8. https://doi.org/10.1186/1752-4458-8-24.

Van Duijl, M., Nijenhuis, E., Komproe, I., Gernaat, H., & De Jong, J. (2010). Dissociative Symptoms and reported trauma among patients with spirit possession and matched healthy controls in Uganda. *Culture, Medicine and Psychiatry*, 34, S. 380–400. https://doi.org/10.1007/s11013-010-9171-1

Van Dyck, R. (1992). Zin en onzin over multipele persoonlijkheid [Sense and nonsense about multiple personalities]. *Trans*, 8 (1), S. 26–32.

Van Dijke, A., Hopman, J., & Ford, J. D (2018). Affect dysregulation, psychoform dissociation, and adult relational fears mediate the relationship between childhood trauma and complex posttraumatic stress disorder independent of the symptoms of borderline personality disorder. *European Journal of Psychotraumatology*, 9 (1), 1400878. https://doi.org/10.1080/20008198.2017.1400878

Van Dijke, A., & Van der Hart, O. (2002). *The Dutch self-report version of the Structured Interview for Disorders of Extreme Stress (SIDES-r-nl)* [Unveröffentlichtes Manual]. Universiteit Utrecht.

Van IJzendoorn, M. H, & Schuengel, C. (1996). The measurement of dissociation in normal and clinical populations: Meta-analytic validation of the Dissociative Experiences Scale (DES). *Clinical Psychology Review*, 16 (5), S. 365–382.

Van Impelen, A., Merckelbach, H., Jelicic, M., & Merten, T. (2014). The Structured Inventory of Malingered Symptomatology (SIMS): A systematic review and meta-analysis. *Clinical Neuropsychologist*, 28 (8), S. 1336–1365.

Vanderlinden, J., Van Dyck, R., Vandereycken, W., Vertommen, H., & Jan Verkes, R. (1993). The Dissociation Questionnaire (DIS-Q): Development and characteristics of a new self-report questionnaire. *Clinical Psychology & Psychotherapy*, 1 (1), S. 21–27.

Vanderlinden, J., Vandereycken, W., Van Dyck, R., & Vertommen, H. (1993). Dissociative experiences and trauma in eating disorders. *International Journal of Eating Disorders*, 13 (2), S. 187–193.

Vissia, E. M, Giesen, M. E, Chalavi, S., Nijenhuis, E. R S., Draijer, N., Brand, B. L, & Reinders, A. A T. S (2016). Is it trauma or fantasy-based? Comparing dissociative identity disorder, post-traumatic stress disorder, simulators, and controls. *Acta Psychiatrica Scandinavica*, 134 (2), S. 111–128.

Walczyk, J. J, Sewell, N., & DiBenedetto, M. B (2018). A review of approaches to detecting malingering in forensic contexts and promising cognitive load-inducing lie detection techniques. *Frontiers in Psychiatry*, 9. https://doi.org/10.3389/fpsyt.2018.00700

Waller, N., Putnam, F. W, & Carlson, E. B (1996). Types of dissociation and dissociative types. A Taxometric analysis of dissociative experiences. *Psychological Methods*, 1, S. 300–321.

Watkins, J. G, & Watkins, H. H (1997). *Ego states: Theory and therapy*. W. W Norton. (Dt. *Ego states – Theorie und Therapie: ein Handbuch*. Übers. Irmela Köstlin. Heidelberg: Carl-Auer-Systeme, 2003.)

Watkins, H. H, & Watkins, J. G (1993). Ego-state therapy in the treatment of dissociative disorders. In R. P Kluft & C. G Fine (Hrsg.), *Clinical perspectives on multiple personality disorder* (S. 277–299). American Psychiatric Press.

Weathers, F. W, Blake, D. D, Schnurr, P. P, Kaloupek, D. G, Marx, B. P, & Keane, T. M (2013). *The Clinician-Administered PTSD Scale for DSM-5 (CAPS-5)* [Untersuchungsinstrument]. https://www.ptsd.va.gov/professional/assessment/adult-int/caps.asp#obtain

Welburn, K. R, Fraser, G. A, Jordan, S. A, Cameron, C., Webb, L. M, & Raine, D. (2003). Discriminating dissociative identity disorder from schizophrenia and feigned dissociation on psychological tests and structured interview. *Journal of Trauma & Dissociation*, 4, S. 109–130.

Widom, C. S, & Morris, S. (1997). Accuracy of adult recollections of childhood victimization, part 2: Childhood sexual abuse. *Psychological Assessment*, 9 (1), S. 34–46. https://doi.org/10.1037/1040-3590.9.1.34

Wildschut, M., Langeland, W., Smit, J. H, & Draijer, N. (2014). Survivors of early childhood trauma: Evaluating a two-dimensional diagnostic model of the impact of trauma and neglect. *European Journal of Psychotraumatology*, 5, 21824. https://doi.org/10.3402/ejpt.v5.21824

Wildschut, M., Swart, S., Langeland, W., Hoogendoorn, A., Smit, J. H, & Draijer, N. (2019). Profiling psychopathology of patients reporting early childhood trauma and emotional neglect: Support for a two-dimensional model? *Psychological Trauma: Theory, Research, Practice, and Policy*, 11 (5), S. 525–533. doi: 10.1037/tra0000409

Wildschut, M., Swart, S., Langeland, W., Smit, J. H, & Draijer, N. (2018). A trauma-spectrum approach: Quantifying a dimensional model of trauma-related and dissociative disorders. *JSM Anxiety and Depression*, 3 (1), 1024.

Wildschut, M., Swart, S., Langeland, W., Smit, J. H, & Draijer, N. (2020). An emotional neglect-personality disorder approach: Quantifying a dimensional transdiagnostic model of trauma-related and personality disorders. *Journal of Personality Disorders*, 34 (2), S. 250–261. https://doi.org/10.1521/pedi_2019_33_381

Williams, L. M (1994). Recall of childhood trauma. A prospective study. *Journal of Consulting and Clinical Psychology*, 62, S. 1167–1176.

Williams, L. M (1995). Recovered memories of abuse in women with documented child sexual victimization. *Journal of Traumatic Stress*, 8, S. 649–673.

Winnicott, D.W (1960/2005). Ego distortion in terms of true and false self. In *The maturational processes and the facilitating environment: Studies in the theory of emotional development* (S. 140–152). Karnac Books. (Dt. *Reifungsprozesse und fördernde Umwelt.* Übers. Gudrun Theusner-Stampa. München: Kindler, 1974.)

Wolf, E.J, Lunney, C.A, Miller, M.W, Resick, P.A, Friedman, M.J, & Schnurr, P.P (2012). The dissociative subtype of PTSD: A replication and extension. *Depression & Anxiety*, 29, S. 679–688.

Wolf, E.J, Miller, M., Reardon, A., Ryabchenko, A., Castillo, D., & Freund, R. (2012). A latent class analysis of dissociation and PTSD: Evidence for a dissociative subtype. *Archives of General Psychiatry*, 69, S. 698–705. https://doi.org/10.1001/archgenpsychiatry.2011.1574

World Health Organization Classification of Mental and Behavioral Disorders (WHO) (1992). *The ICD-10 Classification of Mental and Behavioral Disorders.* World Health Organization, Division of Mental Health. (Dt. *ICD-10: Internationale statistische Klassifikation der Krankheiten und verwandter Gesundheitsprobleme, 10. Revision.* Köln: Deutscher Ärzte-Verlag, 1994/1995.)

World Health Organization Classification of Mental and Behavioral Disorders (WHO) (2019). *The ICD-11 Classification of Mental and Behavioral Disorder.* World Health Organization, Division of Mental Health. (Vorläufige deutsche Fassung: Bundesinstitut für Arzneimittel und Medizinprodukte. ICD-11 in Deutsch – Entwurfsfassung, siehe https://is.gd/68vXPE)

Young, J.E, Klosko, J.S, & Weishaar, M.E (2003). *Schema therapy.* Guilford Press. (Dt. *Schematherapie: ein praxisorientiertes Handbuch.* Übers. Theo Kierdorf, in Zusammenarbeit mit Hildegard Höhr. Paderborn: Junfermann, 2005.)

Zanarini, M.C, & Jager-Hyman, S. (2009). Dissociation in borderline personality disorder. In P.F Dell & J.A O'Neil (Hrsg.), *Dissociation and the dissociative disorders: DSM-5 and beyond* (S. 383–402). Routledge/Taylor & Francis Group.

Zanarini, M.C, Ruser, T., Frankenburg, F.R, & Hennen, J. (2000a). The dissociative experiences of borderline patients. *Comprehensive Psychiatry*, 41, S. 223–227. https://doi.org/10.1016/S0010-440X(00)90051-8

Zanarini, M.C, Ruser, T.F, Frankenburg, F.R, Hennen, J., & Gunderson, J.G (2000b). Risk factors associated with the dissociative experiences of borderline patients. *Journal of Nervous and Mental Disease*, 188 (1), S. 26–30.

Zingrone, N.L, & Alvarado, C.S (2001). The Dissociative Experiences Scale-II: Descriptive statistics, factor analysis, and frequency of experiences. *Imagination, Cognition and Personality*, 21, S. 145–157.

Index

C

D

E

F

G

H

I

K

T

U

V

W

Z

Über die Autorin

Dr. Suzette Boon ist klinische Psychologin und Psychotherapeutin und auf die Behandlung chronischer Traumafolgestörungen und dissoziativer Störungen spezialisiert. Sie hat das Structured Clinical Interview for DSM-IV Dissociative Disorders *(SCID-D)* ins Niederländische übersetzt und für die Niederlande validiert. Das Thema ihrer Doktorarbeit (1993) war *Multiple Persönlichkeitsstörung in den Niederlanden*. Sie arbeitete in psychiatrischen Ambulanzen und Kliniken. In den letzten sieben Jahren vor ihrer Pensionierung war sie an einem hochrenommierten Trauma-Zentrum tätig. Derzeit arbeitet sie in ihrer Privatpraxis. Suzette Boon ist Ausbilderin und Supervisorin und lehrt in vielen verschiedenen Ländern. Sie ist Mitgründerin der Europäischen Gesellschaft für Trauma und Dissoziation (ESTD) und war die erste Präsidentin dieses Verbands.

Die International Society for the Study of Trauma und Dissociation (ISSTD) verlieh ihr für ihre Verdienste um Diagnostik, Behandlung und Erforschung dissoziativer Störungen und um die Ausbildung in diesem Fachgebiet 1993 den David Caul Memorial Award, 1994 den Morton Prince Award, 1995 den President's Award of Distinction und sprach ihr im selben Jahr den Fellow-Status zu. Im Jahr 2009 erhielt sie den Lifetime Achievement Award der ISSTD.

Sie hat mehrere Bücher, Buchkapitel und viele Artikel zu Diagnostik und Behandlung dissoziativer Störungen veröffentlicht. Für Patientinnen mit komplexen dissoziativen Störungen entwickelte sie einen Leitfaden für das Einüben von Fertigkeiten. 2013 (Originalausgabe: 2011) erschien die deutschsprachige Ausgabe des zusammen mit Kathy Steele und Onno van der Hart verfassten Buchs *Traumabedingte Dissoziation bewältigen: Ein Skills-Training für Klienten und ihre Therapeuten*. Zusammen mit Steele und van der Hart schrieb sie auch *Die Behandlung traumabasierter Dissoziation: Eine praxisorientierte, integrative Vorgehensweise* (2017, Originalausgabe ebenfalls 2017). Diese beiden Bücher wurden 2011 und 2017 mit dem Pierre Janet Writing Award der ISSTD ausgezeichnet.

Das von Suzette Boon entwickelte Trauma- und Dissoziationssymptome-Interview (TADS-I) ist ein halbstrukturiertes Interview für die Diagnostik komplexer dissoziativer Störungen und traumabezogener Symptome. Eine Validierungsstudie ist im Gange. Im vorliegenden Buch gibt Suzette Boon Einblick in Geschichte, theoretischen Hintergrund und praktischen Einsatz des Interviews.

↗ https://www.suzetteboon.com/

Das Standardwerk zur Polyvagal-Theorie

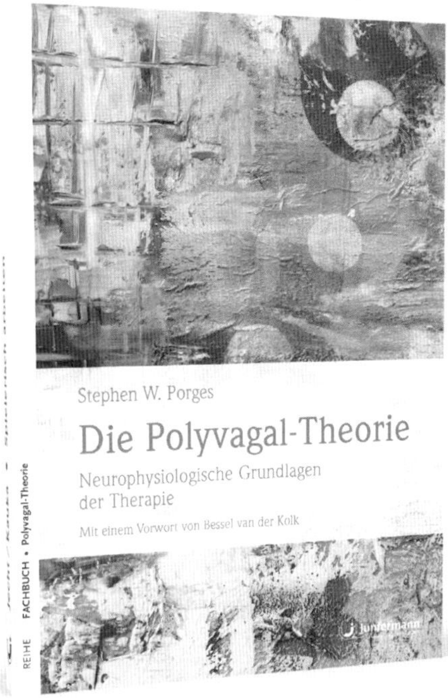

Stephen W. Porges

Die Polyvagal-Theorie

Neurophysiologische Grundlagen der Therapie.

Emotionen, Bindung, Kommunikation & ihre Entstehung

Was entscheidet darüber, wie zwei Menschen, die einander erstmals begegnen, sich zueinander verhalten? Kulturell Erlerntes oder ein in die DNS unserer Spezies einprogrammierter neurobiologischer Prozess? Der Polyvagal-Theorie zufolge haben Säugetiere – und insbesondere Primaten – Gehirnstrukturen entwickelt, die sowohl das Sozial- als auch das Defensivverhalten steuern. Ein Resultat dieses phylogenetischen Prozesses ist ein Nervensystem, das es Menschen ermöglicht, Emotionen auszudrücken, zu kommunizieren, physische und behaviorale Zustände zu beeinflussen sowie sichere und unterstützende Beziehungen einzugehen und aufrechtzuerhalten. Die Polyvagal-Theorie ermöglicht es Forschern und Therapeuten, auf biologischen Gegebenheiten basierende Verhaltensweisen zu analysieren und vermittelt ihnen neue Erkenntnisse darüber, wie Interventionen Menschen mit sozialen, verhaltensbedingten und psychiatrischen Störungen helfen können.

Dieser Band enthält eine Sammlung von grundlegenden Aufsätzen, die eigens für eine deutsche Buchausgabe zusammengestellt wurden.

336 Seiten, kart. • € (D) 48,00 • ISBN 978-3-87387-754-2

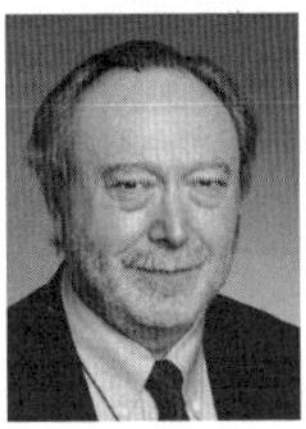

Stephen W. Porges entwickelte 1994 die Polyvagal-Theorie, nach der sich das soziale Verhalten parallel zum autonomen Nervensystem entwickelt hat.

Apropos

PSYCHOLOGIE!

Der Podcast von Junfermann

Zu hören bei: Apple, Google Podcasts, Spotify, Deezer … und überall, wo es Podcasts gibt!

www.junfermann-live.de

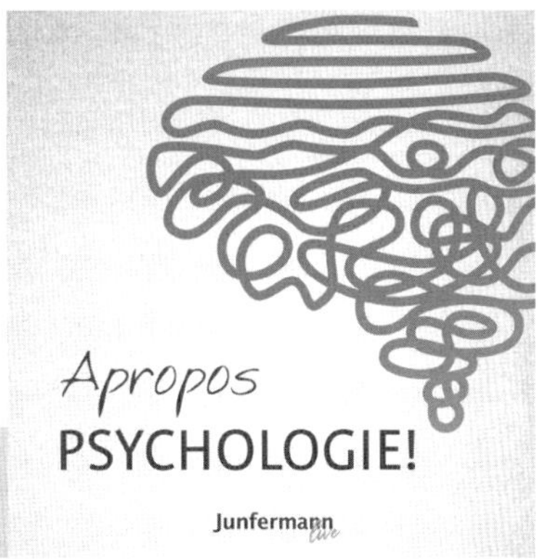